抗肿瘤药物
相关周围神经病变

名誉主编　徐荷芬
主　　编　霍介格　魏国利
副 主 编　丁　蓉　季　漪　陈　晨
　　　　　顾展丞　顾佳麟　李灵常

東南大學出版社
SOUTHEAST UNIVERSITY PRESS
·南京·

图书在版编目(CIP)数据

抗肿瘤药物相关周围神经病变 / 霍介格，魏国利主编. -- 南京 ：东南大学出版社，2025. 9. -- ISBN 978-7-5766-2248-5

Ⅰ. R979.1

中国国家版本馆 CIP 数据核字第 2025GP3711 号

抗肿瘤药物相关周围神经病变

Kangzhongliu Yaowu Xiangguan Zhouwei Shenjing Bingbian

主　　编　霍介格　魏国利

责任编辑　褚　蔚

责任校对　子雪莲　**封面设计**　王　玥　**责任印制**　周荣虎

出版发行　东南大学出版社

出 版 人　白云飞

社　　址　南京市四牌楼 2 号(邮编:210096　电话:025 - 83793330)

经　　销　全国各地新华书店

印　　刷　广东虎彩云印刷有限公司

开　　本　787 mm×1092 mm　1/16

印　　张　19.75

字　　数　388 千字

版　　次　2025 年 9 月第 1 版

印　　次　2025 年 9 月第 1 次印刷

书　　号　ISBN　978-7-5766-2248-5

定　　价　86.00 元

编　委　会

名誉主编　徐荷芬

主　　编　霍介格　魏国利

副 主 编　丁　蓉　季　漪　陈　晨　顾展丞　顾佳麟　李灵常

编写人员（以姓氏拼音排序）

陈　晨（盐城市中医院）
陈　曦（江苏省中医药研究院）
曹　雯（江苏省肿瘤医院）
曹　雯（江苏省中医药研究院）
崔兴瑞（南京中医药大学）
崔　颖（南京中医药大学）
刁婉婧（昆山市中医医院）
丁　蓉（江苏省中医药研究院）
冯妍琪（江苏省宝应县人民医院）
顾佳麟（浙江大学医学院附属第一医院）
顾展丞（昆山市中医医院）
郭乃婷（广安门医院济南医院）
何　赟（常熟市中医院）
胡灿红（江苏省中医药研究院）
胡　淼（南京市儿童医院）
胡　莹（南京市江宁中医院）
黄小菲（江苏省中医药研究院）
霍介格（江苏省中医药研究院）
吉　晶（江苏省肿瘤医院）
季　漪（江苏省中医药研究院）
江雨静（南京中医药大学）
李辰辰（南京中医药大学）
李灵常（江苏省中医药研究院）
李文宇（江苏省肿瘤医院）

刘　玲（南京市江宁中医院）
马　骏（淮安市中医院）
聂梦君（江苏省中医药研究院）
芮　芸（南京市溧水区中医院）
王俊伟（南京中医药大学）
吴海兰（东部战区总医院）
吴晓倩（南京中医药大学）
邢海燕（江苏省中医药研究院）
徐佳林（镇江市中西医结合医院）
叶佳超（南京中医药大学）
张红群（南京中医药大学）
周腊梅（江苏省中医药研究院）
周　舟（南京中医药大学）
刘　明（江苏省中医药研究院）
倪　晶（南京市溧水区中医院）
秦凤霞（江苏省中医药研究院）
王　伟（江苏省中医药研究院）
魏国利（江苏省中医药研究院）
吴秋兰（江苏省中医药研究院）
夏雪萍（江苏省中医药研究院）
徐荷芬（江苏省中医药研究院）
杨自力（南京中医药大学）
余佳霖（江苏省中医药研究院）
张红颖（淮安市中医院）
周苏皖（南京中医药大学）

前言
Preface

随着筛查、诊断和治疗的进展，肿瘤患者的生存期越来越长，肿瘤长期生存者越来越多。在这样的背景下，临床医生开始更多地关注治疗不良反应，尤其是长期不良反应，以帮助患者追求更好的生活质量、回归正常的生活。关注和管理癌症治疗带来的药物长期毒性非常重要，因为它们影响着患者的治疗依从性及生活质量。周围神经病变是临床中常见的抗肿瘤药物不良反应之一，其发生率高，持续时间久，严重影响肿瘤患者的抗肿瘤治疗及生活质量。在化疗药物时代，该不良反应被描述为化疗药相关周围神经病变（chemotherapy-induced peripheral neuropathy，CIPN），常见于奥沙利铂、紫杉醇、长春新碱等化疗药物。随着靶向药物、免疫药物等新型抗肿瘤药物的出现，临床中发现，除了化疗药物外，靶向药物、免疫治疗药物如硼替佐米、维迪西妥单抗等也会导致周围神经病变的发生。这些药物被广泛应用于临床常见肿瘤，包括结直肠癌、胃癌等消化道肿瘤，肺癌，乳腺癌、宫颈癌、卵巢癌等妇科肿瘤，以及睾丸癌和恶性血液病等。

自化疗时代起，周围神经病变这一不良反应就受到临床医生的关注，2013 年，Susanna B. 博士在 *CA*：*A Cancer Journal for Clinicians* 期刊发表了化疗药物相关周围神经病变综述。2014 年，美国临床肿瘤学会（ASCO）发布了针对成年人 CIPN 的预防与管理指南，并于 2020 年进行了更新。欧洲肿瘤内科学会（ESMO）及一些国外学术组织也相继发布了抗肿瘤药物相关周围神经病变共识。近年来，国内临床肿瘤医生也越来越多地关注周围神经病变不良反应。2020 年，国家癌症中心/中国医学科学院肿瘤医院的马飞和徐兵河教授牵头编写了《紫杉类药物相关周围神经病变规范化管理专家共识》，提高了医学界对紫杉类药物周围神经毒性的认识。

2021 年，中国中西医结合疼痛学会等编写了《化疗所致周围神经病理性疼痛中西医诊治专家共识》，并在此基础上于 2023 年发布了《化疗所致周围神经病理性疼痛中西医结合诊疗指南》。2022 年，天津医科大学肿瘤医院巴一教授、国家癌症中心/中国医学科学院肿瘤医院石远凯教授牵头编写了《化疗诱导的周围神经病变诊治中国专家共识（2022 版）》。

以上指南、共识的编写促进了大家对周围神经病变这一不良反应的认识与管理，但至今尚无相关的专著出版。为了更好地帮助临床医生认识和管理该疾病，我们组织团队编写了本书。在本书编写过程中，编委一致认为原 CIPN 的命名已不能满足当今临床需求，故在本书中提出使用新的名称——抗肿瘤药物相关周围神经病变（antitumor drug-induced peripheral neuropathy，ADIPN），这样既跟进了临床的发展，也更符合临床实际。编写团队检索了 NCBI/PubMed、EMBASE、MEDLINE、CNKI 和万方数据库中有关 ADIPN 临床和基础研究资料，并在此基础上结合了团队的部分工作成果，同时编写中语言上尽可能追求通俗易懂。

本专著适合阅读人群包括专科医护人员，或者对 ADIPN 有兴趣的科研人员，及正在或即将接受相关药物治疗的肿瘤患者本人及其家属。

霍介格　魏国利

2025 年 4 月

目录

contents

第一章　抗肿瘤药物相关周围神经病变临床特征及不同药物所致病变

一、抗肿瘤药物相关周围神经病变临床特征 …… 001

二、不同药物所致病变 …… 002

第二章　抗肿瘤药物相关周围神经病变风险因素

一、药物相关因素 …… 035

二、患者一般临床特征 …… 037

三、实验室检查指标 …… 038

四、基础疾病 …… 040

五、个人生活习惯 …… 041

六、遗传多态性 …… 042

第三章　抗肿瘤药物相关周围神经病变诊断与临床评估

一、抗肿瘤药物相关周围神经病变的诊断与鉴别诊断 …… 063

二、抗肿瘤药物相关周围神经病变的临床评估 …… 066

第四章　抗肿瘤药物相关周围神经病变中医认识与中医辨证

一、中医认识 …… 088

二、中医辨证 …… 090

第五章　抗肿瘤药物相关周围神经病变损伤部位及病变机制

一、主要损伤部位及其病理改变 …… 094
二、主要病变机制 …… 098

第六章　抗肿瘤药物相关周围神经病变临床前药物研究进展

一、化学药物临床前研究 …… 118
二、中药单体临床前研究 …… 145
姜黄素/大麻素/小檗碱/芍药苷/槲皮素/肉桂酸/佛手柑内酯/丹参酮/苦参碱/吴茱萸碱/川芎嗪/去氢贝母碱/
三、中药单药及提取物临床前研究 …… 171
黄芪/连翘/乌头/肿柄菊叶/蒺藜/金腰箭/断肠草/薰衣草/其他

第七章　抗肿瘤药物相关周围神经病变临床预防研究进展

一、非药物法预防 …… 193
二、药物预防 …… 198
单唾液酸四己糖神经节苷脂/维生素E/B族维生素/乙酰半胱氨酸/α-硫辛酸/度洛西汀/普瑞巴林/文拉法辛/加巴喷丁/米诺环素/锰福地吡/钙镁合剂/氨磷汀/阿米替林/乙酰左旋肉碱
三、中医药辅助预防 …… 218

第八章　抗肿瘤药物相关周围神经病变临床治疗研究进展

一、非药物疗法 …… 258
二、化学药物治疗 …… 261
三、中医药治疗 …… 268

第九章　抗肿瘤药物相关周围神经病变相关宣教与护理

一、用药前宣教与护理 …… 294
二、用药中宣教与护理 …… 295

三、用药后宣教与护理 297
四、院外随访 299

第十章 抗肿瘤药物相关周围神经病变治疗全过程管理

一、用药前管理 302
二、用药过程中管理 302
三、用药结束后管理 303
四、多学科团队管理模式 303

第一章　抗肿瘤药物相关周围神经病变临床特征及不同药物所致病变

抗肿瘤药物相关周围神经病变（Antitumor drug-induced peripheral neuropathy，ADIPN），是指应用抗肿瘤药物（包括化疗药物、靶向药物、免疫治疗药物等）后出现的一系列神经功能紊乱症状和体征。典型表现为四肢末梢感觉异常，可伴或不伴有运动神经及自主神经等症状。

一、抗肿瘤药物相关周围神经病变临床特征

ADIPN 临床症状多样，根据受累神经的不同，可分为感觉神经病变、小纤维神经病变、运动神经病变和自主神经病变等类型。与感觉神经损伤比较，运动神经受累或自主神经或颅神经症状发生风险较低。其主要临床表现详见表 1－1。

表 1－1　ADIPN 主要病变类型及临床表现

ADIPN 主要病变类型	临床表现
感觉神经病变	最常见的病变类型，症状常表现为呈手套-袜套样分布的感觉异常、感觉障碍、麻木和刺痛，有时与神经病理性疼痛有关；还可表现为手脚麻木等感觉减退的症状，包括对轻触感、振动感、针刺（痛觉减退）和本体感觉（如音叉试验检测结果异常）的下降
小纤维神经病变	主要为温度和痛觉纤维的神经末梢受影响。接受长春花碱、紫杉烷类、沙利度胺和硼替佐米治疗的患者，可能会出现手足灼痛，甚至刺痛，针刺试验阳性；疼痛部位痛觉和温度觉减退
运动神经病变	表现为深腱反射减弱或消失，甚至远端无力、小足肌肉萎缩、震颤、痉挛；精细运动（扣纽扣、戴耳环、夹筷子、书写等）协调障碍
自主神经病变	可出现腹痛、便秘、体位性低血压、膀胱神经紊乱、胃排空延迟和心率变异性下降

根据周围神经病变出现的时间和临床特征，通常 ADIPN 可分为急性和慢性两种。急性 ADIPN 在用药后数小时到数天即可出现，一般 1～2 周内恢复，其具有可逆性和与化疗药物累积剂量无关的特点。在临床使用药物中，奥沙利铂和紫杉醇会导致急性周围神经病变。奥沙利铂所引起的急性周围神经病变发生率为 85％～98％，通常发生在四肢末梢，部分患者会出现口腔、舌体、咽喉、下颌区域不适及肌肉痉挛，具有特征性的遇冷加重现象。紫杉醇所引起的急性周围神经病变发生率为 20％～70％，症状包括关节痛和肌肉痛。研究显示，急性周围神经病变的发生和严重程度与慢性周围神经病变密切相关。

慢性 ADIPN 与药物累积剂量相关，其发生率随着化疗周期数的增加而升高。临床症状多样，特征性表现为持续性双侧对称性感觉异常、感觉障碍和疼痛，主要发生在双足和(或)双手末端(呈手套-袜套样分布)，最常见的症状是麻木和刺痛，少部分患者可伴有精细运动(如扣纽扣、戴耳环、夹筷子、书写等)协调障碍、感觉性共济失调(如走路时出现踩棉花感觉)和自主神经功能障碍(如勃起功能障碍、出汗异常、手抖、焦虑、抑郁、睡眠障碍、疲乏等)。关于慢性 ADIPN 的明确时间界限目前无统一规定，本书编写团队提出，如果患者应用抗肿瘤药物后出现周围神经病变，且症状持续超过 1 个月仍不缓解，可定义为慢性 ADIPN。临床中也发现部分患者在停止抗肿瘤药物后 6 个月内，会发生周围神经病变症状持续加重，这也被称为“滑行”现象。一项纳入 31 项临床研究 4179 例病人的 Meta 分析显示：化疗结束后第 1 个月慢性周围神经病变发生率为 68.1％，第 3 个月发生率为 60％，6 个月以上发生率仍有 30％，部分患者的症状会持续数年甚至终生。

二、不同药物所致病变

根据临床研究数据及临床实践观察，不同的抗肿瘤药物所引发的周围神经病变发生率、临床症状、预后情况差别很大，本书列举出临床常用的可能会导致周围神经病变的抗肿瘤药物包括化疗药物、靶向药物、免疫检查点抑制剂等，对这些药物相关的周围神经病变进行详细描述。

(一) 化疗药物

化疗药物临床使用历史悠久，其导致的周围神经病变报道最多，研究时间最深入。其包括铂类药物(奥沙利铂、顺铂、卡铂等)、紫杉类药物(紫杉醇、多西他赛)、长春碱类(长春新碱、长春地辛等)，其他类药物包括艾立布林、卡巴他赛等。

1. 铂类药物

铂类药物开发于20世纪60年代，属于细胞周期非特异性药物，主要通过与DNA结合形成铂-DNA复合物，从而介导肿瘤细胞坏死或凋亡，进而产生抗癌效果。

铂类药物因其独特的抗癌机制和广泛的抗癌谱，成为目前临床上使用最广的化疗药物之一，作为基本药物被广泛用于肺癌、膀胱癌、卵巢癌、宫颈癌、食管癌、胃癌、结直肠癌和头颈部肿瘤等常见恶性肿瘤的治疗。铂类药物会引起不同程度的神经损害，主要表现为末梢神经对称感觉异常、麻木、疼痛等外周神经毒性，听力下降、耳毒性等中枢神经毒性。不同铂类药物引起神经损伤的发生率和类型不同，其中奥沙利铂、顺铂、卡铂的神经毒性最为常见，奈达铂、洛铂引起的神经损害的报道较少。不同铂类药物发生神经毒性的临床特征有差异。

(1) 奥沙利铂(既往也称草酸铂，Oxaliplatin)

分子式：$C_8H_{14}N_2O_4Pt$

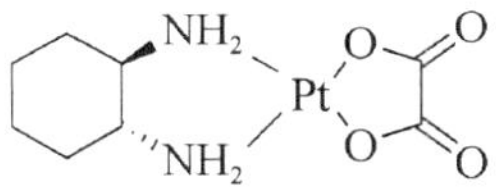

奥沙利铂结构

抗肿瘤机制：奥沙利铂为第三代铂类抗癌药，是二氨环己烷的铂类化合物，即以1，2-二氨环己烷基团代替顺铂的氨基。属于细胞毒类药物，与其他铂类药物治疗抗肿瘤作用相同，即均以DNA为靶作用部位，铂原子与DNA形成交叉联结，拮抗其复制和转录。

适应证：用于治疗消化系统肿瘤(食管癌、胃癌、大肠癌、胰腺癌、肝癌、胆道系统肿瘤)、非霍奇金淋巴瘤、非小细胞肺癌、头颈部肿瘤等。对5-FU治疗无效的大肠癌患者、其他铂类耐药者仍有效。

周围神经病变：奥沙利铂导致的周围神经病变在所有抗癌药物中发生率最高，周围神经病变也是奥沙利铂的剂量限制性毒性，其分为急性和慢性两种类型。

①急性周围神经病变发生率为85%～98%，主要临床表现为手和(或)脚末梢、口周围或咽喉一过性感觉异常、感觉迟钝和感觉减退。部分患者也观察到下颌痉挛、舌头感觉异常、构音困难、眼痛和胸部压迫感。急性周围神经病变的显著特点是与冷刺激有关，遇冷加重。急性周围神经病变常发生在用药后数小时到数天，峰值在用药后第3天，一般症状轻微，1～2周内可自行恢复。

②慢性周围神经病变发生率和奥沙利铂的累积剂量密切相关，随着累积剂量的增加而升高，总体发生率为34.1%～69%，临床表现为感觉异常、感觉迟钝、感觉减退，特征性表现为手和(或)脚末梢麻木可伴(或不伴)有疼痛，也可能因本体感觉缺失影响某些日常生活(如书写、解扣纽扣、吞咽)，并因本体感觉损害导致步行困难)。慢性外周神经毒性一般在应用奥沙利铂2周期以后逐渐出现，60%的患者化疗

结束后半年可恢复，80%左右患者1年内可恢复，部分患者症状甚至终生伴随，这不仅影响了患者的治疗效果和生活质量，还限制了奥沙利铂的临床应用。

(2) 顺铂(Cisplatin)

分子式：$PtCl_2(NH_3)_2$

抗肿瘤机制：顺铂为第一代铂类药物，属于细胞毒类药物，是细胞周期非特异性药物，主要作用部位为DNA的嘌呤和嘧啶碱基，可抑制癌细胞的DNA复制过程，并损伤其细胞膜的结构。

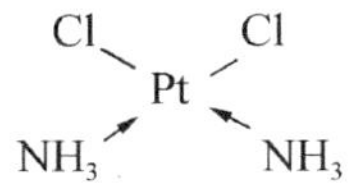

顺铂结构

适应证：具有较强的广谱抗癌作用。临床用于卵巢癌、肺癌、乳腺癌、头颈部鳞癌、消化系统肿瘤(食管癌、胃癌、大肠癌、胆道系统肿瘤等)、睾丸癌、鼻咽癌、成骨肉瘤等多种实体肿瘤。

周围神经病变：与奥沙利铂不同，顺铂引起的周围神经病变与药物累积剂量有关，大剂量及反复用药时症状明显，随着药物剂量的增加，症状逐渐出现。临床表现为麻木感、麻刺感、振动感和深部腱反射的减弱。随着药物总剂量的不断增加，还会伴随疼痛，症状向全身范围扩散。症状包括指(趾)尖麻木、疼痛，听力障碍(高音频)等，严重者可发展为感觉性共济失调。症状可能在首次用药后出现，也可能在治疗结束后出现，甚至在停止治疗后数周至数月内出现。大约60%接受累积顺铂剂量在225～500 mg/m^2 范围内的患者会出现周围神经损伤，其中10%出现治疗诱导的3～4级神经毒性。大部分症状可逆，但累积剂量高且持续用药可能导致慢性和不可逆转的神经病变。

(3) 卡铂(Carboplatin)

分子式：$C_6H_{12}N_2O_4Pt$

抗肿瘤机制：卡铂为第二代铂类药物，属于细胞毒类药物，是细胞周期非特异性药物，其主要作用于DNA的鸟嘌呤的N7和O6原子上，引起DNA链间及链内交联，破坏DNA分子，阻止其螺旋解链，干扰DNA合成，而产生细胞毒作用。

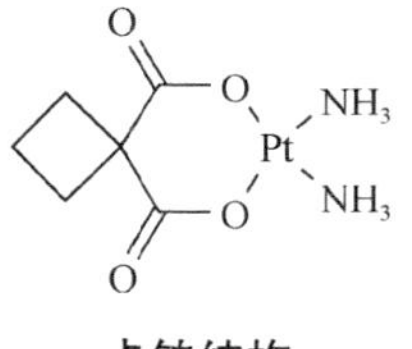

卡铂结构

适应证：卡铂和顺铂相似。临床用于卵巢癌、肺癌、乳腺癌、头颈部鳞癌、消化系统肿瘤(食管癌、胃癌、大肠癌、胆道系统肿瘤等)、鼻咽癌、成骨肉瘤等多种实体肿瘤。卡铂引起的恶心和呕吐的严重程度、耳毒性、神经毒性、肾毒性均较顺铂轻，适用于不耐受顺铂的肾功能损害、呕吐、听力损伤等患者。

周围神经病变：和顺铂类似，卡铂引起的周围神经病变与药物累积剂量有关，大剂量及反复用药时症状明显，随着药物剂量的增加，逐渐出现，但总体周围神经病变发病率为4%～6%，明显低于顺铂、奥沙利铂。临床表现为麻木感、麻刺感、振动感等感觉异常，部分可合并肢体精细活动障碍及深部腱反射减弱。对于曾用过顺铂的患者发生率及严重程度会有所增加。

(4) 奈达铂(Nedaplatin)

分子式：$C_2H_8N_2O_3Pt$

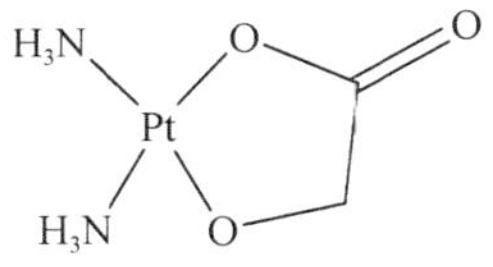

奈达铂结构

抗肿瘤机制：奈达铂是第二代铂类抗肿瘤药物，化学名称是顺式-乙醇酸-二氨合铂，进入细胞后，甘醇酸酯配基上的醇性氧与铂之间的键断裂，水与铂结合，导致离子型物质(活性物质或水合物)的形成，断裂的甘醇酸酯配基变得不稳定并被释放，产生多种离子型物质并与DNA结合，并抑制DNA复制，从而产生抗肿瘤活性。

适应证：主要用于头颈部癌、小细胞癌、非小细胞肺癌、食管癌、卵巢癌等实体瘤，可联合多种化疗药物使用，并具有放疗增敏作用，可作为新辅助化疗方案应用在癌症术前治疗中。

周围神经病变：与顺铂相似，奈达铂导致的周围神经病变属于剂量依赖性，发生率较低(0.1%～5%)，主要表现为感觉异常，常见肢体末梢麻木，而无腱反射、自主神经异常，停药后可完全缓解。

(5) 洛铂(Lobaplatin)

分子式：$C_9H_{18}N_2O_3Pt \cdot 3H_2O$

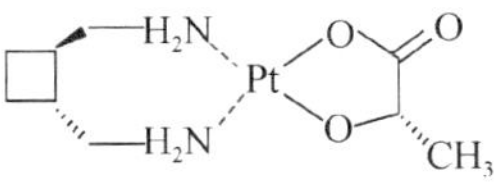

洛铂结构

抗肿瘤机制：洛铂是第三代铂类药物，属于细胞毒类抗肿瘤药物，通过与细胞内的DNA结合，从而使DNA不能复制，起到抑制肿瘤细胞生长的作用。

适应证：主要用于治疗乳腺癌、小细胞肺癌及慢性粒细胞白血病等。

周围神经病变：洛铂导致的周围神经病变发生率较低(约为1.3%)，症状较轻，多表现为末梢感觉异常(如麻木感)，停药后可自行缓解。

2. 紫杉类药物

紫杉类药物临床应用广泛，主要包括紫杉醇、多西他赛等。紫杉醇又有多种不同剂型，如普通紫杉醇、紫杉醇酯质体、白蛋白结合型紫杉醇、紫杉醇聚合物胶束，其中以紫杉醇相关周围神经病变最显著，临床上最为常见。

(1) 紫杉醇(Paclitaxel)

根据溶剂的不同又分为普通紫杉醇、紫杉醇酯质体、白蛋白结合型紫杉醇、紫杉醇聚合物胶束。

分子式：$C_{47}H_{51}NO_{14}$

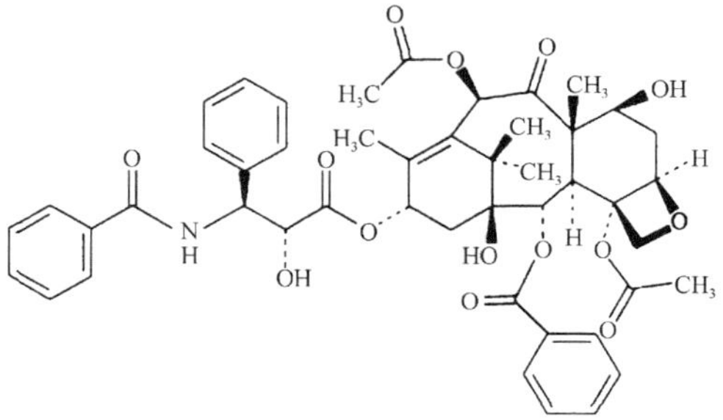

紫杉醇结构

抗肿瘤机制：紫杉醇是一种具有抗癌活性的二萜生物碱类化合物，通过使微管蛋白和组成微管的微管蛋白二聚体失去动态平衡，诱导与促进微管蛋白聚合、微管装配，防止解聚，从而使微管稳定并抑制癌细胞的有丝分裂和触发细胞凋亡，进而有效阻止癌细胞的增殖，起到抗癌作用。

适应证：紫杉醇系列药物被广泛用于肺癌、乳腺癌、卵巢癌和头颈癌，以及食管癌、胃癌等消化道肿瘤的治疗。

周围神经病变：不同类型的紫杉醇制剂相关周围神经病变发生率也不相同：①普通紫杉醇中除了有效成分紫杉醇具有神经毒性，其溶剂聚氧乙基代蓖麻油也可导致周围神经损伤，普通紫杉醇注射液周围神经病变发生率约为50%～70%。②紫杉醇酯质体不使用聚氧乙基代蓖麻油作为溶剂，可在一定程度上避免部分溶剂所致神经病变，一项纳入16项随机对照研究共1340例患者的Meta分析显示，结果提示紫杉醇酯质体与普通紫杉醇治疗乳腺癌总有效率相当，但紫杉醇酯质体导致的周围神经病变发生率低于普通紫杉醇（$P<0.05$）。③白蛋白结合型紫杉醇则以人源白蛋白作为载体，增加了紫杉醇的吸收利用度，减少助溶剂引起的周围神经毒性。但由于去除了容易引起过敏反应和神经毒性的有机溶剂，白蛋白紫杉醇的用药剂量有了较大增加，所以总体而言白蛋白紫杉醇所致的周围神经病变发生率与普通紫杉醇相似。④紫杉醇聚合物胶束是紫杉醇新型制剂，也是目前使用剂量最高的紫杉醇制剂。Ⅲ期临床研究结果显示和普通紫杉醇相比，紫杉醇聚合物胶束周围神经病变发生率相似（紫杉醇聚合物胶束VS普通紫杉醇＝41% VS 43%，$P>0.05$）。

紫杉醇类药物导致的周围神经病变主要表现为感觉、运动和自主神经功能缺陷。其中感觉症状较常见，首先出现于足部和手部，表现为部分感觉异常，如麻木、刺痛、振动觉受损和触觉改变等。此外，自发性的烧灼样、放射性、电击样疼痛，以及机械性/热性痛觉异常或痛觉过度敏感也经常发生。运动症状包括肢体远端无力、精细运动受损和步态不稳。紫杉类药物治疗导致的无力通常会影响四肢。虽然运动症状较感觉症状罕见，但运动障碍可发展为瘫痪，并导致显著的生活能力下降。自主神经症状的发生率较低，通常表现为直立性低血压、便秘、性功能障碍和排尿困难。大部分周围神经病变具有可逆性，临床观察显示白蛋白结合型紫杉醇导致的周围神经病变恢复更快，其由三级周围神经病变改善至二级的中位时间为 20～22 天，而紫杉醇注射液中位时间为 15～57 天。

（2）多西他赛(Docetaxel)

分子式：$C_{43}H_{53}NO_{14}$

抗肿瘤机制：多西他赛作用机制与紫杉醇相同，为 M 期周期特异性细胞毒类药物，可促进小管聚合成稳定的微管并抑制其解聚，从而使小管的数量显著减少，并可破坏微管网状结构。

适应证：对晚期乳腺癌、卵巢癌、非小细胞肺癌有较好的疗效。对头颈部癌、胰腺癌、小细胞肺癌、胃癌、黑色素瘤、软组织肉瘤也有一定的疗效。

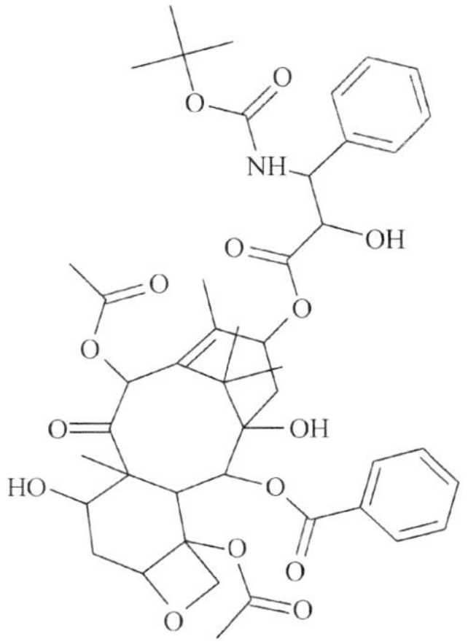

多西他赛结构

周围神经病变：多西他赛导致的周围神经病变通常表现为轻至中度感觉神经症状，包括感觉异常、感觉障碍或疼痛(如烧灼痛)。运动神经事件主要表现为无力。多西他赛诱导的周围神经病变通常发生在平均累积剂量 371～600 mg/m^2。当使用多西他赛每 3 周 100 mg/m^2 时，0～17%的患者周围神经病变分级为 3 级或 4 级；多西他赛 75 mg/m^2 时，2%～4%的患者周围神经病变分级为 3 级或 4 级。根据治疗过程中或治疗后的评估点，其发生率可从 11%到 64%不等；36 %的患者在治疗结束后 1～13 年后仍有周围神经病变症状。

3. 长春碱类

随着新药物的出现，长春碱类药物目前临床应用相对减少，主要用于淋巴瘤、肺癌，常应用于儿童肿瘤。长春碱类药物中以长春新碱的周围神经病变发生率最高。

（1）长春新碱(Vincristine)

分子式：$C_{46}H_{56}N_4O_{10}$

抗肿瘤机制：长春新碱属于抗有丝分裂类的抗肿瘤药物，是从夹竹桃科植物长春花中提取的一种生物碱。其抗肿瘤的主要机理是抑制肿瘤细胞的有丝分裂，使细胞停止在有丝分裂中期，抑制微管蛋白的合成，干扰蛋白质代谢及抑制 RNA 多聚酶的活力，并抑制细胞膜类脂质合成和氨基酸在细胞膜上的转运，从而破坏癌细胞的正常生理活动。

适应证：主要用于血液系统恶性肿瘤的治疗，如急、慢性白血病，恶性淋巴瘤。对于乳腺癌、非小细胞肺癌、肾母细胞瘤等其他恶性肿瘤也有一定的疗效。

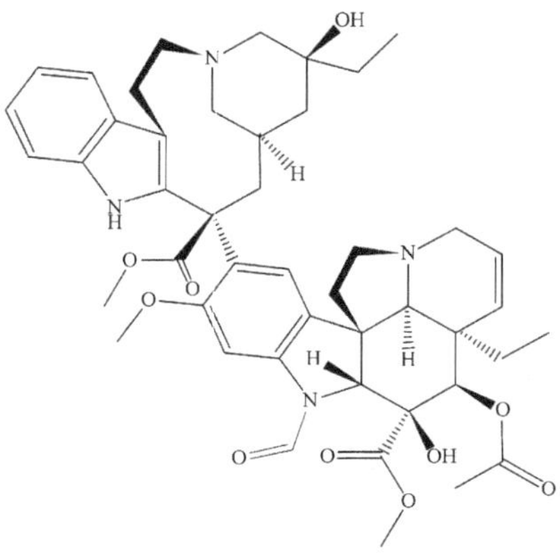

长春新碱结构

周围神经病变：长春新碱导致的神经毒性常发生于40岁以上患者，总体发生率约为20%，儿童的耐受性好于成人，恶性淋巴瘤病人出现神经毒性的倾向高于其他肿瘤病人。神经毒性为长春碱类主要不良反应，呈剂量限制性毒性，单次给药剂量和累积剂量都与之相关，运动神经、感觉神经均可受到破坏，主要引起外周神经症状，表现为手指(足趾)麻木疼痛、无力，及腱反射迟钝或消失等外周神经炎症状。长春新碱累积剂量超过25 mg时，神经毒性明显增加，严重者可出现肌肉痉挛和肌无力，甚至远端肌肉的高度麻痹。超过1/3的患者出现以体位性低血压、便秘、麻痹性肠梗阻、膀胱功能障碍和勃起功能障碍为特征的自主神经功能障碍；部分患者表现为眼球运动障碍和声带麻痹。这些症状大多数在数月或数年后可恢复。然而，在某些情况下，它们可能永久存在。个别病例甚至在停药后症状仍会进展，或在停药后一段时间出现，与顺铂的"滑行"现象类似。

(2) 长春地辛(Vindesine)

分子式：$C_{43}H_{55}N_5O_7$

抗肿瘤机制：长春地辛是一种半合成的长春碱衍生物，为细胞周期特异性抗肿瘤药物，通过抑制细胞内微管蛋白的聚合，从而阻止增殖细胞有丝分裂中的纺锤体的形成，使肿瘤细胞分裂停止在有丝分裂的中期，达到抗肿瘤的效果。

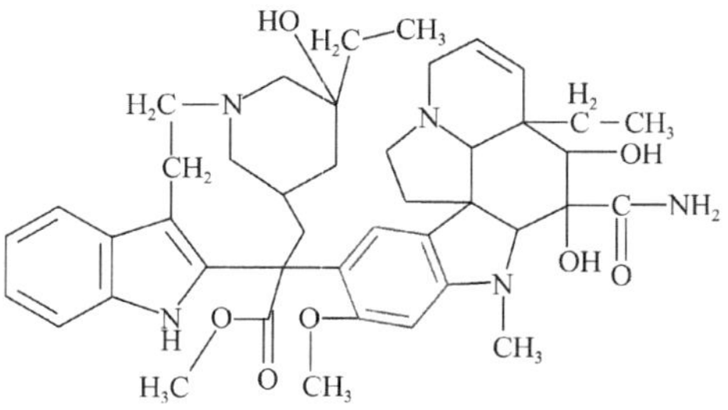

长春地辛结构

适应证：用于治疗非小细胞肺癌、小细胞肺癌、恶性淋巴瘤、乳腺癌、食管癌及恶性黑色素瘤等恶性肿瘤，慢性粒细胞白血病急变期，对其他治疗无反应的恶性淋巴瘤。适用于对其他药物耐药的急性淋巴细胞白血病的儿童患者。

周围神经病变：长春地辛导致的周围神经毒性发生率为长春新碱的1/2，程度较长春新碱轻，亦呈剂量限制性毒性。主要表现为可逆性的末梢神经炎，如四肢麻木、疼痛、无力感等，部分患者可出现自主神经损伤症状如腹胀、便秘等，停药后症状可逐渐消退。

（3）长春花碱(Vinblastine)

分子式：$C_{46}H_{58}N_4O_9$

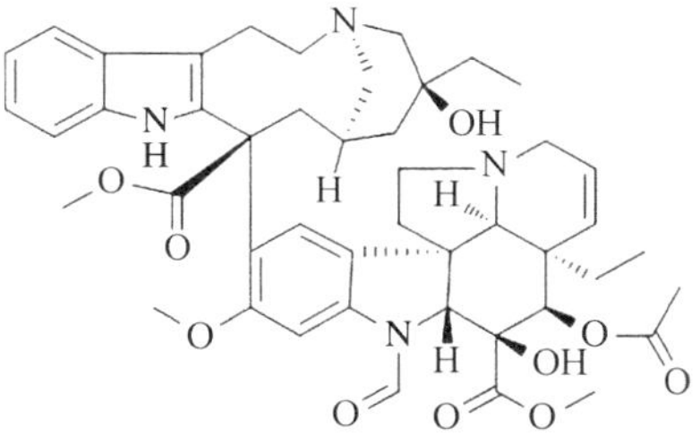

长春花碱结构

抗肿瘤机制：长春花碱是由两分子单萜吲哚类生物碱聚合而成的一种双吲哚类生物碱，主要抑制微管蛋白的聚合，妨碍纺锤体微管的形成，使有丝分裂停止于中期。也可作用于细胞膜，干扰细胞膜对氨基酸的转运，抑制蛋白质合成，亦可抑制RNA合成。

适应证：对恶性淋巴瘤、睾丸肿瘤、绒毛膜癌疗效较好，对肺癌、乳腺癌、卵巢癌、皮肤癌、肾母细胞瘤及单核细胞白血病也有一定疗效。

周围神经病变：长春花碱导致的神经毒性发生率在长春碱类药物中排名第三，与长春新碱、长春地辛类似，均呈剂量相关性，一般发生于治疗的前三个月内。临床表现包括感觉神经病变如四肢麻木、疼痛、无力，以及自主神经病变(如麻痹性肠梗阻)等。

（4）长春瑞滨(Vinorelbine)

分子式：$C_{45}H_{54}N_4O_8$

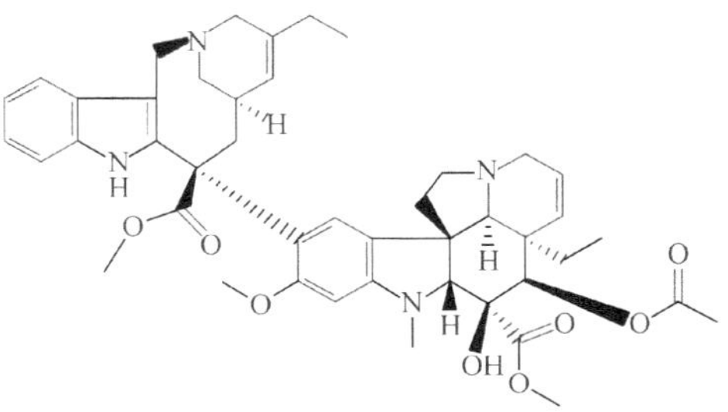

长春瑞滨结构

抗肿瘤机制：长春瑞滨为半合成长春花生物碱，主要通过抑制微管蛋白的聚合，使细胞分裂停止于有丝分裂中期，是一种细胞周期特异性的药物。

适应证：用于非小细胞肺癌、乳腺癌、卵巢癌、软组织及内脏转移癌和淋巴癌的治疗。

周围神经病变：长春瑞滨由于与神经细胞的微管结构亲和力较差，是长春碱类中神经毒性相对而言较低的一种，其导致的外周神经病变多表现为手部和足部对称性刺痛、深腱反射消失，感觉异常少见，长期用药可出现下肢无力、由小肠麻痹引起便秘，麻痹性肠梗阻罕见。通常停药三个月后其症状可以明显减轻和消失。

4．其他类化疗药物

（1）艾立布林（Eribulin）

分子式：$C_{40}H_{59}NO_{11}$

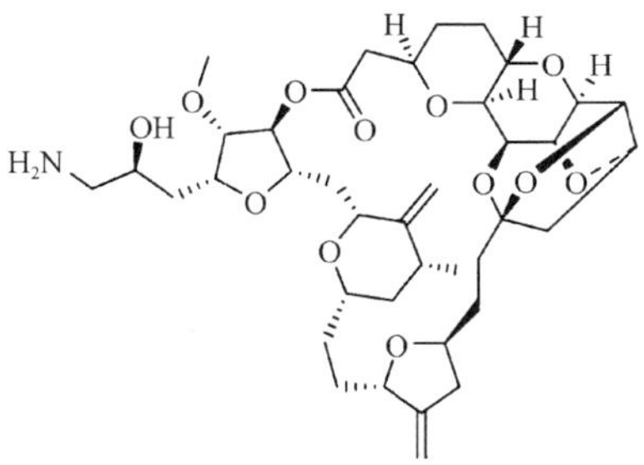

艾立布林结构

抗肿瘤机制：艾立布林是采用纯化学合成方法生产的、结构最为复杂的非肽类药物，被誉为化药合成界的“珠穆朗玛峰”。基于微管蛋白的抗有丝分裂机制导致G/M期细胞周期阻滞，有丝分裂纺锤体分裂，最终在长时间有丝分裂阻滞后导致细胞凋亡。

适应证：适用于既往接受过至少两种化疗方案的局部晚期或转移性乳腺癌患者，既往的化疗方案应包含一种蒽环类和一种紫杉烷类药物；也可用于多发性软骨肉瘤的治疗。

周围神经病变：周围神经病变是艾立布林仅次于血液学毒性的不良反应，也是导致治疗中止最常见的不良反应。其总体发生率约32%，其中3～4级的发生率约7.4%，具有起病晚、缓解快、程度轻的特点。主要症状有感觉障碍（如疼痛感、刺痛感、麻木感等）、运动障碍（如运动神经麻痹）、自主神经功能障碍。

（2）卡巴他赛（Cabazitaxel）

分子式：$C_{45}H_{57}NO_{14}$

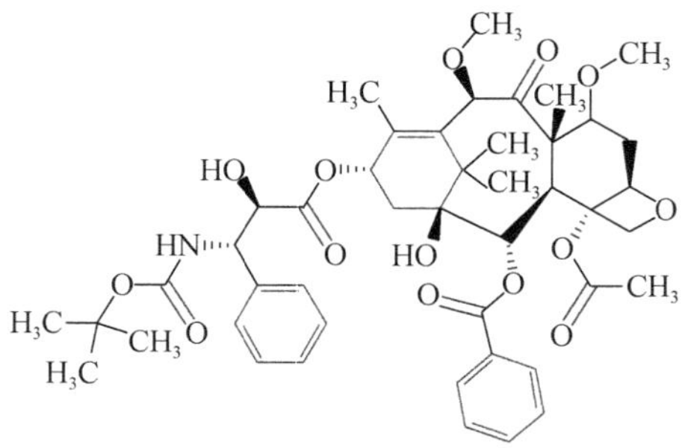

卡巴他赛结构

抗肿瘤机制：卡巴他赛是第二代紫杉烷类药物，是一种化学半合成紫杉烷类小分子化合物，抗癌作用机制和特点与多西他赛相似，属于抗微管类药物。其通过与微管蛋白结合，促进其组装成微管，同时阻止已组装好的微管解体，使微管稳定，进而抑制细胞的有丝分裂和间期细胞功能的发挥。

适应证：主要用于治疗激素难治性前列腺癌。

周围神经病变：卡巴他赛导致的周围神经病变发生率较低，总体发生率约17%。其中，5%～8%为所有级别，3/4 级的发生率低于 1%。主要表现为手足疼痛、麻木、无力等。

（3）优替德隆(Utidelone)

分子式：$C_{27}H_{41}NO_5S$

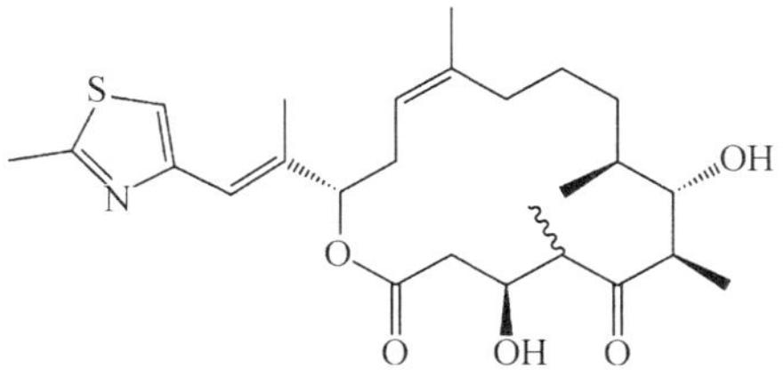

优替德隆结构

抗肿瘤机制：优替德隆是通过基因工程改造、微生物发酵而成的新一代埃博霉素类似物，也是一类新型的非紫杉类抗微管蛋白聚合类抗肿瘤药物。其抗肿瘤作用机理与紫杉醇相似，可通过与微管蛋白结合，导致癌细胞无法顺利进行有丝分裂，进而使癌细胞凋亡。

适应证：优替德隆在中国获批的适应证为：联合卡培他滨，用于既往接受过至少一种化疗方案的复发或转移性乳腺癌患者。在中国临床肿瘤学会(CSCO)编写的《乳腺癌诊疗指南 2020》中，对于 HER－2 阴性、蒽环和紫杉类治疗失败的晚期乳腺癌的解救化疗，将“优替德隆＋卡培他滨(2B)”新增为Ⅱ级推荐。

周围神经病变：周围神经病变是优替德隆的主要副作用，也是最常导致治疗终止的不良反应，但毒性相对较低，恢复较快。总体发生率约为 80%，3 级外周神经毒性发生率为 25.1%，但未见发生 4 级神经毒性；平均恢复时间约为 3 周。优替德隆导致的周围神经病以感觉神经病变为主，多表现为手足麻木或疼痛；具有一定的蓄积性，随着用药周期的增加，周围神经病变发生率逐渐增加。96%的发生 3 级周围神经病变的患者可缓解至 1 级或更好。

（4）奈拉滨(Nelarabine)

分子式：$C_{11}H_{15}N_5O_5$

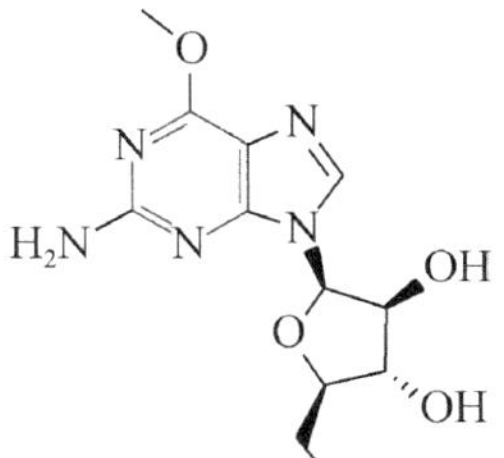

奈拉滨结构

抗肿瘤机制：奈拉滨是一种嘌呤类似物，属于化疗药物中的核苷抗代谢类药物。它通过转化为其活性代谢物 3’-阿拉皮托甘杲(3’-Ara-G)，直接进入癌细胞，与细胞核内的 DNA 结合，干扰 DNA 复制和转录过程，阻止癌细胞的增殖。

适应证：用于治疗至少两种治疗方案无效或治疗后复发的 T 细胞急性淋巴细胞性白血病(T-ALL)和 T 细胞淋巴母细胞性淋巴瘤(T-LBL)。

周围神经病变：奈拉滨在成人推荐剂量 1 500 mg/m^2，连续 3 天的使用过程中，最常见的毒性是运动和敏感性周围神经病变，发生率为 30%，呈剂量限制性，通常是可逆的，多为轻度或中度，且不延迟治疗。常见的症状和体征包括感觉异常、感觉减退、共济失调、震颤、麻木、反射亢进、神经病理性疼痛、腓总神经麻痹等。严重的神经毒性较罕见，可表现为昏迷、癫痫持续状态、白质脑病或脱髓鞘，以及类似于格林-巴利综合征的上行性周围神经病。

(5) 伊沙匹隆(Ixabepilone)

分子式：$C_{27}H_{42}N_2O_5S$

抗肿瘤机制：伊沙匹隆是一种半合成的埃博霉素内酰胺类似物，是全球第一个埃博霉素类抗肿瘤药物，可与微管蛋白结合而导致癌细胞不能顺利进行有丝分裂，最终使肿瘤细胞凋亡。

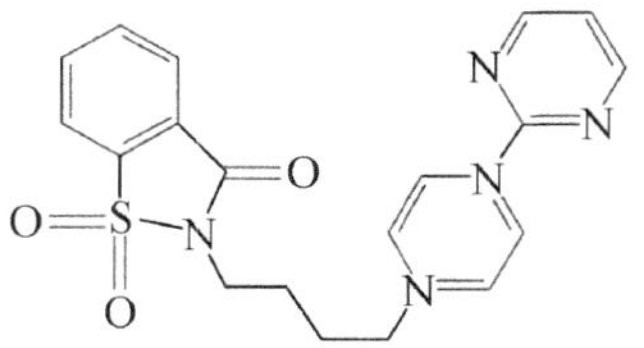

伊沙匹隆结构

适应证：用于单药或联合卡培他滨治疗蒽环类、紫杉烷衍生物和卡培他滨治疗无效的转移性或局部进展的晚期乳腺癌。

周围神经病变：Ⅱ期和Ⅲ期临床试验中发现，伊沙匹隆可诱导外周神经病变，使感觉神经异常，这种不良反应一般会在停药后 1～2 个月内消失。感觉神经病变程度与给药剂量和给药速率相关。

一项关于伊沙匹隆联合卡培他滨治疗蒽环类和紫杉类治疗后进展的转移性乳腺癌的临床研究表明，伊沙匹隆与卡培他滨联合治疗组约 67%的患者出现周围神经病变(主要为感觉神经病变)，其中约 23 %的受试者发生了 3 级或 4 级周围神经病变。3 级或 4 级神经病变发生的中位时间为 4 个治疗周期，减量后恢复至基线或 1 级水平的中位时间为 6 周。另一项关于伊沙匹隆单药在对蒽环类、紫杉类和卡培他滨耐药的晚期乳腺癌患者的Ⅱ期研究中的有效性和安全性的研究结果显示，外周感觉神经病变是最常见的治疗相关非血液学不良反应(所有级别)，发生率高达 60 %，外周运动神经病变的发生率(所有级别)则为 10 %。外周感觉神经病变和疲乏也是最常见的非血液学 3 或 4 级不良事件。伊沙匹隆导致的周围神经病变一般是可逆的，在减少剂量或延迟治疗后大多数患者可改善或保持稳定，3 级或 4 级神经病变恢复至基线或 1 级的中位时间为 5.4 周。

表 1-2　化疗药物周围神经病变临床特征汇总

药物		发生周围神经病变的剂量阈值	发生率	临床表现			转归
				感觉神经症状	运动神经症状	自主神经症状	
奥沙利铂	急性周围神经病变	无	85%～98%	手和(或)脚末梢、口周围或咽喉一过性感觉异常，主要是麻木，部分有疼痛感与冷刺激有关，遇冷加重	咽喉部肌肉痉挛、严重者可出现构音困难、面瘫样症状	少见	常发生在用药后数小时到数天，峰值在用药后第 3 天，一般症状轻微，1～2 周内可自行恢复。
	慢性周围神经病变	>550 mg/m²	34.1%～69%，与累积剂量相关	手和(或)脚末梢麻木可伴(或不伴)有疼痛	可因本体感觉缺失影响某些精细性日常生活，如书写、解扣纽扣、吞咽，部分患者本体感觉损害可能导致步行困难	少见	60%的患者化疗结束后半年恢复，80%左右患者 1 年内恢复，部分患者持续不缓解甚至终身伴随
顺铂		>350 mg/m²	和累积剂量相关，在 225～500 mg/m² 剂量范围内大约 60%发生率	指(趾)尖麻木、疼痛，听力障碍(高音频)等	严重者可发展为感觉性共济失调，	少见	大部分可逆，但累积剂量高持续用药可能导致慢性和不可逆转的神经病变
卡铂		>400 mg/m²	4%～6%，与累积剂量相关	麻木感、麻刺感、振动感等感觉异常	部分可合并肢体精细活动障碍及深部腱反射的减弱。	少见	大部分可逆

续表

药物	发生周围神经病变的剂量阈值	发生率	临床表现			转归
			感觉神经症状	运动神经症状	自主神经症状	
奈达铂	未知	0.1% ～ 5%，呈剂量依赖性	肢体末梢麻木、耳毒性	罕见	罕见	停药后可完全缓解
洛铂	未知	1.3%	症状较轻，多表现为末梢感觉异常（如麻木感）	罕见	罕见	停药后自行缓解
普通紫杉醇	>250～300 mg/m^2	60%～70%	四肢末端麻木及感觉异常，呈手套-袜子样分布，下肢较上肢严重，疼痛性感觉异常，手足末端麻木刺痛、触觉改变等	偶有肢体远端无力、步态不稳，运动障碍可发展为瘫痪	罕见直立性低血压、便秘、排尿困难	通常 3 个月恢复，可能持续更长时间
紫杉醇酯质体	>175 mg/m^2	低于普通紫杉醇				通常 3 个月恢复，可能持续更长时间
白蛋白结合型紫杉醇	>260 mg/m^2	略高于普通紫杉醇				通常 3 周恢复
紫杉醇聚合物胶束	>230 mg/m^2	接近普通紫杉醇				通常 4 周恢复
多西他赛	>100 mg/m^2	11%～64 %				中位缓解时间为 9 周，可能持续更长时间

续表

药物	发生周围神经病变的剂量阈值	发生率	临床表现			转归
			感觉神经症状	运动神经症状	自主神经症状	
长春新碱	>1.4 mg/m^2，剂量限制性	20%	由指(趾)尖向心性发展的麻木及感觉异常	肌肉疼痛、无力，腱反射迟钝甚至消失，严重者出现垂足、下肢瘫痪	腹胀腹痛、便秘、尿潴留、体位性低血压，个别患者出现麻痹性肠梗阻	可逆，但持续时间较长，可持续数年
长春地辛	—	10%	末梢神经炎(四肢末端麻木刺痛)，症状较轻	疼痛无力、腱反射迟钝甚至消失	腹胀腹痛、便秘	可逆，停药后逐渐减轻
长春花碱	—	5%	四肢末端麻木刺痛，症状轻	疼痛无力、腱反射迟钝甚至消失	腹胀腹痛、便秘	可逆，停药后逐渐减轻
长春瑞滨	—	较低	少见	深部腱反射丧失，长期使用可引起下肢无力	小肠麻痹、便秘、麻痹性肠梗阻极为罕见	停药3个月后可明显减轻和消失

（二）靶向药物

随着靶向药物的广泛应用，临床中发现部分靶向药物也会导致周围神经病变的发生，如免疫调节剂类（沙利度胺、来那度胺等）、蛋白酶体抑制剂类（硼替佐米、伊沙佐米等）、蛋白激酶抑制剂类（劳拉替尼、恩曲替尼、康奈非尼等）、单克隆抗体类（贝林妥欧单抗、利妥昔单抗、曲妥珠单抗等）、ADC类（恩美曲妥珠单抗、德曲妥珠单抗、维迪西妥单等）。靶向药物中以硼替佐米为典型代表，研究最为深入。

1. 免疫调节剂类

（1）沙利度胺（Thalidomide）

分子式：$C_13H_{10}N_2O_4$

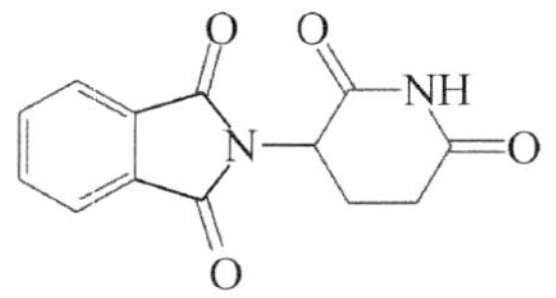

沙利度胺结构

抗肿瘤机制：沙利度胺的药理机制主要有两个方面：一是免疫调节，沙利度胺能够阻断促炎因子的产生，抑制炎症反应相关的酶和细胞因子，稳定溶酶体，抑制中性粒细胞的趋化性。二是阻碍血管新生，沙利度胺通过抑制血管内皮生长因子和成纤维细胞因子的分泌，引起继发性缺氧和神经纤维缺血。副作用为抑制TNF－α和阻断NF－κB活化，使神经营养素及其受体失调，加速神经元细胞的死亡。

适应证：用于治疗各型麻风反应，如发热、结节红斑、神经痛、关节痛、淋巴结肿大等，对结核样型的麻风反应疗效稍差。用于造血干细胞移植术后。也用于红斑狼疮、复发性发热性结节性非化脓性脂膜炎、日光性痒疹、多形性日光疹、结节性痒疹、带状疱疹、扁平苔藓、家族性良性天疱疮（家族性良性慢性天疱疮）、白塞病、渗出性多形红斑（多形红斑）、复发性口疮、HIV感染合并的阿弗他溃疡等的治疗。

周围神经病变：沙利度胺诱导的神经病变主要影响感觉神经，临床特征为以对称性疼痛为主的脚或手麻木、刺痛和疼痛，常伴有下肢感觉丧失。周围神经病变是沙利度胺最严重的毒副反应之一，发生率约为25％～75％。

（2）来那度胺（Lenalidomide）

分子式：$C_{13}H_{13}N_3O_3$

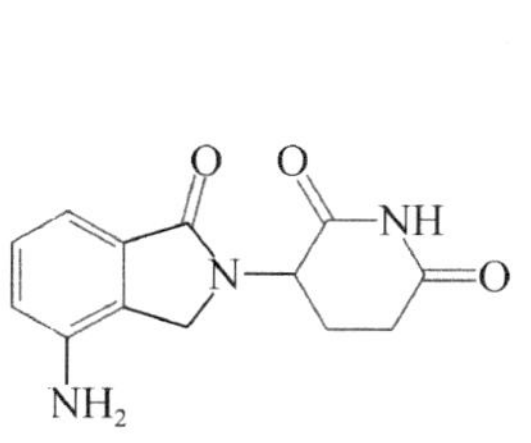

来那度胺结构

抗肿瘤机制：来那度胺是沙利度胺的类似物，作用机制尚未完全明确，已知包括抗肿瘤、抗血管生成、促红细胞生成和免疫调节等特性。来那度胺可抑制某些造血系统肿瘤细胞（包括多发性骨髓瘤浆细胞和存在5号染色体缺失的肿瘤细胞）的增殖，提高T细胞和自然杀伤细胞介导的免疫功能，提高自然杀伤T细胞的数量，通过阻止内皮细胞的迁移和黏附以及阻止微血管形成来抑制血管生成，

通过 $CD34^+$ 造血干细胞增加胎儿血红蛋白的生成，抑制由单核细胞产生的促炎性细胞因子(如 TNF－α 和 IL－6)的生成。来那度胺可直接连接至 Cullin ring E3 泛素连接酶复合体的组成部分 cereblon 蛋白上［Cullin ring E3 泛素连接酶复合体包含脱氧核糖核酸(DNA)损伤结合蛋白(DDB1)、cullin 4(CUL4)和 cullins 1 调节子(Roc1)］。来那度胺存在时，cereblon 与其底物蛋白——淋巴转录因子 Aiolos 和 Ikaros 相结合，致使其泛素化后降解，从而产生细胞毒性和免疫调节作用。

适应证：来那度胺与地塞米松合用，治疗曾接受过至少一种疗法的多发性骨髓瘤的成年患者。

周围神经病变：如果患者长时间用药，可能会导致周围神经系统受到损伤，容易出现感觉异常、感觉减退等症状，还有可能会导致肢体麻木。来那度胺是沙利度胺的衍生物，其神经毒性明显低于沙利度胺。

(3) 泊马度胺(Pomalidomide)

分子式：$C_{13}H_{11}N_3O4$

抗肿瘤机制：泊马度胺是第三代免疫调节剂，结构与沙利度胺和来那度胺相似，但具有更强的抗多发性骨髓瘤(MM)活性，并具有相似的安全性。其化学结构为3-氨基-N-(2，6-二氧代-3-哌啶基)邻苯二甲酰亚胺。

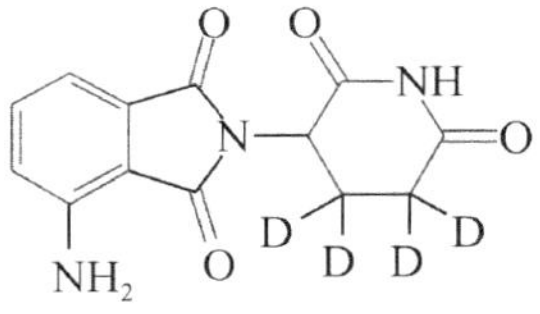

泊马度胺结构

泊马度胺具有细胞毒性和免疫调节作用，能抑制血液肿瘤细胞增殖，诱导其凋亡，还能抑制对来那度胺耐药的 MM 细胞增殖；泊马度胺与地塞米松联用可协同诱导对来那度胺敏感或耐药的肿瘤细胞凋亡。另外，在重度联合免疫缺陷淋巴瘤小鼠模型中，泊马度胺联合利妥昔单抗较来那度胺显示出更强的协同抗肿瘤作用。在中枢神经系统淋巴瘤(PCNSL)大鼠模型中，泊马度胺的脑脊液穿透率达 39%，并且其能够减少 M2 型肿瘤相关巨噬细胞(TAM)的数量，增加 M1 型 TAM 的数量，抑制肿瘤生长。

适应证：与地塞米松联合应用于接受过至少 2 种既往治疗(包括来那度胺和蛋白酶体抑制剂)的患者的多发性骨髓瘤，并且在最后一次治疗完成后 60 天或之内有疾病进展在重复的 28 天周期的第 1～21 天，4mg 口服每天 1 次直至疾病进展。

周围神经病变：周围神经病变表现为麻木，刺痛和手和/或脚疼痛。鉴于 MM－002、MM－003 临床试验提交美国食品药物管理局(FDA)的数据，药品说明书提供了周围神经病变的研究数据，接受泊马度胺联合低剂量地塞米松治疗的受试者中，周围神经病变发生率约为 18%。在 MM－003 研究中，2%的受试者发生 3 级神经病变。上述两项临床试验中均无 4 级神经病变的报道。

2. 蛋白酶体抑制剂类

(1) 硼替佐米(Bortezomib)

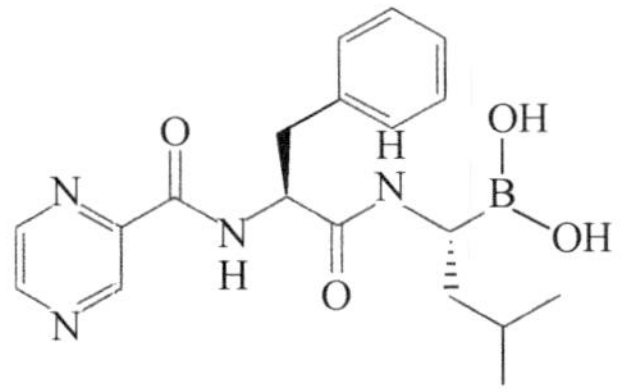
硼替佐米结构

分子式：$C_{19}H_{25}BN_4O_4$

抗肿瘤机制：硼替佐米是哺乳动物细胞中26S蛋白酶体糜蛋白酶样活性的可逆抑制剂。26S蛋白酶体是一种大的蛋白质复合体，可降解被泛素化的蛋白质。泛素-蛋白酶体通道在调节特异蛋白在细胞内的浓度中起到重要作用，以维持细胞内稳态。蛋白水解会影响细胞内多个信号级联反应，这种对正常稳态机制的破坏会导致细胞死亡。而对26S蛋白酶体的抑制可阻止这种靶向蛋白水解。体外试验显示，硼替佐米对多种类型的癌细胞具有细胞毒性。临床前肿瘤模型体内试验证明，硼替佐米能够延缓包括多发性骨髓瘤在内的肿瘤生长。

硼替佐米增加活性氧(ROS)的产生，并通过损伤线粒体在外周神经元水平引起其凋亡变化。同时，通过激活单核细胞和T淋巴细胞并通过增加ROS的产生，硼替佐米治疗导致促炎细胞因子的释放，导致神经炎症。

适应证：硼替佐米可联合美法仑和泼尼松(MP方案)用于既往未经治疗的且不适合大剂量化疗和骨髓移植的多发性骨髓瘤患者的治疗；或单药用于至少接受过一种治疗后复发的多发性骨髓瘤患者的治疗。对于套细胞淋巴瘤，硼替佐米可联合利妥昔单抗、环磷酰胺、多柔比星和泼尼松，用于既往未经治疗的并且不适合接受造血干细胞移植的套细胞淋巴瘤成人患者；或用于复发或难治性套细胞淋巴瘤患者的治疗，患者在使用硼替佐米前至少接受过一种治疗。

周围神经病变：曾出现周围神经病变症状(如脚或手有麻木、疼痛或灼烧感)或周围神经病变体征的患者在使用本品治疗期间神经病变的症状(包括3级及以上)可能加重。建议监测此类患者神经病变的症状，如灼烧感、感觉过敏、感觉减退、感觉异常、不适感、神经性疼痛或乏力。在一项对比硼替佐米静脉注射与皮下注射的Ⅲ期试验中，皮下给药组2级及2级以上的周围神经病变事件的发生率为24%，静脉给药组为41% ($P=0.0124$)；皮下组3级及3级以上的周围神经病变的发生率为6%，而静注组为16% ($P=0.0264$)。因此在静脉注射与皮下注射两组治疗反应率相当的基础上，从皮下给药开始治疗可使已有周围神经病变或周围神经病变高危患者获益。如果患者出现新的周围神经病变或其症状加重，可能需要调整药物的剂量、治疗方案或调整为皮下给药途径。在一项硼替佐米对地塞米松单药治疗多发性骨髓瘤的Ⅲ期试验中，随着剂量的调整，有51%的2级及2级以上的周围神经病变患者报道周围神经病变有改善或消失，中位恢复时间约为3个月。此外，该药物还会出现惯性效应，通常表现为硼替佐米停药后周围神经病变严重程度增加；接受硼替佐米维持治疗的患者，特别是青少年和年轻人，也可能长期存在周围神经病变，并导致患者永久性残疾和生活质量下降。在一项多发性骨髓瘤的II期试验中，因 2 级神经病变而退出或有 3 级及以上周围神经病变的患者中有 73％报道周围神经病变改善或消失。因此硼替佐米致周围神经病变发生率为 15％～57.2％不等，3～4 级病变的发生率为 1％～30％。

（2）伊沙佐米（Ixazomib）

分子式：$C_{20}H_{23}BCl_2N_2O_9$

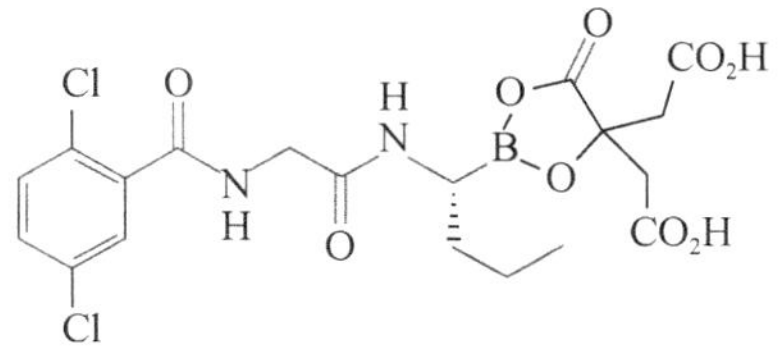

伊沙佐米结构

抗肿瘤机制：伊沙佐米是一种可逆性蛋白酶体抑制剂，可优先结合 20S 蛋白酶体的 β5 亚基并抑制其糜蛋白酶样活性。伊沙佐米在体外可诱导多发性骨髓瘤细胞系凋亡，对经硼替佐米、来那度胺和地塞米松等多种药物治疗后复发患者的骨髓瘤细胞具有细胞毒作用，伊沙佐米和来那度胺合用对多发性骨髓瘤细胞系具有协同细胞毒作用。伊沙佐米在小鼠多发性骨髓瘤异种移植模型中具有体内抗肿瘤活性。

适应证：与来那度胺和地塞米松联用，治疗已接受过至少一种既往治疗的多发性骨髓瘤成人患者。

周围神经病变：全球 C16010 研究（一项随机、双盲、安慰剂对照的临床研究）的安全性人群包括 720 例接受伊沙佐米联合来那度胺和地塞米松（伊沙佐米治疗方案组；N＝361）或安慰剂联合来那度胺和地塞米松（安慰剂治疗方案组；N＝359）治疗的复发和/或难治性多发性骨髓瘤患者。在伊沙佐米治疗方案组中有 32％的患者报道周围神经病变，安慰剂治疗方案组中有 24％的患者报道周围神经病变。两种治疗方案中均有 2％的患者报道 3 级周围神经病变的不良反应。最常报道的反应是麻木、疼痛、刺痛感、四肢无力、四肢发烫等（伊沙佐米治疗方案组和安慰剂治疗方案组分别为 21％和 15％）。两种治疗方案中均较少报道周围运动神经病变（＜1％）。伊沙佐米治疗方案组中有 3％的患者，安慰剂治疗方案组有不到 1％的患者因周围神经病变而停用三种药物中的至少一种药物。

3. 蛋白激酶抑制剂类

（1）劳拉替尼（Lorlatinib）

分子式：$C_{21}H_{19}FN_6O_2$

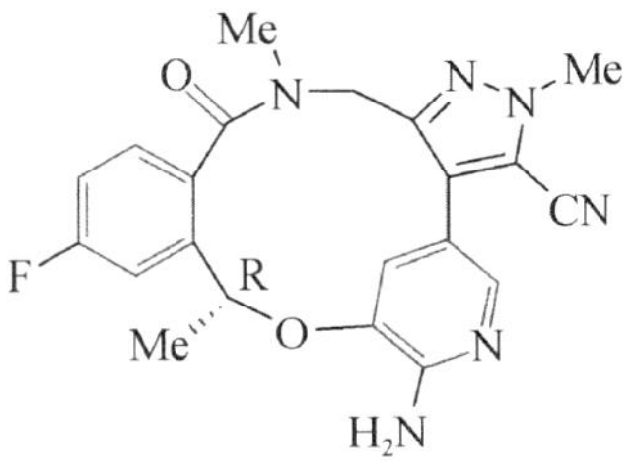

劳拉替尼结构

抗肿瘤机制：劳拉替尼是一种激酶抑制剂，具有体外抗 ALK、ROS1、TYK1、FER、FPS、TRKA、TRKB、TRKC、FAK、FAK2 和 ACK 的

活性。劳拉替尼在体外对多种突变形式的 ALK 酶表现出活性，包括在疾病进展时在肿瘤中检测到的克唑替尼和其他 ALK 抑制剂的一些突变。

适应证：根据 FDA 批准的检测，适用于治疗肿瘤呈间变性淋巴瘤激酶(ALK)阳性的转移性非小细胞肺癌(NSCLC)的成人患者。

周围神经病变：常见关节或四肢麻木和刺痛感觉(47%；3/4 级病变概率：3%)，症状发生的中位时间为 7 天。

(2) 恩曲替尼(Entrectinib)

分子式：$C_{31}H_{34}F_2N_6O_2$

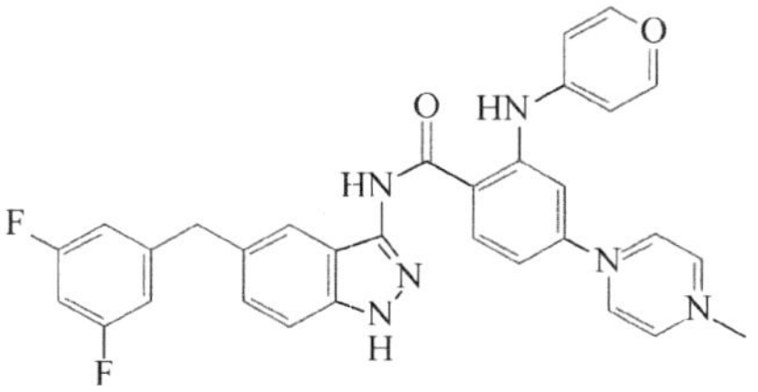

恩曲替尼结构

抗肿瘤机制：恩曲替尼是一种原肌球蛋白受体酪氨酸激酶 TRKA、TRKB、TRKC(分别由神经营养酪氨酸受体激酶基因 NTRK1、NTRK2、NTRK3 编码)、原癌基因酪氨酸受体激酶 ROS1 和间变性淋巴瘤激酶 ALK 的抑制剂，IC_{50} 值为 0.1～2 nM。恩曲替尼还可抑制 JAK2 和 TNK2，IC_{50} 值>5 nM。恩曲替尼的主要活性代谢产物 M5 在体外对 TRK、ROS1 和 ALK 可见与恩曲替尼类似的作用。恩曲替尼在体内外对携带 NTRK、ROS1 和 ALK 融合基因的多种癌细胞系可见抑制作用。

适应证：适用于治疗神经营养酪氨受体激酶(NTRK)融合阳性的晚期复发性实体肿瘤成人患者和 12 岁及以上儿童实体肿瘤患者，以及无满意替代治疗或既往治疗失败的患者；适用于 ROS1 阳性的局部晚期或转移性非小细胞肺癌(NSCLC)成人患者。

周围神经病变：有 15.7%的患者报告周围感觉神经病，其中 3/4 级发生率为 1.1%，表现为四肢麻木、疼痛、肌肉无力等。中位发生时间为 0.49 个月(范围为 0.03～20.93 个月)，中位持续时间为 0.8 个月(范围为 0.07～6.01 个月)。大多数患者(55.7%)的周围神经病可痊愈。

(3) 康奈非尼(Encorafenib)

分子式：$C_{22}H_{27}ClFN_7O_4S$

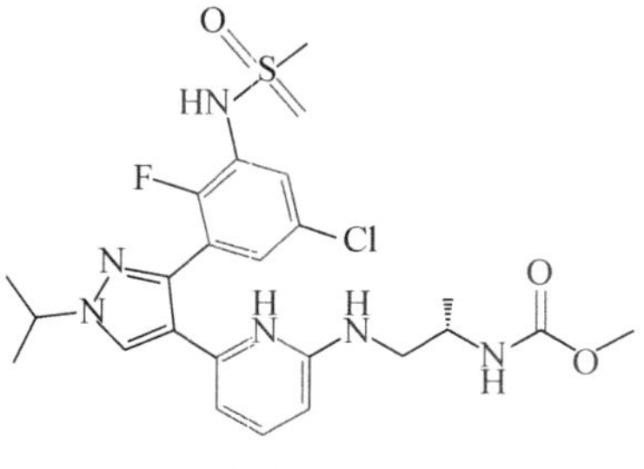

康奈非尼结构

抗肿瘤机制：康奈非尼是一种激酶抑制剂，可在无细胞试验中靶向 BRAF V600E 以及野生型 BRAF 和 CRAF，IC_{50} 值分别为 0.35、0.47 和 0.3 nM。BRAF 基因中的突变，例如 BRAF V600E，可导致组成型活化的 BRAF 激酶，其可刺激肿瘤细胞生长。康奈非尼还能够在体外与其他激酶结合，包括 JNK1、JNK2、JNK3、LIMK1、LIMK2、MEK4 和 STK36，并且在临床可实现的浓度(≤

0.9 μM)下显著降低配体与这些激酶的结合，发挥抗肿瘤作用。

适应证：用于治疗 BRAF V600E 或 V600K 突变阳性不可切除或转移性黑色素瘤；与比美替尼联合治疗具有 BRAF V600E 或 V600K 突变的不可切除或转移性黑色素瘤、结直肠癌、肺癌、胆管癌等。

周围神经病变：主要表现为四肢麻木、疼痛、肌肉无力等。一项随机、主动对照、开放标签、多中心试验(NCT02928224)评估了康奈非尼与西妥昔单抗联合治疗 BRAF V600E 突变的转移性结直肠癌的疗效，其结果显示康奈非尼+西妥昔单抗组周围神经病变发生率为 12%，其中 3 级/4 级的发生率为 1%。

(4) 比美替尼(或称贝美替尼，Binimetinib)

分子式：$C_{17}H_{15}BrF_2N_4O_3$

抗肿瘤机制：比美替尼是一种有丝分裂原激活的细胞外信号调节激酶 1(MEK1)和 MEK2 活性的可逆抑制剂。MEK 蛋白是细胞外信号相关激酶(ERK)途径的上游调节剂。在体外，比美替尼在无细胞试验中抑制了 ERK 的磷化，并抑制了 BRAF 突变性黑色素瘤细胞。

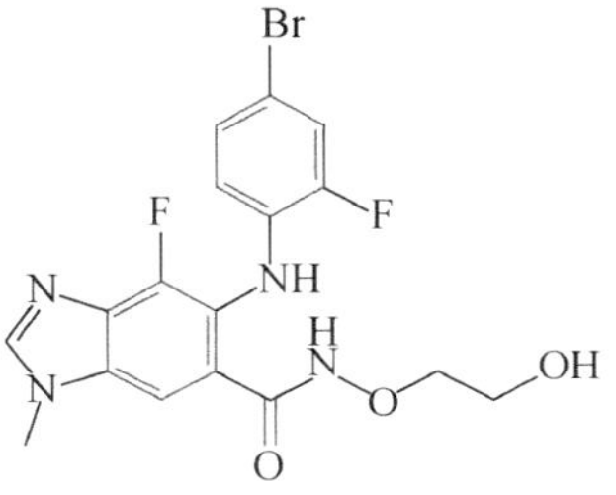

比美替尼结构

适应证：比美替尼与康奈非尼联合用于治疗 BRAFV600E 或 V600K 突变的不可切除或转移性黑色素瘤。

周围神经病变：最常见的不良反应是感觉障碍，如手脚发麻、刺痛或疼痛。这种现象可能随着治疗的进行而加剧。

(5) 培米替尼(Pemigatinib)

分子式：$C_{24}H_{27}F_2N_5O_4$

抗肿瘤机制：FGFR 基因变异存在于多种类型的人类肿瘤中，主要通过基因扩增、突变、染色体易位以及配体依赖性活化引起的 FGFR 信号异常。成纤维细胞生长因子受体信号通过促进肿瘤细胞增殖、存活、迁移和血管生成来促进恶性肿瘤的发展。

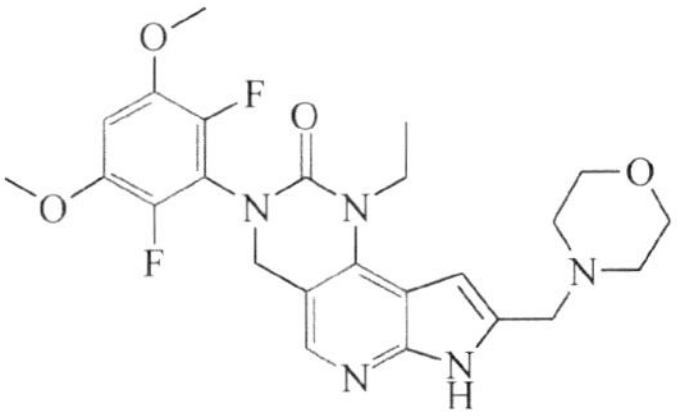

培米替尼结构

培米替尼是一种小分子激酶抑制剂，针对 FGFR 1、2 和 3，IC_{50} 值小于 2nM。培米替尼还在体外抑制 FGFR4，其浓度比抑制 FGFR 1、2 和 3 的浓度高约 100 倍。培米替尼抑制 FGFR 1、2、3 磷酸化和信号传导，并通过激活 FGFR 扩增和融合来降低癌细胞系中的细胞活力，从而导致组成型 FGFR 信号的激活。组成型 FGFR 信号传导可以支持恶性细胞的增殖和存活。培米替尼在具有 FGFR1、FGFR2 的人类肿瘤小鼠异种移植模型中表现出抗肿瘤活性。

适应证：用于治疗既往至少接受过一种系统性治疗，且经检测确认存在 FGFR2 融合或重排的晚期、转移性或不可手术切除的胆管癌成人患者。

周围神经病变：主要表现为手脚麻木、疼痛、感觉迟钝。一篇评估培米替尼片治疗局部晚期，不可切除或转移性的胆管癌疗效的Ⅱ期临床试验研究显示，发生掌跖红斑感觉不良综合征 1～2 级、3 级和 4 级的概率依次为 16 例(11.0%)、6 例(4.1%)和 0 例。

4. 单克隆抗体类

(1) 贝林妥欧单抗(Blinatumomab)

抗肿瘤机制：贝林妥欧单抗是一种双特异性 CD19 导向的 CD3 T 细胞衔接分子可与 B 系细胞表面表达的 CD19 和 T 细胞表面表达的 CD3 结合。该药物通过将 T 细胞受体(TCR)复合体中的 CD3 与良性和恶性 B 细胞中的 CD19 连接，激活内源性 T 细胞。贝林妥欧单抗介导 T 细胞与肿瘤细胞间突触的形成，上调细胞黏附分子，产生细胞水解蛋白，释放炎性细胞因子和 T 细胞增殖，定向裂解 CD19 细胞。

适应证：复发性或难治性前体 B 细胞急性淋巴细胞白血病(ALL)。

周围神经病变：神经系统毒性的最常见 (≥10%)表现为头痛和震颤。在临床试验中接受贝林妥欧单抗治疗的急性淋巴细胞白血病患者中，神经系统毒性发生率大约为 65%。在发生神经系统事件的患者中，发生首项事件的中位时间为治疗开始后 2 周内，大多数神经系统事件可自行消退。神经系统毒性的特征因年龄组而异：年龄小于 2 岁的儿童患神经系统毒性的发生率与其他年龄组无显著不同，主要表现为激越、头痛、失眠、嗜睡和易激惹；老年患者严重感染和神经系统毒性的发生率更高，包括认知障碍、脑病和意识模糊。大约 13%的患者出现 3 级及 3 级以上(严重、危及生命或导致死亡)神经系统毒性，包括脑病、抽搐、言语障碍、意识障碍、意识模糊、定向障碍、协调障碍和平衡障碍等。暂停给药后，大多数神经系统不良事件可自行消退，但部分可能导致终止治疗。

(2) 利妥昔单抗(Rituximab)

分子式：$C_{6416}H_{9874}N_{1688}O_{1987}S_{44}$

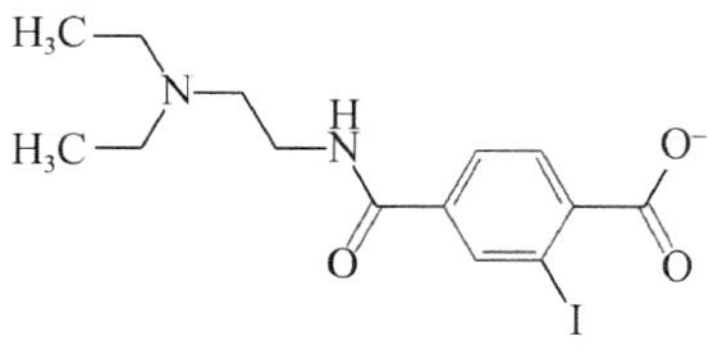

利妥昔单抗结构

抗肿瘤机制：利妥昔单抗是一种嵌合鼠/人的单克隆抗体，该抗体与纵贯细胞膜的 CD20 抗原特异性结合。此抗原仅表达于前 B 和成熟 B 淋巴细胞，但不存在于造血干细胞、正常浆细胞或其他正常组织中。该抗原表达于 95%以上的 B 淋巴细胞型的非何杰金氏淋巴瘤。利妥昔单抗与抗体结合后，CD20 不被内在化或从细胞膜上脱落。CD20 不以游离抗原形式在血浆中循环，因此，也就不会与抗体竞争性结合。利妥昔单抗与 B 淋巴细胞上的 CD20 结合，并引发 B 细胞溶解的免疫反应。细胞溶解的可能机制包括补体依赖性细胞毒性(CDC)和抗体依赖性细胞的细胞毒性(ADCC)。此外，体外研究证明，利妥昔单抗可使药物抵抗性的人体淋巴细胞对一些化疗药的细胞毒性敏感。

适应证：淋巴瘤，包括惰性淋巴瘤、滤泡性淋巴瘤、边缘区淋巴瘤等非霍奇金淋巴瘤，以及弥漫大 B 细胞性淋巴瘤(DLBCL)等多种类型；慢性淋巴细胞白血病；非肿瘤疾病包括系统性红斑狼疮、类风湿性关节炎、干燥综合征等。

周围神经病变：临床发生率低，大约为 1%，表现为感觉异常、感觉迟钝、局部麻木。

(3) 曲妥珠单抗(Trastuzumab)

分子式：$C_{10}H_{14}N_6O_5$

抗肿瘤机制：曲妥珠单抗是抗 HER2 人源化单克隆抗体，它可以直接结合在癌细胞表面的 HER2 蛋白上，通过阻断 HER2 信号传导通路，进而抑制肿瘤细胞的增殖。

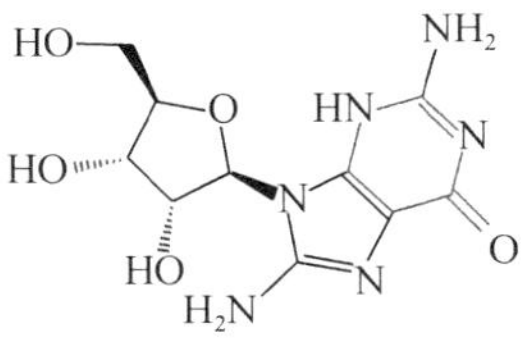

曲妥珠单抗结构

适应证：对于 HER2 阳性的转移性乳腺癌，可作为单一药物治疗已接受过 1 个或多个化疗方案的转移性乳腺癌，也可与紫杉醇或者多西他赛联合，用于未接受化疗的转移性乳腺癌患者。对于 HER2 阳性的早期乳腺癌适用于术后接受含蒽环类抗生素辅助化疗和放疗(如果适用)后的单药辅助治疗也可用于多柔比星和环磷酰胺化疗后序贯本品与紫杉醇或多西他赛的联合辅助治疗，以及与多西他赛和卡铂联合的辅助治疗。与化疗联合新辅助治疗，继以辅助治疗，用于局部晚期(包括炎性)或者肿瘤直径>2 cm 的乳腺癌。在治疗胃癌方面，联合卡培他滨或 5-氟尿嘧啶和顺铂适用于既往未接受过针对转移性疾病治疗的 HER2 阳性的转移性胃腺癌或胃食管交界腺癌患者。曲妥珠单抗只能用于 HER2 阳性的转移性胃癌患者，HER2 阳性的定义为：使用已验证的检测方法得到的 IHC3+或 IHC2+/FISH+结果。

周围神经病变：曲妥珠单抗所导致的感觉异常和周围神经病变少见。

5. ADC 类药物

ADC 类药物是一种新型的抗体偶联类药物，目前在研的种类很多。虽然该类药物本身部分靶向药物也会引起周围神经病变不良反应，但其发生周围神经病变的原因和偶联的细胞毒类药物有密切关系。代表性的是微管抑制剂 MMAE，如维迪西妥单、维布妥昔单抗、维恩妥尤单抗、维泊妥珠单抗、替索单抗等。

(1) 恩美曲妥珠单抗(Trastuzumab Emtansine)

抗肿瘤机制：恩美曲妥珠单抗为靶向 HER2 的 ADC 药物。抗体部分为人源化抗 HER2 IgG1 单抗与微管抑制剂 DM1 偶联而成。经与 HER2 受体Ⅳ亚结构域结合，恩美曲妥珠单抗通过受体介导内化和溶酶体降解，在细胞内释放包含 DM1 的细胞毒分解产物。DM1 与微管蛋白结合，干扰细胞内微管网络，导致细胞周期阻滞和细胞凋亡。此外，体外研究显示，与曲妥珠单抗类似，恩美曲妥珠单抗抑制 HER2 受体信号，发挥抗体依赖细胞介导的细胞毒性作用，抑制过表达 HER2 人乳腺癌细胞 HER2 胞外结构域的脱落。

适应证：适用于接受了紫杉烷类联合曲妥珠单抗为基础的新辅助治疗后仍残存侵袭性病灶的 HER2 阳性早期乳腺癌患者的辅助治疗。

适用于接受紫杉烷类和曲妥珠单抗治疗的 HER2 阳性、不可切除局部晚期或转移性乳腺癌患者。患者应具备以下任一情形：①既往接受过针对局部晚期或转移性乳腺癌的治疗；②在辅助治疗期间或完成辅助治疗后 6 个月内出现疾病复发。

周围神经病变：本品的临床试验中曾报告周围神经病，多为 1 级事件，以感觉神经病变为主。在 MBC 患者中，周围神经病的总体发生率为 29.0%，2 级及 2 级以上周围神经病的发生率为 8.6%。在 EBC 患者中，周围神经病的总体发生率为 32.3%，2 级及 2 级以上周围神经病的发生率为 10.3%。

(2) 德曲妥珠单抗(Trastuzumab Deruxtecan)

抗肿瘤机制：德曲妥珠单抗是一种靶向 HER2 的 ADC 药物。抗体部分是一种人源化抗 HER2 IgG1 抗体，通过可裂解的连接子与拓扑异构酶 I 抑制剂 DXd 偶联。德曲妥珠单抗与肿瘤细胞上的 HER2 受体结合后，经过内化进入肿瘤细胞，随后其连接子被肿瘤细胞内的溶酶体酶裂解，并释放具有膜通透性的 DXd，进而导致 DNA 损伤和细胞凋亡。

适应证：适用于治疗既往接受过一种或一种以上抗 HER2 药物治疗的不可切除或转移性 HER2 阳性成人乳腺癌。适用于治疗既往在转移性疾病阶段接受过至少一种系统治疗的，或在辅助化疗期间或完成辅助化疗之后 6 个月内复发的，不可切除或转移性 HER2 低表达(IHC1+或 IHC2+/ISH−)成人乳腺癌。

周围神经病变：周围神经病变少见。

(3) 维迪西妥单抗(Disitamab Vedotin)

抗肿瘤机制：维迪西妥单抗是一种新型的靶向 HER2 的 ADC 药物，由重组的人源化 HER2 IgG1 单克隆抗体通过连接子与微管抑制剂 MMAE 偶联而成。维迪西妥单抗的抗体部分结合至细胞表面 HER2 的胞外结构域后，ADC 复合物经细胞内吞并转运到溶酶体，连接子经酶切后释放出微管抑制剂 MMAE，破坏细胞内微管网络，导致有丝分裂细胞周期停止和细胞凋亡。此外，体外研究显示，维迪西妥单抗可抑制 HER2 受体信号，并具有抗体依赖细胞介导的细胞毒性(ADCC)作用。

适应证：适用于至少接受过 2 个系统化疗的 HER2 过表达(HER2 免疫组织化

学检查结果为2＋或3＋)局部晚期或转移性胃癌(包括胃食管结合部腺癌)的患者。适用于既往接受过含铂化疗且HER2过表达局部晚期或转移性尿路上皮癌的患者。

周围神经病变：在临床研究中，本品治疗期间观察到11.4%的患者发生周围神经病(1～3级)，主要为感觉周围神经病，其中3级及3级以上的发生率为2.8%，0.8%的患者报告了周围神经病的严重不良反应。发生周围神经病患者，8.9%的患者经过治疗后可痊愈，99.1%的患者转归未恢复/未痊愈。周围神经病导致2.5%的患者永久停药，1.8%的患者剂量减少，2.0%的患者暂停用药。开始使用本品治疗至周围神经病发生的中位时间为207天(范围为5～781天)，中位持续时间为463.5天(范围为2～1160天)。周围神经病导致永久停药的患者接受注射用维迪西妥单抗的中位治疗时间为181.5天左右(25.9周)。

(4) 维布妥昔单抗(Brentuximab Vedotin)

抗肿瘤机制：维布妥昔单抗为抗CD30的嵌合IgG1，小分子MMAE是微管破坏剂，MMAE通过连接物共价结合到抗体上。临床数据显示，维布妥昔单抗的抗癌活性是由ADC结合到表达CD30的细胞上，随后内化ADC-CD30复合物，通过蛋白酶切作用释放MMAE。MMAE结合微管蛋白，破坏细胞内的微管网络，随后诱导细胞周期停滞和细胞凋亡。此外，体外数据提供了抗体依赖性细胞吞噬作用(ADCP)的证据。

适应证：适用于治疗CD30阳性的复发或难治性系统性间变性大细胞淋巴瘤(sALCL)，复发或难治性经典型霍奇金淋巴瘤(cHL)，以及既往接受过系统性治疗的原发性皮肤间变性大细胞淋巴瘤(pcALCL)或蕈样真菌病(MF)。

周围神经病变：维布妥昔单抗治疗引起的周围神经病变主要为感觉性周围神经病变。还报告过周围运动神经病变病例。维布妥昔单抗诱导的周围神经病变具有累积效应。在维布妥昔单抗单药治疗研究中，62%的患者发生了各个级别的神经病变。任何级别事件发病时间中位数为3个月(范围为0～12个月)。在发生神经病变的患者中，62%的患者完全消退，24%部分改善，14%在末次评价时无改善。从发病至消退或任何级别改善的时间中位数为5个月(范围为0～45个月)。在报告神经病变的患者中，38%的患者在末次评价时患有残留神经病变[1级(27%)，2级(9%)，3级(2%)]。神经病变症状主要为感觉减退、感觉过敏、感觉异常、不适、烧灼感、神经性疼痛或虚弱。新发周围神经病变或周围神经病变恶化的患者可能需要推迟给药，改变剂量或终止维布妥昔单抗治疗。

(5) 维恩妥尤单抗(Enfortumab Vedotin)

抗肿瘤机制：维恩妥尤单抗一种针对Nectin-4的ADC药物，由全人源抗Nectin-4IgG1kappa单克隆抗体(AGS-22C3)与小分子微管破坏剂甲基瑞奥西汀E(MMAE)通过可被蛋白酶裂解的马来酰亚胺基缬氨酸-瓜氨酸(vc)连接体(SGD-

1006)连接而成，可用于尿路上皮癌的治疗。

适应证：适用于既往接受过含铂化疗和程序性死亡受体-1(PD-1)或程序性死亡配体-1(PD-L1)抑制剂治疗的局部晚期或转移性尿路上皮癌成人患者。

周围神经病变：当维恩妥尤单抗与帕博利珠单抗联合用药时，在接受联合治疗的564名患者中，67%的患者出现不同程度的周围神经病变，36%的患者出现2级神经病变，7%的患者出现3级神经病变。与维恩妥尤单抗单药治疗相比，维恩妥尤单抗与帕博利珠单抗联合治疗时外周神经病变的发生率更高。发生2级及2级以上周围神经病变的中位时间为6个月(范围为0.3～25个月)。在出现神经病变并有缓解数据的患者中(N=373)，13%的患者完全缓解，87%的患者在上次评估时有残余神经病变。在上次评估时有残留神经病变的患者中，约45%(146/326)的神经病变为2级及2级以上。在临床试验中，720名接受维恩妥尤单抗单药治疗的患者中有53%出现了周围神经病变，其中38%为感觉神经病变，8%为肌肉无力，7%为运动神经病变。30%的患者出现了2级反应，5%的患者出现了3～4级反应。接受维恩妥尤单抗治疗的患者无论是否已有外周神经病变，都可能会发生外周神经病变。发生2级及2级以上周围神经病变的中位时间4.9个月(范围为0.1～20个月)。6%的患者因神经病变导致治疗停止。在有神经病变缓解数据的患者中(N=296)，11%的患者完全缓解，89%的患者在上次评估时有残余神经病变。在上次评估时有残留神经病变的患者中，约50%(132/262)的神经病变为2级及2级以上。监测患者是否出现新的或恶化的外周神经病变症状，一旦出现外周神经病变，应考虑中断或减少维恩妥尤单抗的剂量。出现3级以上周围神经病变的患者应永久停用维恩妥尤单抗。

(6) 维泊妥珠单抗(Polatuzumab Vedotin)

抗肿瘤机制：维泊妥珠单抗是一种作用于CD79b的抗体-药物偶联物，可靶向递送强效抗有丝分裂剂(单甲基澳瑞他汀E或MMAE)至B细胞，从而杀死恶性B细胞。维泊妥珠单抗分子由MMAE通过可裂解接头共价连接至人源化免疫球蛋白G1(IgG1)单克隆抗体组成。单克隆抗体以高亲和力和选择性方式结合CD79b(B细胞受体的细胞表面组分)。CD79b只在B细胞系内的正常细胞(浆细胞除外)和恶性B细胞中表达；在>95%的DLBCL中表达。与CD79b结合后，维泊妥珠单抗迅速内化，连接头被溶酶体蛋白酶裂解，从而促使MMAE向细胞内递送。MMAE与微管结合后，可抑制细胞分裂和诱导细胞凋亡，从而杀伤正在分裂的细胞。

适应证：联合利妥昔单抗、环磷酰胺、多柔比星和泼尼松适用于治疗既往未经治疗的弥漫大B细胞淋巴瘤(DLBCL)成人患者。联合苯达莫司汀和利妥昔单抗适用于不适合接受造血干细胞移植的复发或难治性弥漫大B细胞淋巴瘤(DLBCL)成人患者。

周围神经病变：在安慰剂对照研究GO39942(POLARIX)中，维泊妥珠单抗联合

R-CHP组分别有39.1%、12.2%和1.6%的患者报道了1、2和3级周围神经病变事件(PN)。在R-CHOP组中，分别有37.2%、15.5%和1.1%的患者报道了1、2和3级PN。在维泊妥珠单抗联合R-CHP组或R-CHOP组中均未报道4～5级PN。维泊妥珠单抗联合R-CHP组和R-CHOP组均有0.2%的患者报道了严重PN。在维泊妥珠单抗联合R-CHP组中，0.7%的患者因PN终止研究治疗，而R-CHOP组为2.3%。维泊妥珠单抗联合R-CHP组中4.6%的患者因周围神经病下调了研究治疗剂量，而R-CHOP组为8.2%。在维泊妥珠单抗联合R-CHP组中，首次发生PN的中位时间为2.27个月，而R-CHOP组为1.87个月。截至临床截止日期，维泊妥珠单抗联合R-CHP组57.8%的周围神经病患者报道事件缓解，而R-CHOP组为66.9%。维尤单抗联合R-CHP组至PN化解的中位时间为4.04个月，而R-CHOP组为4.6个月。在开放研究GO29365中，维泊妥珠单抗联合BR组分别有15.9%和12.6%的患者报道1级和2级PN。BR组分别有2.6%和5.1%的患者报道1级和2级周围神经病。维泊妥珠单抗联合BR组报道了一起3级周围神经病，BR组未报道了级PN。维泊妥珠单抗联合BR组或BR组均未报告4～5级周围神经病。维泊妥珠单抗联合BR组1.3%的患者报告了严重PN，BR组未报道严重周围神经病。维泊妥珠单抗联合BR组2.6%的患者因周围神经病而终止维泊妥珠单抗治疗，2.0%的患者因周围神经病而下调维泊妥珠单抗的剂量。BR组没有患者因周围神经病而终止治疗或下调剂量。维泊妥珠单抗联合BR组，至首次发生周围神经病的中位时间1.6个月，发生周围神经病的患者中有39.1%报告缓解。

(7) 维汀替索妥单抗(Tisotumab Vedotin)

抗肿瘤机制：维汀替索妥单抗是一种靶向组织因子(TF)的抗体药物偶联物，旨在靶向癌细胞上的TF抗原，并将细胞毒制剂MMAE(单甲基奥瑞他汀E)直接递送至癌细胞内，发挥抗肿瘤作用。

适应证：适用于治疗复发或转移性宫颈癌。

周围神经病变：在临床试验中，42%使用维汀替索妥单抗治疗宫颈癌的患者发生了周围神经病变，8%的患者发生了3级周围神经病变。周围神经病变的不良反应包括周围神经病变(20%)、周围感觉神经病变(11%)、周围感觉运动神经病变(5%)、运动神经病变(3%)、肌肉无力(3%)和脱髓鞘周围多神经病变(1%)。1名以推荐剂量接受维汀替索妥单抗治疗的另一种肿瘤类型的患者发生了格林-巴利综合征。周围神经病变发病的中位时间是2.4个月(范围为0～11.3个月)。在发生周围神经病变的患者中，17%的病情得到完全缓解，17%在最后一次随访时得到部分改善(严重程度比最差的等级下降一个或多个等级)。8%的宫颈癌患者的周围神经病变导致了维汀替索妥单抗的停用。

表 1－3　靶向药物周围神经病变临床特征汇总

药物	发生周围神经病变的剂量阈值	发生率	临床表现			转归
			感觉神经症状	运动神经症状	自主神经症状	
沙利度胺	—	25%～70%	主要影响感觉神经，临床特征为以对称性疼痛为主的脚或手麻木、刺痛和疼痛，常伴有下肢感觉丧失	—	—	预后好
来那度胺	—	明显低于沙利度胺	感觉异常、感觉减退等症状，还有可能会导致肢体麻木	—	—	预后好
泊马度胺		18%；3 级：2%	麻木，刺痛和手和/或脚疼痛	—	—	预后好
硼替佐米	—	从 15%～57.2%不等。3～4 级事件的发生率为 1～30%	脚或手有灼烧感、感觉过敏、感觉减退、感觉异常、不适感、神经性疼痛或乏力	—	—	中位恢复时间约为 3 个月
伊沙佐米	—	32%；3 级：2%。	麻木、疼痛、刺痛感、四肢无力、四肢发烫等	—	—	预后好
劳拉替尼	—	47%；3/4 级：3%。发生的中位时间为 7 天	关节或四肢麻木和刺痛感觉	—	—	预后好
恩曲替尼	—	15.7%，3/4 级：1.1%。发生的中位发生时间为 0.49 个月	四肢麻木、疼痛、肌肉无力等	—	—	中位持续时间为 0.8 个月，大多数患者可恢复
康奈非尼	—	12%；3/4 级：1%	四肢麻木、疼痛、肌肉无力等	—	—	—

续表

药物	发生周围神经病变的剂量阈值	发生率	临床表现			转归
			感觉神经症状	运动神经症状	自主神经症状	
比美替尼	—	—	手脚发麻、刺痛或疼痛	—	—	—
培米替尼	—	1～2 级、3 级和 4 级依次为 11.0%、4.1%和 0%	手脚麻木、疼痛、感觉迟钝等	—	—	—
贝林妥欧单抗	—	65%；3/4 级：13%	四肢麻木、疼痛、肌肉无力等	协调障碍和平衡障碍	少见	停药后大多数神经系统不良事件可自行消退
利妥昔单抗	—	发生率大约为 1%	感觉异常、感觉迟钝、局部麻木	少见	少见	预后良好
恩美曲妥珠单抗	—	总体发生率为 29.0%～32.3%；≥2 级周围神经病的发生率为 8.6%～10.3%	以感觉神经病变为主	少见	少见	预后良好
德曲妥珠单抗	—	少见	少见	少见	少见	周围神经病变少见
维迪西妥单抗	—	11.4%的患者发生周围神经病（1～3 级）；≥3：2. 8%	主要为感觉性周围神经病变	少见	少见	主要为感觉性周围神经病变
维布妥昔单抗	—	62%	主要为感觉性周围神经病变	少见	少见	大多数患者可恢复

续表

药物	发生周围神经病变的剂量阈值	发生率	临床表现			转归
			感觉神经症状	运动神经症状	自主神经症状	
维恩妥尤单抗	—	53%为感觉神经病变，30%的患者出现了2级反应，5%的患者出现了3～4级反应。	38%为感觉神经病变	肌肉无力，精细运动减弱	少见	大多数患者可恢复
维泊妥珠单抗	—	维泊妥珠单抗联合R-CHP组分别有39.1%、12.2%和1.6%的患者报告了1、2和3级周围神经病变	主要为感觉性周围神经病变	少见	少见	大多数患者可恢复
维汀替索妥单抗	—	42%治疗宫颈癌的患者发生了周围神经病变	主要为感觉性周围神经病变	3%	少见	大多数患者可恢复

（三）免疫检查点抑制剂

免疫检查点抑制剂（immune checkpoint inhibitors，ICIs）的使用重塑了肿瘤的治疗格局，已在多种恶性肿瘤的治疗中显示出巨大的应用前景，成为治疗癌症的一种强有力的新手段。目前已上市的 ICIs 包括以下三类：靶向 PD－1 的 Pembrolizumab、Nivolumab、Cemiplimab 等，靶向 PD－L1 的 Atezolizumab、Avelumab 和 Durvalumab 等，以及靶向 CTLA－4 的 Ipilimumab 等。免疫检查点抑制剂相关周围神经病变的发生率总体偏低，具体表现见表 1－4。

表 1－4　免疫检查点抑制剂周围神经病变临床特征汇总

不良反应类型	发生情况	临床表现
多发性神经根病和神经病	发生率约 0.1%～0.3%； 发生中位时间为 ICI 用药第 3～5 个周期	大多表现与感觉运动相关的症状，可伴颅神经和自主神经功能障碍或延髓症状，表现为四肢肌力下降、面部无力、呼吸困难、腱反射消失及颅神经损害，大部分呈对称性分布
格林－巴利综合征	发生率约 0.2%～0.3%； 发生时间为 ICI 用药的第 2～18 个周期（中位时间为 4.5 个周期）	临床表现和传统的格林-巴利综合征相似，症状主要表现为进展性虚弱（97%）和无反射（82%）；肌肉疼痛或感觉症状也可能是格林-巴利综合征的首发症状；瘫痪会向上扩展，影响呼吸肌，导致呼吸衰竭（29%），严重者可能危及生命
肌无力综合征	发生率约为 0.1%～0.2%； 发生时间为 ICI 治疗后 2～6 周	常见的症状为上睑下垂（75%），呼吸困难、肢体无力（55%）、吞咽困难（48%）和复视（42%），可合并存在肌炎和（或）心肌炎
肌炎	肌炎是最常见的 ICI 相关神经系统并发症，发生率大约 0.4%，男性多见； 平均发生时间在 ICI 单药治疗后 60 天，联合治疗的发生时间窗会前移	临床表现为对称性肌肉疼痛，伴进行性虚弱乏力，通常影响近端肢体，可能出现构音障碍、吞咽困难、复视和上睑下垂等，患者可能会发热，但通常没有皮肤病变，30%的肌炎会合并心肌炎
周围神经病	周围神经病发生率显著低于化疗诱导的周围神经病变	表现为脱髓鞘或轴突神经病变，或两者混合。颅神经麻痹可影响面神经、视神经和外展神经等，而外周神经炎症，包摇脑膜神经根炎也有报道。由肠壁肌间神经炎引致的胃肠道麻痹是一种与 ICI 治疗相关的罕见不良反应，临床表现为肠梗阻

参考文献

[1] PACHMAN D R, QIN R, SEISLER D K, et al. Clinical course of oxaliplatin-induced neuropathy: results from the randomized phase Ⅲ trial N08CB (alliance)[J]. Journal of Clinical Oncology, 2015, 33(30): 3416-3422.

[2] GEBREMEDHN E G, SHORTLAND P J, MAHNS D A. The incidence of acute oxaliplatin-induced neuropathy and its impact on treatment in the first cycle: a systematic review[J]. BMC Cancer, 2018, 18(1): 410.

[3] LOPRINZI C L, REEVES B N, DAKHIL S R, et al. Natural history of paclitaxel-associated acute pain syndrome: prospective cohort study NCCTG N08C1[J]. Journal of Clinical Oncology, 2011, 29(11): 1472-1478.

[4] REEVES B N, DAKHIL S R, SLOAN J A, et al. Further data supporting that paclitaxel-associated acute pain syndrome is associated with development of peripheral neuropathy[J]. Cancer, 2012, 118(20): 5171-5178.

[5] FLATTERS S J L, DOUGHERTY P M, COLVIN L A. Clinical and preclinical perspectives on chemotherapy-induced peripheral neuropathy (CIPN): a narrative review[J]. British Journal of Anaesthesia, 2017, 119(4): 737-749.

[6] BONHOF C S, VAN DE POLL-FRANSE L V, VISSERS P A J, et al. Anxiety and depression mediate the association between chemotherapy-induced peripheral neuropathy and fatigue: results from the population-based PROFILES registry[J]. Psycho-oncology, 2019, 28(9): 1926-1933.

[7] PACHMAN D R, QIN R, SEISLER D, et al. Comparison of oxaliplatin and paclitaxel-induced neuropathy (alliance A151505)[J]. Supportive Care in Cancer, 2016, 24(12): 5059-5068.

[8] SERETNY M, CURRIE G L, SENA E S, et al. Incidence, prevalence, and predictors of chemotherapy-induced peripheral neuropathy: a systematic review and meta-analysis[J]. Pain, 2014, 155(12): 2461-2470.

[9] DONERTAS B, UNEL C C, EROL K. Cannabinoids and agmatine as potential therapeutic alternatives for cisplatin-induced peripheral neuropathy[J]. Journal of Experimental Pharmacology, 2018, 10: 19-28.

[10] ARGYRIOU A A, KYRITSIS A P, MAKATSORIS T, et al. Chemotherapy-induced peripheral neuropathy in adults: a comprehensive update of the literature[J]. Cancer Management and Research, 2014, 6: 135-147.

[11] SCHNEIDER B P, ZHAO F M, WANG M L, et al. Neuropathy is not associated with clinical outcomes in patients receiving adjuvant taxane-containing therapy for operable breast cancer[J]. Journal of Clinical Oncology, 2012, 30(25): 3051-3057.

[12] 马飞,徐兵河,刘明生,等. 紫杉类药物相关周围神经病变规范化管理专家共识[J]. 中华肿瘤杂志, 2020, 42(3): 170-179.

[13] OSMANI K, VIGNES S, AISSI M, et al. Taxane-induced peripheral neuropathy has good

long-term prognosis: a 1- to 13-year evaluation[J]. Journal of Neurology, 2012, 259(9): 1936 - 1943.

[14] ANDERSEN K G, JENSEN M B, KEHLET H, et al. Persistent pain, sensory disturbances and functional impairment after adjuvant chemotherapy for breast cancer: cyclophosphamide, epirubicin and fluorouracil compared with docetaxel + epirubicin and cyclophosphamide[J]. Acta Oncologica, 2012, 51(8): 1036 - 1044.

[15] GRAF W D, CHANCE P F, LENSCH M W, et al. Severe vincristine neuropathy in Charcot-Marie-Tooth disease type 1A[J]. Cancer, 1996, 77(7): 1356 - 1362.

[16] POSTMA T J, VAN GROENINGEN C J, WITJES R J G M, et al. Neurotoxicity of combination chemotherapy with procarbazine, CCNU and vincristine (PCV) for recurrent glioma[J]. Journal of Neuro-Oncology, 1998, 38(1): 69 - 75.

[17] YUAN P, HU X C, SUN T, Et al. Eribulin mesilate versus vinorelbine in women with locally recurrent or metastatic breast cancer: a randomised clinical trial[J]. European Journal of Cancer, 2019, 112: 57 - 65.

[18] CHEN C J, NGUYEN H T H, HUANG C H, et al. Does the timing of eribulin treatment for advanced or metastatic breast cancer matter? evidence from a real-world setting [J]. Chemotherapy, 2023, 68(1): 23 - 34.

[19] OMLIN A, SARTOR O, ROTHERMUNDT C, et al. Analysis of side effect profile of alopecia, nail changes, peripheral neuropathy, and dysgeusia in prostate cancer patients treated with docetaxel and cabazitaxel[J]. Clinical Genitourinary Cancer, 2015, 13(4): e205 - e208.

[20] CANDONI A, LAZZAROTTO D, PETRUZZELLIS G. Safety of nelarabine in adults with relapsed or refractory T-cell acute lymphoblastic leukemia/lymphoma[J]. Expert Opinion on Drug Safety, 2021, 20(7): 751 - 756.

[21] ALBERTI P, PARMA M, PIOLTELLI P, et al. Severe, reversible nelarabine-induced neuropathy and myelopathy[J]. Journal of the Peripheral Nervous System, 2016, 21(3): 154 - 156.

[22] THOMAS E S, GOMEZ H L, LI R K, et al. Ixabepilone plus capecitabine for metastatic breast cancer progressing after anthracycline and taxane treatment[J]. Journal of Clinical Oncology, 2007, 25(33): 5210 - 5217.

[23] REED S D, LI Y H, ANSTROM K J, et al. Cost effectiveness of ixabepilone plus capecitabine for metastatic breast cancer progressing after anthracycline and taxane treatment[J]. Journal of Clinical Oncology, 2009, 27(13): 2185 - 2191.

[24] BARBAROSSA A, IACOPETTA D, SINICROPI M S, et al. Recent advances in the development of thalidomide-related compounds as anticancer drugs[J]. Current Medicinal Chemistry, 2022, 29(1): 19 - 40.

[25] ISLAM B, LUSTBERG M, STAFF N P, et al. Vinca alkaloids, thalidomide and eribulin-induced peripheral neurotoxicity: from pathogenesis to treatment[J]. Journal of the Peripheral Nervous System, 2019, 24(S2): S63 - S73.

[26] TERPOS E, RAMASAMY K, MAOUCHE N, et al. Real-world effectiveness and safety of ixazomib-lenalidomide-dexamethasone in relapsed/refractory multiple myeloma[J]. Annals of Hematology, 2020, 99(5): 1049-1061.

[27] SOO R A, TAN E H, HAYASHI H, et al. Efficacy and safety of lorlatinib in Asian and non-Asian patients with ALK-positive advanced non-small cell lung cancer: subgroup analysis of a global phase 2 trial[J]. Lung Cancer, 2022, 169: 67-76.

[28] HONG D S, DRILON A, WIRTH L J. Efficacy and safety of NTRK inhibitors in patients with NTRK fusion-positive lung and thyroid cancers[J]. Clinical Advances in Hematology & Oncology, 2024, 22 Suppl 5(6): 1-20.

[29] AL-SALAMA Z T. Encorafenib: a review in metastatic colorectal cancer with a BRAF V600E mutation[J]. Drugs, 2021, 81(7): 849-856.

[30] INDINI A, MANDALÀ M. Safety and efficacy evaluation of encorafenib plus binimetinib for the treatment of advanced BRAF-mutant melanoma patients[J]. Expert Opinion on Drug Safety, 2020, 19(10): 1229-1236.

[31] FRAMPTON J E. Pemigatinib: a review in advanced cholangiocarcinoma[J]. Targeted Oncology, 2024, 19(1): 107-114. .

[32] WAS H, BORKOWSKA A, BAGUES A, et al. Mechanisms of chemotherapy-induced neurotoxicity[J]. Frontiers in Pharmacology, 2022, 13: 750507.

[33] ZHANG C W, WANG Y N, GE X L. Lenalidomide use in multiple myeloma (review)[J]. Molecular and Clinical Oncology, 2023, 20(1): 7.

[34] YANG Y, ZHAO B, LAN H L, et al. Bortezomib-induced peripheral neuropathy: clinical features, molecular basis, and therapeutic approach[J]. Critical Reviews in Oncology/Hematology, 2024, 197: 104353.

[35] YAMAMOTO S, EGASHIRA N. Pathological mechanisms of bortezomib-induced peripheral neuropathy[J]. International Journal of Molecular Sciences, 2021, 22(2): 888.

[36] AVALLONE A, BIMONTE S, CARDONE C, et al. Pathophysiology and therapeutic perspectives for chemotherapy-induced peripheral neuropathy[J]. Anticancer Research, 2022, 42(10): 4667-4678.

[37] MIRFAKHRAIE R, DEHAGHI B K, GHORBI M D, et al. All about blinatumomab: the bispecific T cell engager immunotherapy for B cell acute lymphoblastic leukemia[J]. Hematology, Transfusion and Cell Therapy, 2024, 46(2): 192-200.

[38] SI T Y, MA X L, ZHU W W, et al. Clinical efficacy and safety of subcutaneous rituximab in non-Hodgkin lymphoma: a systematic literature review and meta-analysis[J]. Hematology, 2023, 28(1):2284047

[39] 中国抗癌协会肿瘤支持治疗专业委员会，中国抗癌协会肿瘤临床化疗专业委员会，巴一，等. 免疫检查点抑制剂相关神经不良反应诊治中国专家共识(2022 版)[J]. 中华肿瘤杂志，2022，44(9)：935-941.

第二章　抗肿瘤药物相关周围神经病变风险因素

关于 ADIPN 的风险因素有很多研究与探索，目前认为药物累积剂量和药物输注时间是抗肿瘤药物周围神经病变（ADIPN）明确的高危因素，其他危险因素存在证据不足，需要进一步研究，综合目前研究提示，抗肿瘤药物周围神经病变的风险因素是多方面的，迄今尚无公认的可以预测 ADIPN 高危人群的分子标记物，有待进一步的探索，以明确风险因素及建立发生及预后的大数据模型。

一、药物相关因素

1. 药物累积剂量

药物累积剂量是 ADIPN 最主要和最确切的影响因素。一项纳入 14 个临床研究 3869 例患者的 Meta 分析显示，随着累积剂量增加（中位累积剂量 676～1 449 mg/m^2），奥沙利铂的慢性周围神经毒性的发生率逐渐增高。另一项对 205 例接受含奥沙利铂辅助化疗的患者长达 11 年 ADIPN 的随访结果显示：与低累积剂量奥沙利铂（<421 mg/m^2）的患者相比，累积剂量≥842 mg/m^2 的患者出现了更高的 ADIPN 发生率和更严重的 ADIPN 症状。IDEA 研究及一项纳入 6 个国家 6 065 例患者的临床研究结果显示：6 个周期的含奥沙利铂方案辅助化疗患者的周围神经毒性的发生率明显高于 3 个周期的辅助化疗人群。临床研究也发现白蛋白紫杉醇 150 mg（d1、d8、d15）方案较白蛋白紫杉醇 100 mg（d1、d8、d15）方案的周围神经毒性发生率更高，且停止化疗后恢复时间更长。

2. 药物给药方案（药物输注时间和频率）

药物的输注时间过短可能是奥沙利铂和紫杉醇急性周围神经毒性的危险因素。一项随机对照研究中纳入 563 例Ⅳ期或ⅢB 期乳腺癌患者，一组接受 3 小时紫杉醇治疗，一组接受 24 小时紫杉醇治疗，结果显示 24 小时输注组的紫杉醇输注神经毒性发生率及严重程度低于 3 小时输注组。另一项Ⅱ期随机对照研究纳入 214 例接受紫杉醇化疗的患者，一组接受 3 小时紫杉醇治疗，一组接受 96 小时紫杉醇治疗，结果显示 96 小时输注的紫杉醇输注神经毒性发生率低于 3 小时输注组。在奥沙利铂用药过程中，也有研究显示 6 个小时输注的奥沙利铂输注急性周围神经毒性发生率低于 2 小时的输注组。较长的给药间隔可能与奥沙利铂的慢性周围神经毒性的严重程度降低有关。一项纳入 322 例接受奥沙利铂化疗的癌症患者的回顾性研究结果显示，在化疗方案中，SOX 治疗相较于 FOLFOX 和 FOLFIRINOX 方案导致发生 ADIPN 的风险较低，这是由于 SOX 方案每 3 周使用一次，而 FOLFOX 和 FOLFIRINOX 每 2 周使用一次。OPTIMOX 试验中提出了停药策略（间歇性奥沙利铂治疗策略）的概念，以避免 ADIPN 恶化。

3. 药物种类

化疗药物种类不同，ADIPN 发生率亦不一样。在一项纳入 31 项研究（15 项前瞻性队列研究、10 项随机对照试验、5 项非随机对照试验及 1 项横断面队列研究）的系统评价和 Meta 分析中，共分析了 4 179 例患者的数据，化疗后 1 个月内 ADIPN 患病率为 68.1%（95%CI：57.7～78.4），3 个月时为 60.0%（95%CI：36.4～81.6），6 个月或更长时间时为 30.0%（95%CI：6.4～53.5）。其中，使用奥沙利铂后的发病率为 40.6%～93.7%，顺铂为 12.1%～85.7%，紫杉烷类药物为 59.2%～92.8%，硼替佐米为 46.7%，长春新碱为 19.6%，沙利度胺为 32.1%～96%。在一项有关 ADIPN 的综述中，报告的患病率在铂类药物（70%～100%）、紫杉烷类药物（11%～87%）、沙利度胺及其类似物（20%～60%）和伊沙匹隆（60%～65%）中最高。

4. 合并用药

合并使用心血管药物可能是 ADIPN 的危险因素。一项纳入 503 例接受紫杉醇治疗的肿瘤患者的队列研究显示，同时服用 β 受体阻滞剂类心血管药物的患者，紫杉醇诱导的周围神经病变（paclitaxel-induced peripheral neuropathy，PIPN）的风险增加 5 倍。一项纳入了 161 例接受紫杉醇治疗的患者的回顾性队列研究，其中 135 例为对照组，9 例为氯吡格雷治疗组，17 例为阿司匹林治疗组，对照组和氯吡格雷组分别有 3 例（2.2%）和 2 例（22.2%）患者诊断为重度 PIPN，阿司匹林组无患者出现重度神经病变。结果表明，紫杉醇与氯吡格雷合并治疗导致 PIPN 的风险更大，因此在使用紫杉醇时应避免同时使用氯吡格雷。

二、患者一般临床特征

1. 年龄

研究发现年龄与 ADIPN 发生有一定相关性。一项纳入 61 项研究(包括 3 项随机对照试验、6 项前瞻性研究、9 项回顾性研究和 14 项横断面研究、22 项Ⅰ期和Ⅱ期临床试验、6 项病例系列和 1 项病例报告）的 Meta 分析显示，与成人肿瘤患者相比，儿童肿瘤患者 ADIPN 的发生率更高。临床中也发现长春新碱在儿童肿瘤患者中会引起更严重的运动神经病变。这可能与儿童时期周围神经系统(背根神经节）发育不全、药物的使用剂量、药代动力学差异、早期发现率低及肿瘤预后等因素有关。卡铂的周围神经毒性与年龄也有一定的关系，研究显示，大于 65 岁的人群应用卡铂后周围神经毒性发生率更高。在一项纳入 4994 例患者的Ⅲ期辅助乳腺癌试验(ECOG－5103)中，研究结果显示，紫杉类药物周围神经病变与年龄有显著相关性，每增加 10 岁，神经病变风险增加 12.9%($P=0.004$)。

2. 性别

ADIPN 在女性中的发生率可能更高。一项纳入 333 例接受紫杉醇和奥沙利铂化疗的患者的研究显示，女性患者发生 ADIPN 风险更高，应接受更密切的监测。一项纳入 11 项队列研究、7 项病例对照研究和 2 项随机对照试验的 Meta 分析显示，基于不良事件通用术语标准(CTCAE)进行不同的亚组分析，女性发生重度奥沙利铂相关周围神经病变(OIPN)的风险更高($P=0.003$，OR＝1.34，95% CI＝1.11～1.63)，并且基于汇总 OR($P=0.01$，OR＝1.97，95% CI＝1.16～3.34)，还确定了女性性别与重度 OIPN 之间的显著相关性。

3. 体重指数

肥胖可能是 ADIPN 的风险因素之一。一项纳入 1 237 名接受紫杉烷类药物治疗的乳腺癌患者的队列研究，评估了治疗开始时 BMI 正常(＜25 kg/m^2)、超重(25～29.9 kg/m^2)和肥胖(≥30 kg/m^2)的女性患者神经毒性功能评估(FACT－NTX)评分的差异，结果显示与正常体重患者相比，超重或肥胖患者更可能在开始治疗 24 个月后 FACT－NTX 评分增加＞10%。另一项纳入 416 例 ADIPN 患者的研究，将患者分为三个 BMI 组(正常体重、超重、肥胖)，使用参数和非参数统计评估 BMI 组之间的差异，其结果显示随着 BMI 的增加，疼痛、感觉和平衡性恶化等 ADIPN 症状更严重。肥胖对 ADIPN 的影响可能是多方面的，如：与正常 BMI 组相比，超重和肥胖者定期锻炼的比例显著降低。在合并症方面，与正常体重和超重组相比，肥胖组患者的骨关节炎、高血压和糖尿病的发生率更高。在评估 BMI 组之间 ADIPN 的主观和客观指标的差异时，需要考虑这些慢性疾病的共同发生。当身体脂肪含量高时，抗癌药物在脂肪组织中积累，这可能导致排泄延迟。

4. 体表面积

较大的体表面积可能是 ADIPN 风险因素之一。一项纳入 71 例接受紫杉醇治疗的乳腺癌患者的前瞻性队列研究显示，随着体表面积增加，ADIPN 严重程度也增加，这可能是由于体表面积较大的患者会使用较高的治疗剂量。

三、实验室检查指标

1. 血红蛋白

研究发现血红蛋白降低是 ADIPN 的风险因素之一。一项纳入 333 例接受紫杉醇或奥沙利铂化疗患者的队列研究发现，治疗开始前 30 天内血红蛋白水平下降的患者发生的 ADIPN 症状更为严重。一项关于实验室指标和 ADIPN 相关性的系统评价研究显示，治疗前贫血是严重 ADIPN 的独立预测因素，且贫血严重程度和 ADIPN 严重程度呈正相关。为了控制 ADIPN 的严重程度，在治疗前需要对患者血红蛋白指标进行监测，尽可能将其控制在正常水平，以减少高级别 ADIPN 发生的可能性。

2. 血镁离子

低镁血症被认为是 ADIPN 的危险因素之一。在一项纳入 102 例接受 FOLFOX 方案辅助治疗的结肠癌患者的随机对照研究中，以双盲方式将患者随机分配至钙镁组（奥沙利铂前后静脉注射 1g 葡萄糖酸钙和 1g 硫酸镁）或安慰剂组，其结果显示钙镁组 2 级或更高级别 ADIPN 的发生率显著低于安慰剂组，同时与奥沙利铂相关的急性肌肉痉挛也显著减少。然而，N08CB 研究结果与上述研究结论产生差异，该研究将 353 例受试者随机分为三组，分别为在钙镁组（奥沙利铂前后静脉注射钙/镁）、安慰剂组（奥沙利铂）以及混合组（奥沙利铂前静脉注射钙/镁、奥沙利铂后静脉注射安慰剂）。结果显示，不论急性神经病变还是慢性周围神经毒性，三组之间均未见明显差异。因此，静脉输注葡萄糖酸钙及硫酸镁是否能够有效改善 ADIPN 仍然存疑，故在临床使用中，低镁血症及低钙血症可作为一个参考指标，根据病人的全身情况判断性用药。

3. 肌酐清除率

肌酐清除率可能是 ADIPN 的风险因素。一项纳入 50 例非小细胞肺癌患者的研究中，采用紫杉醇联合卡铂治疗，研究结果表明低肌酐清除率可能会加剧 ADIPN。这是因为肾功能不全可能会对紫杉醇的代谢和排泄产生影响，从而导致潜在的严重 ADIPN。另一项纳入了 124 名非小细胞肺腺癌患者的回顾性研究发现，肌酐清除量每增加 10 mL/min，贫血风险可降低 42.2%。肌酐清除率和贫血可共同作用以降低 ADIPN 发生的风险。

4. 血白蛋白

有关低白蛋白血症与 ADIPN 之间的关系仍存有争议，2013 年一项纳入 169 例患者的回顾性研究发现，低白蛋白血症患者出现慢性周围神经毒性的发生率较高。2020 年另一项回顾性研究再次验证了这一结论，该研究纳入 186 例接受奥沙利铂治疗的患者，发现 2～3 级 ADIPN 患者的血清白蛋白水平低于 0～1 级 ADIPN 患者。然而一项纳入 40 例接受 R-CHOP 一线化疗患者的回顾性研究发现，发生高级别 ADIPN 的患者群体未见有治疗前低蛋白的情况。低蛋白血症的患者通常伴随着贫血，患者血红蛋白减少，携氧能力就会减弱，缺氧则会影响蛋白质的合成，而蛋白质合成减少可能会影响神经的修复功能。因此，低白蛋白血症是 ADIPN 的一大风险因素。

5. 细胞因子

细胞因子是预测 ADIPN 风险的因素之一。发生急性神经毒性时，血清中的细胞因子很可能会升高。有研究表明，神经毒性的严重程度与细胞因子释放综合征（CRS）的严重程度相关。CRS 表现为细胞因子大量释放而导致全身炎症反应，神经炎性反应明显，进而出现神经毒性表现，促炎细胞因子 IL-6 在 CRS 中扮演重要角色。在慢性神经毒性恢复的过程中，调节性 T 细胞发挥了重要作用，而调节性 T 细胞的扩增依赖于 IL-2、IL-33、5-羟色胺和 T 细胞受体的识别。

6. 其他

除了以上因素之外，维生素 E 缺乏也有被认为与 ADIPN 的风险存在相关性。维生素 D、维生素 B_{12} 也呈现出了相同效果，ADIPN 程度越高，维生素水平下降越明显，呈现出了明显的负相关表现。维生素水平也是预测 ADIPN 的发生和严重程度的一大因素。

四、基础疾病

1. 糖尿病

大量研究表明糖尿病是ADIPN的风险因素之一。一项纳入2 450例患者的Ⅲ期前瞻性观察性研究显示，合并糖尿病的患者可能会缩短奥沙利铂所致ADIPN的出现时间，但与其发生率和严重程度无关。另有研究显示，糖尿病患者使用紫杉类药物时，ADIPN的发生率有所增加。笔者团队开展的Meta分析(纳入25项研究，共8923名患者，其中包括9项队列研究和16项病例对照研究)显示，糖尿病与ADIPN风险有显著正相关。目前虽然持续有文献报道糖尿病是ADIPN的显著危险因素，但有些文献的论证证据不够权威，因此糖尿病与ADIPN的关系仍然存在争议，尚需要更多有效证据来进一步验证。但临床实践中，对于患有糖尿病的癌症患者使用可能引起周围神经病变的抗肿瘤药物前，需要进行更详细充分的评估。

2. 基础周围神经病变

周围神经病变是铂类及紫杉类化疗药物的常见不良反应。同时，其他疾病，如糖尿病、甲状腺功能减退、血管炎、带状疱疹等，都有可能出现周围神经病变。一项纳入255例患者的观察性研究中，评估其开始化疗后6个月患者ADIPN的严重程度，结果显示既往有神经病变病史的患者发生ADIPN的概率显著提高(发生运动性ADIPN的风险高出8倍以上)。一项招募1 800名接受FOLFOX或CAPOX方案化疗的结/直肠癌患者的SCOT研究显示，有基础周围神经病变的患者更易出现ADIPN，且ADIPN的严重程度更高。既往出现周围神经病变的患者在进行化疗时，尤其是使用奥沙利铂、紫杉醇等时，需要格外警惕ADIPN风险，并做好预防措施。

3. 肾功能不全

肾功能不全可引起外周炎症，导致神经受损的风险增加。相关研究指出，血清中神经元损伤标志物(NFL、MBP和巢蛋白)含量增加会显著增加ADIPN发生的风险。一项纳入102例患者的回顾性研究发现，中度肾功能不全可被视为神经毒性的危险因素之一。

4. 其他

ADIPN的合并症包括甲状腺功能减退症、高胆固醇血症、自身免疫疾病、高血压、外周血管疾病等。一项系统评价纳入23项Ⅱ期或Ⅲ期临床研究(有1 401名患者被纳入分析）发现，自身免疫疾病被证实可以降低 ADIPN 的发生率，而其他疾病未见明显差异。该领域仍需更多的研究去进行进一步探索。

五、个人生活习惯

1. 饮酒

饮酒过量和滥用酒精会对中枢神经系统、周围神经系统和骨骼肌产生严重的负面影响，也是 ADIPN 的风险因素。研究表明，酒精性神经病变是一种影响感觉神经、自主神经和运动神经的慢性多发性神经病。该病的本质是轴突性纤维受损，主要表现为大型髓鞘纤维的损失，还会出现中等大小的髓鞘纤维和无髓鞘纤维的损失。病变主要发生在远端，最常见的症状是手脚的异常变化，这也是 ADIPN 的典型表现之一。此外，长期饮酒还会导致维生素严重缺乏，增加 ADIPN 的发生风险。大量摄入酒精还会导致体内微量元素如锰、铁等元素的增加，铁代谢异常而蓄积，铁离子氧化应激，神经细胞损伤和死亡，从而增加 ADIPN 的风险。

2. 吸烟

吸烟不仅对呼吸系统产生影响，与 ADIPN 的发生、发展也存在关联。一项针对小鼠的动物模型研究指出，尼古丁腹腔注射能缓解紫杉醇所引起的机械性异常性疼痛；同时，长期注射尼古丁还能有效预防小鼠在紫杉醇治疗后出现的表皮神经纤维流失，尼古丁可有效缓解及预防 ADIPN 症状。但目前对于尼古丁的质疑颇多，有研究提出尼古丁会抑制促炎细胞因子和趋化因子的分泌，增加血管生成和转移，使癌细胞存活率增加、细胞生长增快，导致肿瘤病势的恶化。当然，乙酰胆碱受体激动剂强大的抗神经性疼痛的作用也是不可否认的。

3. 体力活动

针对体力活动与 ADIPN 之间的关联，研究观点不一，目前尚未有指导性建议提出。一项纳入 5 项随机对照研究的系统评价，评估了 178 名受试者 ADIPN 的发生情况，Meta 分析结果显示，运动可以显著改善患者 ADIPN 的严重程度。其中，结合肌肉强化、平衡运动和神经滑行运动干预可能是对 ADIPN 症状产生显著影响的有效方式，而以感觉运动为主的锻炼可改善在静态表面上的平衡控制，它在 ADIPN 引起的姿势稳定性丧失方面发挥重要作用。然而，目前有关运动量对 ADIPN 的影响的研究仍较为有限。部分研究结果表明，过少的体力劳动可能导致

ADIPN 症状加重。因此，需要进一步开展研究，以确定合适的运动量。

4. 其他

在症状分析中，干扰日常生活的疼痛、睡眠困难、疲倦乏力、食欲不振、便秘、焦虑、认知缺陷等都与 ADIPN 的发生密切相关。一项纳入 296 例乳腺癌患者的横断面研究显示，ADIPN 患者在失眠、焦虑、抑郁方面的严重程度明显高于未出现 ADIPN 症状的患者，这再一次证实了心理因素可能是 ADIPN 的风险因素之一。抗生素用药史也被认为是 ADIPN 的风险因素，选择适当的抗生素并且调整合适的剂量可能有助于预防与这些药物相关的 ADIPN。

六、遗传多态性

个体特定遗传变异可能通过影响药物药代动力学、离子通道功能、神经不良反应和 DNA 修复等过程的基因调节，从而影响 ADIPN 的发展和严重性。个体遗传学变化或者基因多态性可以解释个体 ADIPN 间的差异，通过对大量基因进行研究，对于基因与 ADIPN 间的关系一直都存在争议。

1. 谷胱甘肽-S-转移酶基因家族

当前研究表明，谷胱甘肽-S-转移酶(glutathione-S-transferase，GST)基因与 ADIPN 的发生发展相关，主要包括 GSTT1、GSTM1 和 GSTP1。一项纳入了 251 例癌症患者的前瞻性观察性研究中，通过对周围神经毒性与 GSTM1、GSTT1 和 GSTP1 多态性关联的研究发现，在混合癌症队列中没有发现周围神经毒性与 GST 基因存在关联，但在分析 GST 基因与神经疼痛严重程度方面，发现 GSTT1 null 个体在治疗第 2 个月出现疼痛风险降低，而 GSTM1 null 个体疼痛风险增加。在一项纳入 12 项前瞻性研究和 2 项回顾性研究的 Meta 分析中证实，GSTP1 I105V 与奥沙利铂诱导的 ADIPN 之间没有相关性。同时，一项印度的全基因组关联研究(genome-wide association studies，GWAS）分析了 228 例接受奥沙利铂化疗的消化道肿瘤患者外周血中提取的 DNA，发现 GSTP1(rs1695）变体的突变等位基因频率为 43.7%，并且在研究人群中未发现其可提高神经病变急性发作的风险。但另一项纳入 90 例消化道实体瘤患者的回顾性研究却发现，GSTP1 I105V 基因变体可显著降低发生严重奥沙利铂累积相关的神经病变风险。O Mir 等在分析 58 例接受多西他赛化疗的癌症患者的研究中，发现 GSTP1 I105V 多态性可预测神经病变的发生。

2. 有机阳离子转运蛋白2基因

从全身药物浓度与ADIPN之间的关联来看，必须考虑中间转运蛋白将药物转运吸收到背根神经节的程度。有机阳离子OCTs主要表达于背根神经节，H Burger等运用人胚胎肾293细胞经铂类药物处理2小时后，有机阳离子转运蛋白2(organic cation transporter 2，OCT2)表达组的细胞内奥沙利铂较对照组显著增加。Anna Hucke等通过动物实验发现，同赋形剂小鼠相比，顺铂处理的C57BL/6J野生型小鼠尾侧神经传导速度(nerve conduction velocity，NCV)降低。对比OCT2缺失小鼠，经顺铂处理后尾侧NCV未见变化，提示OCT2在顺铂诱导的外周神经毒性中的重要性。OCT2缺失小鼠在慢性顺铂给药后没有明显让其免受痛觉过敏。因此OCT2转运蛋白基因缺失不足以保护小鼠免受顺铂诱导的神经毒性。

3. 腺苷三磷酸结合盒转运蛋白基因家族

紫杉醇的代谢途径由膜定位的、能量依赖性的药物外排ABC转运蛋白P-糖蛋白(P-glycoprotein，P-gp)介导。通过分析2项随机对照临床研究中纳入的1495名骨髓瘤患者的外周血DNA，结果发现ABCA1 rs363717与沙利度胺诱导的周围神经毒性相关。通过对152例接受LAL/SHOP方案的急性淋巴细胞白血病(acute lymphoblastic leukemia，ALL)患者的长春新碱药代动力学有关基因的分析表明，ABCC2中rs3740066和rs12826与神经毒性增加相关。SNPs可能影响ABCC2的表达，导致VCR代谢的变化，从而与毒性产生关联。Jia Zhong等纳入了122例接受紫杉醇化疗的肺癌患者，通过FISH技术检测ABCB1多态性，发现ABCB1的2 677或3 435位单核苷酸突变的剂量校正面积-浓度-时间曲线(area under the curve，AUC)增加，且ABCB1突变也提示神经毒性的发生率更高，这可能与降低P-gp表达，引起药物外排减少，血药浓度升高有关。而Öfverholm等在从NCCTG N08C1(Alliance)的269名患者中，通过极端表型筛选出119例患者进行单核苷酸变异(single-nucleotide variation，SNV)重新测试，ABCB1中的rs3213619与ADIPN发生显著相关。在1 303例接受PTX联合或不联合吉西他滨联合表柔比星和环磷酰胺治疗的乳腺癌患者中，检测到A等位基因携带者发生≥2级感觉神经病变的风险增加了1.22倍($P=0.02$)。在该研究中，ABCB1 129T>C多态性显示该不良事件的风险降低($OR=0.47$，$P=0.004$)。在50例接受多西他赛和沙利度胺治疗的患者中，与具有其他基因型的个体相比，携带ABCB1－2677GG野生型的个体发生任何级别ADIPN的时间更长(中位时间分别为0.7个月，$P=0.007$)，但在23例单独使用DP的患者中则没有。ABC家族的另一个成员

ABCG1 589－407T>C TT 基因型在 288 例接受含 PTX 方案的白人队列中被确定为≥2 级 ADIPN 的危险因素（$OR=4.7$，$P=0.002$）。DMET 平台检测到的 ABCC6 3803G>A 多态性与服用 DP(不含或含沙利度胺）的患者发生 3 级神经系统不良事件的风险增加相关（$P<0.01$）。Gréen H 等分析了 33 例接受紫杉醇治疗的癌症患者，发现 ABCB1 rs2032582 GG 基因型倾向于较少感觉神经病变（$P=0.186$）。另有 3 篇报道包括 ABC 转运蛋白中的 SNP，但提示与神经毒性无关。

4. 丙氨酸-乙醛酸转氨酶基因

奥沙利铂通过其代谢产物草酸盐，间接影响神经电压门控钠通道。基于丙氨酸-乙醛酸转氨酶（Alanine-glyoxylate Aminotransferase，AGXT）参与草酸盐代谢途径这一事实，Gamelin 等进行了两项前瞻性研究，共纳入了 145 例患者，他们发现 AGXT Pro11Leu 和 Ile340Met 微效多态性与奥沙利铂诱导的 ADIPN 风险显著相关。Masashi Kanai 等招募了 82 名日本结直肠癌患者，发现奥沙利铂诱导的 ADIPN 与 GSTP1 Ile105Val 和 AGXT Ile340Met 多态性之间没有显著相关性。

5. 磷酸二酯酶 6C 基因

在一项 GWAS 研究中，研究者分析了 N08Cx 联盟（包括中北部癌症治疗组 N08C1、N08CA 和 N08CB）中的 692 例患者，结果发现与 ADIPN 相关性最强的 SNP 为 rs56360211，其是磷酸二酯酶（Phosphodiesterase 6C，PDE6C）中的内含子变体。PDE6C 是一种磷酸二酯酶 6C 基因，编码锥形磷酸二酯酶的一个亚基。该 SNP 位于 10 号染色体上，PDE6C 突变与视锥细胞营养不良 4 型（RCD4）和色盲有关，这些疾病是由视锥细胞功能丧失引起的，其特征是视力低下、缺乏颜色辨别力、对光过度敏感，眼睛有不适感或疼痛感。

6. 细胞色素 P450 基因

细胞色素 P450（Cytochrome P450，CYP）家庭中，CYP3A5 是 VCR 代谢的主要催化剂，携带与高表达相关的 CYP3A5 变体的个体不太可能遭受长春新碱诱导的严重神经病变。一项纳入了 113 例前体 B 细胞急性淋巴细胞白血病（precursor B-cell acute lymphoblastic leukemia，pre BALL）儿童患者的回顾性研究显示，相较于非裔美国人，白种人中 VCR 相关的 ADIPN 更常见，且 CYP3A5 在表达率较白种人更高，提示 CYP3A5 可有效降低 VCR 诱导的 ADIPN。尽管两个 CYP3A5 基因型组之间 3/4 级 ADIPN 存在的比较没有差异，但与表达者相比，非表达者在治疗第一年和治疗第一年后 3/4 级 ADIPN 发作的频率更高。一项评估了 26 例接受 VCR 治疗的各种实体瘤患者的药代动力学研究，却发现 CYP3A5 基因多态性对 VCR 在体内的药代动力学无显著影响，侧面反映了该基因与 ADIPN 发展之间没有关联。

CYP2C8 和 CYP3A4 基因均参与 PTX 的代谢调控，但癌症患者的 PTX 暴露与 CYP2C8 活性相关。CYP2C8 基因中的 SNP，例如 rs11572080 R139K 和 rs10509681 K399R 变体，具有降低 PTX 代谢活性，导致药物暴露增加。Gréen 对 33 例接受紫杉醇治疗的癌症患者的前瞻性研究，发现携带 CYP2C8 * 3 杂合子变异（1196A>G 和 416G>A）的个体发生运动神经病变的风险增加（$P=0.034$）。CYP2C8 * 3 11 变异等位基因（1196A>G 和 416G>A）的携带者在单独使用 PTX 或联合治疗时患严重神经病变的风险也增加，尽管这种关联没有达到统计学意义。三个种族队列研究发现采用含 PTX 的（新）辅助方案，报告称具有 CYP2C8 * 3 杂合子变异（1196A>G）的非裔美国患者发生≥2 级神经病变的风险高出 3.30 倍（$P=0.043$），而欧洲裔美国人的风险增加 1.93 倍（$P=0.032$），混血队列的风险增加 1.98 倍（$P=0.004$）。一项分析 118 例（62 例回顾性病例，56 例前瞻性病例）接受 PTX 方案患者的 GWAS 研究，发现 CYP2C8 * 3（416G>A）在 PTX 累积剂量较低时，与 2 级感觉和运动神经病变相关（$P=0.032$）；还发现 CYP2C8 820－5337C>G 单倍型 C 和 CYP3A5 * 3 的 G 等位基因是保护因子（分别为 $P=0.014$ 和 0.012）。CYP3A4 中的一种新的遗传多态性 CYP3A4 * 22 因其与周围神经病变的关联而被鉴定出来。接受含 PTX 方案治疗的 135 名男性和 126 名女性的队列研究发现，CYP3A4 * 22 的女性携带者患更高级别神经病变的风险增加（$P=0.043$）；由 129 名男性和 110 名女性组成的验证队列中，两种性别的携带者患 3 级神经病变的概率更高（$OR=19.1$，$P=0.001$），但 3 级神经毒性患者的数量非常少。

7. 细胞周期蛋白 H 基因

细胞周期蛋白 H（cyclin H，CCNH）在细胞周期进程、RNA 聚合酶 Ⅱ 的转录活性和 DNA 修复过程中起着重要作用，可能参与奥沙利铂暴露后的背根神经节神经元修复。一项纳入 228 例南印度消化道癌症患者的 GWAS 研究，发现参与细胞周期控制的 CCNH 基因的外显子（rs 2230641）和内含子（rs3093816）的变异与急性 ADIPN 的发生有关。

8. 钠电压-门控通道基因

一项纳入了 200 例钠电压-门控通道（sodium voltage-gated channel，SCN）患者的前瞻性、多中心临床研究发现，骨骼肌 SCN4A-rs2302237 的过优势模型（CT vs CC ＋ TT）和河豚毒素耐药性 SCN10A-rs1263292 多态性与急性奥沙利铂引起的周围神经毒性发病率增加显著相关。一项纳入 228 例接受奥沙利铂治疗的消化道癌症患者的前瞻性研究证实，基因 SCN4A(rs2302237)、SCN9A(rs6746030) 和 SCN10A(rs12632942) 中多态性的存在可预测癌症患者慢性周围神经毒性的发展或严重程度，而 SCN9A rs6754031 变异等位基因突变的患者发生严重慢性周围神经病变的风险较低。

9. 含 FYVE、RhoGEF 和 PH 域 4 基因

CALGB 40101 试验对接受 PTX 单药治疗的患者进行了 GWAS 研究，在 60 万名白种人中共筛选了 855 例遗传变异，并与两个毒性终点有关：≥2 级感觉神经病变初始发作前的累积剂量和最大严重程度。对于第一个终点，Baldwin RM 等将第一终点中的遗传变异点含 FYVE、RhoGEF 和 PH 域 4(FYVE, RhoGEF and PH domain containing 4，FGD4)进行验证(2044－236G＞A) ($HR=1.57$；$P<2.6\times10^{-6}$)，之后在欧洲和非裔美国人队列中也证实了 FGD4 的预测神经病变的价值(分别为 $P=0.013$ 和 $P=6.7\times10^{-3}$)。

10. 肝配蛋白家族基因

一项研究对 144 例接受 PTX/卡铂治疗的欧洲白人进行 GWAS 分析，发现 EPHA5 rs7349683 和 XKR4 rs4737264 是 PTX 诱导 ADIPN 的风险标志，表明这些 SNP 可适用于制定个体化 PTX 化疗方案。EPHA5 的神经损伤修复功能表明，该标记物也可能适用于其他依赖于类似 PTX 修复途径的神经毒性药物。对接受 PTX 和 CBP 治疗的患者进行的 GWAS 分析，并使用累积剂量方法，设定发生 2 级感觉神经病变为标准，共选择了 25 种变异，但在预定的 $P<5\times10^{-7}$ 水平下没有统计学意义。在这 25 个指标中，EPHA4 rs17348202(HR=4.85；$P=1.02\times10^{-6}$)、EPHA5 rs1159057 (HR=2.01；$P=6.84\times10^{-5}$)、EPHA5 rs7349683 (HR=1.83；$P=3.33\times10^{-4}$)、EPHA6 rs301927(HR=2.35；$P=3.44\times10^{-5}$) 和 EPHA8 rs209709 (HR=2.20；$P=1.28\times10^{-3}$)，其中携带者发生神经毒性的紫杉醇累积剂量低于野生型携带者。有趣的是，相关 Meta 分析发现，EPHA5 2898G＞A 被确定为全基因组中具有统计学意义的感觉神经病变危险因素(HR=1.68；$P=1.4\times10^{-9}$)。此外，一项大型 GWAS 研究中，EPHA6 2575－10099G＞A 与≥2 级感觉神经病变风险增加(OR=1.35；$P=0.01$) 以及 PTX 累积剂量至首次出现该终点相关(OR=1.29；$P=0.008$)。综上所述，EPHA5 和 EPHA6 基因可能参与了 PTX 诱导的神经毒性的发展。

11. 卷曲类受体 3 基因

一项原发性乳腺癌患者的前瞻性药物遗传学研究发现，卷曲类受体 3(Frizzled Class Receptor 3，FZD3)的 SNP 与紫杉醇诱导的感觉周围神经病变的发病或严重程度有关。

12. 组成型雄甾烷受体基因

PTX类相关周围神经病变(Taxane-related peripheral neuropathy，TrPN)是一种剂量限制性毒性，具有重要的个体间变异性。在一项纳入54名乳腺癌患者的回顾性病例对照研究探讨了组成型雄甾烷受体(CAR，NR1I3)多态性变体与2～3级及以上TrPN之间的相关性，发现NR1I3 rs11584174 AG基因与TrPN相关($P=0.001$)。

13. 钾钙激活通道亚家族N成员3基因

在神经元等可兴奋细胞中，低Ca^{2+}浓度激活钾钙激活通道亚家族N成员3(potassium calcium-activated channel subfamily N member 3，KCNN3，SK3)通道，导致质膜超极化和细胞兴奋性发生变化。在神经元中，SK3通道激活还会抵消细胞质Ca^{2+}的进一步增加，从而调节其浓度并控制神经元放电特性和神经递质释放。在结肠癌治疗中已经确定了SK3多态性与奥沙利铂治疗后周围神经病变严重程度之间的关系，携带短CAG重复序列的患者会出现更严重的神经病变($P=0.0001$)。在另一项纳入176名接受PTX类药物治疗的队列也证实了此观点，发现SK3内CAG重复数的中位数为19，短CAG等位基因(重复<19个CAG)，相比长CAG等位基因(重复≥19个CAG)，同神经病变发生率更为相关($P=0.016$)。

14. 微管蛋白2A Ⅱa基因

PTX的作用是通过微管中的β-微管蛋白结合，并且调节基因，如启动子微管蛋白2A Ⅱa(tubulin beta 2A，TUBB2A)中的功能变异可能会影响结合，从而影响感觉神经病变风险。另一项研究中发现，TUBB2A多态性被确定为对PTX神经毒性的保护作用，并发现可以增加转录。在β-tubulin各亚型中，TUBB2A的mRNA表达个体差异最大。TUBB2A-101T>C和-112A>G变异似乎具有功能。与携带野生型基因($HR=0.60$；$P=0.012$)的患者相比，携带TUBB2A-101C/-112G基因型的患者在特定的PTX累积剂量下发生2级神经毒性的风险降低，但本研究未发现TUBB2A-157A>G多态性与神经毒性有关。在1303名接受PTX联合或不联合吉西他滨与表柔比星和环磷酰胺序贯治疗的患者中，TUBB2A-157A>G的次要等位基因携带者发生≥2级感觉神经病变的风险增加($OR=1.8$；$P=0.005$)，而该变异也是如此。

表 2-1 影响 ADIPN 的遗传因素研究

研究人员	研究类型	研究样本量	具体影响 ADIPN 的基因
Dunn 等	prospective corhort	172	GSTT1 null allele(P=0.1488，OR=1.713) GSTM1 null allele(P=0.06171，OR=0.6191) GSTM1 SNP B（P=0.9842，OR=0.9918) GSTP1 SNP（rs1695)（P=0.274，OR=0.7531)
Peng 等	Meta	2191	GSTP1 I105V recessive model（P=0.357，OR=1.67) GSTP1 I105V allelic analysis（P=0.513，OR=1.22)
Palugulla 等	GWAS	228	GSTP1（rs1965) OXAIPN 发生率 P=0.001，OR=2.62（1.44～4.75) OXAIPN 严重程度 P=0.002，OR=4.64（1.58～13.62) CCNH（rs3093816) OXAIPN 发生率 P=0.001，OR=3.43（1.57～7.50) OXAIPN 严重程度 P=0.033，OR=2.36（1.05～5.30)
Lecomte 等	prospective cohort	90	GSTP1 105Val ADIPN 3 级神经病变发生率 P=0.02，OR=5.75(1.08～30.74)
Mir 等	prospective cohort	58	GSTP1 105Val 发生≥2 级 DIPN 的风险 P=0.03，OR=6.11（1.17～31.94)
Burger 等	cell experiment	—	hOCT2(hSLC22A2)
Hucke 等	animal experiment cell experiment	—	hOCT2

续表

研究人员	研究类型	研究样本量	具体影响 ADIPN 的基因
Johnson 等	RCT	970+550	与沙利度胺相关神经病变(≥ 2 级) ABCA1 rs363717 *OR*=0.71 (0.52～0.98) ICAM1 rs1799969 *OR*=0.67 (0.44～1.03) PPARD rs2076169 *OR*=0.60 (0.38～0.95) SERPINB2 rs6103 *OR*=0.70 (0.52～0.95) SLC12A6 rs164902 *OR*=0.60 (0.44～0.80)
Lopez-Lopez 等	retrospective study	152	ABCC2 rs3740066 GG 1～4 级神经毒性发生率 *P*=0.0002，*OR*(Dominiant) 1～2 级神经毒性发生率 *P*=0.0002，*OR*(Dominiant) ABCC2 rs12826 GG 1～4 级神经毒性发生率 *P*=0.0004，*OR*(Dominiant) 1～2 级神经毒性发生率 *P*=0.0001，*OR*(Dominiant)
Zhong 等	retrospective study	122	ABCB1 rs3435 TT/TCP=0.004
Boora 等	prospective cohort	269(119)	ABCB1 rs3213619*P*=0.03，*OR*=0.12 (0.00～1.11) EPHA5 rs7349683*P*=0.03，*OR*=2.07 (1.08～4.10)
Abraham 等	GWAS	1303	ABCB1 rs1045642、ABCB1 rs3213619、ABCC2 rs8187710、ABCC2 rs17222723、CYP1B1 rs1056836 (CYP1B1 * 3)、SLCO1B1 rs3829306： TRSN 风险降低 *P*≤0.05。 ABCB1 rs2032582、CYP2C8 rs1058930 (CYP2C8 * 4)、EPHA6 rs301927、KIAA0146－PRKD rs6473187、TUBB2A rs9501929：TRSN 风险增加 *P*≤0.04 在二次分析中，所有有统计学意义的 SNP 均与≥2 级感觉神经病变的累积剂量相关 *P*≤0.05

续表

研究人员	研究类型	研究样本量	具体影响 ADIPN 的基因
Sissung 等	GWAS	23+50	ABCB1 rs2032582 GG 基因型：多西他赛+沙利度胺组发生神经病变的时间更长 $P=0.007$
Hertz 等	GWAS	288+124	ABCG1 rs492338 TT 基因型：在高加索人群中风险增加 $OR=4.7$，$P=0.002$
Deeken 等	GWAS	14+33	ABCC6 rs2238472、ATP7A rs2227291、CYP2D6＊19、 CYP4B1 rs4646487、NAT2 rs1799931、SLC10A2 rs2301159、SPG7 rs12960、 SPG7 rs2292954、CHST3 rs1871450、 CHST3 rs4148945、CHST3 rs4148950： 均与 3 级神经毒性风险增加相关 $P<0.01$
Gréen 等	prospective cohort	33	ABCB1 rs2032582 GG 基因型倾向于较少感觉神经病变 $P=0.186$ CYP2C8 rs10509681 和 rs11572080（CYP2C8＊3）杂合子基因增加运动神经病变的风险 $P=0.034$
Bergmann 等	prospective cohort	92	ABCB1，ABCC1，ABCC2，ABCC10，ABCG2 No association detected
Bergmann 等	GWAS	119	ABCB1，ABCC1，ABCC2，ABCC10，ABCG2 No association detected
Gandara 等	prospective cohort	197+184	ABCB1 No association detected
Gamelin 等	prospective cohort	145	AGXT Pro11Leu AGXT Ile340Met
Kanai 等	prospective cohort	82	GSTP1 I105V $P=0.98$，$OR=2.23$（0.86～5.82） AGXT Ile340Met $P=0.725$，$OR=1.25$（0.36～4.31）
Adjei	GWAS	692	PDE6C rs56360211 $P=7.92\times10^{-8}$ TMEM150C rs113807868 $P=1.27\times10^{-8}$

续表

研究人员	研究类型	研究样本量	具体影响 ADIPN 的基因
Egbelakin 等	retrospective study	130	CYP3A5 $P=0.03$
Guilhaumou 等	prospective cohort	26	CYP3A5 SNP 对长春新碱在体内的药代动力学无显著影响
Hertz 等	prospective cohort	109	CYP2C8 rs10509681 和 rs11572080（CYP2C8 * 3）变异等位基因，有增加重度神经病变风险的趋势 $P=0.075$，$OR=3.13$（0.89～11.01）
Hertz 等	GWAS	209＋107＋411	CYP2C8 rs10509681（CYP2C8 * 3）G 等位基因： 神经病变风险增加 欧美人种 $P=0.032$，$HR=1.93$，非裔美国人种 $P=0.043$，$HR=3.30$ 和混合人种 $P=0.004$，$HR=1.98$
Leskelä 等	GWAS	118(62＋56)	CYP2C8 rs11572080（CYP2C8 * 3）A 等位基因：多因素分析时，紫杉醇累积剂量较低，易发生神经毒性 $P=0.032$，$HR=1.72$（1.05～2.82） CYP2C8 rs1113129（单倍型 C）C 等位基因 和 CYP3A5 rs776746（CYP3A5 * 3）G 等位基因：多因素分析时，紫杉醇累积剂量越高，发生神经毒性的可能性越大 $P=0.014$，$HR=0.55$（0.34～0.89） $P=0.012$，$HR=0.51$（0.30～0.86）
de Graan 等	prospective cohort	261＋239	CYP3A4 * 22 rs35599367 T 等位基因： 在探索队列中女性携带者风险增加 $P=0.043$ CYP3A4 * 22 rs35599367 T 等位基因： 在验证队列中女性和男性携带者风险增加 $P=0.001$，$OR=19.1$

续表

研究人员	研究类型	研究样本量	具体影响 ADIPN 的基因
Argyriou 等	prospective cohort	200	SNC4A rs2302237 $OR=2.65$（1.15～6） SCN10A rs1263292 $OR=0.39$（0.17～0.88）
Palugulla S 等	prospective cohort	228	SCN9A rs6746030 $P=0.04$，$OR=1.8$（1.04～3.4） SCN9A rs6754031 $P=0.005$，$OR=0.45$（0.22～0.77）SCN 10A rs12632942 $P=0.006$，$OR=2.0$（1.2～3.3）
Baldwin 等	GWAS	855	FGD rs10771973 在发现队列 $P=2.6\times10-6$，$HR=1.57$（1.30～1.91）和欧洲 $P=0.013$，$HR=1.72$ 以及非洲－美国 $P=6.7\times10-3$，$HR=1.93$ 复制队列中发生≥2 级感觉神经病变的风险增加 EPHA5 rs7349683 T 等位基因 发现队列 $P=9.6\times10^{-7}$，$HR=1.63$ 发生≥2 级感觉神经病变的风险增加 FZD3 rs7001034，FZD3 rs7833751 和 BCAT1 rs7973533 在发现队列中 $P<1\times10^{-5}$；$OR=0.57$，0.58，0.66 严重程度降低
Leandro-García 等	GWAS	144	在全基因组范围内未检测到有统计学意义的关联（$P<5\times10^{-7}$）LIMK2 rs4141404 $P=3.22\times10^{-6}$，$HR=2.41$ 较低的紫杉醇累积剂量，直至感觉神经病变。 EPHA4 rs17348202 $P=1.02\times10^{-6}$，$HR=4.85$ EPHA5 rs1159057 $P=6.84\times10^{-5}$，$HR=2.01$ EPHA5 rs7349683 $P=3.33\times10^{-4}$，$HR=1.83$ EPHA6 rs301927 $P=3.44\times10^{-5}$，$HR=2.35$ EPHA8 rs209709 $P=1.28\times10^{-3}$，$HR=2.20$ 紫杉醇累积剂量较低时，可发展至感觉神经病变 本研究结果与 Baldwin 等（2012）的 Meta 分析结果在全基因组范围内具有统计学意义 EPHA5 rs7349683 $P=1.4\times10^{-9}$，$HR=1.68$（1.42～1.99） XKR4 rs4737264 $P=3.11\times10^{-8}$，$HR=1.71$（1.41～2.06）

续表

研究人员	研究类型	研究样本量	具体影响 ADIPN 的基因
Arbitrio 等	retrospective study	17+37	NR1I3 rs11584174 AG 基因与紫杉烷毒性相关 $P=0.001$
Basso 等	prospective cohort	40	在患者中 SK3 携带含有 13～15 个 CAG 重复序列的等位基因者严重神经过度兴奋的发生率显著升高 $P=0.0001$
Rua 等	prospective cohort	176	SK3 内 CAG 重复数的中位数为 19，短 CAG 等位基因(重复<19 个 CAG)，相比长 CAG 等位基因(重复≥19 个 CAG)，同神经病变发生率更为相关 $P=0.016$
Leandro-García 等	GWAS	214	TUBB2A rs909964 和 rs909965 －101C/－112G 变异：降低神经毒性的风险 $P=0.012$，$HR=0.60$ (0.41～0.90) 在以紫杉醇每周或每 3 周作为协变量的多变量分析中也是如此 $P=0.021$，$HR=0.62$ (0.42～0.93)

参考文献

[1] PACHMAN D R, QIN R, SEISLER D K, et al. Clinical course of oxaliplatin-induced neuropathy: results from the randomized phase III trial N08CB (alliance)[J]. Journal of Clinical Oncology, 2015, 33(30): 3416 - 3422.

[2] LOPRINZI C L, REEVES B N, DAKHIL S R, et al. Natural history of paclitaxel-associated acute pain syndrome: prospective cohort study NCCTG N08C1[J]. Journal of Clinical Oncology, 2011, 29(11): 1472 - 1478.

[3] CAVALETTI G, ALBERTI P, ARGYRIOU A A, et al. Chemotherapy-induced peripheral neurotoxicity: a multifaceted, still unsolved issue[J]. Journal of the Peripheral Nervous System, 2019, 24(S2): S6 - S12.

[4] BEIJERS A J M, MOLS F, VREUGDENHIL G. A systematic review on chronic oxaliplatin-induced peripheral neuropathy and the relation with oxaliplatin administration[J]. Supportive Care in Cancer, 2014, 22(7): 1999 - 2007.

[5] BEIJERS A J M, MOLS F, TJAN-HEIJNEN V C G, et al. Peripheral neuropathy in colorectal cancer survivors: the influence of oxaliplatin administration. Results from the population-based PROFILES registry[J]. Acta Oncologica, 2015, 54(4): 463 - 469.

[6] ANDRÉ T, VERNEREY D, MINEUR L, et al. Three versus 6 months of oxaliplatin-based adjuvant chemotherapy for patients with stage III colon cancer: disease-free survival results from a randomized, open-label, international duration evaluation of adjuvant (IDEA) France, phase III trial[J]. Journal of Clinical Oncology, 2018, 36(15): 1469 - 1477.

[7] CIRUELOS E, APELLÁNIZ-RUIZ M, CANTOS B, et al. A pilot, phase II, randomized, open-label clinical trial comparing the neurotoxicity of three dose regimens of nab-paclitaxel to that of solvent-based paclitaxel as the first-line treatment for patients with human epidermal growth factor receptor type 2-negative metastatic breast cancer[J]. The Oncologist, 2019, 24(11): e1024 - e1033.

[8] SMITH R E, BROWN A M, MAMOUNAS E P, et al. Randomized trial of 3-hour versus 24-hour infusion of high-dose paclitaxel in patients with metastatic or locally advanced breast cancer: National Surgical Adjuvant Breast and Bowel Project Protocol B-26[J]. Journal of Clinical Oncology, 1999, 17(11): 3403 - 3411.

[9] MOULDER S L, HOLMES F A, TOLCHER A W, et al. A randomized phase 2 trial comparing 3-hour versus 96-hour infusion schedules of paclitaxel for the treatment of metastatic breast cancer[J]. Cancer, 2010, 116(4): 814 - 821.

[10] PETRIOLI R, PASCUCCI A, FRANCINI E, et al. Neurotoxicity of FOLFOX-4 as adjuvant treatment for patients with colon and gastric cancer: a randomized study of two different schedules of oxaliplatin[J]. Cancer Chemotherapy and Pharmacology, 2008, 61(1): 105 - 111.

[11] KANBAYASHI Y, ISHIKAWA T, KURIU Y, et al. Predictors for development of oxaliplatin-induced peripheral neuropathy in cancer patients as determined by ordered logistic regression analysis[J]. PLoS One, 2022, 17(9): e0275481.

[12] TOURNIGAND C, CERVANTES A, FIGER A, et al. OPTIMOX1: a randomized study of FOLFOX4 or FOLFOX7 with oxaliplatin in a stop-and-go fashion in advanced colorectal cancer: a GERCOR study[J]. Journal of Clinical Oncology, 2006, 24(3): 394 - 400.

[13] SERETNY M, CURRIE G L, SENA E S, et al. Incidence, prevalence, and predictors of chemotherapy-induced peripheral neuropathy: a systematic review and meta-analysis[J]. Pain, 2014, 155(12): 2461 - 2470.

[14] BANACH M, JURANEK J K, ZYGULSKA A L. Chemotherapy-induced neuropathies: a growing problem for patients and health care providers[J]. Brain and Behavior, 2017, 7(1): e00558.

[15] SÁNCHEZ-BARROSO L, APELLANIZ-RUIZ M, GUTIÉRREZ-GUTIÉRREZ G, et al. Concomitant medications and risk of chemotherapy-induced peripheral neuropathy[J]. The Oncologist, 2019, 24(8): e784 - e792.

[16] MATSUO M, ITO H, TAKEMURA Y, et al. Increased risk of paclitaxel-induced peripheral neuropathy in patients using clopidogrel: a retrospective pilot study[J]. Journal of Anesthesia, 2017, 31(4): 631 - 635.

[17] KANDULA T, PARK S B, COHN R J, et al. Pediatric chemotherapy induced peripheral neuropathy: a systematic review of current knowledge[J]. Cancer Treatment Reviews, 2016, 50: 118 - 128.

[18] EWERTZ M, QVORTRUP C, ECKHOFF L. Chemotherapy-induced peripheral neuropathy in patients treated with taxanes and platinum derivatives[J]. Acta Oncologica, 2015, 54(5): 587 - 591.

[19] SCHNEIDER B P, LI L, MILLER K, et al. Genetic associations with taxane-induced neuropathy by a genome-wide association study (GWAS) in E5103[J]. Journal of Clinical Oncology, 2011, 29(15_suppl): 1000.

[20] MIZRAHI D, PARK S B, LI T, et al. Hemoglobin, body mass index, and age as risk factors for paclitaxel- and oxaliplatin-induced peripheral neuropathy[J]. JAMA Network Open, 2021, 4(2): e2036695.

[21] WANG R Y, LIN X L, XIANG S T, et al. Risk factors for oxaliplatin-induced peripheral neuropathy: a systematic review and meta-analysis[J]. European Review for Medical and Pharmacological Sciences, 2022, 26(11): 4028 - 4043.

[22] GREENLEE H, HERSHMAN D L, SHI Z X, et al. BMI, lifestyle factors and taxane-induced neuropathy in breast cancer patients: the pathways study[J]. Journal of the National Cancer Institute, 2016, 109(2): djw206.

[23] PETROVCHICH I, KOBER K M, WAGNER L, et al. Deleterious effects of higher body mass index on subjective and objective measures of chemotherapy-induced peripheral neuropathy in cancer survivors[J]. Journal of Pain and Symptom Management, 2019, 58(2): 252 - 263.

[24] BLOUIN R A, WARREN G W. Pharmacokinetic considerations in obesity[J]. Journal of Pharmaceutical Sciences, 1999, 88(1): 1 - 7.

[25] ROBERTSON J, RAIZER J, HODGES J S, et al. Risk factors for the development of paclitaxel-induced neuropathy in breast cancer patients[J]. Journal of the Peripheral Nervous System, 2018, 23(2): 129 - 133.
[26] MIZRAHI D, PARK S B, LI T, et al. Hemoglobin, body mass index, and age as risk factors for paclitaxel- and oxaliplatin-induced peripheral neuropathy[J]. JAMA Network Open, 2021, 4(2): e2036695.
[27] TOFTHAGEN C, TANAY M, PERLMAN A, et al. A systematic review of nutritional lab correlates with chemotherapy induced peripheral neuropathy[J]. Journal of Clinical Medicine, 2022, 11(2): 355.
[28] GROTHEY A, NIKCEVICH D A, SLOAN J A, et al. Intravenous calcium and magnesium for oxaliplatin-induced sensory neurotoxicity in adjuvant colon cancer: NCCTG N04C7[J]. Journal of Clinical Oncology, 2011, 29(4): 421 - 427.
[29] LOPRINZI C L, QIN R, DAKHIL S R, et al. Phase III randomized, placebo-controlled, double-blind study of intravenous calcium and magnesium to prevent oxaliplatin-induced sensory neurotoxicity (N08CB/Alliance)[J]. Journal of Clinical Oncology, 2014, 32(10): 997 - 1005.
[30] KAWAKAMI K, TUNODA T, TAKIGUCHI T, et al. Factors exacerbating peripheral neuropathy induced by paclitaxel plus carboplatin in non-small cell lung cancer[J]. Oncology Research, 2012, 20(4): 179 - 185.
[31] CHEN C Y, LIN J W, HUANG J W, et al. Estimated creatinine clearance rate is associated with the treatment effectiveness and toxicity of pemetrexed as continuation maintenance therapy for advanced nonsquamous non-small-cell lung cancer[J]. Clinical Lung Cancer, 2015, 16(6): e131 - e140.
[32] VINCENZI B, FREZZA A M, SCHIAVON G, et al. Identification of clinical predictive factors of oxaliplatin-induced chronic peripheral neuropathy in colorectal cancer patients treated with adjuvant Folfox IV[J]. Supportive Care in Cancer, 2013, 21(5): 1313 - 1319.
[33] YILDIRIM N, CENGIZ M. Predictive clinical factors of chronic peripheral neuropathy induced by oxaliplatin[J]. Supportive Care in Cancer, 2020, 28(10): 4781 - 4788.
[34] SAITO T, OKAMURA A, INOUE J, et al. Anemia is a novel predictive factor for the onset of severe chemotherapy-induced peripheral neuropathy in lymphoma patients receiving rituximab plus cyclophosphamide, doxorubicin, vincristine, and prednisolone therapy[J]. Oncology Research, 2019, 27(4): 469 - 474.
[35] NORELLI M, CAMISA B, BARBIERA G, et al. Monocyte-derived IL-1 and IL-6 are differentially required for cytokine-release syndrome and neurotoxicity due to CAR T cells[J]. Nature Medicine, 2018, 24(6): 739 - 748.
[36] ITO M, KOMAI K, MISE-OMATA S, et al. Brain regulatory T cells suppress astrogliosis and potentiate neurological recovery[J]. Nature, 2019, 565(7738): 246 - 250.
[37] VELASCO R, SANTOS C, SOLER G, et al. Serum micronutrients and prealbumin during development and recovery of chemotherapy-induced peripheral neuropathy[J]. Journal of the Peripheral Nervous System, 2016, 21(3): 134 - 141.

[38] LEE S, MA C, SHI Q, et al. Potential mediators of oxaliplatin-induced peripheral neuropathy from adjuvant therapy in stage III colon cancer: findings from CALGB (alliance)/SWOG 80702 [J]. Journal of Clinical Oncology, 2023, 41(5): 1079 - 1091.

[39] GU J L, LU H, CHEN C, et al. Diabetes mellitus as a risk factor for chemotherapy-induced peripheral neuropathy: a meta-analysis[J]. Supportive Care in Cancer, 2021, 29(12): 7461 - 7469.

[40] BEN MAHMOUD I T, BEN SAID A, BERGUIGA S, et al. Incidence and risk factors associated with development of oxalipatin-induced acute peripheral neuropathy in colorectal cancer patients[J]. Journal of Oncology Pharmacy Practice, 2023, 29(2): 311 - 318.

[41] MOLASSIOTIS A, CHENG H L, LEUNG K T, et al. Risk factors for chemotherapy-induced peripheral neuropathy in patients receiving taxane- and platinum-based chemotherapy[J]. Brain and Behavior, 2019, 9(6): e01312.

[42] LEMANSKA A, HARKIN A, IVESON T, et al. The association of clinical and patient factors with chemotherapy-induced peripheral neuropathy (CIPN) in colorectal cancer: secondary analysis of the SCOT trial[J]. ESMO Open, 2023, 8(6): 102063.

[43] AL-HAKEIM H K, TWAIJ B A A, AL-NAQEEB T H, et al. Neuronal damage and inflammatory biomarkers are associated with the affective and chronic fatigue-like symptoms due to end-stage renal disease[J]. Journal of Affective Disorders, 2024, 347: 220 - 229.

[44] CAMPANY-HERRERO D, PAU-PARRA A, GONZÁLEZ-MORENO P, et al. Ertapenem blood concentration: a retrospective cohort study to analyse risk of neurotoxicity[J]. British Journal of Clinical Pharmacology, 2023, 89(9): 2843 - 2850.

[45] Hershman D L, Till C, Wright J D, et al. Comorbidities and risk of chemotherapy-induced peripheral neuropathy among participants 65 years or older in southwest oncology group clinical trials[J]. Journal of Clinical Oncology, 2016, 34(25): 3014 - 3022.

[46] DE LA MONTE S M, KRIL J J. Human alcohol-related neuropathology [J]. Acta Neuropathol, 2014, 127(1): 71 - 90.

[47] HAN M R, BÖHLKE M, MAHER T, et al. Alcohol exposure increases manganese accumulation in the brain and exacerbates manganese-induced neurotoxicity in mice [J]. Archives of Toxicology, 2021, 95(12): 3665 - 3679.

[48] KYTE S L, TOMA W, BAGDAS D, et al. Nicotine prevents and reverses paclitaxel-induced mechanical allodynia in a mouse model of ADIPN [J]. The Journal of Pharmacology and Experimental Therapeutics, 2018, 364(1): 110 - 119.

[49] MAHMOUDZADEH L, ABTAHI FROUSHANI S M, AJAMI M, et al. Effect of nicotine on immune system function[J]. Advanced Pharmaceutical Bulletin, 2022, 13(1): 69 - 78.

[50] LYNCH J J, WADE C L, MIKUSA J P, et al. ABT-594 (a nicotinic acetylcholine agonist): anti-allodynia in a rat chemotherapy-induced pain model [J]. European Journal of Pharmacology, 2005, 509(1): 43 - 48.

[51] LIN W L, WANG R H, CHOU F H, et al. The effects of exercise on chemotherapy-induced peripheral neuropathy symptoms in cancer patients: a systematic review and meta-analysis[J].

Supportive Care in Cancer, 2021, 29(9): 5303 - 5311.

[52] LEE S, MA C, SHI Q, et al. Potential mediators of oxaliplatin-induced peripheral neuropathy from adjuvant therapy in stage III colon cancer: findings from CALGB (alliance)/SWOG 80702 [J]. Journal of Clinical Oncology, 2023, 41(5): 1079 - 1091.

[53] MOLASSIOTIS A, CHENG H L, LEUNG K T, et al. Risk factors for chemotherapy-induced peripheral neuropathy in patients receiving taxane- and platinum-based chemotherapy[J]. Brain and Behavior, 2019, 9(6): e01312.

[54] BAO T, BASAL C, SELUZICKI C, et al. Long-term chemotherapy-induced peripheral neuropathy among breast cancer survivors: prevalence, risk factors, and fall risk[J]. Breast Cancer Research and Treatment, 2016, 159(2): 327 - 333.

[55] GRILL M F, MAGANTI R K. Neurotoxic effects associated with antibiotic use: management considerations[J]. British Journal of Clinical Pharmacology, 2011, 72(3): 381 - 393.

[56] CLIFF J, JORGENSEN A L, LORD R, et al. The molecular genetics of chemotherapy-induced peripheral neuropathy: a systematic review and meta-analysis[J]. Critical Reviews in Oncology/Hematology, 2017, 120: 127 - 140.

[57] DUNN P J, GRIFFITHS L R, YATES P, et al. GSTM1 and GSTT1 polymorphisms associated with pain in a chemotherapy-induced peripheral neuropathy cohort[J]. Journal of Cancer Research and Clinical Oncology, 2023, 149(10): 7405 - 7412.

[58] PENG Z, WANG Q Q, GAO J, et al. Association between GSTP1 Ile105Val polymorphism and oxaliplatin-induced neuropathy: a systematic review and meta-analysis [J]. Cancer Chemotherapy and Pharmacology, 2013, 72(2): 305 - 314.

[59] PALUGULLA S, DEVARAJU P, KAYAL S, et al. Genetic polymorphisms in cyclin H gene are associated with oxaliplatin-induced acute peripheral neuropathy in South Indian digestive tract cancer patients[J]. Cancer Chemotherapy and Pharmacology, 2018, 82(3): 421 - 428.

[60] LECOMTE T, LANDI B, BEAUNE P, et al. Glutathione S-transferase P1 polymorphism (Ile105Val) predicts cumulative neuropathy in patients receiving oxaliplatin-based chemotherapy[J]. Clinical Cancer Research, 2006, 12(10): 3050 - 3056.

[61] MIR O, ALEXANDRE J, TRAN A, et al. Relationship between GSTP1 Ile(105)Val polymorphism and docetaxel-induced peripheral neuropathy: clinical evidence of a role of oxidative stress in taxane toxicity[J]. Annals of Oncology, 2009, 20(4): 736 - 740.

[62] BURGER H, ZOUMARO-DJAYOON A, BOERSMA A, et al. Differential transport of platinum compounds by the human organic cation transporter hOCT2 (hSLC22A2)[J]. British Journal of Pharmacology, 2010, 159(4): 898 - 908.

[63] HUCKE A, SCHRÖTER R, CERESA C, et al. Role of mouse organic cation transporter 2 for nephro- and peripheral neurotoxicity induced by chemotherapeutic treatment with cisplatin[J]. International Journal of Molecular Sciences, 2023, 24(14): 11486.

[64] VARGAS-ALIAGA A, DE LA HABA M, CONTRERAS M J, et al. Neuropredict: study of the predictive value of ABCB1 genetic polymorphisms and associated clinical factors in chronic chemotherapy-induced peripheral neuropathy (CIPN)[J]. Frontiers in Pharmacology, 2024,

15: 1352939.
[65] JOHNSON D C, CORTHALS S L, WALKER B A, et al. Genetic factors underlying the risk of thalidomide-related neuropathy in patients with multiple myeloma[J]. Journal of Clinical Oncology, 2011, 29(7): 797 - 804.
[66] LOPEZ-LOPEZ E, GUTIERREZ-CAMINO A, ASTIGARRAGA I, et al. Vincristine pharmacokinetics pathway and neurotoxicity during early phases of treatment in pediatric acute lymphoblastic leukemia[J]. Pharmacogenomics, 2016, 17(7): 731 - 741.
[67] ZHONG J, GUO Z H, FAN L P, et al. ABCB1 polymorphism predicts the toxicity and clinical outcome of lung cancer patients with taxane-based chemotherapy[J]. Thoracic Cancer, 2019, 10(11): 2088 - 2095.
[68] BRUHN O, CASCORBI I. Polymorphisms of the drug transporters ABCB1, ABCG2, ABCC2 and ABCC3 and their impact on drug bioavailability and clinical relevance[J]. Expert Opinion on Drug Metabolism & Toxicology, 2014, 10(10): 1337 - 1354.
[69] BOORA G K, KANWAR R, KULKARNI A A, et al. Testing of candidate single nucleotide variants associated with paclitaxel neuropathy in the trial NCCTG N08C1 (Alliance) [J]. Cancer Medicine, 2016, 5(4): 631 - 639.
[70] ABRAHAM J E, GUO Q, DORLING L, et al. Replication of genetic polymorphisms reported to be associated with taxane-related sensory neuropathy in patients with early breast cancer treated with Paclitaxel[J]. Clinical Cancer Research, 2014, 20(9): 2466 - 2475.
[71] SISSUNG T M, BAUM C E, DEEKEN J, et al. ABCB1 genetic variation influences the toxicity and clinical outcome of patients with androgen-independent prostate cancer treated with docetaxel[J]. Clinical Cancer Research, 2008, 14(14): 4543 - 4549.
[72] HERTZ D L, ROY S, JACK J, et al. Genetic heterogeneity beyond CYP2C8 * 3 does not explain differential sensitivity to paclitaxel-induced neuropathy[J]. Breast Cancer Research and Treatment, 2014, 145(1): 245 - 254.
[73] DEEKEN J F, CORMIER T, PRICE D K, et al. A pharmacogenetic study of docetaxel and thalidomide in patients with castration-resistant prostate cancer using the DMET genotyping platform[J]. Pharmacogenomics Journal, 2010, 10(3): 191 - 199.
[74] GRÉEN H, SÖDERKVIST P, ROSENBERG P, et al. Pharmacogenetic studies of Paclitaxel in the treatment of ovarian cancer[J]. Basic & Clinical Pharmacology & Toxicology, 2009, 104(2): 130 - 137.
[75] BERGMANN T K, BRASCH-ANDERSEN C, GRÉEN H, et al. Impact of ABCB1 variants on neutrophil depression: a pharmacogenomic study of paclitaxel in 92 women with ovarian cancer[J]. Basic & Clinical Pharmacology & Toxicology, 2012, 110(2): 199 - 204.
[76] BERGMANN T K, GRÉEN H, BRASCH-ANDERSEN C, et al. Retrospective study of the impact of pharmacogenetic variants on paclitaxel toxicity and survival in patients with ovarian cancer[J]. European Journal of Clinical Pharmacology, 2011, 67(7): 693 - 700.
[77] GANDARA D R, KAWAGUCHI T, CROWLEY J, et al. Japanese-US common-arm analysis of paclitaxel plus carboplatin in advanced non-small-cell lung cancer: a model for assessing

population-related pharmacogenomics[J]. Journal of Clinical Oncology, 2009, 27(21): 3540 - 3546.
[78] ADELSBERGER H, QUASTHOFF S, GROSSKREUTZ J, et al. The chemotherapeutic oxaliplatin alters voltage-gated Na+ channel kinetics on rat sensory neurons[J]. European Journal of Pharmacology, 2000, 406(1): 25 - 32.
[79] GROLLEAU F, GAMELIN L, BOISDRON-CELLE M, et al. A possible explanation for a neurotoxic effect of the anticancer agent oxaliplatin on neuronal voltage-gated sodium channels [J]. Journal of Neurophysiology, 2001, 85(5): 2293 - 2297.
[80] GAMELIN L, CAPITAIN O, MOREL A, et al. Predictive factors of oxaliplatin neurotoxicity: the involvement of the oxalate outcome pathway[J]. Clinical Cancer Research, 2007, 13(21): 6359 - 6368.
[81] KANAI M, YOSHIOKA A, TANAKA S, et al. Associations between glutathione S-transferase pi Ile105Val and glyoxylate aminotransferase Pro11Leu and Ile340Met polymorphisms and early-onset oxaliplatin-induced neuropathy [J]. Cancer Epidemiology, 2010, 34(2): 189 - 193.
[82] ADJEI A A, LOPEZ C L, SCHAID D J, et al. Genetic predictors of chemotherapy-induced peripheral neuropathy from paclitaxel, carboplatin and oxaliplatin: NCCTG/alliance N08C1, N08CA and N08CB study[J]. Cancers, 2021, 13(5): 1084.
[83] THIADENS A A H J, DEN HOLLANDER A I, ROOSING S, et al. Homozygosity mapping reveals PDE6C mutations in patients with early-onset cone photoreceptor disorders[J]. The American Journal of Human Genetics, 2009, 85(2): 240 - 247.
[84] EGBELAKIN A, FERGUSON M J, MACGILL E A, et al. Increased risk of vincristine neurotoxicity associated with low CYP3A5 expression genotype in children with acute lymphoblastic leukemia[J]. Pediatric Blood & Cancer, 2011, 56(3): 361 - 367.
[85] LI L, SAJDYK T, SMITH E M L, et al. Genetic variants associated with vincristine-induced peripheral neuropathy in two populations of children with acute lymphoblastic leukemia[J]. Clinical Pharmacology & Therapeutics, 2019, 105(6): 1421 - 1428.
[86] SKILES J L, CHIANG C, LI C H, et al. CYP3A5 genotype and its impact on vincristine pharmacokinetics and development of neuropathy in Kenyan children with cancer[J]. Pediatric Blood & Cancer, 2018, 65(3): e26854.
[87] RENBARGER J L, MCCAMMACK K C, ROUSE C E, et al. Effect of race on vincristine-associated neurotoxicity in pediatric acute lymphoblastic leukemia patients[J]. Pediatric Blood & Cancer, 2008, 50(4): 769 - 771.
[88] GUILHAUMOU R, SIMON N, QUARANTA S, et al. Population pharmacokinetics and pharmacogenetics of vincristine in paediatric patients treated for solid tumour diseases[J]. Cancer Chemotherapy and Pharmacology, 2011, 68(5): 1191 - 1198.
[89] RAHMAN A, KORZEKWA K R, GROGAN J, et al. Selective biotransformation of taxol to 6 alpha-hydroxytaxol by human cytochrome P450 2C8[J]. Cancer Research, 1994, 54(21): 5543 - 5546.

[90] GUILHAUMOU R, SIMON N, QUARANTA S, et al. Population pharmacokinetics and pharmacogenetics of vincristine in paediatric patients treated for solid tumour diseases[J]. Cancer Chemotherapy and Pharmacology, 2011, 68(5): 1191 - 1198.

[91] HERTZ D L, WALKO C M, BRIDGES A S, et al. Pilot study of rosiglitazone as an in vivo probe of paclitaxel exposure[J]. British Journal of Clinical Pharmacology, 2012, 74(1): 197 - 200.

[92] ROWBOTHAM S E, BODDY A V, REDFERN C P F, et al. Relevance of nonsynonymous CYP2C8 polymorphisms to 13-Cis retinoic acid and paclitaxel hydroxylation[J]. Drug Metabolism and Disposition, 2010, 38(8): 1261 - 1266.

[93] HERTZ D L, MOTSINGER-REIF A A, DROBISH A, et al. CYP2C8 * 3 predicts benefit/risk profile in breast cancer patients receiving neoadjuvant paclitaxel[J]. Breast Cancer Research and Treatment, 2012, 134(1): 401 - 410.

[94] HERTZ D L, ROY S, MOTSINGER-REIF A A, et al. CYP2C8 * 3 increases risk of neuropathy in breast cancer patients treated with paclitaxel[J]. Annals of Oncology, 2013, 24(6): 1472 - 1478.

[95] LESKELÄ S, JARA C, LEANDRO-GARCÍA L J, et al. Polymorphisms in cytochromes P450 2C8 and 3A5 are associated with paclitaxel neurotoxicity[J]. The Pharmacogenomics Journal, 2010, 11(2): 121 - 129.

[96] DE GRAAN A M, ELENS L, SPROWL J A, et al. CYP3A4 * 22 genotype and systemic exposure affect paclitaxel-induced neurotoxicity[J]. Clinical Cancer Research, 2013, 19(12): 3316 - 3324.

[97] LOLLI G, JOHNSON L N. CAK: cyclin-dependent activating kinase: a key kinase in cell cycle control and a target for drugs? [J]. Cell Cycle, 2005, 4(4): 565 - 570.

[98] TA L E, ESPESET L, PODRATZ J, et al. Neurotoxicity of oxaliplatin and cisplatin for dorsal root ganglion neurons correlates with platinum-DNA binding[J]. NeuroToxicology, 2006, 27(6): 992 - 1002.

[99] WU G, CAO J H, PENG C, et al. Temporal and spatial expression of cyclin H in rat spinal cord injury[J]. Neuromolecular Medicine, 2011, 13(3): 187 - 196.

[100] ARGYRIOU A A, CAVALETTI G, ANTONACOPOULOU A, et al. Voltage-gated sodium channel polymorphisms play a pivotal role in the development of oxaliplatin-induced peripheral neurotoxicity: results from a prospective multicenter study[J]. Cancer, 2013, 119(19): 3570 - 3577.

[101] PALUGULLA S, THAKKAR D N, KAYAL S, et al. Association of voltage-gated sodium channel genetic polymorphisms with oxaliplatin-induced chronic peripheral neuropathy in south Indian cancer patients[J]. Asian Pacific Journal of Cancer Prevention, 2017, 18(11): 3157 - 3165.

[102] BALDWIN R M, OWZAR K, ZEMBUTSU H, et al. A genome-wide association study identifies novel loci for paclitaxel-induced sensory peripheral neuropathy in CALGB 40101[J]. Clinical Cancer Research, 2012, 18(18): 5099 - 5109.

[103] LEANDRO-GARCÍA L J, INGLADA-PÉREZ L, PITA G, et al. Genome-wide association study identifies ephrin type A receptors implicated in paclitaxel induced peripheral sensory neuropathy[J]. Journal of Medical Genetics, 2013, 50(9): 599 - 605.

[104] GUTIÉRREZ-GUTIÉRREZ G, SERENO M, MIRALLES A, et al. Chemotherapy-induced peripheral neuropathy: clinical features, diagnosis, prevention and treatment strategies[J]. Clinical and Translational Oncology, 2010, 12(2): 81 - 91.

[105] JAGGI A S, SINGH N. Mechanisms in cancer-chemotherapeutic drugs-induced peripheral neuropathy[J]. Toxicology, 2012, 291(1/2/3): 1 - 9.

[106] ARBITRIO M, SCIONTI F, ALTOMARE E, et al. Polymorphic variants in NR1I3 and UGT2B7 predict taxane neurotoxicity and have prognostic relevance in patients with breast cancer: a case-control study[J]. Clinical Pharmacology and Therapeutics, 2019, 106(2): 422 -431.

[107] STOCKER M. Ca(2+)-activated K+ channels: molecular determinants and function of the SK family[J]. Nature Reviews Neuroscience, 2004, 5(10): 758 - 770.

[108] GRUBE S, GERCHEN M F, ADAMCIO B, et al. A CAG repeat polymorphism of KCNN3 predicts SK3 channel function and cognitive performance in schizophrenia [J]. EMBO Molecular Medicine, 2011, 3(6): 309 - 319.

[109] HOSSEINI R, BENTON D C H, DUNN P M, et al. SK3 is an important component of K+ channels mediating the afterhyperpolarization in cultured rat SCG neurones[J]. The Journal of Physiology, 2001, 535(2): 323 - 334.

[110] BASSO M, MODONI A, SPADA D, et al. Polymorphism of CAG motif of SK3 gene is associated with acute oxaliplatin neurotoxicity[J]. Cancer Chemotherapy and Pharmacology, 2011, 67(5): 1179 - 1187.

[111] RUA C, GUÉGUINOU M, SOUBAI I, et al. SK3 gene polymorphism is associated with taxane neurotoxicity and cell calcium homeostasis[J]. Clinical Cancer Research, 2018, 24 (21): 5313 - 5320.

[112] LEANDRO-GARCÍA L J, LESKELÄ S, JARA C, et al. Regulatory polymorphisms in β-tubulin IIa are associated with paclitaxel-induced peripheral neuropathy[J]. Clinical Cancer Research, 2012, 18(16): 4441 - 4448.

第三章　抗肿瘤药物相关周围神经病变诊断与临床评估

抗肿瘤药物相关的周围神经病变系药物导致的毒副反应，其发生、发展是可预见的，且具有可预防空间，但有赖于及时准确的疾病诊断和临床评估。目前临床尚缺乏可作为诊断“金标准”的评估策略，主要的诊断依据为患者对病史的陈述和症状的描述。因此在使用抗肿瘤药物的过程中，医患双方对本病的重视程度、及时准确的病情反馈以及临床有效的全程管理，都是决定本病能否精准诊断的关键要素。

一、抗肿瘤药物相关周围神经病变的诊断与鉴别诊断

（一）诊断

1. 病因

本病须有明确的抗癌药物治疗史，且发病时间在抗癌药物使用中或使用后。如在基线抗癌治疗前已存在原发性周围神经病变或可继发周围神经病变的其他相关性疾病，则必须结合既往发病症状综合判断。

2. 临床特点

本病通常起病及进展缓慢，症状随神经毒性抗癌药物的暴露时间及剂量的增加而逐渐加重，停药后多可恢复。部分 ADIPN 有急性期和慢性期之分，如奥沙利铂、紫杉醇等。症状多累及肢体远端周围神经支配区域，具有长度依赖性特点，呈“手套-袜子状”对称分布，常以感觉神经功能异常为首发和主要症状，运动及自主神经功能异常相对少见。

3. 辅助检查

目前尚无确切的生物标志物可用于诊断和监测 ADIPN。常用辅助检查按功能划分包括：感觉神经功能检查(如定量感觉检测、轻触感知试验、机械性疼痛试验等)、运动神经功能检查(如肌力试验、腱反射试验等)、自主神经功能检查(发汗试验、卧

立位试验、眼球压迫试验等)、神经电生理检查(神经传导速度检测、肌电图检测等)。另外，对发病部位周围神经及肌肉进行核磁共振(MRI)和超声(CT)检查的结果可作为鉴别诊断依据。

(二) 鉴别诊断

本病需与如下疾病相鉴别：

(1) 中枢神经病变：脑卒中、颅脑肿瘤、脊髓肿瘤、椎间盘突出症等中枢神经病变会因中枢神经区域受压迫而间接影响周围神经功能，发病早期多可见四肢麻木、疼痛、肌无力等周围神经病变表现。与本病不同的是，中枢神经病变常发病较急、症状较重，通常可累及肢体近端，并伴有癫痫、痉挛、半身麻木、偏瘫、复视等中枢神经功能异常表现。头颅或脊椎 CT、MRI 可予鉴别。

(2) 代谢性周围神经病变：糖尿病、尿毒症、卟啉病、恶病质、肢端肥大症等代谢性异常疾病会通过氧化应激、神经营养因子缺乏及微血管病变等一系列因素而引起周围神经病变，其中以糖尿病周围神经病变(diabetic-induced peripheral neuropathy，DIPN)最为常见。DIPN 主要表现为双侧肢体远端对称性麻木、疼痛、温度觉异常等浅感觉异常，振动觉、位置觉等深感觉减退，以及腹胀、便秘、多汗、直立性低血压、夜尿增多、排尿困难、性功能障碍等自主神经功能异常表现，与本病的临床特征几乎一致。两者的主要区别在于病因不同，如 DIPN 由糖代谢紊乱引起，有明确的糖尿病病史或糖代谢异常证据。结合血糖、糖化血红蛋白、尿酸、生长激素等血液指标，以及糖耐量试验、生长激素抑制试验等可予鉴别。

(3) 营养缺乏性周围神经病变：维生素 B_1、维生素 B_{12}、叶酸及维生素 E 等营养成分缺乏同样会导致周围神经病变，其症状以肢体远端对称性麻木、感觉异常、四肢肌无力及自主神经功能障碍为主，通常起病和进展缓慢。与本病不同的是，营养缺乏性周围神经病变常继发于慢性酒精中毒、妊娠、慢性胃肠道疾病、恶病质及大型手术后，且症状以肌无力为主，下肢重于上肢，可伴有肌肉萎缩、腱反射消失、腓肠肌及足部深压痛。结合病史、体重指数、肌酐等可予鉴别。

(4) 周围血管病变：周围血管病变可分为周围动脉病变和周围静脉病变。周围动脉病变主要包括四肢动脉硬化性闭塞症、血栓闭塞性脉管炎、动脉栓塞等，因动脉循环障碍导致周围神经供血不足而出现肢体疼痛、麻木、感觉异常等症状。周围静脉病变主要包括血栓性浅静脉炎、深静脉血栓形成、深静脉瓣膜功能不全，以及因静脉循环障碍导致的局部炎症累及周围神经而出现肢体疼痛、站立或行走困难、间歇性跛行等。与本病不同的是，周围动脉病变症状常发于单侧肢体，同时多伴有肢端怕冷、皮温降低、肤色苍白或发绀等；而周围静脉病变多伴有肢体红肿、皮温升高、皮肤瘙痒、色素沉着、浅静脉曲张甚至局部坏死等。结合血管彩色多普勒超声、CT 血管造影术（CTA）和血管造影可予鉴别。

（5）神经嵌压综合征：神经嵌压综合征指因骨性纤维鞘管（或骨性隆起处）病变导致周围神经长期受压迫或摩擦引起的神经损害，常见疾病包括腕管综合征、肘管综合征和跗管综合征。腕管综合征表现为正中神经支配区（拇指、示指、中指和环指桡侧半）的麻木、刺痛或烧灼感，可放射至肘、肩部；肘管综合征表现为尺神经支配区（环指和小指）的麻木、刺痛、屈伸不利；跗管综合征表现为胫后神经支配区（足内侧、跖侧至足趾）疼痛或感觉异常。三者多为夜间明显。与本病的病因不同，神经嵌压综合征可通过改变肢体的姿势（如甩手、抬高患肢等）而使症状部分缓解。可结合腕掌屈试验（Phalen 试验）、神经压迫试验、神经干叩击试验（Tinel 征）及 MRI 可予鉴别。

（6）神经系统副肿瘤综合（paraneoplastic neurological syndrome，PNS）：表现为肿瘤通过远隔效应累及神经系统，可出现肢体远端感觉减退或缺失、肌无力、肌肉痉挛、共济失调及自主神经功能障碍等。与本病不同的是，PNS 可先于肿瘤诊断之前出现，非长度依赖，且经抗癌治疗后症状反而缓解；除感觉运动周围神经病变症状外，还可伴有斜视性眼阵挛、构音障碍、癫痫、近端肌无力等中枢性神经病变症状。可结合抗-Hu 抗体（抗神经元抗体）、抗-Yo 抗体、抗-Ri 抗体（抗神经元骨架蛋白抗体）检测可予鉴别。

（7）炎性脱髓鞘性多发性神经病（inflammatory demyelinating polyneuropathy，IDP）：是以周围神经脱髓鞘和血管周围炎性细胞浸润为病理特点的自身免疫性疾病，临床可见“手套-袜子状”分布的麻木、刺痛、烧灼感等感觉异常，以及肌痛、振动觉和位置觉异常、肢体远端活动障碍等。根据起病诱因可分为急性和慢性。急性 IDP 又称“吉兰-巴雷综合征”，多在发病前 4 周内有感染病史或疫苗接种史；而慢性 IDP 发病较隐匿，无明显诱因。与本病不同的是，IDP 的肌无力逐渐由远端向近端发展，多以近端肌无力为突出特征，少数可伴有面瘫、眼肌麻痹、构音障碍和吞咽困难，严重者可出现持续性肢体瘫痪和呼吸困难。脑脊液检测见蛋白-细胞分离现象。慢性 IDP 的腓肠神经活检还可见有髓神经纤维出现节段性脱髓鞘、轴索变性和施万细胞（Schwann）增生而呈“洋葱头”样肥大改变。

二、抗肿瘤药物相关周围神经病变的临床评估

ADIPN的临床评估策略常可分为客观检查评估方法、基于临床医生报告结果(clinician-reported outcome，ClinRO)的评估工具以及基于患者报告结果(patient-reported outcome，PRO)的评估工具。

(一)客观检查评估方法

客观检查评估主要围绕感觉、运动和自主神经功能展开，有助于客观判断患者的周围神经病变情况。常用方法包括定量感觉检测、神经传导速度检测、肌电图检测、轻触感知试验、机械性疼痛试验、震动感知试验、腱反射试验、肌力试验、发汗试验、卧立位试验、眼球压迫试验等。

1. 定量感觉检测

定量感觉检测(quantitative sensory testing，QST)是一种定量评价感觉神经功能的无创性神经电生理检查方法(检测方式及仪器见图3-1)，其原理是使用特定仪器将被检测物理量通过传感器输出电信号而使受试者产生相应感觉变化，以受试者主观感知描述评估其轻触觉(或压觉)、振动觉、温度觉(冷觉、温觉)、疼痛觉(冷痛觉和热痛觉)的阈值，从而将主观感觉以定量数值的形式客观呈现出来。由于人体不同部位的感知敏感度不同，因此需根据具体症状发生部位进行检测。评估ADIPN的常规检测部位可选择手指指腹或手掌心，如以下肢症状为主亦可选择足底作为检测部位，通常感觉阈值偏高提示感觉减退。由于ADIPN的症状加重期多在抗癌药物使用2～3天后，及时的QST对于ADIPN的评估准确性尤为关键。

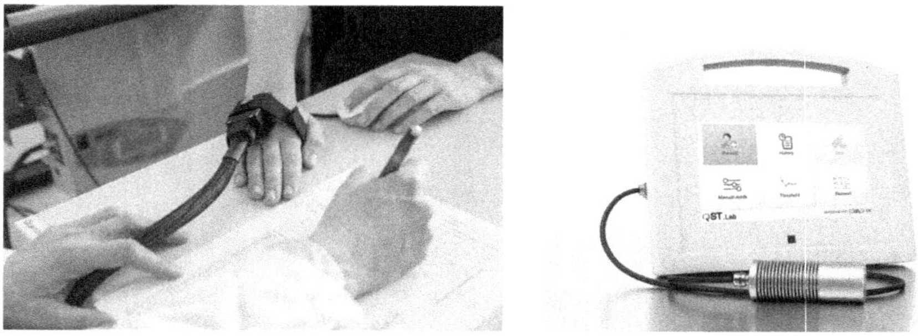

图3-1 定量感觉检测方式及仪器

2. 神经传导速度检测

神经传导速度(nerve conduction velocity，NCV)检测是评估周围神经传导功能的常用诊断技术(检测方式及仪器见图 3-2)，其原理是利用刺激电极释放脉冲电流刺激神经产生动作电位，在肢体另一端被记录电极捕获，根据刺激点与记录电极间的距离，以及脉冲刺激与动作电位的时间间隔推算 NCV，以此评估感觉或运动神经传导功能。运动神经传导速度(motor nerve conduction velocity，MCV)检测通常将刺激电极置于神经干，记录电极置于肌腹，参考电极置于肌腱；感觉神经传导速度(sensory nerve conduction velocity，SCV)检测则根据传入和传出神经方向分为顺向和逆向，顺向为刺激电极置于肢体末端而记录电极置于近端神经干，逆向则两者位置互换。如传导速度减慢，则提示周围神经髓鞘损害；如波幅降低，则提示轴索损害。

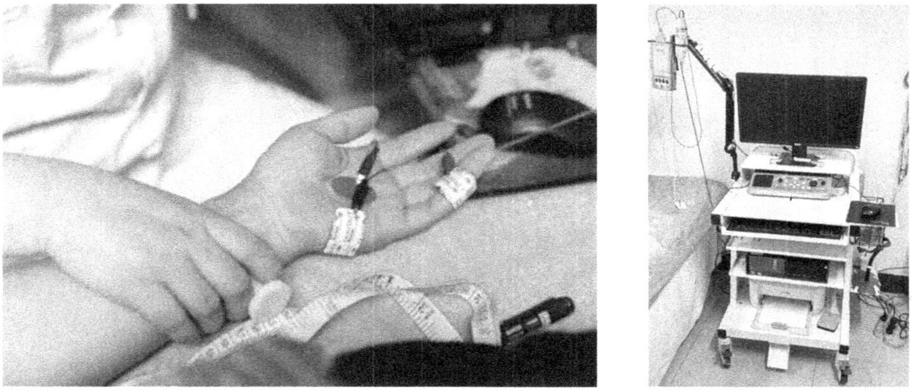

图 3-2　神经传导速度检测方式及仪器

3. 肌电图检测

肌电图检测(electromyogram，EMG)利用肌电图仪记录肌肉在静止或收缩时的生物电信号，通过分析电信号的时限、波幅，安静情况下自发的电活动情况，及肌肉大力收缩的波及波幅，以评估周围神经损伤的范围和程度。由于传统的 EMG 神经传导参数并不能完全真实地反映症状程度及变化，因此不能作为监测 ADIPN 的检查标准，仅可在评估中提供补充信息。

4. 机械性疼痛试验

目前临床常用的触觉测量套件包括 Von Frey 纤维丝和 Semmes-Weinstein 单丝，根据纤维丝不同粗细和长度可提供 0.008～300 g 的刺激力。测试时选用由小到大不同刺激力的纤维丝垂直戳刺受试者皮肤，如肢体在相应刺激力作用下出现机械性触痛，则相应纤维丝的刺激力视为肢体机械性疼痛阈值。如缺乏专用的触觉测量套件，亦可用棉签杆作为替代进行简易测试，在相同刺激力下，如远端肢体较近端对机械性刺激更为敏感，则可评估为机械性触痛阳性。机械性疼痛试验操作简便易行，可作为临床快速评估 ADIPN 浅感觉神经功能的检查方法。

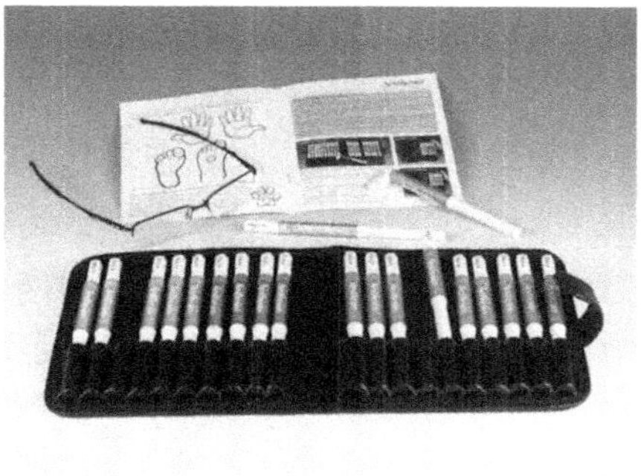

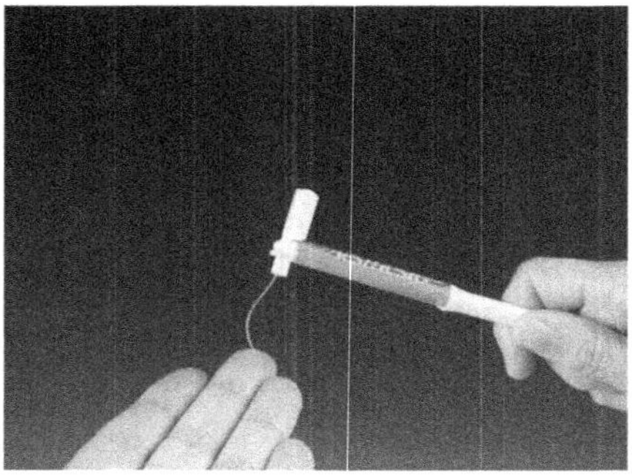

图 3-3　机械性疼痛试验检测工具及检测方法

5. 轻触感知试验

使用 Semmes-Weinstein 单丝或棉签分别轻触受试者肢体近端及远端皮肤，评估肢体远端浅感觉减退程度。如远端感知减弱或无轻触感知，则结果为阳性。轻触感知试验操作简便易行，可作为临床快速评估 ADIPN 浅感觉神经功能的检查方法。

6. 振动感知试验

用震动中的音叉分别接触受试者肢体近端及远端关节，评估肢体远端振动觉减退程度。如远端关节感知减弱或无震动感知，则结果为阳性。由于振动觉属于深感觉，振动觉减退在 ADIPN 病变过程中并不常见，因此震动感知试验亦不常用。

7. 腱反射试验

与 ADIPN 相关的腱反射试验主要包括桡反射试验、踝反射试验等。桡反射试验需检查者轻托受试者腕部，用叩诊槌叩击桡骨茎突。如肱桡肌收缩或肘部屈曲，前臂旋前不明显或未出现，则结果为桡反射减退或消失。踝反射试验需受试者取仰卧位，髋关节及膝关节稍屈曲并外旋外展，检查者轻托受试者足底使足呈过伸位，用叩诊槌叩击跟腱。如腓肠肌收缩或足向跖面屈曲不明显或未出现，则结果为踝反射减退或消失。腱反射试验操作简便易行，可作为临床快速评估 ADIPN 运动神经功能的检查方法。

8. 肌力试验

受试者依次行四肢各关节屈伸运动，同时检查者给予适当阻力，评估肌力减退评估标准参考肌力分级标准。肌力试验操作简便易行，可作为临床快速评估 ADIPN 运动神经功能的检查方法。

9. 发汗试验

受试者清洁并干燥局部皮肤，检查者用含碘溶液涂于皮肤表面(外阴部和眼睑除外)，待晾干后撒以淀粉，随后用热敷或饮热水等方法发汗，通过体表蓝色分布观察出汗情况(淀粉遇碘变蓝)，评估自主神经功能。如出汗过多或无汗，则考虑为自主神经功能异常。发汗试验常用于评估长春花生物碱类或硼替佐米引发的周围神经病变。

10. 卧立位试验

受试者平卧整夜，清晨未起时取平卧位采血，晨起后保持立位走动 4 小时后再次采血，分别测量并比较两次采血的肾素、血管紧张素、醛固酮的数值。如卧位醛固酮水平高于正常范围，肾素、血管紧张素水平低于正常范围，或立位醛固酮水平较卧位降低，则结果为阳性。卧立位试验常用于评估长春花生物碱类或硼替佐米引发的周围神经病变。

11. 眼球压迫试验

受试者静息闭眼平卧，记录每分钟脉搏，后检查者压迫受试者眼球角膜两侧 20～30 秒后，记录每分钟脉搏，比较前后心率变化情况评估眼心反射。如压迫后心率减慢超过 12 次/分，则提示副交感(迷走) 神经功能增强；如压迫后心率加速，则提示交感神经功能亢进。眼球压迫试验常用于评估长春花生物碱类或硼替佐米引发的周围神经病变。

(二) 基于临床医生报告结果的评估工具

基于临床医生的评估标准主要由临床医生依据病史、体格检查及辅助检查进行综合判断和分级，是目前临床评估周围神经病变最常用的工具。常用的评估包括以下四种分级标准：

1. WHO 急慢性毒性分级标准

WHO 急慢性毒性分级标准是 20 世纪 70 年代由 WHO 制订的基于临床医生标准的评估工具，其中关于 ADIPN 的部分是治疗相关毒性反应分级综合标准的一个子集，见表 3-1。该量表分别对感觉、运动功能作了程度分级，按严重程度分为 0～4 级：0 级为正常；1 级为轻度感觉异常和腱反射减弱；2 级为严重的感觉异常和

/或轻度无力；3级为难以耐受的感觉异常和/或显著运动障碍；4级为瘫痪。该量表是早期的CRO评估工具，但对于轻中重的程度划分不够明确，易受评估者主观认知差异而影响结果的可靠性。

表3-1 WHO急慢性毒性分级标准

严重等级	0级	1级	2级	3级	4级
周围神经毒性	无	感觉异常和/或腱反射减弱	严重的感觉异常和/或轻度无力	难以忍受的感觉异常和/或显著运动障碍	瘫痪

2. ECOG分级标准

ECOG分级标准是由美国东部肿瘤协作组(Eastern Cooperative Oncology Group Scale)制定的基于临床医生标准的周围神经病变评估工具。按严重程度将患者的身体状态分为0～4级：0级为正常；1级为感觉异常、腱反射减弱和便秘；2级为严重感觉异常、轻度无力及便秘；3级为感觉缺失或严重神经痛、显著运动障碍、膀胱功能障碍和便秘；4级为呼吸功能障碍、瘫痪和需要手术的顽固性便秘。该评估工具在WHO分级标准基础上增加了对功能状态的评估内容，但对于轻中重的程度划分不够明确，易受评估者主观认知差异而影响结果的可靠性。

3. Ajani分级标准

Ajani分级标准(Ajani scale)是由休斯敦癌症中心的Ajani等制定的CRO评估工具，其中关于ADIPN的部分是治疗相关毒性反应分级综合标准的一个子集，分别对感觉、运动神经功能作了程度分级，按严重程度分为0～4级(表3-2)：0级为正常；1级为感觉异常、深腱反射减弱；2级为轻度客观检查异常、深腱反射消失、轻至中度功能异常；3级为严重感觉异常和功能异常、中度的客观检查异常；4级为完全性感觉和活动丧失。该分级标准将患者主观感知与客观检查结果相结合，但对于轻中重的程度划分不够明确，易受评估者主观性差异而影响结果的可靠性。

表3-2 Ajani分级标准

严重等级	感觉异常症状
1级	感觉异常，深腱反射减弱
2级	轻度客观检查异常，深腱反射消失，轻中度功能障碍
3级	严重感觉异常，中度客观检查异常，严重功能障碍
4级	完全感觉丧失，功能丧失

4. 奥沙利铂专用神经毒性分级标准(Lévi 分级标准)

该标准是 20 世纪 90 年代由法国研究者 Lévi 等制订的专门用于评估奥沙利铂神经毒性的 CRO 评估工具，主要针对使用奥沙利铂后患者的感觉神经功能症状作了程度划分。按严重程度分为 0～4 级(表 3-3)：0 级为无症状；1 级为中等强度的感觉异常症状且 1 周内可完全消退；2 级恢复时间延长至 2 周；3 级症状在化疗周期间无法完全消退，或出现指尖或足底的轻度感觉迟钝；4 级则伴有功能障碍。该分级标准虽是在研究含奥沙利铂化疗方案的时间依赖性药效学时制定，常专用于奥沙利铂神经毒性的临床评估，但在其他 ADIPN 评估情境中亦可适用，尤其是对症状持续时间划分标准的制订具有参考价值。

表 3-3　奥沙利铂专用神经毒性分级标准(Lévi 分级标准)

严重等级	感觉神经功能症状
0 级	无症状
1 级	中等强度感觉异常，持续 7 天以内
2 级	中等强度感觉异常，持续 8～14 天
3 级	化疗周期间无法完全恢复的感觉异常，或指尖/足底轻度感觉迟钝
4 级	化疗周期间无法完全恢复的感觉异常，出现功能障碍

5. 不良事件通用术语标准

不良事件通用术语(Common Terminology Criteria for Adverse Events，CTCAE)由美国卫生和公共服务部美国国立癌症研究所制订的基于临床医生标准的评估工具，经多次补充和修订，已更新至 5.0 版。其中关于 ADIPN 的部分是治疗相关毒性反应分级综合标准的一个子集，见表 3-4。

表 3-4　不良事件通用术语标准(CTCAE) 5.0 版

项目	0 级	1 级	2 级	3 级	4 级	5 级
感觉神经	正常	轻度症状	中度症状；影响工具性日常生活活动	重度症状；个人自理能力受限	危及生命	—
运动神经	正常	无症状；仅为临床或诊断所见	中度症状；影响工具性日常生活活动	重度症状；个人自理能力受限	危及生命	死亡
神经痛	正常	轻度疼痛	中度疼痛；影响工具性日常生活活动	重度疼痛；个人自理能力受限	—	—

该评估工具分别对感觉、运动、深部腱反射受损程度以及对日常生活活动的影响作了评估，按严重程度分为0～5级：0级为正常；1级为轻度；2级为中度；3级为重度；4级为症状最严重，危及生命；5级为死亡。NCI-CTCAE的分级标准相对简单，易于临床推广，是目前最常用的CRO评估工具。但对于轻、中、重的程度划分不够明确，易受评估者主观认知差异而影响结果的可靠性，因此临床应用时建议与PRO评估结果相结合。

（三）基于患者报告结果的评估工具

由于周围神经病变多以患者主观感知异常为主，因此使用PRO评估工具作为观察指标已被广泛接受。常用的评估工具包括：

1. 癌症治疗/妇科肿瘤组神经毒性功能评估工具

癌症治疗/妇科肿瘤组神经毒性功能评估工具（Functional Assessment of Cancer Therapy/Gynecologic Oncology Group-Neurotoxicity，FACT/GOG-Ntx）是2003年由美国研究者Calhoun等在FACT-G基础上针对ADIPN增补后制定的PRO评估工具，共包含11个项目，分别对感觉、听觉、运动和自主神经功能作了评估，见表3－5。问卷采用Likert 5级评分制，每个条目0～4分，其中0表示“全无”，4表示“非常”，总分0～44分，分数越高代表病变越严重。该问卷的信效分析结果良好，前期主要用于妇科肿瘤抗癌药物相关的神经毒性评估，之后也在评估其他肿瘤ADIPN中广泛应用。但其问题的设置仍存在诸多疑点，包括将“疼痛”与“麻木”或“抽筋”合并是否合理，是否应保留“乏力”或“听觉障碍”相关问题，手足“不适”的症状描述是否与“麻木或刺痛”重复等。

表3－5　癌症治疗/妇科肿瘤组神经毒性功能评估工具（FACT/GOG-Ntx）

序号	项目	全无	些微	有些	相当	非常
1	我的手部感到麻木或刺痛	0	1	2	3	4
2	我的脚部感到麻木或刺痛	0	1	2	3	4
3	我的手部感到不适	0	1	2	3	4
4	我的脚部感到不适	0	1	2	3	4
5	我有关节痛或肌肉抽筋	0	1	2	3	4
6	我感到全身无力	0	1	2	3	4
7	我感到听力异常	0	1	2	3	4
8	我耳朵里嗡嗡作响	0	1	2	3	4

续表

序号	项目	全无	些微	有些	相当	非常
9	我难以扣纽扣	0	1	2	3	4
10	我难以感知手中小物件的形状	0	1	2	3	4
11	我行走有困难	0	1	2	3	4

2. 欧洲癌症研究与治疗组织生活质量问卷—化疗诱导的周围神经病变20项标准(EORTC QLQ-CIPN20)

该问卷是2005年由荷兰研究者Postma等组成的代表EORTC生活质量小组在EORTC QLQ-C30的基础上针对ADIPN增补后制定的PRO评估工具，共包含20个问题，分别对感觉、运动和自主神经功能作了评估，见表3-6。问卷采用Likert 4级评分制，每个条目1～4分，其中1表示“完全无”，4表示“非常多”，总分20～80分，分数越高代表病变越严重。该评估工具经过了长期的验证，是目前广泛应用的自我评估量表之一。该问卷的感觉和运动神经功能模块信度分析结果良好，但自主神经功能模块的问题设置仍有待进一步优化。同时，较高比例的阴性回答或弱阳性回答也对问卷整体的敏感度带来了挑战。

表3-6　欧洲癌症研究与治疗组织生活质量问卷—化疗诱导的周围神经病变20项(EORTC QLQ-CIPN20)

序号	项目	完全无	有一点	相当多	非常多
1	您的手指或手部有无刺痛感?	1	2	3	4
2	您的脚趾或脚部有无刺痛感?	1	2	3	4
3	您的手指或手部有无麻木感?	1	2	3	4
4	您的脚趾或脚部有无麻木感?	1	2	3	4
5	您的手指或手部有射击痛或烧灼感吗?	1	2	3	4
6	您的脚趾或脚部有射击痛或烧灼感吗?	1	2	3	4
7	您的手有无痉挛?	1	2	3	4
8	您的脚有无痉挛?	1	2	3	4
9	您有无因脚步感知地面障碍而导致站立或行走有困难?	1	2	3	4
10	您区别冷水和热水有无困难?	1	2	3	4
11	您有无因握笔困难而导致书写障碍?	1	2	3	4

续表

序号	项目	完全无	有一点	相当多	非常多
12	您用手指操纵小物件有无困难(比如扣小纽扣)?	1	2	3	4
13	您有无因手无力而导致开罐子或瓶子有困难?	1	2	3	4
14	您有无因脚下垂而行走困难?	1	2	3	4
15	您有无因脚无力而导致从椅子上站起来或爬楼梯有困难?	1	2	3	4
16	您坐着或躺着时站起来有无眩晕感?	1	2	3	4
17	您有无视物模糊?	1	2	3	4
18	您有无听力问题?	1	2	3	4
19	如果您开车，您使用脚踏板有无困难?	1	2	3	4
20	如果您是男性，您有无勃起障碍?	1	2	3	4

3. 患者神经毒性问卷

患者神经毒性问卷(Patient Neurotoxicity Questionnaire，PNQ)是2006年由BioNumerik制药公司开发的PRO评估工具，共包含3个模块，分别对感觉、运动神经及日常生活能力作了评估，见表3-7。感觉、运动神经采用Likert 5级评分制，每个条目A～E级，其中A表示“无症状”，E表示“症状严重且影响绝大多数日常活动”，等级越高代表病变越严重。“受影响的日常生活能力”包含22个条目，勾选条目越多代表病变越严重。该问卷设计简洁明了，在对肢体感觉和运动异常程度分级基础上，还将易受影响的日常生活活动做了详细的列举，这有助于临床医生掌握患者日常生活的受影响程度，从而避免因主观低估而未能及时采取干预措施。

表3-7 患者神经毒性问卷(PNQ)

项目1	A□	B□	C□	D□	E□
	无手足麻木、疼痛或刺痛	轻度手足麻木、疼痛或刺痛，不影响日常生活	中度手足麻木、疼痛或刺痛，不影响日常生活	中重度手足麻木、疼痛或刺痛，影响日常生活	重度手足麻木、疼痛或刺痛，大部分日常活动受限
项目2	A□	B□	C□	D□	E□
	无上下肢无力	轻度上下肢无力，不影响日常生活	中度上下肢无力，不影响日常生活	中重度上下肢无力，影响日常生活	重度上下肢无力，大部分日常活动受限

续表

* 请在下列受治疗结果影响的活动对应的□中画×					
受影响的日常生活能力	□扣衣服纽扣	□开门	□系搭扣	□书写	□缝纫
	□使用刀具	□取放隐形眼镜	□睡眠	□行走	□工作
	□使用叉子	□拨号或使用手机	□爬楼梯	□佩戴珠宝	□系鞋带
	□使用勺子	□操作遥控器	□敲打键盘	□编织	□驾车
	□使用其他餐具	□其他重要活动，请具体说明：			

4. 化疗诱导的周围神经病变评估工具(CIPNAT)

CIPNAT 是 2011 年由美国研究者 Tofthagen 等开发的 PRO 评估工具，包含两个模块共 50 个问题：第一个模块包含 36 个问题，分别对手麻、脚麻、手刺痛、脚刺痛、对冷敏感、神经痛、肌肉/关节痛、肌无力、失去平衡等 9 种神经功能异常症状的发生部位、严重程度、痛苦程度和发生频率作了评估；第二个模块包含 14 个问题，分别对穿衣、行走、捡拾物品、手持物品、驾车、工作、参加业余爱好或闲暇活动、锻炼、性生活、睡眠、人际交往、书写、常规家务、娱乐活动等 14 种日常生活受影响程度作了评估。由于项目较多，仅以手麻症状和穿衣活动举例说明，见表 3-8。除评估发生部位采用 0～4 分制外，问卷主体采用 Likert 11 级评分制，每个条目 0～10 分，其中 0 表示“程度最轻(无)”，10 表示“程度最重(极度或持续)”，总分 0～419 分，分数越高代表病变越严重。该问卷基本涵盖了 ADIPN 的绝大多数症状，对于程度的划分也更加精细。但过多的问题易使受试者感到疲劳，过于精细的程度划分也易给选择造成困扰，进而影响最终结果的可信度。

表 3-8　化疗诱导的周围神经病变评估工具(以手麻和穿衣来举例说明)

序号	项目	选项			
1A	自从化疗开始后，您是否有过手麻症状?	A. 无		B. 有	
1B	手部哪些范围出现麻木?	A. 仅手指末梢	B. 手指末梢和手指	C. 整个手	D. 整个手及部分上臂
1C	最糟糕的情况下，手麻有多严重?	0　1　2　3　4　5　6　7　8　9　10 无　　　　中度　　　　极度			
1D	最糟糕的情况下，手麻给您带来多大痛苦?	0　1　2　3　4　5　6　7　8　9　10 无　　　　中度　　　　极度			

续表

序号	项目	选项
1E	您的手麻症状有多频繁?	0 1 2 3 4 5 6 7 8 9 10 无 每月 每周 每天 每小时 持续
1F	一天当中您的手麻症状何时最严重?	A. 上午 B. 下午 C. 晚上 D. 夜间 E. 化疗后____天 F. 没注意
10A	如果您有上述任何症状，对您穿衣(扣扣子、拉拉链等)产生了多少影响?	0 1 2 3 4 5 6 7 8 9 10 无 中度 极度
10B	如果您有上述任何症状，对您行走产生了多少影响?	0 1 2 3 4 5 6 7 8 9 10 无 中度 极度

5. 癌症患者化疗导致周围神经病变综合评估量表

癌症患者化疗导致周围神经病变综合评估量表(Comprehensive Assessment Scale for Chemotherapy-Induced Peripheral Neuropathy in Survivors of Cancer，CAS-CIPN)是2019年由日本研究者Kanda等基于癌症患者质量研究开发的基于患者报告结局的周围神经病变相关问卷，共包含15个问题，分别对感觉异常、精细动作、负面情绪及治疗心理四个方面作了评估，见表3-9。问卷采用Likert 5级评分制，每个条目0～4分，其中0表示“完全不符”，4表示“非常符合”(其中条目10、11、12采用反向计分法)，总分0～60分，分数越高代表病变越严重。该问卷对于症状的描述更贴近患者主观感受，同时也更注重对患者心理和情绪的评估，但欠缺对其他感觉及运动异常(如温度觉异常、肢体乏力、肌肉痉挛等)相关症状的评估。目前，汉化版新增了一项精细动作相关条目，未来有望获得进一步完善。

表3-9 癌症患者化疗导致周围神经病变综合评估量表(CAS-CIPN)

序号	项目	评价				
		完全不符	稍微符合	有点符合	符合	非常符合
1	持续的麻木使我灰心丧气	0	1	2	3	4
2	每次治疗都会使我的麻木感更加严重	0	1	2	3	4
3	麻木影响了工作和家务	0	1	2	3	4
4	因担心麻木感恶化而使我感到不安	0	1	2	3	4

续表

序号	项目	评价				
		完全不符	稍微符合	有点符合	符合	非常符合
5	我感到针刺般的疼痛	0	1	2	3	4
6	很难让别人理解我的麻木症状	0	1	2	3	4
7	很难做扣扣子、拉拉链之类的动作	0	1	2	3	4
8	很难做翻书之类的动作	0	1	2	3	4
9	很难打开易拉罐或饮料瓶盖	0	1	2	3	4
10	我对目前为止的治疗选择很满意	4	3	2	1	0
11	我想今后也会继续治疗下去	4	3	2	1	0
12	我有信心可以处理好麻木	4	3	2	1	0
13	我感觉脚底好像粘着东西	0	1	2	3	4
14	我感觉脚底的皮肤好像变厚了	0	1	2	3	4
15	不舒服的感觉从手掌和脚底开始扩散	0	1	2	3	4

6. 化疗诱导的周围神经病变综合评估-奥沙利铂亚量表

本评估方法是本书主编霍介格团队开发的专门用于评估奥沙利铂神经毒性的PRO评估工具，包含两个模块共20个问题：第一个模块包含17个问题，分别对感觉和运动神经功能作了评估；第二个模块包含3个问题，分别对症状发生部位、持续时间和对日常生活的影响作了评估，见表3-10。问卷采用Likert 4级评分制，每个条目0～3分，其中0表示“完全无”，3表示“非常多”，总分0～75分，分数越高代表病变越严重。该问卷有针对性地评估了奥沙利铂神经毒性，从而有效避免了传统通用性PRO评估工具低阳性回答率的地板效应，提高了结果的灵敏度，同时具有较好的信度和效度。

表3-10　化疗诱导的周围神经病变综合评估-奥沙利铂亚量表

序号	项目	完全无	有一点	相当多	非常多
1	手指或手部刺痛	0	1	2	3
2	脚趾或脚部刺痛	0	1	2	3
3	手指或手部麻木	0	1	2	3

续表

序号	项目	完全无	有一点	相当多	非常多
4	脚趾或脚部麻木	0	1	2	3
5	手指或手部过度敏感或疼痛	0	1	2	3
6	脚趾或脚部过度敏感或疼痛	0	1	2	3
7	手部或手臂抽筋	0	1	2	3
8	脚部或腿部抽筋	0	1	2	3
9	手部或手臂无力	0	1	2	3
10	脚部或腿部无力	0	1	2	3
11	口周刺痛	0	1	2	3
12	口周麻木	0	1	2	3
13	咽喉紧缩感	0	1	2	3
14	书写或扣纽扣困难	0	1	2	3
15	抓举困难	0	1	2	3
16	站立平衡困难	0	1	2	3
17	行走或上台阶困难	0	1	2	3
18	项目 1～6 中最严重症状的发生部位	无	局限于手指或脚趾	延伸到手腕或脚踝	超过手腕或脚踝
		0	1	2	3
19	项目 1～17 中最严重症状的持续时间	0	≤1 周	≤3 周	>3 周
		0	1	2	3
20	项目 1～17 中最严重症状对生活的影响	无	轻度	工具使用受限	生活自理受限
		0	1	2	3

注：计算公式：$T=S_{max}\times(T_{18\sim20}-1)+T_{1-117}$。式中，T 表示问卷总得分，$S_{max}$ 表示项目 1～117 中的单项最高得分，$T_{18\sim20}$ 表示项目 18～20 的得分总和，$T_{1\sim17}$ 表示项目 1～17 的得分总和。

（四）复合评估工具

在对患者状况进行评估时，将医生评估与患者报告相结合是较为公认的避免主观误判性的有效方式，为此研究者开发了不良事件通用术语标准患者报告结局版本

(Patient-Reported Outcomes version of the Common Terminology Criteria for Adverse Events，PRO-CTCAE) 等配套患者报告工具。然而这种综合评估结果的标准仍然是含糊不清的，这就需要将两者整合为一套复合评估工具。目前最具代表性的是总神经病变评分(Total Neuropathy Score，TNS)，该量表于 1999 年由 Cornblath 等制定，共包含 10 个问题，分别从患者主观感知异常(感觉异常发生部位、运动障碍严重程度、自主功能异常症状数）和客观神经功能检查(腱反射试验、震动感知阈值试验、神经传导阈值试验）两方面对周围神经病变作了评估，见表 3-11。问卷采用 0～5 分评分制，总分 0～50 分，分数越高代表病变越严重，并且按照 1～9 分、10～19 分、20 分以上的标准对 ADIPN 严重程度进行了明确划分。该问卷起初主要用于评估糖尿病周围神经病变，目前也已广泛用于 ADIPN。由于结合了震动感觉阈值和神经电生理检测，必须有专业人员和配套仪器配合完成，较高的评估条件极大限制了其推广应用。

表 3-11 总神经病变评分(TNS)

变量	分数				
	0	1	2	3	4
感觉神经症状	□无	□症状局限于手指或脚趾	□症状延伸至手腕或脚踝	□症状延伸至肘部或膝部	□症状超过肘部或膝部，或功能障碍
运动神经症状	□无	□轻度活动困难	□中度活动困难	□需要外界帮助	□瘫痪
自主神经症状数量	□无	□1 个	□2 个	□3 个	□4 或 5 个
针刺觉	□正常	□感觉减退局限于手指或脚趾	□感觉减退延伸至手腕或脚踝	□感觉减退延伸至肘部或膝部	□感觉减退超过肘部或膝部
振动觉	□正常	□感觉减退局限于手指或脚趾	□感觉减退延伸至手腕或脚踝	□感觉减退延伸至肘部或膝部	□感觉减退超过肘部或膝部
力度	□正常	□轻度无力	□中度无力	□重度无力	□瘫痪
腱反射	□正常	□踝关节反射减退	□踝关节反射消失	□踝关节反射消失，其他减退	□所有腱反射消失

续表

变量	分数				
	0	1	2	3	4
振动觉	□正常至正常上限的 125%	□正常上限的 125%～150%	□正常上限的 151%～200%	□正常上限的 201%～300%	□＞正常上限的 300%
腓肠神经振幅	□正常或＜正常下限的 5%	□正常下限的 76%～95%	□正常下限的 51%～75%	□正常下限的 26%～50%	□正常下限的 0～25%
腓侧神经振幅	□正常或＜正常下限的 5%	□正常下限的 76%～95%	□正常下限的 51%～75%	□正常下限的 26%～50%	□正常下限的 0～25%
注：0 分表示无周围神经病变，1～9 分表示轻度周围神经病变，10～19 分表示中度周围神经病变，＞20 分表示重度周围神经病变。					

（五）其他综合临床评估

由于 ADIPN 的症状以主观性感知异常为主，患者的生活质量、精神状态也是临床评估 ADIPN 重要的参考依据，同时这些评估工具当中亦包含有 ADIPN 相关的症状评估内容。

1. 生活质量评分

欧洲癌症研究和治疗组织核心生活质量问卷（European Organization for Research and Treatment of Cancer Quality of Life Questionnaire-Core 30，EORTC QLQ-C30)是 1993 年由 EORTC 生活质量研究小组开发的 PRO 评估工具，包含三个模块共 30 个问题：第一个模块包含 5 个问题，主要对日常生活能力作了评估；第二个模块包含 23 个问题，分别对过去一周内的各种不适症状、对日常生活的影响、对心理健康的影响等内容作了评估；第三个模块包含 2 个问题，分别对过去一周的整体健康状况和生活质量作了评估，见表 3－12。前两个模块采用 Likert 4 级评分制，每个条目 1～4 分，其中 1 表示“没有”，4 表示“非常”；第三个模块采用 Likert 7 级评分制，每个条目 1～7 分，其中 1 表示“非常差”，7 表示“非常好”。前两个模块总分 28～112 分，分值越高代表生活质量越差；第三个模块总分 2～14 分，分值越高代表健康状况或生活质量越好，因此计算分值时并不与前两个模块合计。临床分析问卷结果时通常会进行亚量表分析，可分为症状量表(项目 8～19、

28）和功能量表(项目 1～7、20～27、29、30)，通过单项与整体相结合的形式分析评估患者的生活状况。该问卷是目前最为常用的生活质量评估工具。

表 3 - 12　欧洲癌症研究和治疗组织核心生活质量问卷(EORTC QLQ-C30)

序号	项目	没有	有点	相当	非常
1	您从事一些费力的活动有困难吗，比如说提很重的购物袋或手提箱?	1	2	3	4
2	长距离行走对您来说有困难吗?	1	2	3	4
3	户外短距离行走对您来说有困难吗?	1	2	3	4
4	您白天需要待在床上或椅子上吗?	1	2	3	4
5	您在吃饭、穿衣、洗澡或上厕所时需要他人帮忙吗?	1	2	3	4
在过去的一星期内:					
6	您在工作或日常活动中是否受到限制?	1	2	3	4
7	您在从事您的爱好或休闲活动时是否受到限制?	1	2	3	4
8	您有气促吗?	1	2	3	4
9	您有疼痛吗?	1	2	3	4
10	您需要休息吗?	1	2	3	4
11	您睡眠有困难吗?	1	2	3	4
12	您觉得虚弱吗?	1	2	3	4
13	您食欲缺乏(没有胃口)吗?	1	2	3	4
14	您觉得恶心吗?	1	2	3	4
15	您有呕吐吗?	1	2	3	4
16	您有便秘吗?	1	2	3	4
17	您有腹泻吗?	1	2	3	4
18	您觉得累吗?	1	2	3	4
19	疼痛影响您的日常活动吗?	1	2	3	4
20	您集中精力做事情有困难吗，比如读报纸或看电视?	1	2	3	4
21	您觉得紧张吗?	1	2	3	4

续表

序号	项目	没有	有点	相当	非常
22	您觉得忧虑吗?	1	2	3	4
23	您觉得脾气急躁吗?	1	2	3	4
24	您觉得压抑(情绪低落)吗?	1	2	3	4
25	您感到记忆困难吗?	1	2	3	4
26	您的身体状况或治疗影响您的家庭生活吗?	1	2	3	4
27	您的身体状况或治疗影响您的社交活动吗?	1	2	3	4
28	您的身体状况或治疗使您陷入经济困难吗?	1	2	3	4
对下列问题，请在1～7之间选出一个最合适您的数字并画圈：					
29	您如何评价在过去一星期内您总的健康状况?	0 1 2 3 4 5 6 7 非常差 非常好			
30	您如何评价在过去一星期内您总的生活质量?	0 1 2 3 4 5 6 7 非常差 非常好			

2. 精神评估量表

(1) 自评焦虑量表(Self-rating Anxiety Scale，SAS)：是1971年由美籍华裔W. K. Zung编制的一种分析病人焦虑症状的临床工具，故又称崇氏自评焦虑量表，共包含20个问题，主要对受试者的情绪感知和临床症状做了评估，见表3-13。该量表采用Likert 4级评分制，每个条目1～4分，其中有15个问题是负性描述，从“从无或偶尔”到“持续”分别代表1～4分，而项目5、9、13、17、19则是正性描述，从“从无或偶尔”到“持续”分别代表4～1分，总分20～80分，分数越高代表焦虑症状越严重。该评估工具不仅局限于评估焦虑症状，项目6、8、14、17对ADIPN的评估亦具有一定参考价值。

表3-13 自评焦虑量表(SAS)

序号	项目	从无或偶尔	有时	经常	持续
1	我感到比往常更加神经敏感和焦虑	1	2	3	4
2	我无缘无故感到担心	1	2	3	4
3	我容易心烦意乱或感到恐慌	1	2	3	4

续表

序号	项目	从无或偶尔	有时	经常	持续
4	我感到我的身体好像被分成几块，支离破碎	1	2	3	4
5	我感到事事都很顺利，不会有倒霉的事情发生	4	3	2	1
6	我的四肢抖动和震颤	1	2	3	4
7	我因头痛、颈痛、背痛而烦恼	1	2	3	4
8	我感到无力且容易疲劳	1	2	3	4
9	我感到很平静，能安静地坐下来	4	3	2	1
10	我感到我的心跳较快	1	2	3	4
11	我因阵阵的眩晕而不舒服	1	2	3	4
12	我有要晕倒的感觉	1	2	3	4
13	我呼吸时进气和呼气都不费力	4	3	2	1
14	我的手指和脚趾感到麻木和刺痛	1	2	3	4
15	我因胃痛和消化不良而苦恼	1	2	3	4
16	我必须时常排尿	1	2	3	4
17	我的手总是很温暖和干燥	4	3	2	1
18	我觉得脸发烧发红	1	2	3	4
19	我容易入睡，晚上休息很好	4	3	2	1
20	我做噩梦	1	2	3	4

（2）自评抑郁量表(Self-rating Depression Scale，SDS)：是1965年由美籍华裔Zung教授编制的一种分析病人抑郁症状的临床工具，故又称崇氏自评抑郁量表，共包含20个问题，主要对受试者的情绪感知和临床症状做了评估，见表3-14。该量表采用Likert 4级评分制，每个条目1～4分，其中有10个问题是负性描述，从“从无或偶尔”到“持续”分别代表1～4分，有10个问题是正性描述，从“从无或偶尔”到“持续”分别代表4～1分，总分20～80分，分数越高代表抑郁症状越严重。该评估工具主要评估患者的主观感受和情绪状况，对ADIPN的评估具有较少参考价值。

表 3-14　自评抑郁量表(SDS)

序号	项目	从无或偶尔	有时	经常	持续
1	我觉得闷闷不乐、情绪低落	1	2	3	4
2	我觉得一天中早晨最好	4	3	2	1
3	我一阵阵哭出来或觉得想哭	1	2	3	4
4	我晚上睡眠不好	1	2	3	4
5	我吃得跟平常一样多	4	3	2	1
6	我与异性密切接触时和以往一样感到愉快	4	3	2	1
7	我发觉我的体重在下降	1	2	3	4
8	我有便秘的苦恼	1	2	3	4
9	我心跳比平常快	1	2	3	4
10	我无缘无故地感到疲乏	1	2	3	4
11	我的头脑和平常一样清楚	4	3	2	1
12	我觉得经常做的事情并没有困难	4	3	2	1
13	我觉得不安而平静不下来	1	2	3	4
14	我对未来抱有希望	4	3	2	1
15	我比平常容易生气激动	1	2	3	4
16	我觉得做出决定是容易的	4	3	2	1
17	我觉得自己是个有用的人，有人需要我	4	3	2	1
18	我的生活过得很有意思	4	3	2	1
19	我认为如果我死了，别人会生活得更好	1	2	3	4
20	我对平常感兴趣的事仍然感兴趣	4	3	2	1

（3）医院抑郁焦虑量表（Hospital Anxiety and Depression Scale，HADS）：是1989年由英国精神医学家Zigmond和Snaith编制的一种用于抑郁和焦虑筛查的自评量表，包含14个问题，主要对受试者的情绪和感知作了评估，见表3-15。该量表采用Likert 4级评分制，每个条目0～3分，其中有8个问题是负性描述，有6个问题是正性描述，总分0～42分，分数越高代表抑郁症状越严重。该评估工具主要评估患者的主观感受和情绪状况，对ADIPN的评估具有较少参考价值。

表 3－15　医院抑郁焦虑量表

序号	项目	0	1	2	3
1	我感到紧张(或痛苦)	从无	有时	经常	几乎任何时候
2	我对平常感兴趣的事仍然感兴趣	兴趣如常	兴趣不如以前	稍有兴趣	全无兴趣
3	我感到有点害怕，好像预感到有什么可怕的事情要发生	毫无	有点，但不使我苦恼	有但不严重	有且十分严重
4	我能够哈哈大笑，能看到事物好的一面	经常	有时	偶尔	从无
5	我的心中充满烦恼	偶尔	有时	经常	几乎任何时候
6	我感到愉快	经常	有时	偶尔	从无
7	我能够安心因而轻松地坐着	肯定	经常	偶尔	从无
8	我对自己的仪容(打扮自己)失去兴趣	关心如常	稍关心	不太关心	完全不关心
9	我有点坐立不安，好像感到非活动不可	从无	有时	经常	非常多
10	我对一切都是乐观地向前看	差不多是	并不全是	很少如此	几乎从不
11	我突然感到恐慌感	从无	有时	经常	非常多
12	我感到情绪逐渐低落	从无	有时	经常	几乎任何时候
13	我感到有点害怕，好像某个内脏器官变坏了	从无	有时	经常	非常多
14	我能欣赏一本好书或一个好的广播或电视节目	经常	有时	偶尔	从无

参考文献

[1] 常见周围神经疾病诊疗指南[J]. 中国临床医生，2009，37(11)：74－78.

[2] BARRELL K，SMITH A G. Peripheral neuropathy[J]. Medical Clinics of North America，2019，103(2)：383－397.

[3] MILLER A B，HOOGSTRATEN B，STAQUET M，et al. Reporting results of cancer treatment[J]. Cancer，1981，47(1)：207－214.

[4] OKEN M M，CREECH R H，TORMEY D C，et al. Toxicity and response criteria of the eastern cooperative oncology group[J]. American Journal of Clinical Oncology，1982，5(6)：

649 - 655.
[5] AJANI J A, WELCH S R, RABER M N, et al. Comprehensive criteria for assessing therapy-induced toxicity[J]. Cancer Investigation, 1990, 8(2): 147 - 159.
[6] LÉVI F, MISSET J L, BRIENZA S, et al. A chronopharmacologic phase II clinical trial with 5-fluorouracil, folinic acid, and oxaliplatin using an ambulatory multichannel programmable pump. High antitumor effectiveness against metastatic colorectal cancer[J]. Cancer, 1992, 69(4): 893 - 900.
[7] CALHOUN E A, WELSHMAN E E, CHANG C H, et al. Psychometric evaluation of the functional assessment of cancer therapy/gynecologic oncology group: neurotoxicity (fact/GOG-Ntx) questionnaire for patients receiving systemic chemotherapy[J]. International Journal of Gynecological Cancer, 2003, 13(6): 741 - 748.
[8] KAISER K, LYLEROEHR M, SHAUNFIELD S, et al. Neuropathy experienced by colorectal cancer patients receiving oxaliplatin: a qualitative study to validate the Functional Assessment of Cancer Therapy/Gynecologic Oncology Group-Neurotoxicity scale [J]. World Journal of Gastrointestinal Oncology, 2020, 12(2): 205 - 218.
[9] POSTMA T J, AARONSON N K, HEIMANS J J, et al. The development of an EORTC quality of life questionnaire to assess chemotherapy-induced peripheral neuropathy: the QLQ-CIPN20[J]. European Journal of Cancer, 2005, 41(8): 1135 - 1139.
[10] KIEFFER J M, POSTMA T J, VAN DE POLL-FRANSE L, et al. Evaluation of the psychometric properties of the EORTC chemotherapy-induced peripheral neuropathy questionnaire (QLQ-CIPN20)[J]. Quality of Life Research, 2017, 26(11): 2999 - 3010.
[11] HAUSHEER F H, SCHILSKY R L, BAIN S, et al. Diagnosis, management, and evaluation of chemotherapy-induced peripheral neuropathy[J]. Seminars in Oncology, 2006, 33(1): 15 - 49.
[12] TOFTHAGEN C S, MCMILLAN S C, KIP K E. Development and psychometric evaluation of the chemotherapy-induced peripheral neuropathy assessment tool[J]. Cancer Nursing, 2011, 34(4): E10 - E20.
[13] KANDA K, FUJIMOTO K, MOCHIZUKI R, et al. Development and validation of the comprehensive assessment scale for chemotherapy-induced peripheral neuropathy in survivors of cancer[J]. BMC Cancer, 2019, 19(1): 904.
[14] 李杰，杨萍，史素玲，等. 癌症患者化疗导致周围神经病变评估量表的汉化及信效度检验[J]. 护士进修杂志，2022，37(13)：1171 - 1175.
[15] GU Z C, CHEN C, GU J L, et al. Development and validation of the chemotherapy-induced peripheral neuropathy integrated assessment - oxaliplatin subscale: a prospective cohort study [J]. BMC Cancer, 2023, 23(1): 1109.
[16] BASCH E, REEVE B B, MITCHELL S A, et al. Development of the national cancer institute's patient-reported outcomes version of the common terminology criteria for adverse events (PRO-CTCAE)[J]. Journal of the National Cancer Institute, 2014, 106(9): 244.
[17] CORNBLATH D R, CHAUDHRY V, CARTER K, et al. Total neuropathy score: validation

and reliability study[J]. Neurology, 1999, 53(8): 1660 - 1664.

[18] KAASA S, BJORDAL K, AARONSON N, et al. The EORTC core quality of life questionnaire (QLQ-C30): validity and reliability when analysed with patients treated with palliative radiotherapy[J]. European Journal of Cancer, 1995, 31(13/14): 2260 - 2263.

[19] ZUNG W W K. The depression status inventory: an adjunct to the self-rating depression scale [J]. Journal of Clinical Psychology, 1972, 28(4): 539 - 543.

[20] ZUNG W W. A self-rating depression scale[J]. Archives of General Psychiatry, 1965, 12: 63 - 70.

[21] ZIGMOND A S, SNAITH R P. The hospital anxiety and depression scale[J]. Acta Psychiatrica Scandinavica, 1983, 67(6): 361 - 370.

第四章　抗肿瘤药物相关周围神经病变中医认识与中医辨证

一、中医认识

1. 中医病名

古代中医典籍对于ADIPN并没有详细准确的病名记载。根据ADIPN临床表现，与中医典籍中“血痹”“肌痹”“风痹”“痿证”“脚气病”症状有相似之处。现代医家根据自己的临床经验，多认为化疗药耗伤脾胃，营卫气血生化不足；或药毒损伤经络，导致营血滞涩，脉络失养，“不荣则痛”或“不通则痛”，以手足麻木、感觉异常或迟钝、伴或不伴有疼痛为主要临床表现。

（1）血痹：血痹主要是以肢体局部麻木不仁为主要表现。《金匮要略》中提到：“血痹阴阳俱微，寸口关上微，尺中小紧，外证身体不仁。”这与ADIPN发病时以四肢末端对称性麻木，甚至肌腱反射消失为主的感觉神经受累症状极其类似。张仲景认为，其好发于“尊荣人”，进一步可理解为气血不足之体，外受风寒，病机为(阳)气不能充于脉，血不能荣于脉。

（2）肌痹：肌痹以肌肉软弱无力、酸痛为主要特征，初起可急骤出现，继则手软难握，臂软难举，足软难履运动神经受累。《黄帝内经·素问·痹论》记载：“风寒湿三气杂至，合而为痹也。”“以至阴遇此者为肌痹。”揭示了肌痹的病因病机是风寒湿侵袭肌肉，与血气相搏，“不通则痛”。

（3）风痹：ADIPN有时表现为肢体寒冷、疼痛、麻木遇冷加重，似风痹症状。《诸病源候论·风痹手足不随候》提到的“风痹之状，肌肤尽痛”；《灵枢·厥病》中将风痹发病时的症状比喻为“足如履冰，时如入汤中”。这与ADIPN急性发病时寒冷、刺痛感类似。

（4）脚气病：隋代巢元方在《诸病源候论》将脚气病的辨证要素总结为“脚气疼不仁候”“脚气肿满候”“脚气上气”“脚气心腹胀急”“脚气惊悸候”等，其描述除了肢体末端感觉迟钝、麻木的改变外，有时还表现为腹痛、腹泻、便秘，也与化疗产生的消化系统症状相似，严重者甚至出现急性喉痉挛的自主神经毒性症状，有时随病程进展(或剂量累积）逐渐加重。

（5）痿证：痿证表现为耗气伤津，气血亏虚，肌肉失于濡养，血虚凝滞，肢体废用，肌肉痿软。这与 ADIPN 随着剂量累积，肢体麻木、肌肉萎缩日渐加重的临床表现相似。病程进展，损伤元阴元阳，真精阴血不足，元阳不温，伴有心烦热渴或腹痛鸣泻等症候。辨证之时当顺从张景岳所言："酌寒热之深浅，审虚实之缓急，以施治疗，庶得治痿之全。"

根据临床症状特点，结合文献报道及本团队临床实践经验，我们认为 ADIPN 与中医痹证的症状相似，建议从痹证论治 ADIPN。肿瘤患者本身正气不足，化疗药物又属于有毒伤正之品，化疗药物进入机体后会进一步损伤患者机体正气，导致气血不足、营卫虚弱，气虚则推动无力，血行涩滞，血虚则荣养不足，最终经络闭阻不通，筋脉失养，出现四肢末梢疼痛、麻木等症状。

2. 中医病机

本病的病位为脾胃肝肾。《黄帝内经》提出："治痿独取阳明"，" 阳明者，五脏六腑之海，主润宗筋，宗筋主束骨而 利机关也。"抗肿瘤药物中化疗药物所致中焦受损，谷物运化失司，气血津液化生困乏，四肢肌肉失于濡养，出现肢体痿弱、手脚肌肉麻木、行动不利。抗肿瘤治疗后期，肿瘤进展终末期，以本虚为主，五脏耗伤，真阴真阳耗竭，肝肾阴血不足，不能濡养肌肉筋脉，日久酿成痿证。《临证指南医案》中提到："盖肝主筋，肝伤则四肢不为人用，而筋骨拘挛；肾藏精，精血相生，精虚则不能灌溉诸末，血虚则不能营养筋骨。"临床可见足膝伸缩不得自如、步履乏力、肌肉萎缩、四肢颤动等。

肿瘤虽然属于局部病变，实则为全身疾病在局部的表现，其发生、发展为内外因素多种综合所致。而化疗、靶向治疗、免疫治疗等多种抗肿瘤药物在治疗过程中存在较大毒副作用。张从正曾提到："反药皆毒也，久服必有偏性。"目前来看，患者出现 ADIPN 的发生率和严重程度因人而异。ADIPN 症状在早期以四肢远端的麻木失用、感觉及运动失常、可伴有疼痛为主。现代医家将早期 ADIPN 多总结为"荣卫不和为病机"。《黄帝内经·素问》中提到："荣气虚则不仁，卫气虚则不用，荣卫俱虚，则不仁且不用。"到了 ADIPN 中期，多从气血论述其发展。由于患者先有癌毒侵袭，后有药毒浸渍，气滞、血瘀、痰浊、瘀毒等病理产物在其发展中相互交杂，因此血瘀痰浊、气血困虚、瘀毒流注为中后期 ADIPN 的常见病因。

二、中医辨证

1. 中医证素研究

证素可以客观反映证候的本质。目前 ADIPN 的中医证素尚未形成专家共识，临床大多依赖各医家理论与临床经验，故其疗效也不完全相同。现代学者对于 ADIPN 的治疗思路主要建立在前人的基础之上，既继承了前人的经验，又融入了自身的思考，但目前依然缺乏统一的治疗标准。

李笑瑶等人对 57 例化疗后手足麻木的进行恶性肿瘤患者证素研究，结果显示病性证素以血瘀、气虚为主，其次为气滞、阴虚、寒、阳虚；证候多虚实夹杂，但总体以实性证素为主。陈婷等人对 100 例 OIPN 结直肠癌患者证素进行分析，得出结论：病位证素以脾、经络、大肠为主；病性证素以气虚、血瘀、阳虚、痰、血虚多见。

本团队以朱文锋教授编著的《证素辨证学》为基础，参照证素诊断标准以及证候辨证素量表，制订规范的中医症状采集表，通过“证候辨证素量表”收集并计算 120 例患者的病位及病性证素信息，建立数据库，进行统计学分析，总结 OIPN 的中医证素分布规律及特点。发现 OIPN 的病位证素分布以脾为主，其次为肝、经络、大肠及胃，存在严重病变的病位证素是脾、肝、肺；病性证素以气虚为主，其次为血虚、阳虚、湿、气滞、血瘀、毒及寒证素，存在严重病变的是气虚、阳虚、血虚、湿、血瘀、气滞和阴虚证素。病位证素以三病位及以上分布为主，病性证素以虚实夹杂分布为主。在证素分析的基础上，根据 SPSS 26.0 软件的聚类分析结果，以及中医学理论和临床经验，我们还得到 OIPN 的常见证型有阳气亏虚证、瘀毒阻络证、脾虚气滞证、血虚证。

结合本团队针对 OIPN 中医证素的研究以及临床经验，我们认为 ADIPN 的病位证素需结合患者的原发病以及临床证候进行辨别，而 ADIPN 的病性证素分布可归纳如下：

（1）气虚、血虚、阴虚、阳虚：药王孙思邈在其所著《千金要方》中记载：“夫众病积聚，皆起于虚，虚生百病。”可见“虚”在疾病发病中的重要地位。气虚是指患者素体气血不足，不能充养脏腑，使得脏腑功能减退；血虚是指血液的亏虚，不足以濡养脏腑、组织、经络；阴虚是指体内阴液亏少；阳虚指体内阳气亏虚。肿瘤患者多为久病，素有先天不足，或是后天神机失养，以上皆可导致患者的元气不足，从而减慢气的推动作用，削弱气的固摄作用，弱化气的气化功能，减弱气的防御功能，使得脏腑的功能减退，患者就会出现神疲乏力、气短懒言、自汗、脉虚等表现。而气虚进一步使得气血生化乏源，或肠癌患者便血导致慢性失血，均致血虚，出现面色萎黄、手足发麻等表现。气虚继续发展下去，因为患者久病阳气损伤，或因为患者久居寒冷之处，或因为患者年高命门火衰，均可使阳气亏虚，影响其温煦、推动、气化的功能，常常表现为畏寒肢冷、自汗、大便溏烂等。久病后期，情志过极致阴虚，失于濡养则大便干结、脉细数。OIPN 的发生与气血阴阳关系密切，但大多相兼出现，不可责之某一病性证素，临床还需联系对应脏腑，辨证施治。

（2）湿：湿为浊邪，可进一步细分为内湿和外湿。外湿大多因机体外感湿邪，包括但不限于淋雨涉水之后、居住之处潮湿等，导致湿邪郁于肌表，进而从肌表向内阻滞经络之气。外湿的病位更倾向于肌肤表层，常表现为肢体困重、酸痛等。内湿证大多是因为脾的运化功能失常所致，过食油腻，或嗜酒冷饮皆，可致脾虚失运，津液内停，继而内生湿浊，湿邪易阻滞气机，相比于外湿证，内湿的病位更倾向于人体的内脏，以胃肠道反应更为明显，如脘腹痞胀、恶心呕吐、便溏等症。然而湿证的形成，内湿与外湿缺一不可，往往是内湿、外湿合邪致病。湿为有形之邪，其体氤氲弥漫，或寒或热，或清或浊；其性多变，易困厄清阳，阻遏气机，壅滞三焦，阻于皮肤，流注肌肉关节，致经络痹阻。湿的形成与脾、肝关系密切，若脾主运化功能受损，肝的疏泄功能失调，水液代谢则会出现障碍，聚而为湿，患者易出现的腹胀、疲倦乏力、经常便溏等症状均为湿的致病特点。

（3）气滞、血瘀：气滞是指气机阻滞、运行不通，可发生于人体的某一个部分，或某一脏腑，或某一经络。气滞产生的病因众多，或因忧伤悲郁，过度思考忧虑，心情情志无法舒展，气机郁塞壅滞；或由于阴寒内凝、湿邪阻滞而气机闭塞、运行不畅；或因为痰饮、瘀血、虫积等有形邪气阻滞于内，影响气机的运行；或因脏腑之气虚弱，无力运行而气机壅滞。气滞产生之后，气不行血，又会导致血行不畅，从而内阻瘀血，新血不生，又进一步阻碍气机的条达，加重气滞，以此形成一个恶性循环。气血运行受到阻碍，不通则痛，故瘀血疼痛大多为刺痛、固定，瘀血阻塞于脉管，血液运行不畅达，人体不能得到气血的充分濡养温煦，所以常常出现口唇紫、脉细涩等血瘀的表现。OIPN 患者四末的麻木，多由于气血不能濡养、运行不畅，影响气机的条达，日久易致气滞血瘀。且本研究患者多为肠癌术后，手术后的患者体内离经之血不能及时排出或得以消散，可直接导致瘀血内阻。

2. 中医辨证证型

ADIPN 的中医辨证是基于疾病病机演变规律的证型总结，在疾病的不同阶段应有不同的证型特点，在治疗上做到有所侧重，才能取得良好的临床疗效。当前，国内临床研究基本围绕益气和血、温经通痹、活血通络等治法开展，对 ADIPN 的中医治法及辨证有了初步的认识。《化疗所致周围神经病理性疼痛中西医诊治专家共识》(2021 版)，指出 CIPN 的预防阶段以气虚血瘀型多见，重在益气活血，治疗阶段以寒凝络脉多见，重在温经通络。一项对 CIPN 患者中医证型相关因素的回顾性分析研究发现，CIPN 患者的中医证型可归纳为气虚血瘀证、气滞血瘀证、阳虚寒凝证、肝肾不足证。其中气虚血瘀证占比最大，其次为气滞血瘀证、阳虚寒凝证，肝肾不足证占比最小。此外，张海霞认为 OIPN 患者的中医证型可分为气虚血瘀型、寒凝血瘀型、血痹型，分别治以益气活血、温经通脉、和营行痹。

对于 ADIPN 的中医辨证尚无统一认识，未来还需开展更多的 ADIPN 相关证型研究来进一步阐释 ADIPN 的辨证特点。结合文献及本团队临床经验，根据抗肿瘤治疗早、中、后期的临床特点，建议将 ADIPN 分为三个证型：营血虚弱，寒凝经脉；气虚血弱，营卫失和；气虚血瘀，络脉痹阻。

(1) 营血虚弱，寒凝经脉：本证型多见于抗肿瘤治疗早期，尤其是应用奥沙利铂、紫杉类药物化疗或硼替佐米靶向药物治疗早期。症状表现为四肢末梢麻木，肌肉、关节疼痛，或口腔、舌体、咽喉、下颌区域不适及肌肉痉挛，遇寒(冷水、冰冷物体)症状加重。舌质淡苔薄白，脉沉细或弦细。治以温经散寒，养血通脉。症状在化疗用药结束后很快可以恢复。

(2) 气虚血弱，营卫失和：本证型多见于抗肿瘤治疗中后期，急慢性周围神经毒性症状交叉，慢性周围神经症状逐渐出现加重者。症状表现为四肢末梢麻木、疼痛，可与冷刺激无关，症状持续存在。舌质淡苔薄白，脉微涩或脉紧。治以益气温经，和营通痹。

(3) 气虚血瘀，络脉痹阻：本证型多见于抗肿瘤治疗后期，或抗肿瘤治疗结束后较长时间内，患者仍持续伴有慢性周围神经毒性症状者。症状表现为四肢末梢麻木和刺痛，持续不缓解，可与冷刺激无关，部分患者可伴有精细运动(如扣纽扣、戴耳环、用筷子、书写等)协调困难、感觉性共济失调(走路踩棉花感觉)和出汗、手抖、乏力等自主神经症状。舌质暗或紫暗或舌边有瘀斑，苔薄白，脉涩。治以补气养血，活血通络。

参考文献

[1] 曹雯，魏国利，李灵常，等. 化疗相关周围神经毒性的治疗进展及中医药防治策略[J]. 世界科学技术-中医药现代化，2019，21(7)：1458－1466.

[2] 曹鹏，李松林，霍介格. 奥沙利铂相关性周围神经病变以血痹论治析[J]. 中国中医基础医学杂

志，2013，19(4)：430-431.
[3] CAO P，YANG J，CAI X T，et al. Treatment of chemotherapy-related peripheral neuropathy with traditional Chinese medicine from the perspective of blood-arthralgia Zheng[J]. Tang [Humanitas Medicine]，2012，2(4)：30.1-30.4.
[4] 李笑瑶，高宏，邢向荣. 恶性肿瘤患者化疗后手足麻木的中医证型分布及相关因素分析[J]. 中国处方药，2022，20(2)：126-127.
[5] 陈婷，方灿途，李陆振. 奥沙利铂致周围神经毒性中医证候、证素特点及与神经毒性分级相关性研究[J]. 广州中医药大学学报，2022，39(3)：498-507.
[6] 史海霞，饶志璟，祝利民，等. 益气温阳通脉方对化疗致周围神经病变患者的临床疗效[J]. 上海中医药大学学报，2022，36(2)：13-19.
[7] 马骏，魏国利，朱梁军，等. 加味黄芪桂枝五物配方颗粒防治奥沙利铂神经毒性多中心、随机、双盲、对照临床研究[J]. 世界科学技术-中医药现代化，2019，21(7)：1495-1504.
[8] 张佳丽，陈锋州，蔡碧玉，等. 养血通络方外用防治奥沙利铂所致周围神经毒性临床研究[J]. 浙江中医杂志，2023，58(12)：874-876.
[9] 张海霞. 加味补阳还五汤治疗奥沙利铂化疗所致的周围神经毒性(气虚血瘀型)的随机对照试验[D]. 乌鲁木齐：新疆医科大学，2020.
[10] 中国中西医结合疼痛学会，中国抗癌协会中西医整合专业委员会，中国中医药研究促进会. 化疗所致周围神经病理性疼痛中西医诊治专家共识[J]. 中华肿瘤防治杂志，2021，28(23)：1761-1767，1779.
[11] 朱文锋. 证素辨证学[M]. 北京：人民卫生出版社，2008.

第五章　抗肿瘤药物相关周围神经病变损伤部位及病变机制

一、主要损伤部位及其病理改变

1. 背根神经节

ADIPN让患者感到疼痛的主要原因是药物在周围神经积累。有研究表明，在接受顺铂治疗的患者的各种神经组织中，背根神经节（dorsal root ganglia，DRG）中含有高水平的铂，相比之下而脊髓和大脑的铂水平含量低10～20倍。单次或反复给予最大耐受剂量的紫杉醇也会导致药物在DRG、坐骨神经中蓄积。DRG可以被认为是外周神经毒性的主要损伤部位。

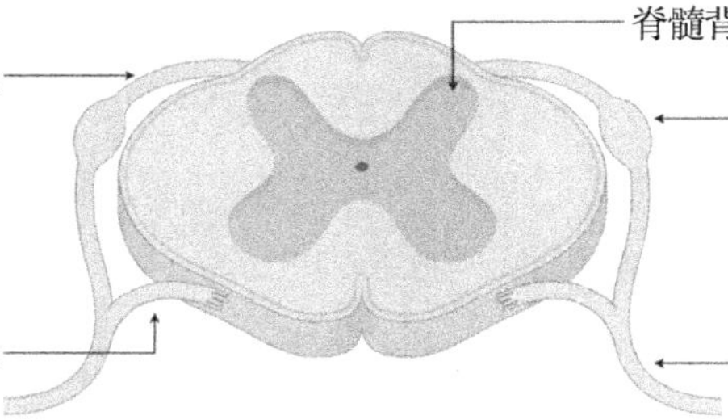

图5-1　DRG和脊髓背角的解剖示意图

常见的病理学改变包括感觉神经元的线粒体异常和功能失调，轴突萎缩和脱鞘，细胞体、细胞核损伤，卫星胶质细胞变化。

线粒体在接触铂类化合物后自发开放通透性转换孔，出现肿胀和空泡化，线粒体DNA复制、转录被干扰，三磷酸腺苷（ATP）合成受损。线粒体不仅被认为是紫杉烷作用的潜在靶点，同时铂化合物也具有与线粒体DNA结合的能力。因此，线粒体在神经元中表现出脱靶效应，干扰了其DNA的复制和转录。由于线粒体中没有DNA修复系统，活性氧的数量和氧化应激的水平会随之增加，引发神经元内的酶、蛋白质、脂质损伤和钙稳态失调，导致细胞凋亡过程的激活、细胞结构的破坏和肌纤维的损伤。紫杉烷引起的微管结构的改变会损害轴突运输，从而导致轴突的退化甚至萎缩，随后引起轴突脱髓鞘和表皮内神经纤维的丧失。并且与近端轴突相比，线粒体远端轴突的损伤更严重。

此外，细胞核与细胞体的损害也与 ADIPN 密切相关。铂类化合物产生 DNA 加合物，核 DNA 加合物和过氧亚硝酸盐产生链断裂，因而激活 DNA 修复酶和抑癌基因 P53，迫使神经元凋亡并最终萎缩。铂类化合物可以减少 DRG 中的核细胞大小，其大小变化的程度与神经毒性相关。在高分辨率共聚焦显微镜下，DRG 细胞体变得更加多孔，并且表面粗糙度增加。与紫杉醇相比，暴露于奥沙利铂时，神经元细胞体萎缩和凋亡更严重，进一步导致轴突病变。硼替佐米和顺铂也会损害细胞器，如神经元中的溶酶体和内质网。

DRG 中的卫星胶质细胞的变化也是 ADIPN 的重要表现。卫星胶质细胞在被化疗药物激活后，开始分泌促炎细胞因子和趋化因子，加强卫星胶质细胞和神经元相互耦合，诱导了 DRG 中具有促炎 M1 表型的巨噬细胞的招募、激活和积累，导致 DRG 和远端神经末梢损伤。有研究表明，硼替佐米会使卫星神经胶质细胞出现空泡化和脱离，并且诱导轴突膜去极化，诱发免疫介导神经病变。

2. 坐骨神经

抗肿瘤药物会诱导坐骨神经中线粒体的形态及功能改变、轴突变性、髓鞘受损甚至脱落、施万细胞异常，从而引发神经兴奋性改变，导致传导障碍，促使凋亡。紫杉醇、长春新碱显著增加了坐骨神经中肿胀、空泡线粒体的发生率，其时间点与其引起的机械异常性疼痛和热痛觉过敏一致。有证据表明，顺铂能抑制线粒体 DNA 的复制和转录，并促进线粒体降解。在体内，紫杉醇、奥沙利铂和硼替佐米都会显著损害坐骨神经中线粒体 ATP 的生成，这主要归因于线粒体中复合体Ⅰ和复合体Ⅱ酶活性受损，蛋白表达降低。同时，在顺铂治疗的小鼠的坐骨神经中也观察到氧化应激、丙二醛增加，及超氧化物歧化酶和谷胱甘肽减少。

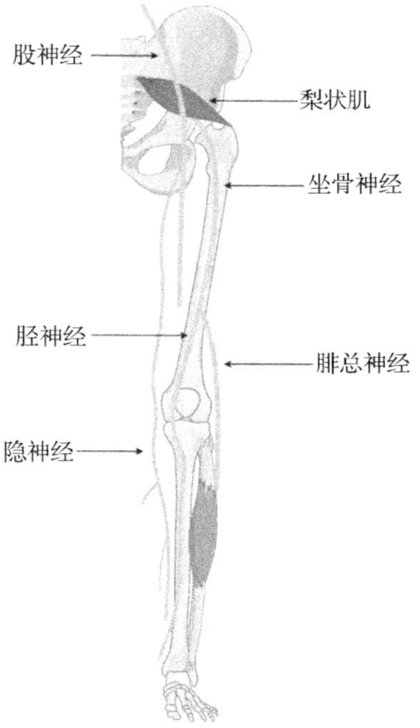

图 5－2　坐骨神经及隐神经的解剖示意图

动物实验显示，长期服用铂类化合物、紫杉醇及硼替佐米都会诱发坐骨神经的髓鞘化和非髓鞘化轴突的退化。顺铂治疗大鼠坐骨神经的组织病理学分析显示，存在组织损伤和凋亡改变，轴突变性和髓鞘纤维损失增加。此外，在紫杉醇诱导的机械超敏的早期阶段，由于巨噬细胞浸润，坐骨神经中去分化的施万细胞会产生形态及功能异常。在顺铂、沙利度胺处理的小鼠中也报告了施万细胞的功能改变。

3. 隐神经

ADIPN 在隐神经中的病理改变主要表现为线粒体形态及功能改变。有研究表明，紫杉醇治疗后，大鼠隐神经轴突线粒体异常肿胀和空泡化的发生率更高。在 ADIPN 发生前和超敏高峰期，肿胀空泡化的线粒体首先在有髓鞘 A 纤维和无髓鞘 C 纤维中发现，而在 ADIPN 消退期间则未发现。此外，奥沙利铂和硼替佐米也会导致大鼠的隐神经线粒体形态异常。电子显微镜下，在紫杉醇处理的大鼠的隐神经中可以观察到 ATP 产生受损，这会进一步诱导和维持神经毒性损伤。

4. 脊髓背角

ADIPN 典型的表现是脊髓背角神经元的功能异常，这种异常会引起脊髓尾神经背根和脊柱的明显病理变化，诱导脊髓背根和背柱中的有髓纤维变性。常见的病理学改变包括神经炎症和免疫系统激活、神经递质水平的改变和星形胶质细胞的变化。脊髓中细胞因子和趋化因子浓度的升高导致外周轴突施万细胞和脊髓星形胶质细胞的改变，这些都会促进 ADIPN 的发展。硼替佐米诱发的神经病变患者经神经活检显示，CD3 表面抗原和 CD68 抗原的反应性增加，血管周围活化 T 细胞和神经内膜巨噬细胞存在。这些细胞可以释放促炎细胞因子(肿瘤坏死因子 α、白细胞介素-1β)，这些细胞因子可以使主要感觉传入神经变得敏感，并改变脊髓背角的传入输入，以引发疼痛。在神经递质信号传递方面，脊髓水平上也观察到与 ADIPN 相关的改变，注射紫杉醇的动物显示宽动态范围神经元的自发活动增加，脊髓背角谷氨酸转运蛋白的表达减少。这些结果表明，由于谷氨酸清除减少，脊髓疼痛信号神经元的兴奋性增加。脊髓中的星形胶质细胞的变化也至关重要。在脊髓内，星形胶质细胞的激活导致细胞因子释放增加，进而导致 ADIPN 症状。此外，脊髓偶尔会发生症状性脱髓鞘，导致 Lhermitte 氏综合征(颈部弯曲引起的颈部疼痛)。ADIPN 可能也会扰乱脊髓背角中神经激素合成途径的代谢，增加神经激素的表达。

5. 表皮内神经纤维和迈斯纳小体

抗肿瘤药物会诱发躯体感觉小纤维轴突病，病理可见有神经支配无毛皮肤表皮层的轴突末端表皮内神经纤维(intraepidermal nerve fibers，IENF)密度降低，这可能会伴有轴突萎缩，背根神经节感觉神经元的轴突脱髓鞘或神经元变性。感觉神经元中异常和功能失调线粒体的积累与轴突生长缺陷相关，导致手和脚 IENF 的损失，自发放电增加和外周感觉神经元的敏化，引起和促进中枢神经系统的变化，从而导致慢性神经性疼痛。在长春新碱、硼替佐米和紫杉醇诱导的神经病变中也观察到远端感觉轴突变性、脱髓鞘和 IENF 丢失。研究表明，紫杉醇或长春新碱治疗会导致患者出现严重且持续的神经病变。从患者身上采集的活检表明，这种情况可能归因于支配皮肤的神经纤维损失。在一项针对 12 名癌症患者(包括结直肠癌、前列腺癌和乳腺癌)的前瞻性研究中，Koskinen 等注意到表皮内神经纤维密度在化疗前和化疗期间会产生变化。在实验硼替佐米诱导的周围神经病变模型中也观察到 IENF 密度下降，但其是否与 ADIPN 相关仍然存在争议。

迈斯纳小体也是 ADIPN 的主要损伤部位。硼替佐米诱导的周围神经病变案例研究显示，通过皮肤活检，IENF 和迈斯纳小体密度同时降低。迈斯纳小体中的病理表现为大小、结构的异常以及髓鞘变薄或丢失，会导致触觉敏感性降低。观察到的迈斯纳小体丧失，解释了 ADIPN 患者触摸感知下降的原因。

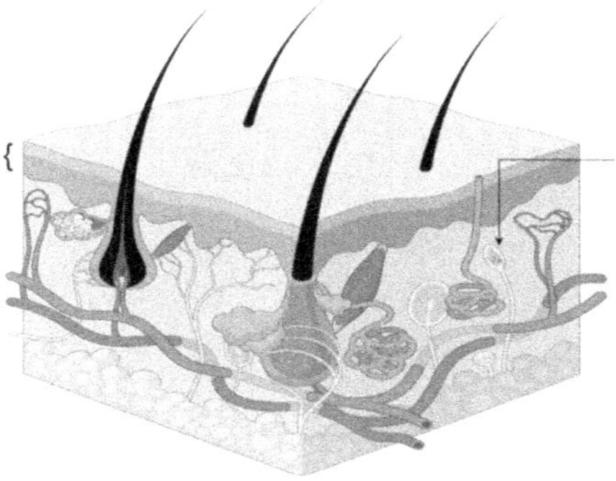

图 5－3　迈斯纳小体的解剖示意图

6. 其他

ADIPN 的病理改变可能还包括额外的血管效应，例如雷诺综合征、颅神经和自主神经功能障碍，但这些症状很少见。此外，罕见的视神经病变也可能发生。关于紫杉类诱导的视神经病变的潜在病理生理机制的证据很少，但研究发现，紫杉类药物全身给药可能会对视网膜神经节细胞造成神经毒性或缺血性损伤。其他研究表明，紫杉类药物可诱导视网膜和视神经内适应不良的电生理变化，这归因于血管痉挛或血管失调。常见的化疗药物顺铂具有耳毒性，一部分研究发现，顺铂会诱导螺旋神经节神经元凋亡，这与异常的耳蜗细胞相关联；顺铂还会改变氧化酶活性，干扰抗氧化防御系统和刺激炎症的发生。

二、主要病变机制

1. 线粒体功能障碍

线粒体是一种双膜结合的细胞器，能够参与多种细胞过程。线粒体损伤学说被认为是 ADIPN 发生的主要机制之一，ADIPN 可以促进感觉神经元的退化，通过破坏线粒体结构和生物能量学，增加硝基氧化应激，改变线粒体运输、分裂、融合和有丝分裂吞噬，致使周围感觉神经线粒体损伤。线粒体功能损害的具体表现为减弱线粒体呼吸功能、减少 ATP 产量等，进而导致线粒体空泡、肿胀和功能受到损害。活性氧(reactive oxygen species，ROS)可引起细胞蛋白质、脂质的改变及 DNA 诱导细胞损伤和线粒体功能障碍。铂类药物可与线粒体 DNA 形成加合物，抑制 DRG 神经元线粒体 DNA 的复制，并破坏其转录，逐渐导致线粒体的能量衰竭。在对顺铂诱导的神经病变小鼠模型进行 DRG 的 RNA 测序分析中发现，机械性痛觉超敏等症状与 IENF 的丢失及小鼠 DRG 神经元和周围神经的线粒体生物能缺陷相关。DRG 神经元细胞体中的生物能缺陷以氧化磷酸化减少为特征，而周围神经中的线粒体缺陷是由于轴突线粒体含量减少所致。在表达青色荧光蛋白的转基因小鼠肋间神经中，评估顺铂治疗期间轴突线粒体损伤的程度和空间分布，发现顺铂治疗可导致轴突线粒体总量减少、形态异常，包括非典型增大、空泡增多和嵴缺失，这些变化在远端和近端神经段都可被观察到，在轴突中比在施万细胞中更明显；在顺铂暴露动物的神经中检测到融合蛋白(mitofusin-2，MFN2)的表达水平明显降低，表明其发病机制可能与 MFN2 的缺失有关。p53 通过与抗凋亡蛋白 Bcl－xl 和 Bcl－2 相互作用和拮抗，增加线粒体膜通透性以诱导其凋亡。p53 活化引起的线粒体凋亡路径是线粒体损伤学说中重要机制之一。铂类药物通过增加 DRG 线粒体中 p53 的积累导致线粒体形态异常和功能受损，最终导致感觉神经元 DRG 功能受损出现 ADIPN。

2. 氧化应激

在健康的组织中，线粒体产生少量的 ROS，如过氧化物、超氧化物、羟自由基和单线态氧(氧代谢的副产物)。ROS 是细胞凋亡和炎症反应的重要介质。氧化应激是指在病态情况下，ROS 产生的量超过了机体原本抗氧化系统的能力，导致体内的氧化和抗氧化作用失衡的状态。ROS 在细胞信号传导中发挥重要作用，多数化疗药物会对神经元和非神经元的线粒体造成损害，导致 ROS 的增加，从而引起氧化应激。氧化应激和随之导致的氧自由基、促炎因子的增加被认为是 ADIPN 发病的主要机制之一，活性氧的释放和氧化应激的增加可通过促炎因子释放、诱导线粒体损伤等途径导致 ADIPN 的发生。研究发现接受顺铂治疗的 C57BL/6N 小鼠的后肢对冯弗雷丝刺激产生机械性超敏反应，在给予活性氧清除剂后顺铂诱导的机械性超敏反应被抑制，表明顺铂诱导的机械性超敏反应由外周氧化应激致敏机械性伤害感受器所致。奥沙利铂可结合线粒体 DNA 形成复合物，进一步导致线粒体的损伤，产生功能障碍，引发疼痛。在氧化应激状态下，线粒体产生大量的活性氧，当这些活性氧进入细胞质，会作用于钙离子通道，从而诱导更多钙离子的产生，钙离子从内质网钙离子释放到细胞质，再进到线粒体并聚集，干扰呼吸链，促使更多的活性氧产生，如此循环，导致炎症及细胞凋亡的发生。

3. 泛素-蛋白酶体系统

泛素-蛋白酶体系统（ubiquitin-proteasome system，UPS）由泛素、泛素启动酶、26S 蛋白酶体和去泛素化酶等组成。UPS 负责调节细胞内蛋白质的降解，维持细胞正常活动，异常的 UPS 会导致细胞稳态失衡。UPS 在氧化应激反应中对蛋白质重塑有着重要作用，选择性 β5 亚单位蛋白酶体抑制剂奥普罗佐米能够通过改变 UPS 介导的降解途径，使奥沙利铂诱导的脊髓前强啡肽基因表达上调至正常状况，逆转奥沙利铂治疗大鼠的机械性痛觉超敏和热痛觉过敏。

4. 肠道菌群

越来越多的证据表明，化疗药物能够直接损伤肠道屏障和肠上皮细胞，改变肠道菌群的多样性和组成，诱发菌群紊乱和肠黏膜炎症，参与 ADIPN 的发生、发展。菌群紊乱主要包括两种主要的机制：一种是药物改变肠道的正常生物屏障，导致微生物组从身体其他部位转移到肠道；另一种是药物可以直接影响细菌的生长。有研究推测肠道菌群可能通过巨噬细胞影响 ADIPN。在 PIPN 大鼠模型中，肠道菌群结构和丰度与对照组相比发生了显著改变，与临床上观察到的现象相似，梭菌属的丰度增加最为明显，同时非靶向代谢组学结果显示，次级胆汁酸代谢通路是 PIPN 组中变化最明显的代谢通路，其中以脱氧胆酸的增加最为显著，且 PIPN 组大鼠肠道菌群中梭菌属的相对丰度与血清中脱氧胆酸水平呈显著正相关，而与牛磺胆酸水平呈显著负相关。PIPN 大鼠模型中变化的肠道菌群能够诱导周围神经病变的相关表型(包括机械性痛觉过敏、冷痛觉过敏)，使得钠离子通道和瞬时受体电位离子通道家族、转录调控因子 c-fos/c-jun 及 G 蛋白偶联受体 5(CCR5) 在 PIPN 模型组 DRG 中的转录和表达水平显著上调，并受到肠道菌群和胆汁酸的调控。其中选择性移植梭菌属/给予脱氧胆酸干预后，大鼠 DRG 中 CCR5 转录水平显著增加。胆汁酸是菌群一肠一脑轴中的重要桥梁，体内和体外实验均表明胆汁酸对神经系统具有显著影响，但具体的信号通路和更有力的证据有待未来研究证实。

5. 免疫系统

抗肿瘤药物调节免疫系统，是杀伤肿瘤细胞的最重要机制之一。免疫系统的激活、免疫细胞的募集被认为是 ADIPN 发展的潜在重要因素。Toll 样受体（Toll-like receptors，TLR）是一种跨膜蛋白，广泛表达于免疫细胞、感觉神经元和神经胶质细胞中，负责启动先天免疫反应。TLR 可以在 ADIPN 状态下被激活。T 淋巴细胞主要参与机体的细胞免疫反应。神经损伤会诱发免疫系统反应，引起 T 细胞活化，促进炎性细胞因子表达，参与神经病理性疼痛。与野生型小鼠相比，紫杉醇诱导的机械性疼痛在 $CD8^+$ T 细胞缺陷的小鼠中持续时间更长，说明 ADIPN 与 DRG 中的 $CD8^+$ T 细胞有关。也有研究发现，雄性 C57BL/6J 小鼠经紫杉醇或奥沙利铂治疗后，出现明显的机械性异位疼痛，并伴有循环 $CD4^+$ T 细胞的增加，表明 $CD4^+$ T 细胞的激活也与 ADIPN 相关。TLR4 被化疗药物激活是外周和中枢神经系统促炎细胞因子表达增加的原因。化疗药物可以引起 DRG 细胞中的 TLR4 受体活化，随后启动细胞内信号通路，通过激活 NF-κB，进一步引起外周和中枢神经系统中促炎细胞因子 TNF－α、IL－1β 的释放，引发机械超敏反应。在紫杉醇诱导的痛觉过敏大鼠的 DRG 中，发现促单核细胞趋化蛋白-1 表达的 TLR4 信号增加，给予拮抗剂 LPS-RS 阻断 TLR4 受体可以显著减轻紫杉醇诱导的小鼠的疼痛行为。

6. 神经炎症

炎症细胞因子上调和炎症级联激活与 ADIPN 的发生有关。NF-κB 激活引起的神经炎症在 ADIPN 过程中起重要作用。星形胶质细胞作为中枢神经系统中最丰富的细胞，参与多种功能过程，包括脑代谢、神经元传递及多种神经性疼痛。小胶质细胞是中枢神经系统中的吞噬细胞，数量较少，当小胶质细胞激活后，可以增殖、迁移和释放活性氧物质，同时也能分泌某种神经毒素和炎症介质，参与 ADIPN。研究报道，紫杉醇可以诱发星形胶质细胞和小胶质细胞活化。紫杉醇通过诱导胶质细胞的激活释放细胞因子和趋化因子加剧炎症反应。施万细胞是外周神经系统中的胶质细胞，在运动神经元和感觉神经元的轴突周围形成一层薄薄的髓鞘，从而使动作电位发生跳跃传导。施万细胞已被证明能表达多种 TLR，通过激活 NF-κB 诱导炎症因子的释放，在抗肿瘤药物引起的神经炎症中发挥关键作用。

7. 核 DNA 损伤

金属原子可与一些重要的生物实体结合（如蛋白质、酶、激素和核酸等），因此具有生物活性。铂类药物的细胞毒性主要取决于其与 DNA 结合的能力，包括形成 DNA-Pt 加合物、链间交联、链内交联及 DNA-蛋白质交联。这些改变能阻止 DNA 复制和细胞周期进展，通过抑制 DNA 修复机制（如核苷酸切除修复机制，NER）和引发细胞凋亡以诱导细胞死亡。顺铂主要形成 1，3-d（Gp-Np-G）型链间交联及 1，2-d(Gp-G)型链间交联。卡铂为顺铂的前体药物形式，因此其形成交联类型与顺铂相似。而奥沙利铂主要与 1，2-二氨环己烷基团(DACH)结合，形成 1，2-d(Gp-G)型链间交联，并嵌入 DNA 中。在神经系统中，铂类药物的主要靶点是感觉神经元的 DRG。由于缺少血脑屏障，铂类药物更容易进入 DRG 并蓄积，通过上述机制与细胞核 DNA 形成 DNA-Pt 加合物，从而导致核 DNA 的损伤。

8. 电压门控离子通道

电压门控离子通道(voltage-gated ion channel，VGIC）是细胞膜上的关键组分，主要有 Na^+、K^+、Ca^{2+} 等离子通道。VGIC 通常是由同一亚基的四个跨膜区段围成孔道，孔道中有一些带电基团(电位敏感器）控制闸门。当跨膜电位发生变化时，电位敏感器在电场力的作用下产生位移，响应膜电位的变化，造成闸门的开启或关闭，进而控制离子的进出，从而维持细胞的正常生理功能。

(1) Na^+通道：Na^+通道在细胞的电兴奋产生和律动中发挥关键作用。当神经元细胞受到刺激后，细胞膜上 Na^+通道打开引起 Na^+内流，这是产生神经冲动和膜去极化的主要原因。大量的研究表明，Na^+通道的异常改变与 ADIPN 密切相关。例如，利用紫杉醇导致的 ADIPN 大鼠模型研究发现，给药处理后背根神经节细胞内 Na^+通道亚型 Nav1.7 的蛋白和 mRNA 水平均上调，且细胞外信号调节激酶(ERK1/2)磷酸化表达；利用 MEK 抑制剂阻断 ERK1/2 磷酸化后，背根神经节中 Nav1.7 的水平显著上调，进而减轻痛觉过敏，表明 Nav1.7 通过 ERK1/2 通路参与紫杉醇导致的 ADIPN。也有研究表明，阻断 Na^+通道亚型 Nav1.8 的 β1 亚基能够降低背根神经节神经元的兴奋度，进而减轻紫杉醇导致的 ADIPN 产生的机械性异常疼痛与热痛觉过敏，这揭示了背根神经节神经元中的 Nav1.8 也与 ADIPN 密切相关。奥沙利铂的代谢产物草酸盐可以延缓 Na^+通道的开放，导致不同神经元的阈值改变和异常放电，这表明 Na^+通道有可能作为 ADIPN 治疗的作用靶点。例如，Na^+通道抑制剂(如抗惊厥药物卡马西平)在治疗 ADIPN 等神经系统疾病方面已经取得了一定的进展，但仍需大量的临床研究来证实。

(2) K^+通道：K^+通道参与调节感觉神经元疼痛和兴奋性。在 ADIPN 中 K^+通道的异常改变已经被大量报道。在接受奥沙利铂治疗的大鼠中，皮质水平的 K^+通道出现下调，进而促进 ADIPN 的持续发展。在奥沙利铂和紫杉醇相关 ADIPN 动物模型中，初级传入神经元的 K^+ 通道相关基因表达也出现下调。这些变化导致在静息状态下，膜电位更加去极化，从而引起痛觉感受器过度兴奋，可能与 ADIPN 大鼠背根神经节神经元自发活动的增加密切有关(图 5-4)。这两项研究还发现，超极化激活环核苷酸门控阳离子通道会增加伤害感受器的兴奋性和自发放电。在顺铂诱导的 ADIPN 小鼠模型中，顺铂会引起膜去极化和外周轴突丢失；利用 K^+ 通道激活剂瑞替加滨处理可以阻止这些现象，这表明通过激活 K^+ 通道可以阻止 ADIPN 的发生。

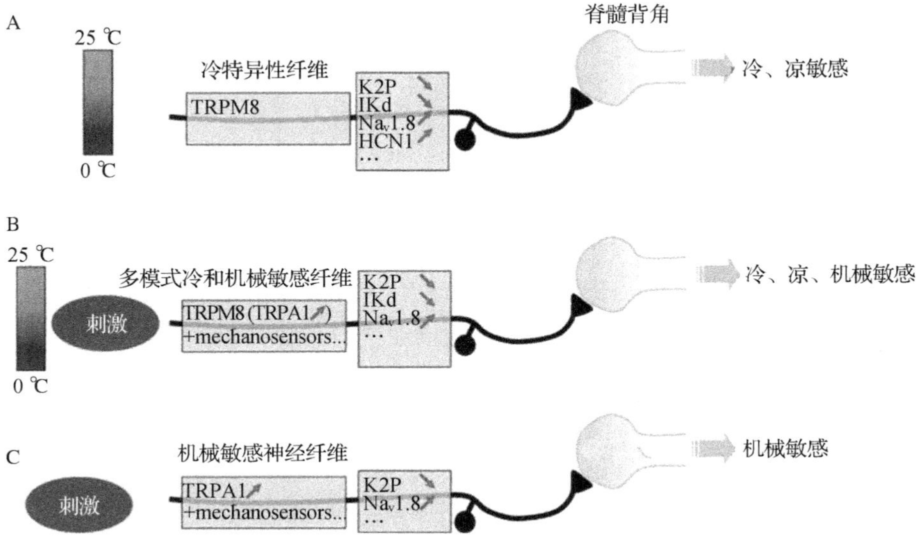

图 5-4　奥沙利铂诱导的冷和机械敏感初级传入纤维变化示意图

(3) Ca^{2+} 通道：在神经元和肌肉细胞中，Ca^{2+} 通道是细胞兴奋和收缩的关键因素。Ca^{2+} 通道是 ADIPN 的重要驱动因素。例如，紫杉醇会增加背根神经节中细胞内 Ca^{2+} 的释放是其诱发 ADIPN 的重要原因。米诺地尔(一种 K^+ 通道开放剂)可增强 K^+ 的渗透性，同时阻止 Ca^{2+} 进入细胞，通过维持 Ca^{2+} 稳态，治疗紫杉醇所致的 ADIPN。有多种证据表明，调节 Ca^{2+} 通道的药物可能对化疗引起的疼痛综合征具有镇痛作用。在紫杉醇相关 ADIPN 小鼠模型中，背根神经节中 Ca^{2+} 通道辅助亚基 $Ca\alpha2\delta-1$ 的蛋白和 mRNA 水平均显著升高，表明了紫杉醇可诱发 A 纤维特异性超敏反应；而 Ca^{2+} 通道抑制剂处理(如加巴喷丁)可以降低紫杉醇和长春新碱诱导的这种超敏反应，从而缓解 ADIPN 的神经性疼痛。

9. 神经传递

(1) 5-羟色胺：大量研究表明，化疗会导致相关神经递质信号传导过程发生改变。5-羟色胺2A受体(5-HT_{2A}R)是G蛋白偶联受体，在暴露于抗肿瘤药物长春新碱的大鼠脊髓中，5-HT_{2A}R的表达显著增加；而5HT_{2A}基因敲除小鼠未出现长春新碱诱发的ADIPN，这表明5-HT_{2A}R与长春新碱诱发的ADIPN有关。研究还发现，长春新碱诱导的ADIPN模型中，5-羟色胺的缺失也是导致热痛过敏的原因。

(2) 谷氨酸：谷氨酸是中枢神经系统的主要兴奋性神经递质，能调节神经元活动。研究发现，谷氨酸及其信号通路参与ADIPN的发生。氨酸羧肽酶可以水解N-乙酰天冬氨酰谷氨酸，并释放谷氨酸，抑制谷氨酸羧肽酶能够改善神经传导缺陷，逆转化疗药物(如顺铂、紫杉醇和硼替佐米等)诱导的ADIPN。硼替佐米治疗大鼠会引起痛觉过敏，并伴有感觉神经传导速度的下降；给予代谢型谷氨酸受体拮抗剂2-甲基-6-(苯乙炔)吡啶盐酸盐处理，可逆转硼替佐米诱发的超敏反应和神经传导缺陷。此外，由于谷氨酸是一种兴奋性神经递质，将其从突触中清除可防止兴奋性毒性。星形胶质细胞介导的谷氨酸清除的减少可导致脊髓神经元对伤害性刺激的反应增强。硼替佐米、紫杉醇和长春新碱诱导的ADIPN模型中，痛觉过敏均与脊髓星形胶质细胞中谷氨酸转运体GLAST表达减少有关。鉴于脊髓神经元放电增加似乎与谷氨酸转运蛋白下调有关，并且在长春新碱和顺铂诱导的ADIPN模型中也观察到类似的脊髓神经元生理变化。因此，谷氨酸转运蛋白的下调可能是ADIPN的共同致病机制。

(3) 其他神经传递：在ADIPN动物模型中也观察到其他神经传递系统的变化，包括内源性配体(如内啡肽-1)对脊髓μ-阿片受体信号的抑制。由于ADIPN患者临床的主要症状表现为疼痛，因此内源性阿片受体常作为药物开发的潜在靶点。然而，在临床上使用一系列阿片类镇痛药治疗ADIPN却没有取得较好的效果。调节内源性大麻素的水平可能对ADIPN治疗提供了一种有效的方法。内源性大麻素可以被脂肪酸酰胺水解酶分解，抑制该酶增加内源性大麻素水平，从而逆转顺铂ADIPN模型中的寒冷和机械敏感性异常，并降低C纤维敏感性。研究发现，使用选择性A3腺苷受体激动剂(如IB-MECA)激活Gi/Gq偶联的A3腺苷受体可阻止由不同药物(包括紫杉醇)诱导的ADIPN的发展进程，增强A3腺苷受体信号被认为是紫杉醇相关ADIPN的有效治疗方法。

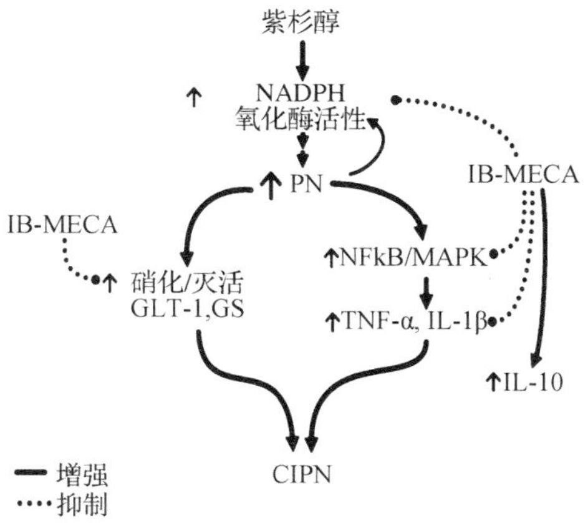

图5-5　A3腺苷受体激动剂IB-MECA治疗ADIPN机制示意图

10. 瞬时受体电位通道

瞬时受体电位通道(transient receptor potential ion channels，TRPs)是一类非选择性阳离子通道超家族，可以通透 Ca^{2+}、Mg^{2+}、Na^{+}、K^{+}等多种阳离子。其中，瞬时受体电位香草酸通道亚家族是一类在人体中分布广泛的四聚体蛋白通道。辣椒素可以通过与辣椒素受体(Transient receptor potential vanilloid 1，TRPV1)结合激活神经末梢，介导化疗药物(如奥沙利铂)诱导的冷痛觉和机械痛觉过敏。当这些刺激作用于皮肤时所引起的感觉被人类感知为一种不愉悦的感觉(如刺痛、烧灼感、疼痛、瘙痒等)。以上这些感知均是 ADIPN 患者最常出现的临床症状。多项研究表明，化疗期间 TRPV1 的激活使疼痛通路变得更加敏感。紫杉醇给药后，大鼠背根神经节中 TRPV1 的表达在热痛感发生的相应时间点增加；在啮齿动物模型中，使用 TRPV1 拮抗剂可减少热敏反应；在硼替佐米和顺铂治疗后，也能观察到小鼠背根神经节和脊髓中 TRPV1 表达增加，这揭示了 TRPV1 的异常表达可以促进 ADIPN 的发生。

瞬时受体电位 A1(transient receptor potential ankyrin 1，TRPA1)和 TRPV1 是结构上相关联的非选择性阳离子通道，二者都属于 TRPs 家族。TRPA1 通常与 TRPV1 共定位，可以被多种有毒化学物质(如福尔马林、异硫氰酸烯丙酯和丙烯醛等)或其他环境因素刺激(如氧气、温度和机械力等)激活。奥沙利铂治疗会让大多数患者对寒冷刺激更加敏感，其中 TRPA1 通道可参与调节寒冷引起的异常性疼痛相关的发炎和神经性疼痛。多项研究证实，TRPA1 通道在奥沙利铂和紫杉醇诱导的动物模型的冷敏感和冷异常性疼痛中发挥重要调控作用。但是，TRPA1 是否作为哺乳动物的寒冷刺激受体仍存在较大争议。研究表明，TRPA1 通道的激活具有物种特异性，寒冷刺激引起的 TRPA1 激活仅发生在啮齿动物中，而不包括人类。分子水平上，啮齿动物中 TRPA1 蛋白 S5 跨膜结构域中第 878 位甘氨酸位点(灵长类动物是第 875 位缬氨酸位点)可能在寒冷敏感性差异中发挥关键作用。ADIPN 持续发生可能是化疗后由蛋白酶激活受体介导的蛋白激酶 A、蛋白激酶 C－ε 和磷脂酶 C 激活对 TRPV1、TRPV4 和 TRPA1 通道增敏所致。

在 ADIPN 中，瞬时受体电位阳离子通道亚家族成员 8(Transient receptor potential melastatin family member 8，TRPM8)也被证明是一种可以被寒冷激活的受体。在神经疼痛模型中，TRPM8 可以被低温刺激(25～28 ℃)和化学物质(如薄荷醇)激活，从而发挥镇痛的作用。同时，在紫杉醇相关 ADIPN 患者中，TRPM8 也被发现有类似的镇痛作用(图 5－6)。

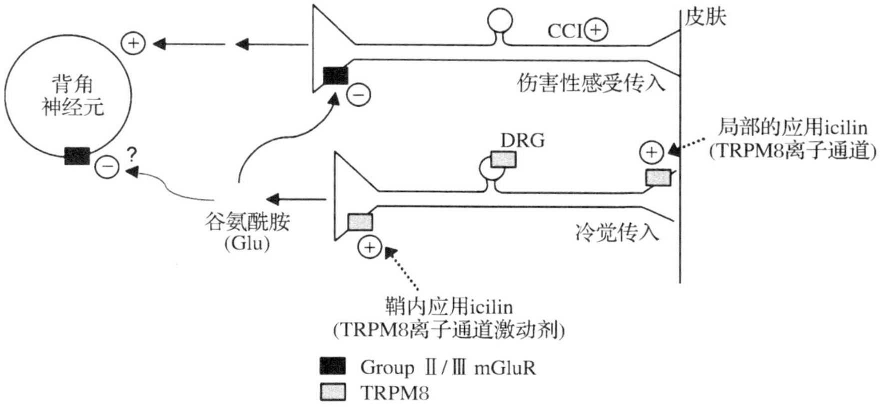

图 5-6 TRPM8 介导的镇痛机制示意图

11. 细胞内信号通路

细胞因子以及细胞应激等在多种情况下都可以激活蛋白激酶和含半胱氨酸的天冬氨酸蛋白酶（caspase），从而导致神经元和胶质细胞出现线粒体损伤甚至细胞凋亡。例如，caspase 信号通过线粒体和背根神经节细胞的损伤来促进 ADIPN 发生。caspase 信号使线粒体产生的活性氧，从而激活相关通路，导致大鼠因顺铂和奥沙利铂诱发 ADIPN。运用 caspase 抑制剂可降低长春新碱诱导的大鼠超敏反应，并防止奥沙利铂诱导的背根神经节细胞丢失。蛋白激酶途径的激活，特别是 MAPK 家族中的相关激酶，可以促进细胞损伤。有研究显示，顺铂和奥沙利铂激活 p38 MAPK 和 Erk1/2，促进背根神经节神经元凋亡。进一步的研究还发现，神经生长因子(nerve growth factor，NGF)对背根神经节神经元凋亡具有保护作用。这些通路的激活会引起细胞因子释放和细胞结构损伤等，可能会进一步促进 ADIPN。背根神经节神经元中的 TLR4 表达上调及其相关信号通路的激活是奥沙利铂诱导 ADIPN 产生的另一个重要机制。因此，靶向 TLR4 的小分子药物(如瑞沙托维)未来可能应用于 ADIPN 的治疗。

动物模型研究表明，紫杉醇通过激活 caspase 10 通路导致线粒体损伤，产生活性氧，其可能导致神经元凋亡进而引起 ADIPN。另外，研究证实 TNF 信号通路上的肿瘤坏死因子 α(tumor necrosis factor-α，TNF-α)与 ADIPN 密切相关；活化的 TNF-α 可促使神经纤维自发放电，并通过 MAPK 通路降低 γ-氨基丁酸抑制信号，从而加强疼痛信号，导致神经性疼痛的产生；而阻断 TNF-α 表达可改善紫杉醇诱发的神经性疼痛。这表明细胞因子 TNF-α 及 TNF 信号通路与紫杉醇诱发的 ADIPN 密切相关，而抗 TNF-α 治疗可全面保护无髓表皮神经纤维，提示小神经纤维可能比大有髓神经纤维更依赖 TNF-α 通路。还有研究显示，紫杉醇导致的 ADIPN 患者和动物模型中，梭菌属和脱氧胆酸能够改变 ADIPN 的相关表型，脱氧胆酸的神经毒副作用部分依赖于背根神经节中 TGR5/CREB/CCR5 信号通路。与奥沙利铂相关 ADIPN 相似，TLR4/MyD88、TRPV1 通道信号传导也参与了紫杉醇诱导的 ADIPN。有研究团队利用串联质谱标签（Tandem mass tag，TMT）定量蛋白质组学技术分析白蛋白结合型紫杉醇（albumin bound paclitaxel，nab-PTX）引起 ADIPN 的潜在机制，对筛选出的差异表达蛋白进行分析后显示，KNG1、ApoE、SPT、TACE 等可能是 nab-PTX 作用的重要靶点，其作用方式可能是通过鞘脂代谢通路、NOTCH 信号通路以及叶酸生物合成等通路引起 ADIPN。GO 和 KEGG 通路富集分析显示，nab-PTX 通过关键靶点（如 Fractalkine、Gas1、RANTES、Notch－1、Prolactin）调控细胞因子受体相关通路及 TNF 通路活性，促进细胞因子释放，并增强细胞因子及其受体活性，从而导致 ADIPN 发生。

12. 转运蛋白

转运蛋白是膜蛋白的一大类，介导生物膜内外的化学物质以及信号交换。研究发现，人和小鼠背根神经节中存在有机阳离子转运体 2（organic cation transporter 2，OCT2）蛋白。有机阳离子转运体（organic cation transporters，OCTs）和铜转运体（copper transporter，CTR）可介导背根神经节神经元铂的蓄积和奥沙利铂的摄取。与 OCT2 敲除小鼠相比，小剂量奥沙利铂可显著增加小鼠对寒冷和机械刺激的敏感性。另有研究显示，奥沙利铂的周围神经毒性与脊髓背根神经节组织中大量表达的铜转运体 CTR1 和铜离子转运体亚型（如 ATP7A、ATP7B）有关。在背根神经节神经元中，CTR1 和 OCT2 的过表达导致了奥沙利铂的蓄积，进而导致 ADIPN 的发生。还有研究表明，在犬肾转化细胞培养基中加入麦角硫因（OCTN1 抑制剂）可减少奥沙利铂的摄取量，降低其毒性，提示肉碱/有机阳离子转运体 OCTN1 和 OCTN2（钠离子依赖转运体）参与奥沙利铂诱导的 ADIPN。

谷氨酸是体内一种丰富的氨基酸，在体内可发挥疼痛信号器的化学信使作用。神经元中的谷氨酸依赖囊泡内谷氨酸转运体（vesicular glutamate transporters，VGLUTs）释放到突触间隙中。VGLUTs 可分为 VGLUT1、VGLUT2、VGLUT3。VGLUT2 在Ⅰ～Ⅱ层无髓初级传入纤维的轴突末端高度表达，VGLUT3 在脊髓后角的第Ⅰ层和第Ⅱ层与第Ⅲ层之间的边界处表达。目前研究显示，VGLUT2、VGLUT3 参与了调节痛觉信号的传递过程，敲低小鼠体内的 VGLUT2 表达能缓解神经病理性疼痛，但对机械性伤害或温度刺激没有反应；敲除 VGLUT3 能够缓解神经损伤、化疗所引起的神经病理性疼痛以及炎症期间的机械超敏反应和高温反应（图 5－7）。

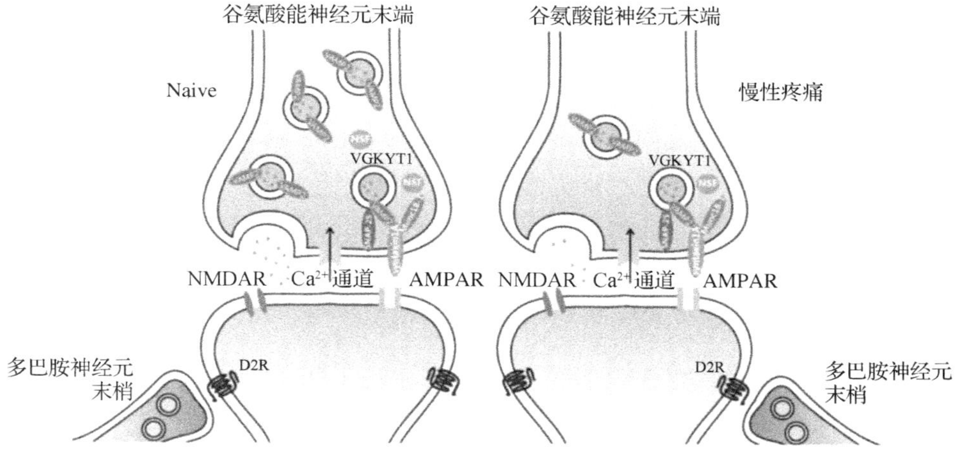

图 5-7　VGLUT1 调节慢性疼痛机制示意图

兴奋性谷氨酸氨基酸转运体(excitatory amino acid transporters，EAATs)是一种 Na^+ 依赖性转运蛋白，属于溶质载体家族 1 转运蛋白，可分为 EAAT1(GLAST1)、EAAT2(GLT-1)、EAAT3(EAAC1)、EAAT4 和 EAAT5 五个亚型。神经病理性疼痛主要原因与 EAATs 转运体功能障碍导致的谷氨酸代谢失调有关。另外，EAAT2 主要在星形胶质细胞上表达，大部分谷氨酸通过 EAAT2 蛋白转运至星形胶质细胞内，维持谷氨酸浓度稳态，可避免谷氨酸过度累积导致产生反应性或兴奋性毒性氧或氮物质。化疗药物等诱导的神经病理性疼痛能使造模动物体内的谷氨酸再摄取能力受到干扰，尤其使星形胶质细胞中的 EAAT2 转运能力下降，破坏谷氨酸在体内的平衡。

13. 其他

在奥沙利铂的临床使用中发现，对有同种疾病的患者同时给予相同剂量的药物，每个患者发生外周神经毒性的可能和程度存在明显的差异。因此，研究认为奥沙利铂致外周神经毒性与基因多态性有关。例如，谷胱甘肽硫转移酶 P1(glutathione s-transferase pi-1，GSTP1)能够促进谷胱甘肽与奥沙利铂的结合，加快奥沙利铂的代谢，而使其毒性降低，由于存在基因多态性，其多态性可能使 GSTP1 酶的活性降低，导致 GSTP1 防毒的能力减弱。基因多态性与奥沙利铂诱导的 ADIPN 之间关系的发现与研究为治疗 ADIPN 带来了新的方向。

另外，有报道认为 NGF 分泌异常在 ADIPN 中发挥重要作用。神经生长因子在神经元生长、修复等过程中占据着重要的作用。奥沙利铂会影响神经生长因子的分泌，并对轴突转运的生长因子产生影响，阻碍神经元蛋白的合成，最终损伤神经结构和功能，外周神经系统中缺乏可以进行轴突转运，促进神经损伤修复作用的神经生长因子，这会使机体产生神经毒性。此外，研究发现紫杉醇可以降低神经生长因子表达，影响神经元功能，介导神经性疼痛。然而，在紫杉醇诱导的 ADIPN 动物模型中神经生长因子表达却明显升高，说明神经生长因子对于神经毒性的治疗存在两面性，其机制及治疗原则仍有待进一步研究。

参考文献

[1] NISHIDA K, TAKEUCHI K, HOSODA A, et al. Ergothioneine ameliorates oxaliplatin-induced peripheral neuropathy in rats[J]. Life Sciences, 2018, 207: 516 - 524.

[2] WOZNIAK K M, VORNOV J J, WU Y, et al. Sustained accumulation of microtubule-binding chemotherapy drugs in the peripheral nervous system: correlations with time course and neurotoxic severity[J]. Cancer Research, 2016, 76(11): 3332 - 3339.

[3] MEREGALLI C, MARJANOVIC I, SCALI C, et al. High-dose intravenous immunoglobulins reduce nerve macrophage infiltration and the severity of bortezomib-induced peripheral neurotoxicity in rats[J]. Journal of Neuroinflammation, 2018, 15(1): 232.

[4] MELCHIOR M, JUIF P E, GAZZO G, et al. Pharmacological rescue of nociceptive hypersensitivity and oxytocin analgesia impairment in a rat model of neonatal maternal separation[J]. Pain, 2018, 159(12): 2630 - 2640.

[5] CANTA A, POZZI E, CAROZZI V A. Mitochondrial dysfunction in chemotherapy-induced peripheral neuropathy (CIPN)[J]. Toxics, 2015, 3(2): 198 - 223.

[6] WAS H, BORKOWSKA A, BAGUES A, et al. Mechanisms of chemotherapy-induced neurotoxicity[J]. Frontiers in Pharmacology, 2022, 13: 750507.

[7] VERMEER C J C, HIENSCH A E, CLEENEWERK L, et al. Neuro-immune interactions in paclitaxel-induced peripheral neuropathy[J]. Acta Oncologica, 2021, 60(10): 1369 - 1382.

[8] TA L E, SCHMELZER J D, BIEBER A J, et al. A novel and selective poly (ADP-ribose) polymerase inhibitor ameliorates chemotherapy-induced painful neuropathy[J]. PLoS One, 2013, 8(1): e54161.

[9] DESFORGES A D, HEBERT C M, SPENCE A L, et al. Treatment and diagnosis of chemotherapy-induced peripheral neuropathy: an update[J]. Biomedicine & Pharmacotherapy, 2022, 147: 112671.

[10] CHEN X Y, GAN Y M, AU N P B, et al. Current understanding of the molecular mechanisms of chemotherapy-induced peripheral neuropathy[J]. Frontiers in Molecular Neuroscience, 2024, 17: 1345811.

[11] ZHANG S M. Chemotherapy-induced peripheral neuropathy and rehabilitation: a review[J]. Seminars in Oncology, 2021, 48(3): 193 - 207.

[12] BOYETTE-DAVIS J A, WALTERS E T, DOUGHERTY P M. Mechanisms involved in the development of chemotherapy-induced neuropathy[J]. Pain Management, 2015, 5(4):

285－296.

[13] CHEN L H, YEH Y M, CHEN Y F, et al. Targeting interleukin-20 alleviates paclitaxel-induced peripheral neuropathy[J]. Pain, 2020, 161(6): 1237－1254.

[14] POZZI E, BALLARINI E, RODRIGUEZ-MENENDEZ V, et al. Paclitaxel, but not cisplatin, affects satellite glial cells in dorsal root Ganglia of rats with chemotherapy-induced peripheral neurotoxicity[J]. Toxics, 2023, 11(2): 93.

[15] BOYETTE-DAVIS J A, WALTERS E T, DOUGHERTY P M. Mechanisms involved in the development of chemotherapy-induced neuropathy[J]. Pain Management, 2015, 5(4): 285－296.

[16] PODRATZ J L, KNIGHT A M, TA L E, et al. Cisplatin induced Mitochondrial DNA damage in dorsal root ganglion neurons[J]. Neurobiology of Disease, 2011, 41(3): 661－668.

[17] SHARAWY N, RASHED L, YOUAKIM M F. Evaluation of multi-neuroprotective effects of erythropoietin using cisplatin induced peripheral neurotoxicity model[J]. Experimental and Toxicologic Pathology, 2015, 67(4): 315－322.

[18] OZTÜRK G, ERDOĞAN E, ANLAR O, et al. Effect of leukemia inhibitory factor in experimental cisplatin neuropathy in mice[J]. Cytokine, 2005, 29(1): 31－41.

[19] KOYANAGI M, IMAI S, MATSUMOTO M, et al. Pronociceptive roles of schwann cell-derived galectin-3 in taxane-induced peripheral neuropathy[J]. Cancer Research, 2021, 81(8): 2207－2219.

[20] DOYLE T M, SALVEMINI D. Mini-Review: mitochondrial dysfunction and chemotherapy-induced neuropathic pain[J]. Neuroscience Letters, 2021, 760: 136087.

[21] NIETO F R, CENDÁN C M, CAÑIZARES F J, et al. Genetic inactivation and pharmacological blockade of sigma-1 receptors prevent paclitaxel-induced sensory-nerve mitochondrial abnormalities and neuropathic pain in mice[J]. Molecular Pain, 2014, 10: 11.

[22] FLATTERS S J L, BENNETT G J. Studies of peripheral sensory nerves in paclitaxel-induced painful peripheral neuropathy: evidence for mitochondrial dysfunction[J]. Pain, 2006, 122(3): 245－257.

[23] CAROZZI V A, RENN C L, BARDINI M, et al. Bortezomib-induced painful peripheral neuropathy: an electrophysiological, behavioral, morphological and mechanistic study in the mouse[J]. PLoS One, 2013, 8(9): e72995.

[24] SAŁAT K. Chemotherapy-induced peripheral neuropathy: Part 1: current state of knowledge and perspectives for pharmacotherapy[J]. Pharmacological Reports, 2020, 72(3): 486－507.

[25] BOYETTE-DAVIS J A, WALTERS E T, DOUGHERTY P M. Mechanisms involved in the development of chemotherapy-induced neuropathy[J]. Pain Management, 2015, 5(4): 285－296.

[26] BHAGRA A, RAO R D. Chemotherapy-induced neuropathy[J]. Current Oncology Reports, 2007, 9(4): 290－299.

[27] YANG Y, ZHAO B, LAN H L, et al. Bortezomib-induced peripheral neuropathy: clinical features, molecular basis, and therapeutic approach[J]. Critical Reviews in Oncology/Hematology, 2024, 197: 104353.

[28] DOYLE T M, SALVEMINI D. Mini-Review: mitochondrial dysfunction and chemotherapy-induced neuropathic pain[J]. Neuroscience Letters, 2021, 760: 136087.
[29] BOYETTE-DAVIS J A, CATA J P, DRIVER L C, et al. Persistent chemoneuropathy in patients receiving the plant alkaloids paclitaxel and vincristine[J]. Cancer Chemotherapy and Pharmacology, 2013, 71(3): 619 - 626.
[30] RAMNARINE S R, DOUGHERTY P M, ROLKE R, et al. The value of in vivo reflectance confocal microscopy as an assessment tool in chemotherapy-induced peripheral neuropathy: a pilot study[J]. The Oncologist, 2022, 27(8): e671 - e680.
[31] GEISLER S, DOAN R A, CHENG G C, et al. Vincristine and bortezomib use distinct upstream mechanisms to activate a common SARM1-dependent axon degeneration program [J]. JCI Insight, 2019, 4(17): e129920.
[32] STAFF N P, GRISOLD A, GRISOLD W, et al. Chemotherapy-induced peripheral neuropathy: a current review[J]. Annals of Neurology, 2017, 81(6): 772 - 781.
[33] SODHI M, YEUNG S N, MABERLEY D, et al. Risk of ocular adverse events with taxane-based chemotherapy[J]. JAMA Ophthalmology, 2022, 140(9): 880 - 884.
[34] LIU W W, XU L, WANG X, et al. PRDX1 activates autophagy via the PTEN-AKT signaling pathway to protect against cisplatin-induced spiral ganglion neuron damage[J]. Autophagy, 2021, 17(12): 4159 - 4181.
[35] ACKLIN S, XIA F. The role of nucleotide excision repair in cisplatin-induced peripheral neuropathy: mechanism, prevention, and treatment[J]. International Journal of Molecular Sciences, 2021, 22(4): 1975.
[36] MA J C, TRINH R T, MAHANT I D, et al. Cell-specific role of histone deacetylase 6 in chemotherapy-induced mechanical allodynia and loss of intraepidermal nerve fibers[J]. Pain, 2019, 160(12): 2877 - 2890.
[37] BOBYLEV I, JOSHI A R, BARHAM M, et al. Depletion of mitofusin-2 causes mitochondrial damage in cisplatin-induced neuropathy[J]. Molecular Neurobiology, 2018, 55(2): 1227 - 1235.
[38] WEI H D, QU L Z, DAI S Y, et al. Structural insight into the molecular mechanism of p53-mediated mitochondrial apoptosis[J]. Nature Communications, 2021, 12(1): 2280.
[39] DOYLE T M, SALVEMINI D. Mini-Review: mitochondrial dysfunction and chemotherapy-induced neuropathic pain[J]. Neuroscience Letters, 2021, 760: 136087.
[40] IARC biennial report2020-2021[M]. Geneva: World Health Organization, 2022.
[41] KHASABOV I A, SEYBLOD V S, SIMONE D A. The role of PPARγ in chemotherapy-evoked pain[J]. Neuroscience Letters, 2021, 753: 135845.
[42] SHIM H S, BAE C, WANG J G, et al. Peripheral and central oxidative stress in chemotherapy-induced neuropathic pain[J]. Molecular Pain, 2019, 15: 1744806919840098.
[43] NAKAGAWA T, KANEKO S. Roles of transient receptor potential ankyrin 1 in oxaliplatin-induced peripheral neuropathy[J]. Biological & Pharmaceutical Bulletin, 2017, 40(7): 947 - 953.

[44] SURESH K, MATTERN M, GOLDBERG M S, et al. The ubiquitin proteasome system as a therapeutic area in Parkinson's disease[J]. NeuroMolecular Medicine, 2023, 25(3): 313 - 329.

[45] CAPUTI F F, DI CESARE MANNELLI L, RULLO L, et al. The active second-generation proteasome inhibitor oprozomib reverts the oxaliplatin-induced neuropathy symptoms[J]. Biochemical Pharmacology, 2020, 182: 114255.

[46] ZHONG S S, ZHOU Z K, LIANG Y F, et al. Targeting strategies for chemotherapy-induced peripheral neuropathy: does gut microbiota play a role? [J]. Critical Reviews in Microbiology, 2019, 45(4): 369 - 393.

[47] 钟姗珊. 肠道菌群/胆汁酸/TGR5/CCR5 信号通路参与紫杉醇所致周围神经病变的机制研究[D]. 沈阳：中国医科大学，2022.

[48] MAKKER PG, DUFFY S S, LEES J G, et al. Characterisation of immune and neuroinflammatory changes associated with chemotherapy-induced peripheral neuropathy[J]. PLoS One, 2017, 12(1): e0170814.

[49] ZUSSO M, LUNARDI V, FRANCESCHINI D, et al. Ciprofloxacin and levofloxacin attenuate microglia inflammatory response via TLR4/NF-kB pathway [J]. Journal of Neuroinflammation, 2019, 16(1): 148.

[50] LI Y, ZHANG H J, ZHANG H M, et al. Toll-like receptor 4 signaling contributes to paclitaxel-induced peripheral neuropathy[J]. The Journal of Pain, 2014, 15(7): 712 - 725.

[51] KLECKNER I R, JUSKO T A, CULAKOVA E, et al. Longitudinal study of inflammatory, behavioral, clinical and psychosocial risk factors for chemotherapy-induced peripheral neuropathy[J]. Breast Cancer Research and Treatment, 2021, 189(2) :521 - 532.

[52] FUMAGALLI G, MONZA L, CAVALETTI G, et al. Neuroinflammatory process involved in different preclinical models of chemotherapy-induced peripheral neuropathy[J]. Frontiers in Immunology, 2021, 11: 626687.

[53] SINGHMAR P, HUO X, LI Y, et al. Orally active Epac inhibitor reverses mechanical allodynia and loss of intraepidermal nerve fibers in a mouse model of chemotherapy-induced peripheral neuropathy[J]. Pain, 2018, 159: 884 - 893.

[54] RAMAKRISHNA C, CORLETO J, RUEGGER P M, et al. Dominant role of the gut microbiota in chemotherapy induced neuropathic pain[J]. Sci Rep, 2019, 9: 20324.

[55] YAN X S, LI F, MAIXNER D W, et al. Interleukin-1beta released by microglia initiates the enhanced glutamatergic activity in the spinal dorsal horn during paclitaxel-associated acute pain syndrome[J]. Glia, 2019, 67(3): 482 - 497.

[56] CIARIMBOLI G. Membrane transporters as mediators of Cisplatin effects and side effects[J]. Scientifica, 2012, 2012: 473829.

[57] KASPARKOVA J, VOJTISKOVA M, NATILE G, et al. Unique properties of DNA interstrand cross-links of antitumor oxaliplatin and the effect of chirality of the carrier ligand [J]. Chemistry, 2008, 14(4): 1330 - 1341.

[58] WANG G J, ZHANG X, HUANG L D, et al. Involvement of the sodium channel Nav1. 7 in

paclitaxel-induced peripheral neuropathy through ERK1/2 signaling in rats [J]. Current Neurovascular Research, 2020, 17(3): 267 - 274.

[59] ZHANG X L, CAO X Y, LAI R C, et al. Puerarin relieves paclitaxel-induced neuropathic pain: the role of Nav1.8 β1 subunit of sensory neurons[J]. Frontiers in Pharmacology, 2019, 9: 1510.

[60] GROLLEAU F, GAMELIN L, BOISDRON-CELLE M, et al. A possible explanation for a neurotoxic effect of the anticancer agent oxaliplatin on neuronal voltage-gated sodium channels [J]. Journal of Neurophysiology, 2001, 85(5): 2293 - 2297.

[61] GROTHEY A. Clinical management of oxaliplatin-associated neurotoxicity [J]. Clinical Colorectal Cancer, 2005, 5: S38 - S46.

[62] LEHKY T J, LEONARD G D, WILSON R H, et al. Oxaliplatin-induced neurotoxicity: acute hyperexcitability and chronic neuropathy[J]. Muscle & Nerve, 2004, 29(3): 387 - 392.

[63] THIBAULT K, CALVINO B, DUBACQ S, et al. Cortical effect of oxaliplatin associated with sustained neuropathic pain: exacerbation of cortical activity and down-regulation of potassium channel expression in somatosensory cortex[J]. PAIN, 2012, 153(8): 1636 - 1647.

[64] DESCOEUR J, PEREIRA V, PIZZOCCARO A, et al. Oxaliplatin-induced cold hypersensitivity is due to remodelling of ion channel expression in nociceptors[J]. EMBO Molecular Medicine, 2011, 3(5): 266 - 278.

[65] ZHANG H J, DOUGHERTY P M. Enhanced excitability of primary sensory neurons and altered gene expression of neuronal ion channels in dorsal root ganglion in paclitaxel-induced peripheral neuropathy[J]. Anesthesiology, 2014, 120(6): 1463 - 1475.

[66] EMERY E C, YOUNG G T, BERROCOSO E M, et al. HCN2 ion channels play a central role in inflammatory and neuropathic pain[J]. Science, 2011, 333(6048): 1462 - 1466.

[67] DIMITROV A G, DIMITROVA N A. A possible link of oxaliplatin-induced neuropathy with potassium channel deficit[J]. Muscle & Nerve, 2012, 45(3): 403 - 411.

[68] NODERA H, SPIEKER A, SUNG M, et al. Neuroprotective effects of Kv7 channel agonist, retigabine, for cisplatin-induced peripheral neuropathy[J]. Neuroscience Letters, 2011, 505 (3): 223 - 227.

[69] MATSUMOTO M, INOUE M, HALD A, et al. Inhibition of paclitaxel-induced A-fiber hypersensitization by gabapentin [J]. The Journal of Pharmacology and Experimental Therapeutics, 2006, 318(2): 735 - 740.

[70] FLATTERS S J L, BENNETT G J. Ethosuximide reverses paclitaxel- and vincristine-induced painful peripheral neuropathy[J]. Pain, 2004, 109(1/2): 150 - 161.

[71] XIAO W, BOROUJERDI A, BENNETT G J, et al. Chemotherapy-evoked painful peripheral neuropathy: analgesic effects of gabapentin and effects on expression of the alpha-2-delta type-1 calcium channel subunit[J]. Neuroscience, 2007, 144(2): 714 - 720.

[72] THIBAULT K, VAN STEENWINCKEL J, BRISORGUEIL M J, et al. Serotonin 5-HT2A receptor involvement and Fos expression at the spinal level in vincristine-induced neuropathy in the rat[J]. Pain, 2008, 140(2): 305 - 322.

[73] HANSEN N, ÜÇEYLER N, PALM F, et al. Serotonin transporter deficiency protects mice from mechanical allodynia and heat hyperalgesia in vincristine neuropathy[J]. Neuroscience Letters, 2011, 495(2): 93 - 97.
[74] CAROZZI V A, CANTA A, CHIORAZZI A. Chemotherapy-induced peripheral neuropathy: what do we know about mechanisms? [J]. Neuroscience Letters, 2015, 596: 90 - 107.
[75] GHELARDINI C, MENICACCI C, CERRETANI D, et al. Spinal administration of mGluR5 antagonist prevents the onset of bortezomib induced neuropathic pain in rat [J]. Neuropharmacology, 2014, 86: 294 - 300.
[76] MATUTE C, DOMERCQ M, SÁNCHEZ-GÓMEZ M V. Glutamate-mediated glial injury: mechanisms and clinical importance[J]. Glia, 2006, 53(2): 212 - 224.
[77] CATA J P, WENG H R, CHEN J H, et al. Altered discharges of spinal wide dynamic range neurons and down-regulation of glutamate transporter expression in rats with paclitaxel-induced hyperalgesia[J]. Neuroscience, 2006, 138(1): 329 - 338.
[78] ROBINSON C R, DOUGHERTY P M. Spinal astrocyte gap junction and glutamate transporter expression contributes to a rat model of bortezomib-induced peripheral neuropathy [J]. Neuroscience, 2015, 285: 1 - 10.
[79] CATA J P, WENG H R, DOUGHERTY P M. Behavioral and electrophysiological studies in rats with cisplatin-induced chemoneuropathy[J]. Brain Research, 2008, 1230: 91 - 98.
[80] WENG H R, CORDELLA J V, DOUGHERTY P M. Changes in sensory processing in the spinal dorsal horn accompany vincristine-induced hyperalgesia and allodynia[J]. Pain, 2003, 103(1/2): 131 - 138.
[81] YANG Y, ZHANG Y G, LIN G A, et al. Spinal changes of a newly isolated neuropeptide endomorphin-2 concomitant with vincristine-induced allodynia [J]. PLoS One, 2014, 9(2): e89583.
[82] BOYETTE-DAVIS J A, CATA J P, DRIVER L C, et al. Persistent chemoneuropathy in patients receiving the plant alkaloids paclitaxel and vincristine[J]. Cancer Chemotherapy and Pharmacology, 2013, 71(3): 619 - 626.
[83] GUINDON J, LAI Y, TAKACS S M, et al. Alterations in endocannabinoid tone following chemotherapy-induced peripheral neuropathy: effects of endocannabinoid deactivation inhibitors targeting fatty-acid amide hydrolase and monoacylglycerol lipase in comparison to reference analgesics following cisplatin treatment[J]. Pharmacological Research, 2013, 67(1): 94 - 109.
[84] UHELSKI M L, KHASABOVA I A, SIMONE D A. Inhibition of anandamide hydrolysis attenuates nociceptor sensitization in a murine model of chemotherapy-induced peripheral neuropathy[J]. Journal of Neurophysiology, 2015, 113(5): 1501 - 1510.
[85] JANES K, ESPOSITO E, DOYLE T, et al. A3 adenosine receptor agonist prevents the development of paclitaxel-induced neuropathic pain by modulating spinal glial-restricted redox-dependent signaling pathways[J]. Pain, 2014, 155(12): 2560 - 2567.
[86] HU B Y, WANG H, LIANG H, et al. Multiple effects of spicy flavors on neurological

diseases through the intervention of TRPV1: a critical review[J]. Critical Reviews in Food Science and Nutrition, 2024: 1 - 20.

[87] SCANLON G C, WALLACE M S, ISPIRESCU J S, et al. Intradermal capsaicin causes dose-dependent pain, allodynia, and hyperalgesia in humans[J]. Journal of Investigative Medicine, 2006, 54(5): 238 - 244.

[88] SIMONE D A, MARCHETTINI P, CAPUTI G, et al. Identification of muscle afferents subserving sensation of deep pain in humans[J]. Journal of Neurophysiology, 1994, 72(2): 883 - 889.

[89] CHIBA T, OKA Y, SASHIDA H, et al. Vincristine-induced peripheral neuropathic pain and expression of transient receptor potential vanilloid 1 in rat[J]. Journal of Pharmacological Sciences, 2017, 133(4): 254 - 260.

[90] WONG B J, FIEGER S M. Transient receptor potential vanilloid type-1 (TRPV-1) channels contribute to cutaneous thermal hyperaemia in humans[J]. Journal of Physiology, 2010, 588 (Pt 21): 4317 - 4326.

[91] KOIVISTO A P, VOETS T, IADAROLA M J, et al. Targeting TRP channels for pain relief: a review of current evidence from bench to bedside[J]. Current Opinion in Pharmacology, 2024, 75: 102447.

[92] WEI H, KOIVISTO A, SAARNILEHTO M, et al. Spinal transient receptor potential ankyrin 1 channel contributes to central pain hypersensitivity in various pathophysiological conditions in the rat[J]. Pain, 2011, 152(3): 582 - 591.

[93] NAKAGAWA T, KANEKO S. Roles of transient receptor potential ankyrin 1 in oxaliplatin-induced peripheral neuropathy[J]. Biological & Pharmaceutical Bulletin, 2017, 40(7): 947 -953.

[94] NASSINI R, GEES M, HARRISON S, et al. Oxaliplatin elicits mechanical and cold allodynia in rodents via TRPA1 receptor stimulation[J]. Pain, 2011, 152(7): 1621 - 1631.

[95] MATERAZZI S, FUSI C, BENEMEI S, et al. TRPA1 and TRPV4 mediate paclitaxel-induced peripheral neuropathy in mice via a glutathione-sensitive mechanism[J]. Pflügers Archiv-European Journal of Physiology, 2012, 463(4): 561 - 569.

[96] CHEN J, KANG D, XU J, et al. Species differences and molecular determinant of TRPA1 cold sensitivity[J]. Nature Communications, 2013, 4: 2501.

[97] CHEN Y, YANG C, WANG Z J. Proteinase-activated receptor 2 sensitizes transient receptor potential vanilloid 1, transient receptor potential vanilloid 4, and transient receptor potential ankyrin 1 in paclitaxel-induced neuropathic pain[J]. Neuroscience, 2011, 193: 440 - 451.

[98] CASPANI O, ZURBORG S, LABUZ D, et al. The contribution of TRPM8 and TRPA1 channels to cold allodynia and neuropathic pain[J]. PLoS One, 2009, 4(10): e7383.

[99] PROUDFOOT C J, GARRY E M, COTTRELL D F, et al. Analgesia mediated by the TRPM8 cold receptor in chronic neuropathic pain[J]. Current Biology, 2006, 16(16): 1591 - 1605.

[100] LI W W, ZHAO Y, LIU H C, et al. Roles of thermosensitive transient receptor channels TRPV1 and TRPM8 in paclitaxel-induced peripheral neuropathic pain[J]. International Journal of Molecular Sciences, 2024, 25(11): 5813.

[101] STOREY D J, COLVIN L A, MACKEAN M J, et al. Reversal of dose-limiting carboplatin-induced peripheral neuropathy with TRPM8 activator, menthol, enables further effective chemotherapy delivery[J]. Journal of Pain and Symptom Management, 2010, 39(6): e2 - 4.
[102] JOSEPH E K, LEVINE J D. Comparison of oxaliplatin- and cisplatin-induced painful peripheral neuropathy in the rat[J]. The Journal of Pain, 2009, 10(5): 534 - 541.
[103] JOSEPH E K, LEVINE J D. Caspase signalling in neuropathic and inflammatory pain in the rat[J]. European Journal of Neuroscience, 2004, 20(11): 2896 - 2902.
[104] TA L E, ESPESET L, PODRATZ J, et al. Neurotoxicity of oxaliplatin and cisplatin for dorsal root ganglion neurons correlates with platinum-DNA binding[J]. Neurotoxicology, 2006, 27(6): 992 - 1002.
[105] SCUTERI A, GALIMBERTI A, MAGGIONI D, et al. Role of MAPKs in platinum-induced neuronal apoptosis[J]. NeuroToxicology, 2009, 30(2): 312 - 319.
[106] SCUTERI A, GALIMBERTI A, RAVASI M, et al. NGF protects Dorsal Root Ganglion neurons from oxaliplatin by modulating JNK/Sapk and ERK1/2[J]. Neuroscience Letters, 2010, 486(3): 141 - 145.
[107] ILLIAS A M, YU K J, HWANG S H, 等. 背根神经节 Toll 样受体 4 信号通路参与奥沙利铂诱导的周围神经病变[J]. 中国疼痛医学杂志, 2021, 27(11): 824.
[108] PARK S J, WU C H, GORDON J D, et al. Taxol induces caspase-10-dependent apoptosis [J]. Journal of Biological Chemistry, 2004, 279(49): 51057 - 51067.
[109] DIEZI M, BUCLIN T, KUNTZER T. Toxic and drug-induced peripheral neuropathies: updates on causes, mechanisms and management[J]. Current Opinion in Neurology, 2013, 26(5): 481 - 488.
[110] SORKIN L S, XIAO W H, WAGNER R, et al. Tumour necrosis factor-alpha induces ectopic activity in nociceptive primary afferent fibres[J]. Neuroscience, 1997, 81(1): 255 - 262.
[111] ONDA A, HAMBA M, YABUKI S, et al. Exogenous tumor necrosis factor-alpha induces abnormal discharges in rat dorsal horn neurons[J]. Spine, 2002, 27(15): 1618-1624; discussion1624.
[112] OZAKTAY A C, CAVANAUGH J M, ASIK I, et al. Dorsal root sensitivity to interleukin-1 beta, interleukin-6 and tumor necrosis factor in rats[J]. European Spine Journal, 2002, 11(5): 467 - 475.
[113] SCHÄFERS M, SORKIN L. Effect of cytokines on neuronal excitability[J]. Neuroscience Letters, 2008, 437(3): 188 - 193.
[114] SAWADA M, HARA N, MAENO T. Tumor necrosis factor reduces the ACh-induced outward current in identified Aplysia neurons[J]. Neuroscience Letters, 1991, 131(2): 217 - 220.
[115] ALÉ A, BRUNA J, MORELL M, et al. Treatment with anti-TNF alpha protects against the neuropathy induced by the proteasome inhibitor bortezomib in a mouse model [J]. Experimental Neurology, 2014, 253: 165 - 173.
[116] 钟姗珊. 肠道菌群/胆汁酸/TGR5/CCR5 信号通路参与紫杉醇所致周围神经病变的机制研究[D]. 沈阳: 中国医科大学,2022.

[117] LI Y Y, YIN C Y, LI X J, et al. Electroacupuncture alleviates paclitaxel-induced peripheral neuropathic pain in rats via suppressing TLR4 signaling and TRPV1 upregulation in sensory neurons[J]. International Journal of Molecular Sciences, 2019, 20(23): 5917.
[118] 周雅卿，魏星，马莉，等. 基于 TMT 定量蛋白质组学对白蛋白结合型紫杉醇所致周围神经病变的机制研究[J]. 山西医科大学学报，2022，53(9)：1127 - 1132.
[119] 潘书沛，魏星，郝钰，等. 基于细胞因子芯片分析白蛋白结合型紫杉醇致周围神经病变的分子机制[J]. 山西医科大学学报，2023，54(10)：1362 - 1367.
[120] CAROZZI V A, CANTA A, CHIORAZZI A. Chemotherapy-induced peripheral neuropathy: What do we know about mechanisms? [J]. Neuroscience Letters, 2015, 596: 90 - 107.
[121] SPROWL J A, CIARIMBOLI G, LANCASTER C S, et al. Oxaliplatin-induced neurotoxicity is dependent on the organic cation transporter OCT2[J]. Proceedings of the National Academy of Sciences of the United States of America, 2013, 110(27): 11199 - 11204.
[122] CAVALETTI G, CERESA C, NICOLINI G, et al. Neuronal drug transporters in platinum drugs-induced peripheral neurotoxicity[J]. Anticancer Research, 2014, 34(1): 483 - 486.
[123] IP V, LIU J J, MERCER J F B, et al. Differential expression of ATP7A, ATP7B and CTR1 in adult rat dorsal root ganglion tissue[J]. Molecular Pain, 2010, 6: 53.
[124] WENG Y Y, JIN L S, WANG Y Q, et al. Establishment and application of cell models with stable expression of hOCTN1/2[J]. Acta Pharmaceutica Sinica, 2016, 51(6): 931 - 937.
[125] JONG N N, NAKANISHI T, LIU J J, et al. Oxaliplatin transport mediated by organic cation/carnitine transporters OCTN1 and OCTN2 in overexpressing human embryonic kidney 293 cells and rat dorsal root ganglion neurons[J]. The Journal of Pharmacology and Experimental Therapeutics, 2011, 338(2): 537 - 547.
[126] TSURUGIZAWA T, TORII K. Physiological roles of glutamate signaling in gut and brain function[J]. Biological & Pharmaceutical Bulletin, 2010, 33(11): 1796 - 1799.
[127] CAI J, TONG Q C. Anatomy and function of ventral tegmental area glutamate neurons[J]. Frontiers in Neural Circuits, 2022, 16: 867053.
[128] CHEGÃO A, GUARDA M, ALEXANDRE B M, et al. Glycation modulates glutamatergic signaling and exacerbates Parkinson's disease-like phenotypes[J]. NPJ Parkinson's Disease, 2022, 8: 51.
[129] PIETRANCOSTA N, DJIBO M, DAUMAS S, et al. Molecular, structural, functional, and pharmacological sites for vesicular glutamate transporter regulation[J]. Molecular Neurobiology, 2020, 57(7): 3118 - 3142.
[130] MALET M, BRUMOVSKY P R. VGLUTs and glutamate synthesis: focus on DRG neurons and pain[J]. Biomolecules, 2015, 5(4): 3416 - 3437.
[131] CHERET C, GANZELLA M, PREOBRASCHENSKI J, et al. Vesicular glutamate transporters (SLCA17 A6, 7, 8) control synaptic phosphate levels[J]. Cell Reports, 2021, 34(2): 108623.
[132] DREW L J, MACDERMOTT A B. Neuroscience: unbearable lightness of touch[J]. Nature, 2009, 462(7273): 580 - 581.

[133] ZHANG J L, DA Y M, LU J L, et al. Changes in vesicular glutamate transporter 2 (Vglut2) and vesicular GABA transporter 1 (Vgat1) in the orofacial pain and temperature perception pathway under low estrogen conditions[J]. Neuro Endocrinology Letters, 2022, 43(2): 88 - 98.

[134] ABDUL M, YAN H Q, ZHAO W N, et al. VTA-NAc glutaminergic projection involves in the regulation of pain and pain-related anxiety[J]. Frontiers in Molecular Neuroscience, 2022, 15: 1083671.

[135] QI C C, GUO B L, REN K K, et al. Chronic inflammatory pain decreases the glutamate vesicles in presynaptic terminals of the nucleus accumbens[J]. Molecular Pain, 2018, 14: 1744806918781259.

[136] YANG Z Q, ZOU Y, WANG L F. Neurotransmitters in prevention and treatment of Alzheimer's disease[J]. International Journal of Molecular Sciences, 2023, 24(4): 3841.

[137] WANG X M, GU P, SALIGAN L, et al. Dysregulation of EAAT2 and VGLUT2 spinal glutamate transports via histone deacetylase 2 (HDAC2) contributes to paclitaxel-induced painful neuropathy[J]. Molecular Cancer Therapeutics, 2020, 19(10): 2196 - 2209.

[138] FONTANA I C, SOUZA D G, SOUZA D O, et al. A medicinal chemistry perspective on excitatory amino acid transporter 2 dysfunction in neurodegenerative diseases[J]. Journal of Medicinal Chemistry, 2023, 66(4): 2330 - 2346.

[139] ALIJANPOUR S, MIRYOUNESI M, GHAFOURI-FARD S. The role of excitatory amino acid transporter 2 (EAAT2) in epilepsy and other neurological disorders[J]. Metabolic Brain Disease, 2023, 38(1): 1 - 16.

[140] AMIN B, AVAZNIA M, NOORANI R, et al. Upregulation of glutamate transporter 1 by clavulanic acid administration and attenuation of allodynia and hyperalgesia in neuropathic rats [J]. Basic and Clinical Neuroscience, 2019, 10(4): 345 - 354.

[141] ELJAJA L, BJERRUM O J, HONORÉ P H, et al. Effects of the excitatory amino acid transporter subtype 2 (EAAT-2) inducer ceftriaxone on different pain modalities in rat[J]. Scandinavian Journal of Pain, 2011, 2(3): 132 - 136.

[142] CHELINI A, BROGI S, PAOLINO M, et al. Synthesis and biological evaluation of novel neuroprotective pyridazine derivatives as excitatory amino acid transporter 2 (EAAT2) activators[J]. Journal of Medicinal Chemistry, 2017, 60(12): 5216 - 5221.

[143] GEORGIADIS M M, CHEN Q J, MENG J W, et al. Small molecule activation of apurinic/apyrimidinic endonuclease 1 reduces DNA damage induced by cisplatin in cultured sensory neurons[J]. DNA Repair, 2016, 41: 32 - 41.

[144] 彭俊举. 鼠神经生长因子联合甲钴胺在重症周围神经损伤患者中的应用及对促炎因子的影响研究[J]. 药品评价, 2020, 17(12): 40 - 42.

[145] NAKAHASHI Y, KAMIYA Y, FUNAKOSHI K, et al. Role of nerve growth factor-tyrosine kinase receptor A signaling in paclitaxel-induced peripheral neuropathy in rats[J]. Biochemical and Biophysical Research Communications, 2014, 444(3): 415 - 419.

[146] 钟敏钰, 罗秀丽. 川芎嗪对紫杉醇致神经病理性疼痛大鼠的疗效及其对坐骨神经中神经生长因子表达的影响[J]. 临床神经病学杂志, 2016, 29(3): 198 - 202.

第六章　抗肿瘤药物相关周围神经病变临床前药物研究进展

一、化学药物临床前研究

目前针对 ADIPN 的化学药物临床前研究很多，为方便读者查阅参考，本部分按照具体药物分类，选择发生率高、有代表性的药物，分为减轻或改善奥沙利铂、紫杉醇、硼替佐米及其他药物所致周围神经病变的化学药物临床前研究进行介绍。

（一）减轻奥沙利铂所致周围神经病变的化学药物临床前研究

表 6-1　减轻奥沙利铂所致周围神经病变的化学药物临床前研究

药物名称	分子式	作用靶点	作用机制	使用模型（细胞、动物、细胞+动物）
ART26.12	$C_{29}H_{28}O_6$ 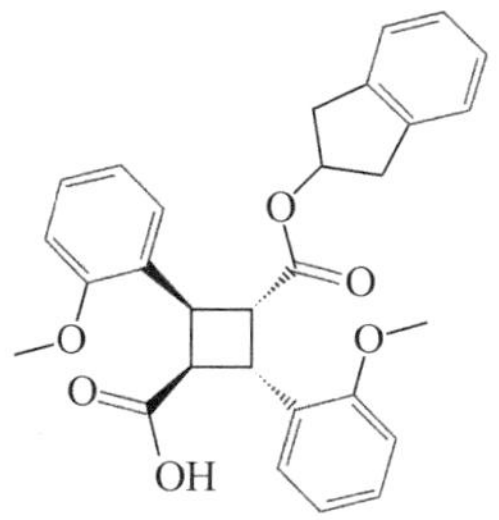	脂肪酸结合蛋白 5（FABP5）抑制剂	通过脂质调节和大麻素受体的激活，有效预防和减轻奥沙利铂引起的疼痛	雌性 SD 大鼠模型
Topiramate	$C_{12}H_{21}NO_8S$ 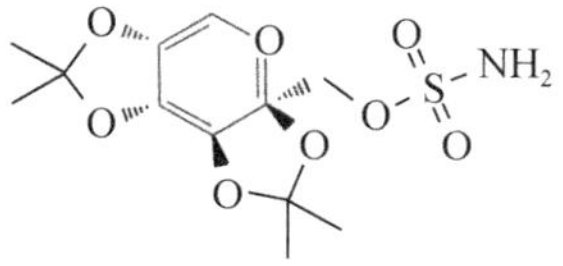	GluR 5 受体	逆转神经元细胞质酸化，调节 TRPA1 和 TRPV1 敏感性，减轻奥沙利铂引起的急性冷刺激疼痛	BALB/C 雄性小鼠 DRG 细胞
Acetazolamide	$C_4H_6N_4O_3S_2$ 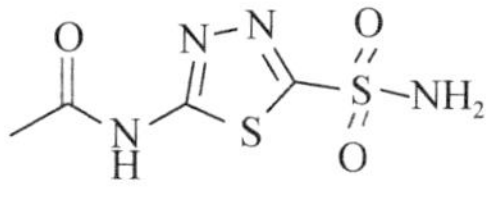	碳酸酐酶抑制剂	逆转神经元细胞质酸化，调节 TRPA1 和 TRPV1 敏感性，减轻奥沙利铂引起的急性冷刺激疼痛	BALB/C 雄性小鼠 DRG 细胞

续表

药物名称	分子式	作用靶点	作用机制	使用模型(细胞、动物、细胞+动物)
αO-conotoxin GeXIVA	$C_{139}H_{227}N_{55}O_{41}S_4$ 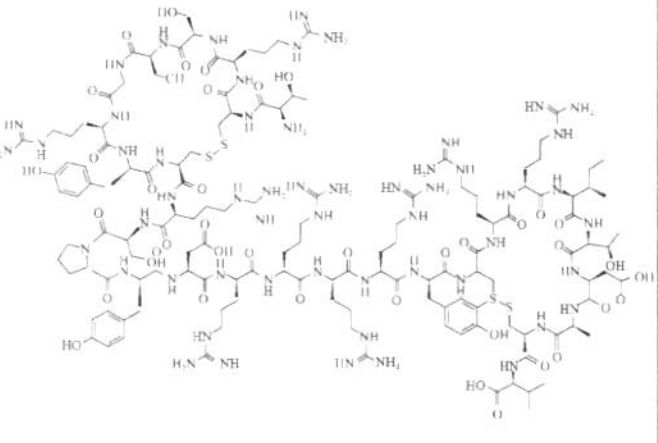	α9α10nAChR 拮抗剂	抑制奥沙利铂治疗诱导的机械性异常性疼痛	雄性和雌性 C57BL/6 小鼠模型
Nafamostat mesilate	$C_{19}H_{17}N_5O_2$ 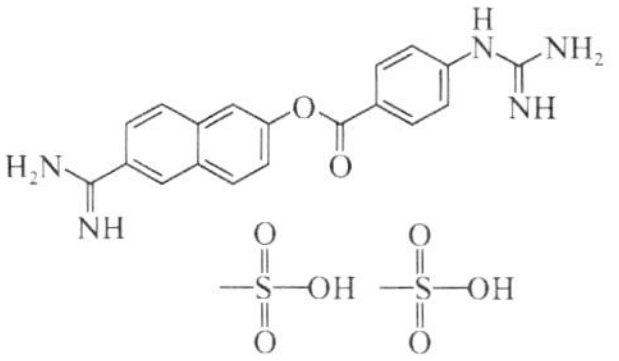	内皮糖萼(Endothelial glycocalyx)抑制剂	防止表皮内神经纤维丢失，改善外周毛细血管通透性，有效减轻奥沙利铂引起的疼痛	雄性 C57BL/6NCr-Slc 小鼠
Sulindac	$C_{20}H_{17}FO_3S$	一种改良的非甾体镇痛药	局部外用可抑制神经炎症，减轻奥沙利铂引起神经疼痛	雄性 C57BL/6 J 小鼠
mithramycin A	$C_{52}H_{76}O_{24}$ 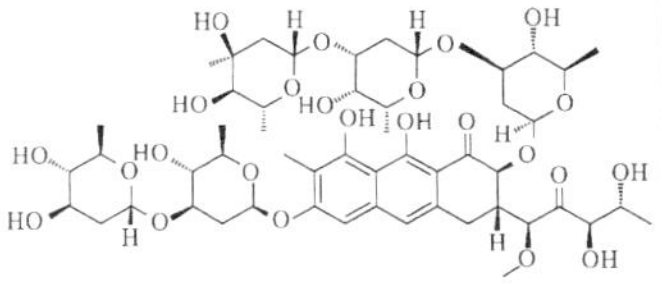	Sp1 转录因子抑制剂	抑制 TRPV1 的表达，逆转奥沙利铂引起的炎症及神经疼痛	C57Bl/6 雄性和雌性小鼠
多价人免疫球蛋白	—	—	缓解奥沙利铂导致的神经性疼痛	Swiss 小鼠
β-石竹烯	$C_{15}H_{24}$ 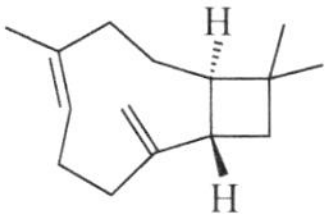	大麻素 2(CB2)受体激动剂	通过 CB2 受体依赖性机制，抑制脊髓中抗炎和抗氧化反应，防治奥沙利铂神经性疼痛	雌性 Swiss albino 小鼠

（二）减轻紫杉醇所致周围神经病变的化学药物临床前研究

表 6－2　减轻紫杉醇所致周围神经病变的化学药物临床前研究

药物名称	分子式	作用靶点	作用机制	使用模型（细胞、动物、细胞＋动物）
Anakinra	$C_{20}H_{23}N_5O_7S_2$ 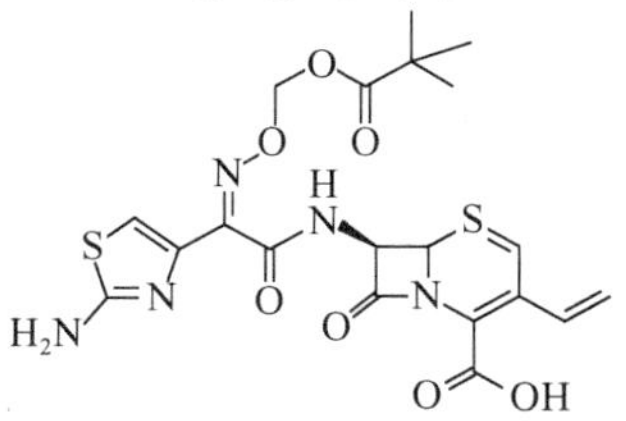	MDA、MPO、IL－1β 降低，GSH 升高	抗氧应激调节氧化-抗氧化平衡，减轻紫杉醇所致神经性疼痛	雄性 Wistar 大鼠模型
Antimycin A	$C_{28}H_{40}N_2O_9$ 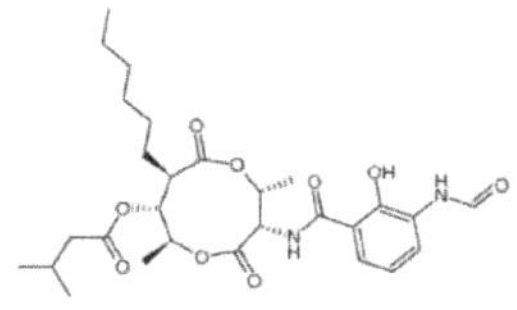	线粒体复合物Ⅲ抑制剂	抑制线粒体功能障碍，减轻紫杉醇所致机械超敏反应	雄性 SD 大鼠模型
Flavonol	$C_{15}H_{10}O_3$ 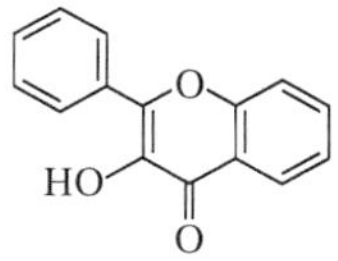	—	抑制促炎因子和自由基，改善紫杉醇诱导周围神经病变	小鼠模型
Ghrelinl	$C_{141}H_{235}N_{47}O_4$ 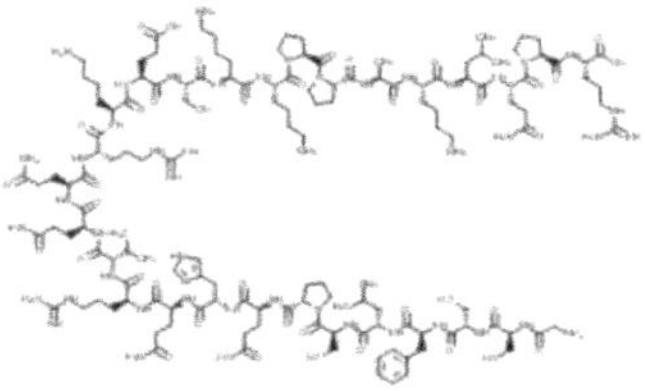	增加 UCP2、SOD2、PGC－1α、线粒体调节因子	减少氧化应激和增强线粒体抗氧化功能，减轻紫杉醇诱导周围神经毒性	野生小鼠模型
Setanaxib (GKT137831)	$C_{21}H_{19}ClN_4O_2$ 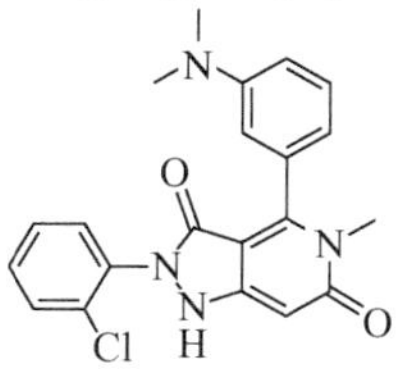	NADPH 氧化酶抑制剂	减轻 Nrf2－ARE 受损、氧化和 PIC 信号增强，缓解紫杉醇导致神经性疼痛	雄性 SD 大鼠模型

续表

药物名称	分子式	作用靶点	作用机制	使用模型（细胞、动物、细胞+动物）
Lacosamide	$C_{13}H_{18}N_2O_3$ 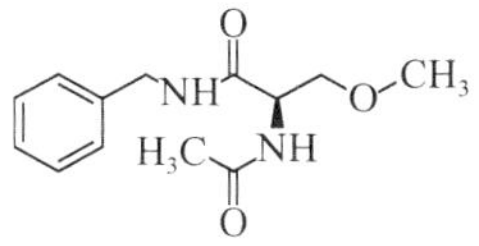	IL-6/JAK/STAT 通路和 Notch1 受体过表达降低	抑制氧化应激、炎症和细胞凋亡，缓解紫杉醇导致神经性疼痛	雄性 Wistar 大鼠模型
Nicotinamide Riboside	$C_{11}H_{15}N_2O_5$ 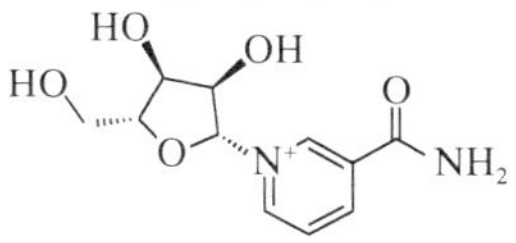	NAD 水平增加	增强氧化代谢，缓解紫杉醇导致神经性疼痛	雌性 SD 大鼠模型
N-ter-butyl-α-phenynitrone	$C_{11}H_{15}NO$	活性氧清除剂	沉默 Aβ 纤维缓解紫杉醇导致神经性疼痛	C57BL/6N 小鼠模型
Rosuvastatin	$C_{22}H_{24}FN_3O_6S$ 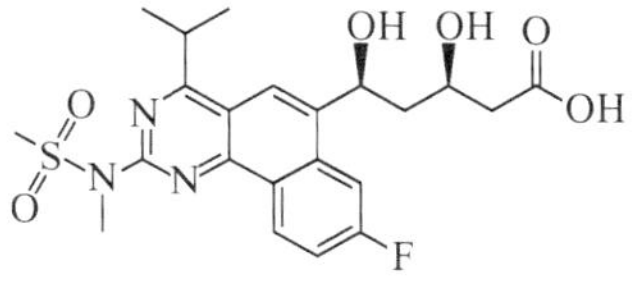	IL-1β、TBARS 和谷胱甘肽的下调	抑制氧化应激缓解紫杉醇导致神经性疼痛	小鼠模型
Rotenone	$C_{23}H_{22}O_6$ 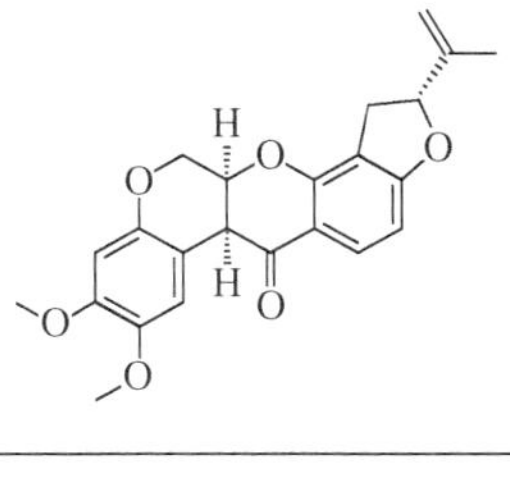	线粒体复合物 I 的抑制	恢复线粒体功能障碍，缓解紫杉醇导致神经性疼痛	雄性 SD 大鼠模型
Tempol	$C_9H_{18}NO_2$ 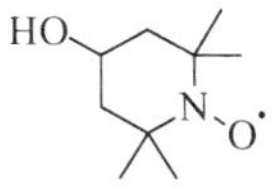	SOD 类似物	恢复 Nrf 2-ARE 氧化和降低 PIC 信号、炎症因子，缓解紫杉醇导致神经性疼痛	雄性 SD 大鼠模型

续表

药物名称	分子式	作用靶点	作用机制	使用模型（细胞、动物、细胞＋动物）
Trimethoxy flavones	$C_{18}H_{16}O_5$ 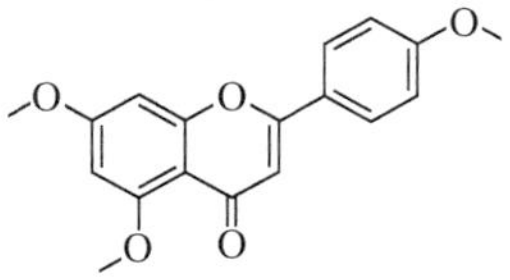	TNF-α、IL－1β和自由基下降	抑制炎症反应，缓解紫杉醇导致神经性疼痛	Swiss 小鼠模型
Umbelliprenin	$C_{24}H_{30}O_3$ 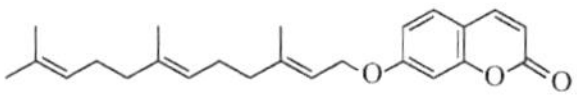	降低 IL－6 水平和氧化应激	抑制炎症反应，缓解紫杉醇导致神经性疼痛	雄性小鼠模型
3－Hydroxy flavone	$C_{15}H_{10}O_3$ 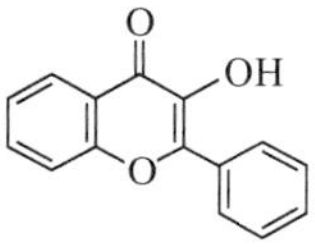	下调 TNF-α、IL－1β、IL6	下调 CGRP 和 P 物质表达，减轻紫杉醇所致神经性轻痛觉性疼痛、足趾水肿、触觉和冷痛敏	雄性 SD 大鼠模型
Plerixafor（AMD3100）	$C_{28}H_{54}N_8$ 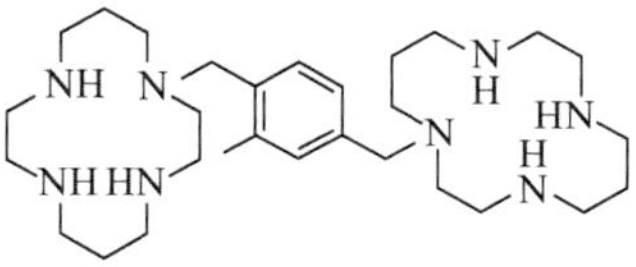	激活大麻素 CB2 受体	阻断 CXCR4 信号传导，减轻紫杉醇化疗诱导的神经病变	雄性 SD 大鼠模型
ESI－09	$C_{16}H_{15}ClN_4O_2$ 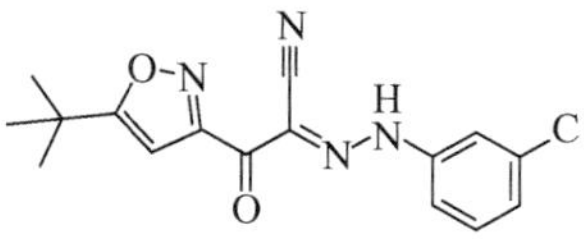	抑制 Epac1	脊髓星形胶质细胞激活和表皮内神经纤维(IENF) 减少，减轻紫杉醇化疗诱导的神经病变	C57BL/6J 小鼠模型＋DRG 神经元细胞
Etanercept	H_4NO_3V 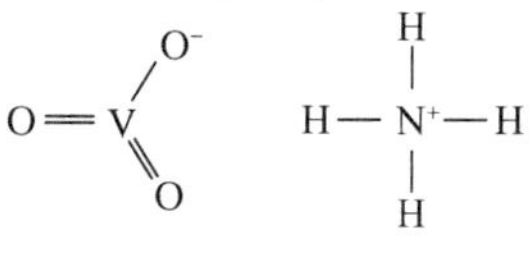	IL－1、IL－6、TNF-α、INF－γ 和 MCP－1 水平下调	阻断 MCP－1/CCL2 信号通路，减轻诱发性和自发性疼痛	雄性 Wistar 大鼠模型

续表

药物名称	分子式	作用靶点	作用机制	使用模型(细胞、动物、细胞+动物)
Fenofibrate	$C_{20}H_{21}ClO_4$ 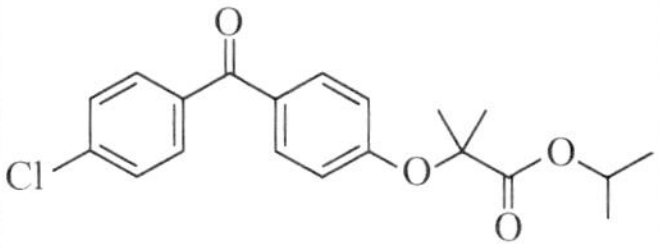	下调 PPAR-α、TNF-α、IL－1β and IL－6 水平	可逆转紫杉醇诱导的 SNAP 振幅的降低，减轻神经毒性	雌雄 C57BL/6J 小鼠＋DRG 神经元细胞
Fenofibric acid	$C_{17}H_{15}ClO_4$ 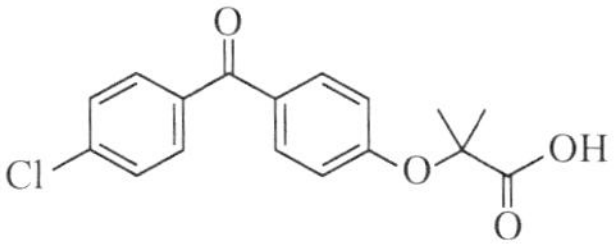	下调 PPAR-α、TNF-α、IL－1β and IL－6 水平	可逆转紫杉醇诱导的 SNAP 振幅的降低，减轻神经毒性	雌雄 C57BL/6J 小鼠＋DRG 神经元细胞
Flavonol	$C_{15}H_{10}O_3$ 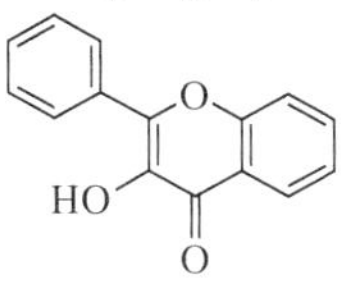	TNF-α、IL－1β 和自由基表达减少	减轻紫杉醇导致的神经痛	雄性 Swiss albino 小鼠
FPS-ZM1	$C_{20}H_{22}ClNO$ 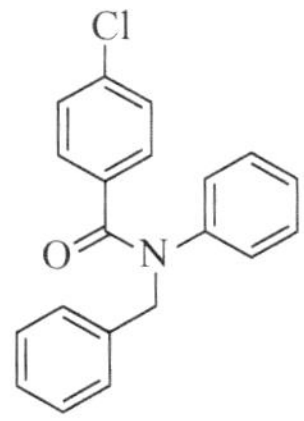	激活 TLR4、RAGE、MAPK/NF-kB 信号通路	上调促炎因子，抑制紫杉醇诱导的神经性疼痛	雄性 C57BL/6 野生型小鼠和 TLR4 缺陷小鼠
Setanaxib (GKT137831)	$C_{21}H_{19}ClN_4O_2$ 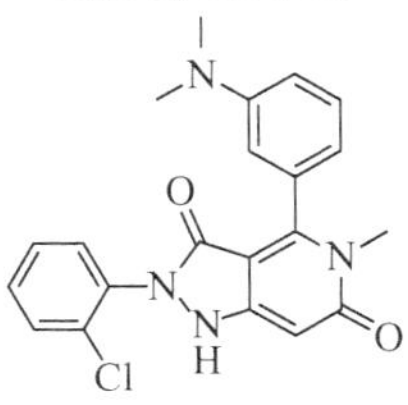	降低 ARE 和 SOD 表达	平衡活性氧，缓解紫杉醇导致的神经痛	雄性 SD 大鼠

续表

药物名称	分子式	作用靶点	作用机制	使用模型(细胞、动物、细胞+动物)
Icariin	$C_{33}H_{40}O_{15}$ 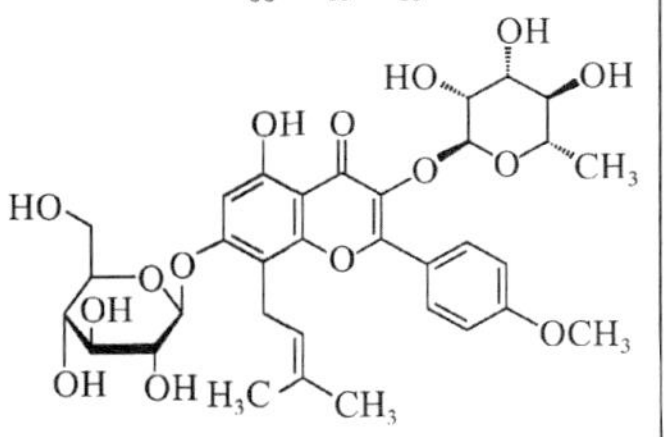	激活 NF-κB、TNF-α、IL-1β和IL-6	逆转了紫杉醇诱导的 SIRT1 下调和 H4 乙酰化，减轻神经痛	雄性 SD 大鼠
JTC-801	$C_{26}H_{25}N_3O_2 \cdot HCl$ 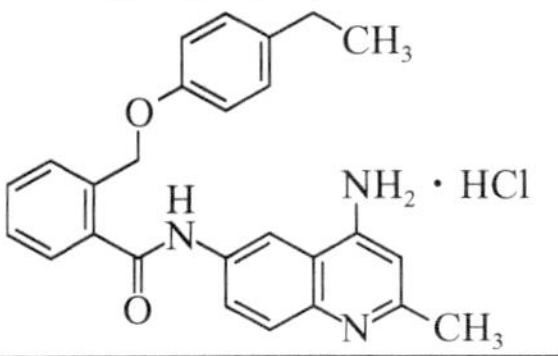	下调 PI3K/Akt、IL-1β and TNF-α	减轻炎症反应降低紫杉醇诱导的神经性疼痛	雄性 SD 大鼠
Lacosamide	$C_{13}H_{18}N_2O_3$ 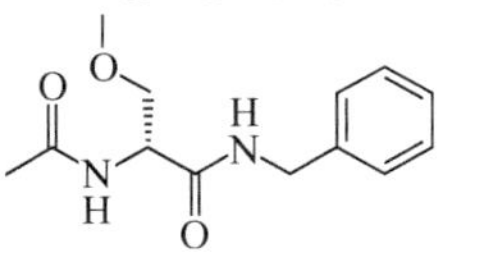	恢复 TAC、NGF 水平，下调 NF-kB、TNF-α、caspase-3、	通过抑制氧化应激、炎症和凋亡，减轻紫杉醇诱导的神经痛	雄性 Wistar 大鼠模型
Losartan	$C_{22}H_{23}ClN_6O$ 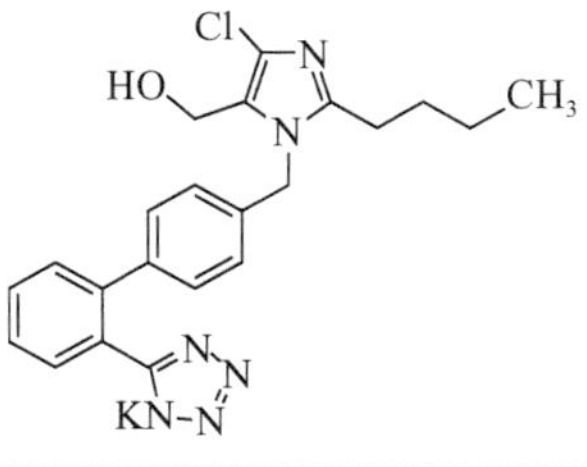	CCL2、TNFα 和 IL-6 表达下调	减轻神经炎症，改变巨噬细胞极化减轻紫杉醇诱导的神经痛	雄性 Wistar 大鼠模型
MDA7	$C_{22}H_{25}O_2$ 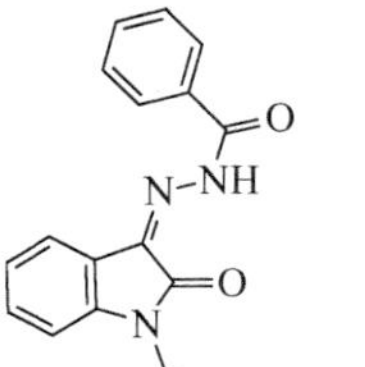	下调 IL-6、IRF8、P2X4、CaMKIIα、p-CREB、ΔFosB、GluR1、NR2B，上调 IL-10	减轻紫杉醇诱导小胶质细胞失调和上调小胶质细胞 BDNF 表达，缓解紫杉醇神经毒性	雄性 SD 大鼠

续表

药物名称	分子式	作用靶点	作用机制	使用模型(细胞、动物、细胞+动物)
MJN110	$C_{22}H_{21}Cl_2N_3O_4$ 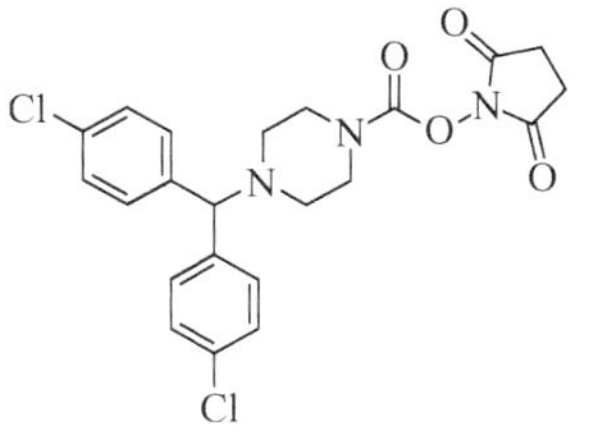	上调 MCP－1、CCL2 和磷酸化 p38 MAPK	可以逆转紫杉醇诱导的神经性疼痛	雄性 C57BL/6 小鼠模型
Polaprezinc	$C_9H_{11}N_4O_3Zn$ 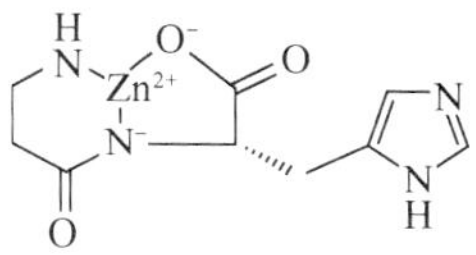	NF-κB 活化，下调 IL－1、IL－10	抑制 Ik 激酶－a(IKK-a)/NF-kB，减轻紫杉醇神经毒性	雄性 SD 大鼠和 C57/BL6 小鼠 DRG 细胞模型
Rapamycin	$C_{51}H_{79}NO_{13}$ 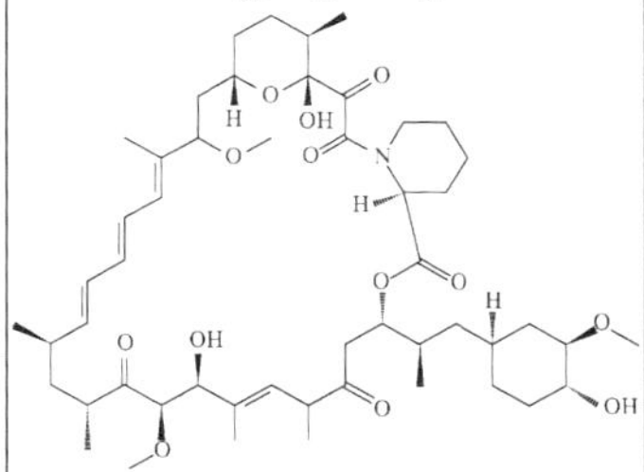	下调 IL－1β、IL－6、TNF-α、P 物质和 CGRP	抑制 PI3K-mTOR、PIC 信号过度表达，缓解紫杉醇诱导神经痛	SD 大鼠
Reparixin	$C_{14}H_{21}NO_3S$ 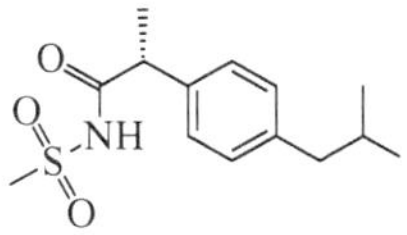	拮抗 CXCR1/CXCR2 受体	抑制 p-FAK、p-JAK2/p-STAT3、PI3K-p-cortactin 激活，减轻紫杉醇神经毒性	雄性 Wistar 大鼠、DRG 神经元模型
S504393	$C_{22}H_{28}FN_3O_6S$ 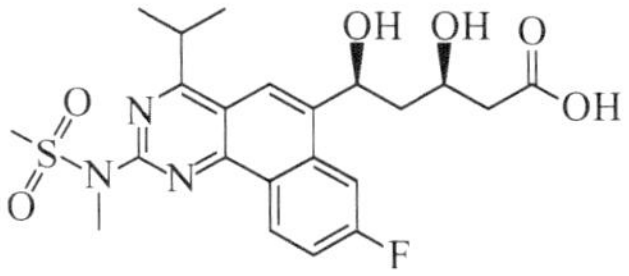	下调 IL－1β、TBARS	改善谷胱甘肽水平，减轻紫杉醇神经毒性	CF－1 雄性小鼠

续表

药物名称	分子式	作用靶点	作用机制	使用模型（细胞、动物、细胞＋动物）
TAK242	$C_{25}H_{27}N_3O_3$ 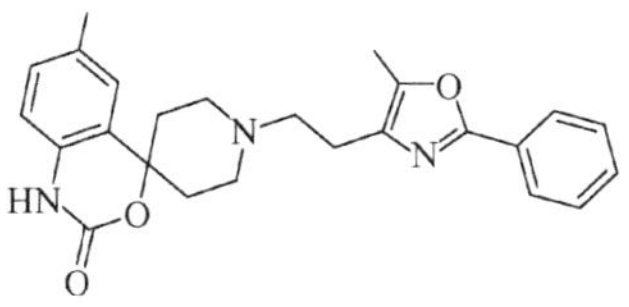	选择性拮抗CCR2受体	阻断 MCP - 1/CCL2 信号，减少紫杉醇神经痛	雄性 Wistar 大鼠
Resatorlid	$C_{15}H_{17}ClFNO_4S$ 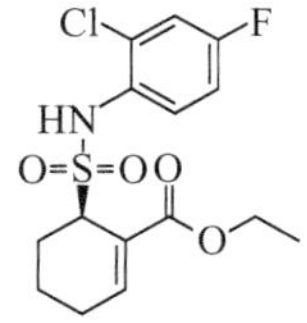	TLR4 拮抗剂	抑制 TLR4 激活，减轻紫杉醇神经毒性	雄性 SD 大鼠
Umbelliprenin	$C_{24}H_{30}O_3$ 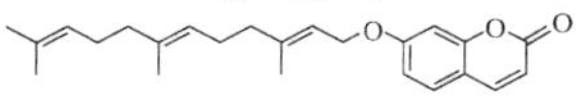	HMGB1	使 HMGB1 失活而预防紫杉醇诱导痛觉过敏	雄性 ddY 小鼠和 C57BL/6J 小鼠
β-caryophyllene	$C_{18}H_{16}O_5$ 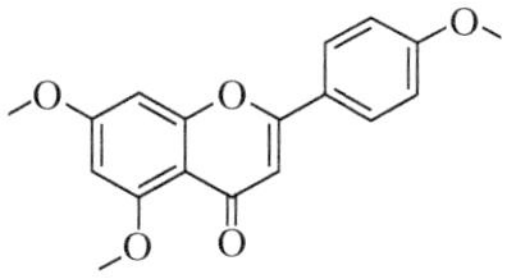	TNF-α、IL - 1β和自由基。	减轻紫杉醇神经毒性	成年 Swiss albino 小鼠
3 - Carboxyphenyl isothiocyanate	$C_8H_5NO_2S$	下调 IL - 6、氧化应激	减轻紫杉醇神经毒性	雄性小鼠
Allyl isothiocyanate	$C_{15}H_{24}$ 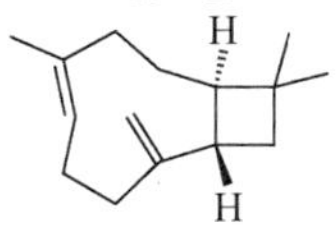	激活 CB2、抑制 p38 MAPK/NF-κB	减轻紫杉醇神经毒性	雄性 Swiss 小鼠
Phenyl isothiocyanate	$C_8H_5NO_2S$ 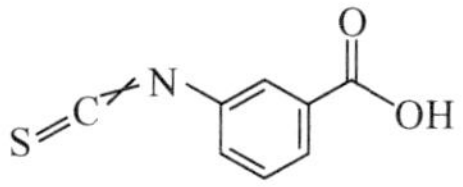	Kv7 通道	释放 H_2S 并激活 Kv7 通道，减轻紫杉醇神经毒性	雄性 CD - 1 albino 小鼠

续表

药物名称	分子式	作用靶点	作用机制	使用模型（细胞、动物、细胞＋动物）
Sodium hydrosulfide Hydrate	C_4H_5NS 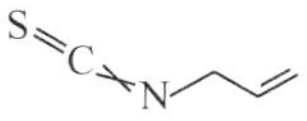	Kv7 通道	释放 H_2S 并激活 Kv7 通道，减轻紫杉醇神经毒性	雄性 CD－1 albino 小鼠
Retigabine	C_9H_9NS 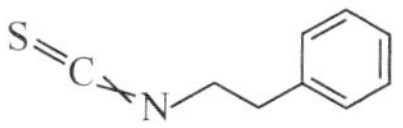	Kv7 通道	释放 H_2S 并激活 Kv7 通道，减轻紫杉醇神经毒性	雄性 CD－1 albino 小鼠
ML218	H_3NaOS Na—SH H_2O	Kv7 通道	释放 H_2S 并激活 Kv7 通道，减轻紫杉醇神经毒性	雄性 CD-1 albino 小鼠
RQ－00311651	$C_{16}H_{18}FN_3O_2$ 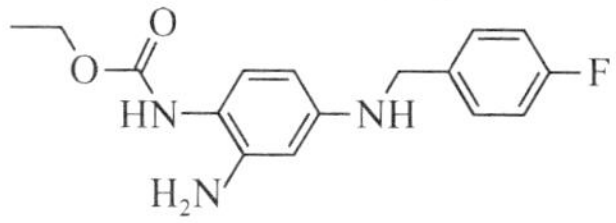	KCNQ/Kv7 通道	开放 KCNQ/Kv7 通道，减轻紫杉醇神经毒性	雄性成年 SD 大鼠
AMG9810	$C_{19}H_{27}Cl_3N_2O$ 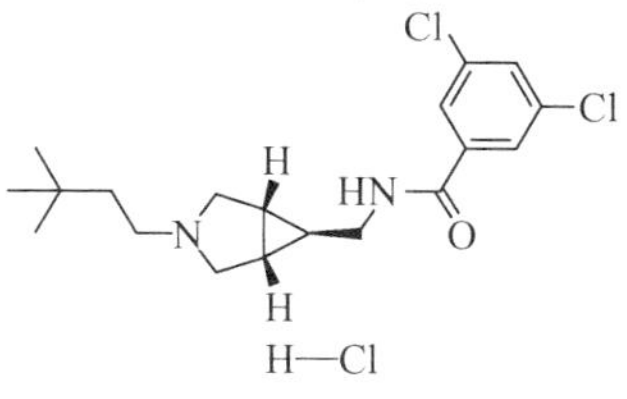	阻止钙通道（T 型；Cav3.2）激活，减轻紫杉醇神经毒性	作用人类 DRG 神经元	雄性 SD 大鼠
Capsazepine	$C_{19}H_{18}F_3N_5O_2$ 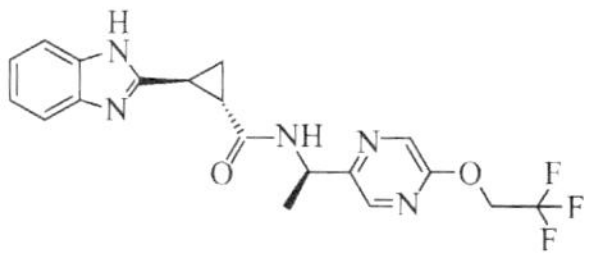	Cav3.1/Cav3.2 T 型钙通道	减轻紫杉醇神经毒性	细胞、小鼠
HC－067047	$C_{21}H_{23}NO_3$ 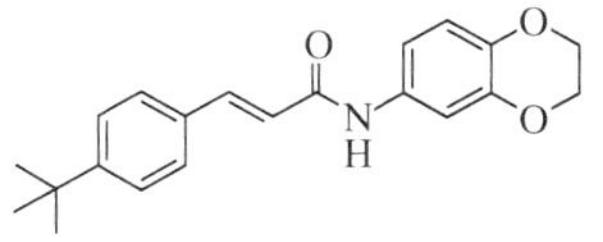	TRPV1	拮抗 TRPV1，减轻紫杉醇神经毒性	雄性 Wistar 大鼠

续表

药物名称	分子式	作用靶点	作用机制	使用模型（细胞、动物、细胞＋动物）
Ruthenium red	$C_{19}H_{21}ClN_2O_2S$ 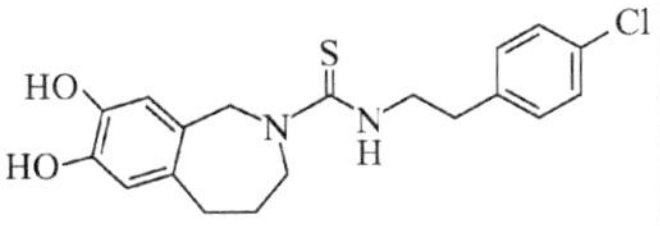	TRPV1	拮抗 TRPV1，减轻紫杉醇神经毒性	雄性 Wistar 大鼠
SB-366791	$C_{26}H_{28}F_3N_3O_2$ 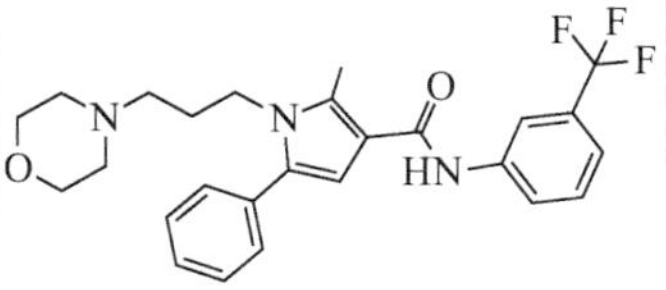	TRPV4 通道	拮抗 TRPV4，减轻紫杉醇神经毒性	小鼠
Tabernaemontana Catharinensis ethyl acetate fraction	$Cl_6H_{42}N_{14}O_2Ru_3$ 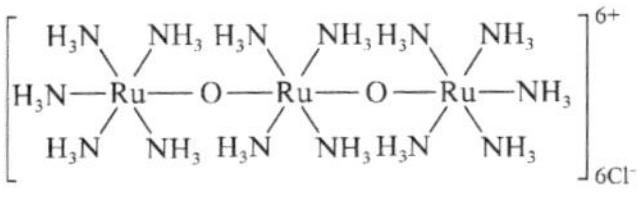	拮抗 TRP，减轻紫杉醇神经毒性	—	雄性 Wistar 大鼠
Memantine	$C_{12}H_{21}N \cdot HCl$ 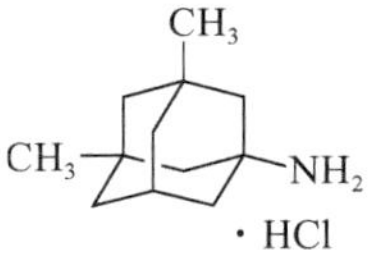	脊髓水平靶向突触前 NMDA 受体	通过 NMDA 受体拮抗作用，可显著减轻紫杉醇诱导的疼痛超敏反应	雄性 SD 大鼠
Valproate	$C_8H_{15}NaO_2$ 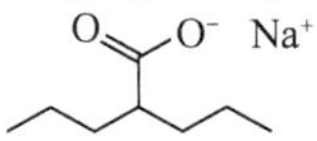	抑制 HDAC2、谷氨酸表达、EAAT2/VGLUT/突触素和 HDAC2/YY1 作用，减轻紫杉醇神经痛	—	雄性 SD 大鼠
Cilostazol	$C_{20}H_{27}N_5O_2$ 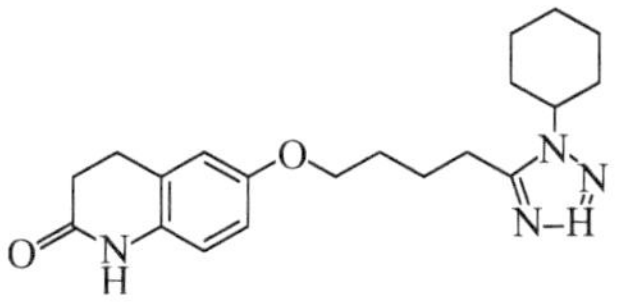	cAMP (Epac)	抑制 Schwann 细胞去分化，预防紫杉醇诱导周围神经病变	怀孕 Wistar/ST 大鼠和雄性 C57BL/6J JmsSlc 小鼠

续表

药物名称	分子式	作用靶点	作用机制	使用模型（细胞、动物、细胞+动物）
Minoxidil	$C_9H_{15}N_5O$ 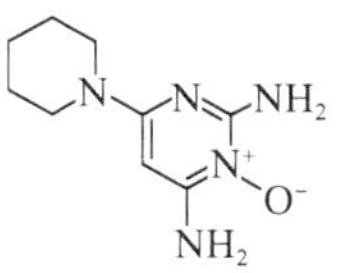	巨噬细胞和小胶质细胞	抑制 DRG 神经炎症和细胞内钙稳态重构，缓解紫杉醇神经痛	原代 DRG 细胞 + C57BL/6J 和 NOD/SCID 雌性小鼠
Cannabidiol	$C_{21}H_{30}O_2$ 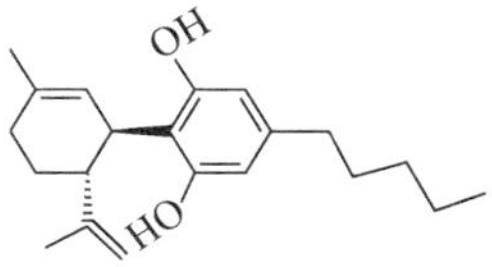	5 - HT（1A）受体系统	通过 5 - HT（1A）受体介导的 PAC，减轻紫杉醇神经痛	雌性 C57Bl/6 小鼠
JZL184	$C_{27}H_{24}N_2O_9$ 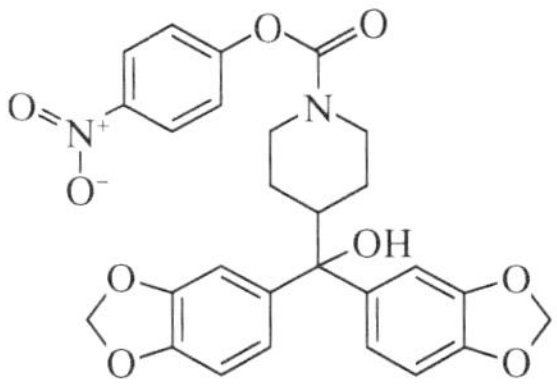	2 -花生四烯酸甘油酯（2 - AG）	通过 MAGL 抑制剂阻断脑膜中的 2 - AG 水解，逆转紫杉醇神经痛	成年雄性 C57BL/6J 小鼠
KLS - 13019	$C_{22}H_{29}NO_3$ 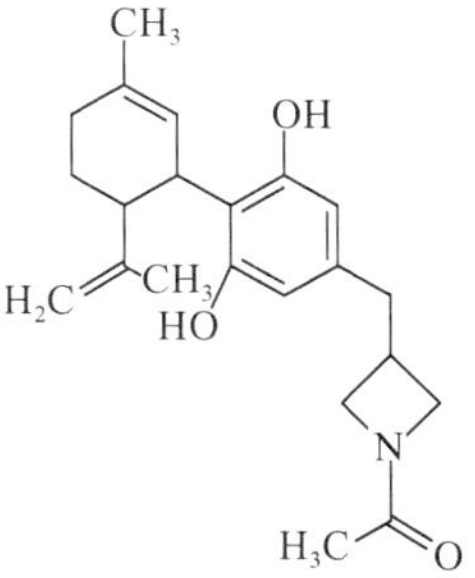	GPR55	通过拮抗 GPR55 阻止紫杉醇导致的神经痛	成年雄性和雌性 SD 大鼠
URB597	$C_{20}H_{22}N_2O_3$ 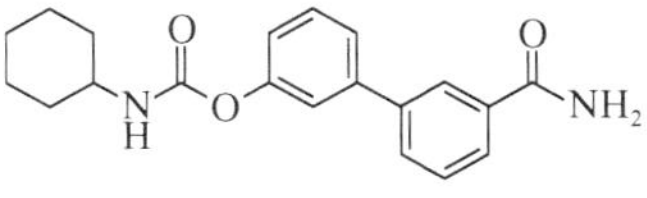	脂肪酸酰胺水解酶（FAAH）	抑制 FAAH，减少紫杉醇诱导神经痛	成年雄性 C57BL/6J 小鼠

续表

药物名称	分子式	作用靶点	作用机制	使用模型（细胞、动物、细胞＋动物）
URB937	$C_{20}H_{22}N_2O_4$ 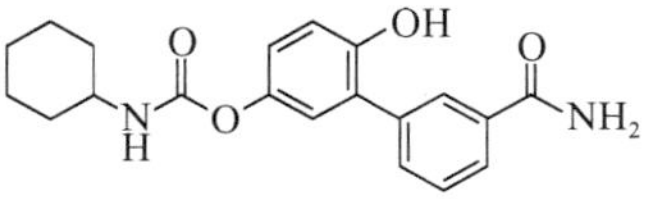	脂肪酸酰胺水解酶（FAAH）	抑制 FAAH，减少紫杉醇诱导神经痛	成年雄性 C57BL/6J 小鼠
Δ9－THC	$C_{21}H_{30}O_2$ 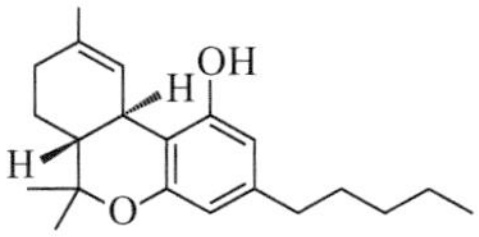	CB1 受体	减轻长春新碱诱导的机械敏感性，加强 CBD 在预防化疗引起的周围神经病变发展方面的作用	雄性 C57Bl6 小鼠
SR－17018	$C_{19}H_{18}Cl_3N_3O$ 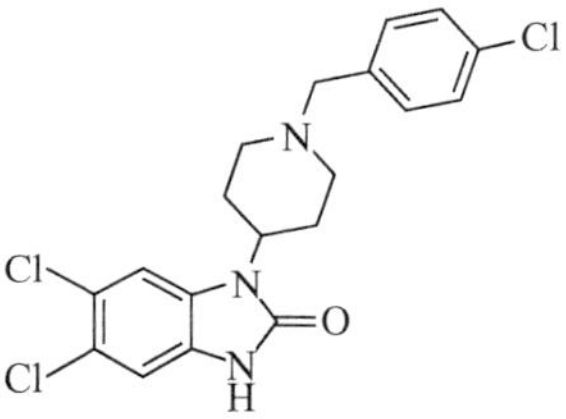	阿片受体	激活 GTPγS 结合产生类似吗啡抗伤害感受，减轻紫杉醇诱导神痛	C57BL/6J 小鼠
Bee venom acupuncture		脊髓 α－肾上腺素能受体	激活脊髓 α－肾上腺素能受体介导镇痛作用，抑制紫杉醇诱导神经痛	成年雄性 SD 大鼠
Quetiapine	$C_{21}H_{25}N_3O_2S$ 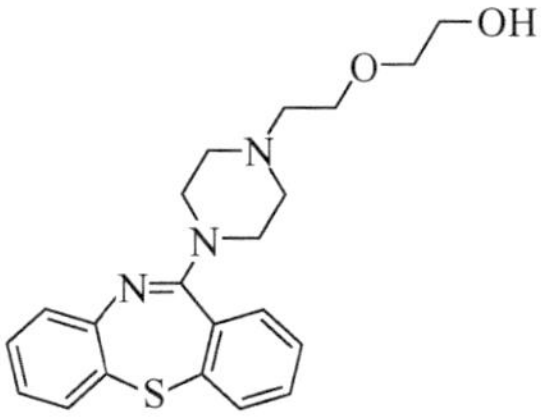	α2－肾上腺素受体	通过 Yohimbine. 拮抗 α－2 肾上腺素能受体，逆转紫杉醇诱导的热敏	NMRI 小鼠
Nicotine	$C_{10}H_{14}N_2$ 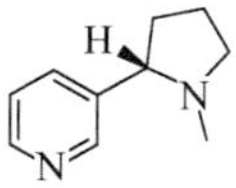	α7 尼古丁乙酰胆碱受体	逆转紫杉醇诱导神经痛	成年雄性 C57BL/6J 小鼠

续表

药物名称	分子式	作用靶点	作用机制	使用模型（细胞、动物、细胞＋动物）
Pirenzepine	$C_{19}H_{21}N_5O_2$ 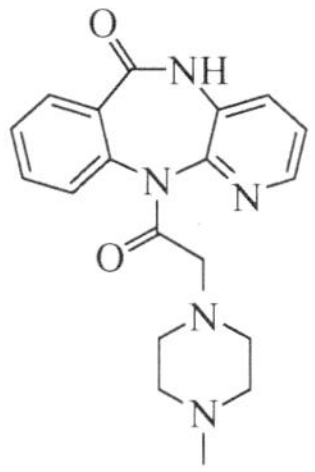	毒蕈碱 ACh1 型受体（M1R）	M1R 在轴突可塑性抑制作用，预防了紫杉醇诱导的周围神经病变	大鼠和小鼠
α-Conotoxin RgIA4	$C_{59}H_{95}N_{25}O_{18}S_4$ 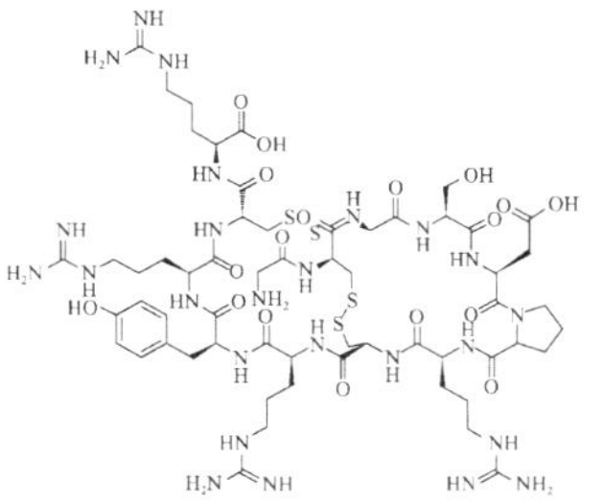	α9、α10 烟碱乙酰胆碱受体（nAChRs）	通过作用于 nAChRs 加速紫杉醇导致的神经性疼痛的恢复	SD 大鼠
HOE140	$C_{61}H_{93}N_{19}O_{15}S$ 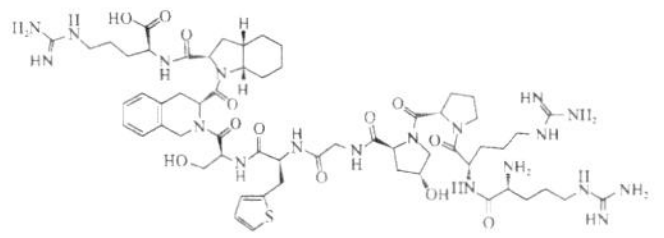	选择性拮抗 B2 缓激肽受体	激活磷脂酶 C/蛋白激酶 C（PKC），降低 PKCε 水平，减轻紫杉醇所致神经性疼痛	雄性 Swiss 小鼠模型
DALBK	$C_{43}H_{67}N_{11}O_{12}$ 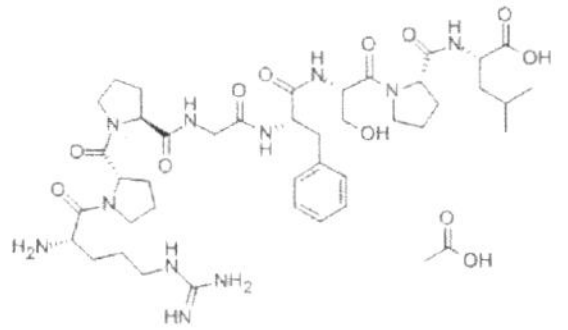	选择性拮抗 B1 缓激肽受体	激活磷脂酶 C/蛋白激酶 C（PKC），降低 PKCε 水平，减轻紫杉醇所致神经性疼痛	雄性 Swiss 小鼠模型
Tamoxifen	$C_{26}H_{29}NO$ 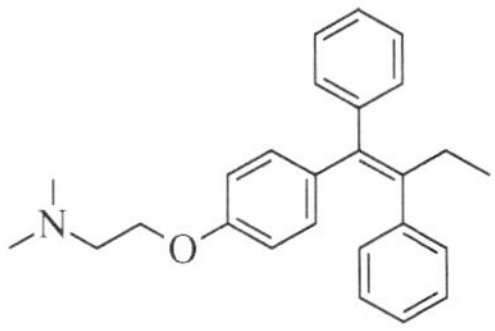	抑制 PKC/ERK 通路	抑制 PKC/ERK 通路，减轻紫杉醇诱导的神经病变	BALB/c 雄性小鼠模型

续表

药物名称	分子式	作用靶点	作用机制	使用模型(细胞、动物、细胞+动物)
Lacosamide	$C_{13}H_{18}N_2O_3$ 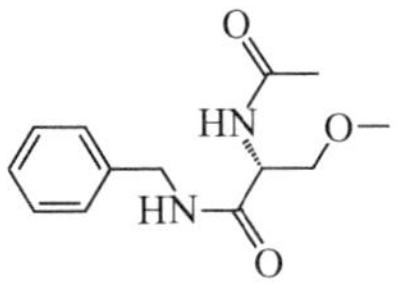	选择性促进电压门控钠通道缓慢失活;JAK2/STAT3信号通路	通过抗氧化、恢复神经生长因子,降低 NF-kB、TNF-α,活性半胱氨酸天冬氨酸蛋白酶-3,抑制 Notch1 受体、p-p38 和 IL-6/p-JAK2/p-STAT3 蛋白表达,减轻紫杉醇所致神经性疼痛	雄性 Wistar 大鼠模型
PD0325901	$C_{16}H_{14}F_3HN_2O_4$ 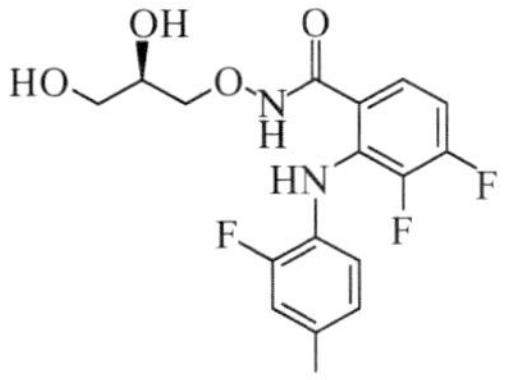	MEK1/2 抑制剂	抑制脊髓 ERK1/2 磷酸化	雄性 BALB/c 小鼠模型
Nilotinib	$C_{28}H_{22}F_3N_7O$ 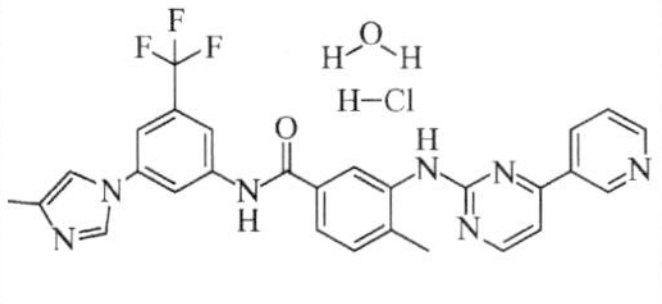	酪氨酸激酶抑制剂;OATP1B2 抑制剂	抑制 OATP1B2 转运系统,减轻紫杉醇诱导的神经毒性	野生型和 OATP1B2−/− 小鼠模型
Rapamaycin	$C_{51}H_{79}NO_{13}$ 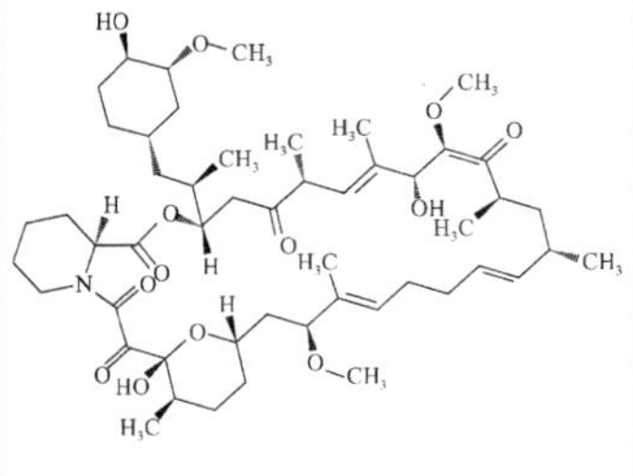	mTOR 抑制剂	降低 DRG 中 IL-1β、IL-6、TNF-α、P 物质和 CGRP 水平,减轻紫杉醇神经痛	雄性 SD 大鼠模型

续表

药物名称	分子式	作用靶点	作用机制	使用模型（细胞、动物、细胞+动物）
AM9053	$C_{12}H_{17}NO_2$ 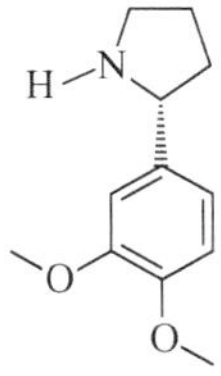	N-酰基乙醇胺水解酸酰胺酶（NAAA）抑制剂	激活过氧化物酶体增殖物激活受体α受体，逆转紫杉醇诱导的超敏反应	成年雄性ICR小鼠模型
Aucubin	$C_{15}H_{22}O_9$ 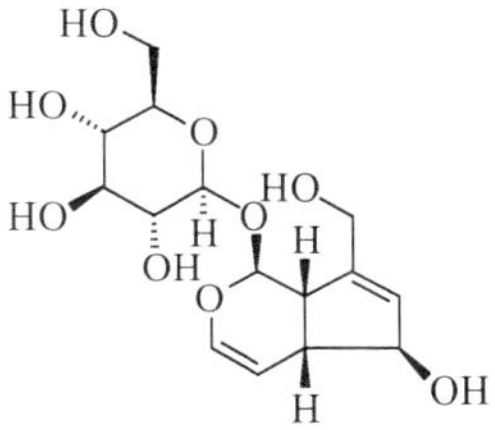	外周雪旺细胞中的内质网	抑制外周雪旺细胞中的内质网应激，抑制紫杉醇诱导的机械异常性疼痛	雄性C57BL/6NCr小鼠模型
DALBK	$C_{41}H_{63}N_{11}O_{10}$ 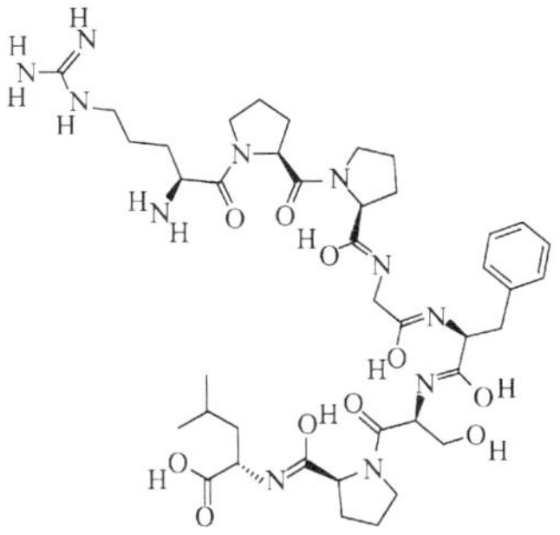	激肽B1拮抗剂	减少紫杉醇引起机械性异常性疼痛和自发性伤害性行为	成年Swiss雄性小鼠模型
FR173657	$C_{30}H_{27}Cl_2N_5O_4$ 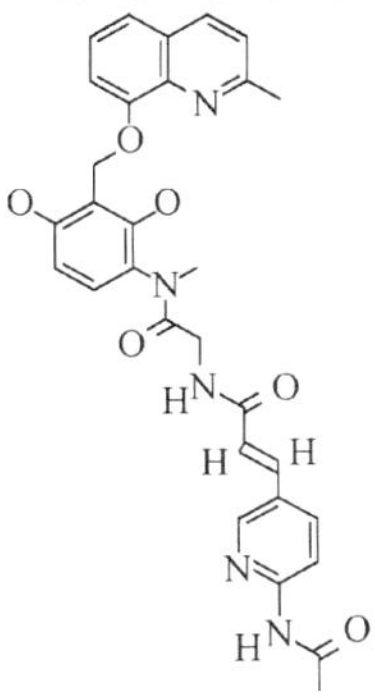	激肽B2受体拮抗剂	逆转慢性紫杉醇给药诱导的机械性异常性疼痛	成年Swiss雄性小鼠模型

续表

药物名称	分子式	作用靶点	作用机制	使用模型（细胞、动物、细胞＋动物）
Gelsemium sempervirens	$C_{21}H_{24}N_2O_3$ 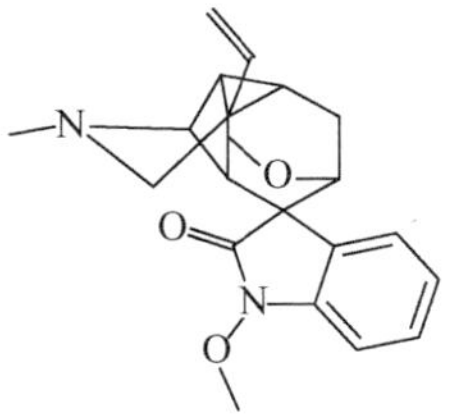	刺激 SC 和边缘系统中的类固醇异孕酮	通过刺激异孕酮的产生，抑制紫杉醇诱导的神经痛	成年雄性 SD 大鼠模型
HOE140	$C_{59}H_{89}N_{19}O_{13}S$ 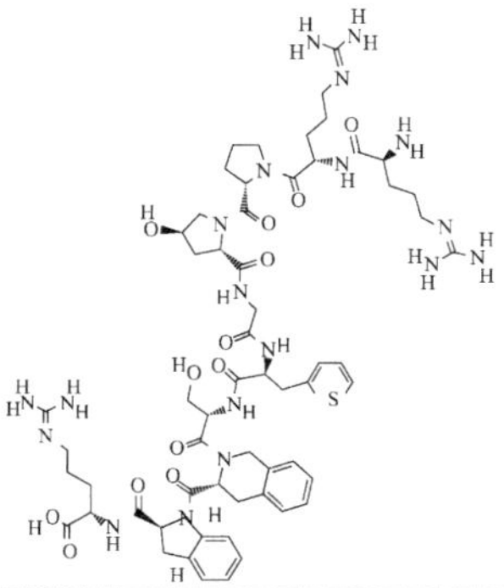	激肽 B2 受体拮抗剂	逆转慢性紫杉醇给药诱导的机械性异常性疼痛	成年 Swiss 雄性小鼠模型
Lepidium meyenii	$C_{25}H_{43}NO$ 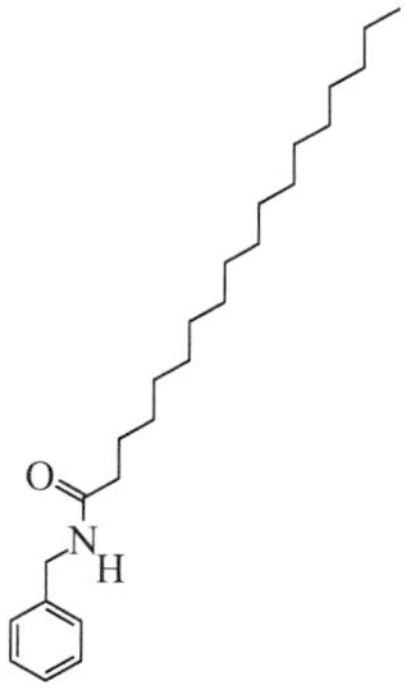	参与了 macamides 的从头生物合成	增强大麻素传播，减轻机械性疼痛，恢复机械超敏反应，逆转紫杉醇诱导热痛敏	雄性 Sprague－Dawley 大鼠、雄性瑞士白化小鼠模型
Metformin	$C_4H_{11}N_5$ 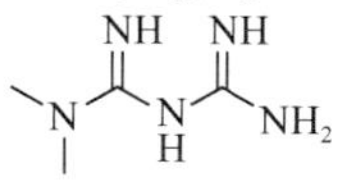	AMP 活化蛋白激酶激活剂	逆转紫杉醇诱导的痛觉过敏	雄性和雌性 ICR 近交或杂交小鼠、雄性模型

续表

药物名称	分子式	作用靶点	作用机制	使用模型（细胞、动物、细胞＋动物）
Narciclasine	$C_{14}H_{13}NO_7$ 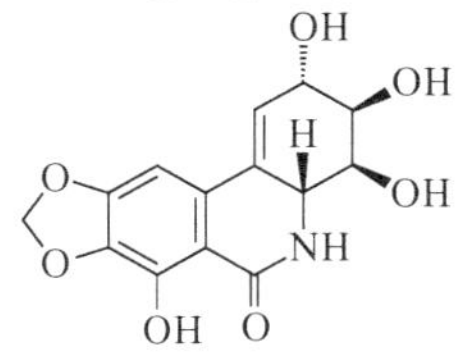	AMP 活化蛋白激酶激活剂	增加肌管中的二磷酸腺苷，AMP 活化蛋白激酶，预防和逆转紫杉醇诱导机械痛	雄性和雌性 ICR 近交或杂交小鼠模型
Neoline	$C_{24}H_{39}NO_6$ 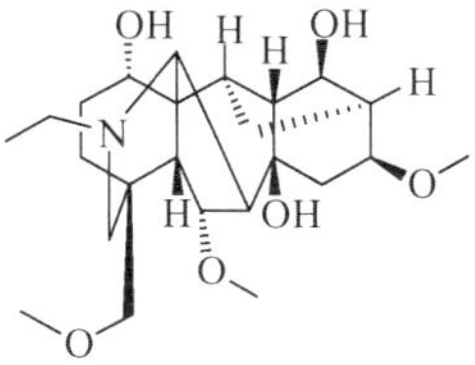	脊髓中的星形胶质细胞功能正常化	显著减轻了紫杉醇诱导的机械性痛觉过敏	雄性 ddY 小鼠模型
Nicotinamide riboside	$C_{11}H_{16}N_2O_5$ 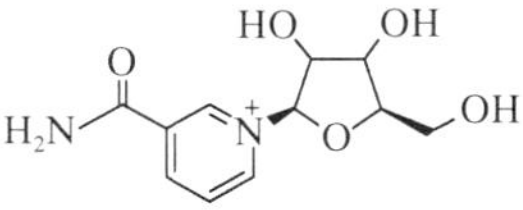	NAD 的维生素 B3 前体	减弱表皮内神经纤维损失，降低紫杉醇诱导神经痛	雌性 SD 大鼠模型
Salicylidene salicylhydrazide	$C_{14}H_{12}N_2O_3$ 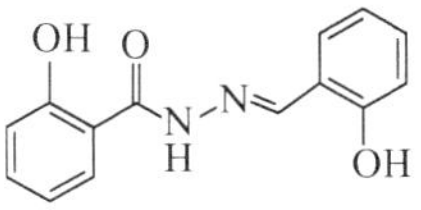	钠通道、钙通道、NMDA 受体、AMPA 受体、TRP 通道	减少紫杉醇神经痛	雄性和雌性 BALB/c 小鼠模型
SLAB51		肠道菌群、iNOS、COX2 下降、PPARγ 上升	调节肠道菌群、减轻神经炎症、下调 IENF 水平，减轻紫杉醇神经痛	雄性 CD1 小鼠模型
SSR240612	$C_{42}H_{53}ClN_4O_7S$ 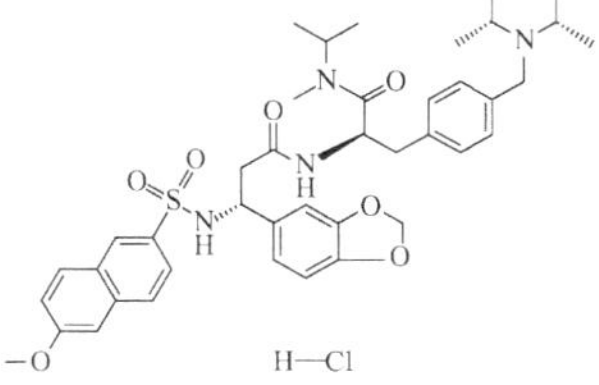	激肽 B1 和 B2 受体	减轻激肽受体参与的紫杉醇引起的神经性疼痛	成年雄性 Swiss 小鼠模型

续表

药物名称	分子式	作用靶点	作用机制	使用模型(细胞、动物、细胞+动物)
Staurosporine	$C_{28}H_{26}N_4O_3$ 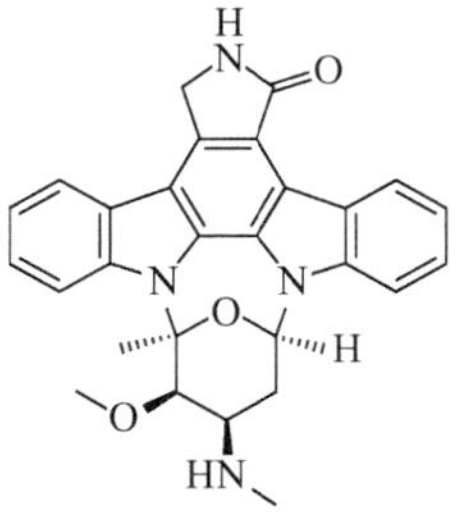	PI3K 信号通路	阻止紫杉醇诱导的神经痛	雄性 C57BL/6 小鼠、Wistar 大鼠模型
Wortmannin	$C_{23}H_{24}O_8$ 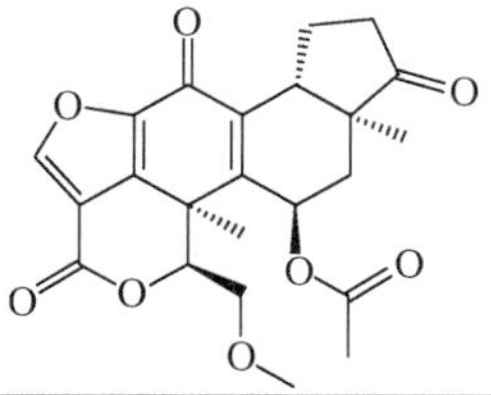	PI3K/AKT 通路抑制剂	减少炎症反应，减轻紫杉醇导致神经痛	成年雄性小鼠 C57BL/6 模型
Terfenadine	$C_{32}H_{41}NO_2$ 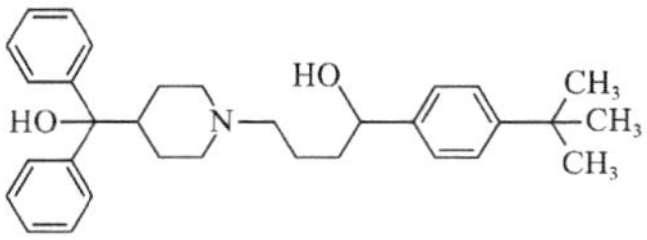	组胺受体 1 拮抗剂	抑制炎症信号传导、细胞因子释放，减轻紫杉醇神经痛	野生型 C57BL/6N 小鼠模型
Telmisartan	$C_{33}H_{30}N_4O_2$ 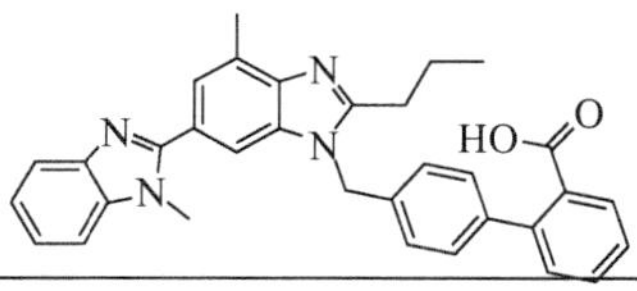	血管紧张素Ⅱ 1 型受体拮抗剂	降低 DRG 和血浆中的 EpOME 浓度，逆转紫杉醇诱导的神经痛	野生型 C57BL/6N 小鼠模型
Recombinant human soluble thrombomodulin	—	TLR4 受体和糖基化终末产物受体(RAGE)	逆转紫杉醇引起的神经痛	雄性 Wistar 大鼠模型
NO-711	$C_{21}H_{23}ClN_2O_3$ 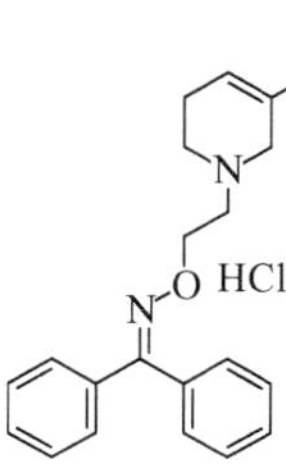	GABA 转运体-1(GAT-1)抑制剂	通过抑制 GAT-1，减轻紫杉醇诱导的神经痛	雌性 BALB/c 小鼠模型

（三）减轻硼替佐米所致周围神经病变的化学药物临床前研究

表 6－3　减轻硼替佐米所致周围神经病变的化学药物临床前研究

药物名称	分子式	作用靶点	作用机制	使用模型（细胞、动物、细胞＋动物）
FTY720	$C_{19}H_{34}NO_5P$ 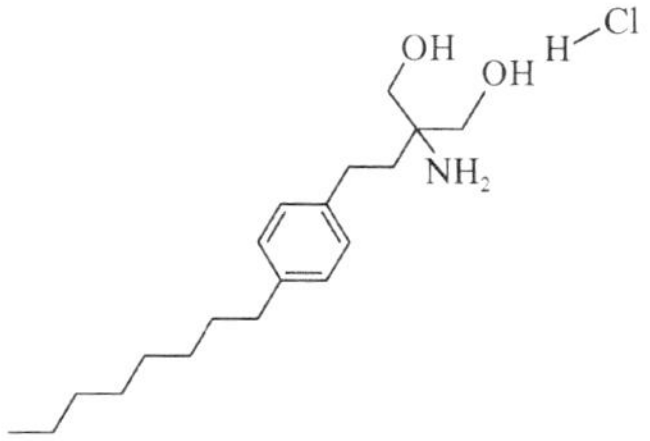	鞘氨醇－1－磷酸受体 S1PR1	通过减弱星形细胞激活、神经炎症和增强 DHSC 突触前谷氨酸释放，阻断和逆转硼替佐米引起的神经痛	雄性 SD 大鼠模型、S1PR1 敲除小鼠模型
IVIg	—	神经炎症	通过减少 M1 促炎表型巨噬细胞外周神经浸润，可显著减少硼替佐米诱导神经痛。	雌性 Wistar 大鼠模型
雷帕霉素	$C_{51}H_{79}NO_{13}$ 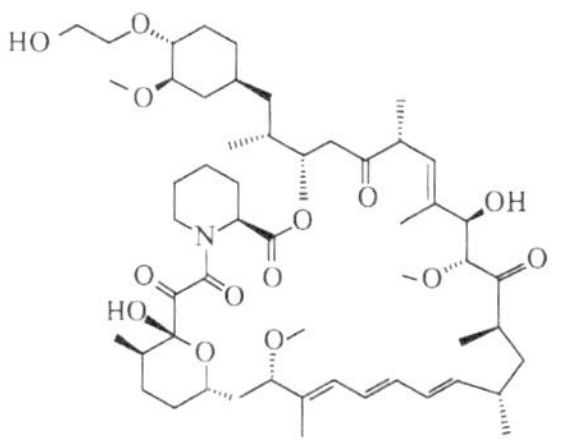	雷帕霉素（mTOR）机制靶点	通过 mTORC 1 及其下游蛋白介导，影响星形胶质细胞的激活，引起脊髓背角疼痛信号的中枢敏感化，减少硼替佐米诱导的周围神经疼痛。	小鼠模型
依维莫司	$C_{53}H_{83}NO_{14}$ 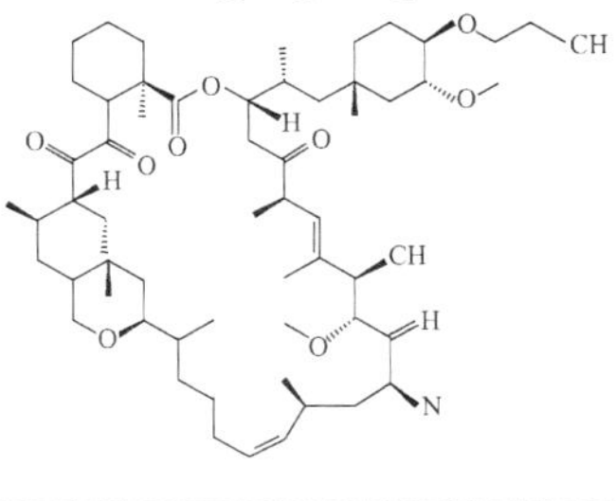			

续表

药物名称	分子式	作用靶点	作用机制	使用模型（细胞、动物、细胞＋动物）
乙酰左旋肉碱	$C_9H_{18}ClNO_4$ 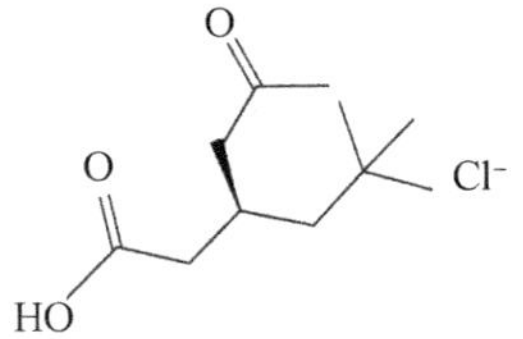	线粒体有丝分裂毒性	通过保护线粒体功能，预防硼替佐米诱导的周围神经疼痛。	成年 SD 大鼠模型
HC－030031 A－硫辛酸	$C_{18}H_{21}N_5O_3$ 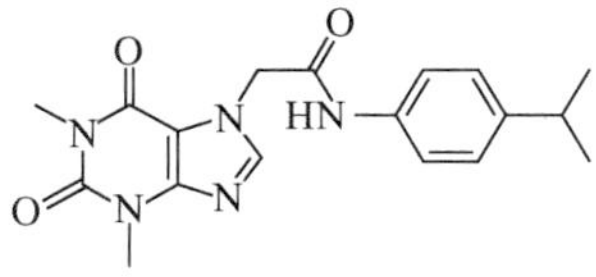 $C_8H_{14}O_2S_2$ 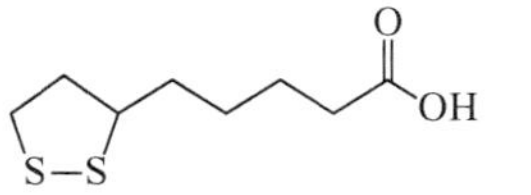	TRPA1 拮抗剂	通过拮抗氧化应激产物 TRPA1 早期激活/超敏化作用，防止硼替佐米诱发的超敏反应致周围神经病变。	C57BL/6 雄性小鼠模型、TRPA1 缺陷小鼠模型
米诺环素	$C_{23}H_{27}N_3O_7$ 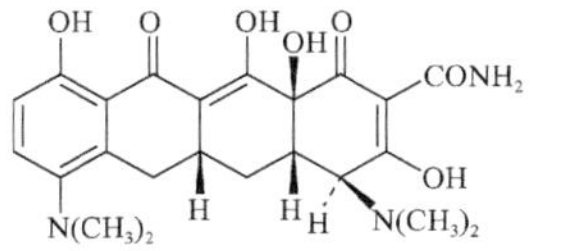	星形胶质细胞间隙连接和谷氨酸转运蛋白	通过改变星形胶质细胞间隙连接和谷氨酸转运蛋白的表达，来预防硼替佐米治疗相关的皮肤机械敏感性的变化。	雄性 SD 大鼠模型
头孢曲松	$C_{18}H_{18}N_8O_7S_3$ 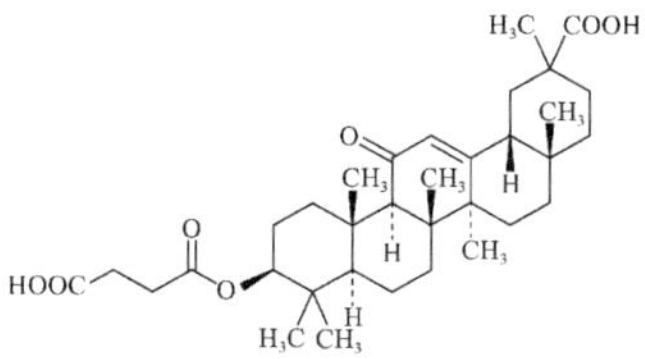			
生胃酮	$C_{34}H_{50}O_7$ 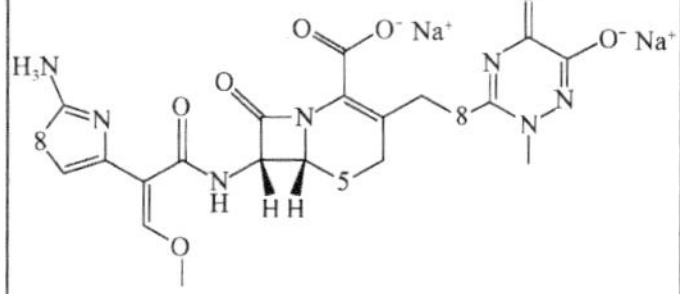			

续表

药物名称	分子式	作用靶点	作用机制	使用模型（细胞、动物、细胞＋动物）
Dexanabinol	$C_{25}H_{38}O_3$ 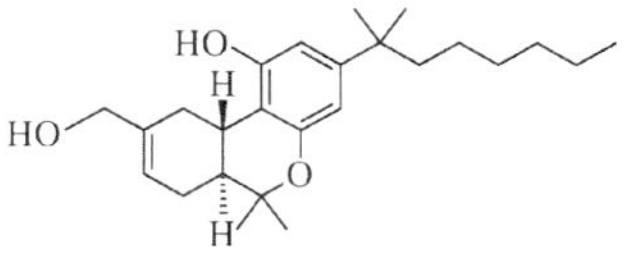	抑制 TNFα、NMDA 受体和活性氧	抑制 TNFα、NMDA 受体和活性氧，防止蛋白酶体抑制剂诱导神经元凋亡，恢复硼替佐米诱导的近端动作电位幅度和远端神经传导速度降低，阻止硼替佐米诱导的机械异痛感和热痛感。	WEHI－13VAR 纤维母细胞、成年雌性 Wistar 大鼠
他莫昔芬	$C_{26}H_{29}NO$ 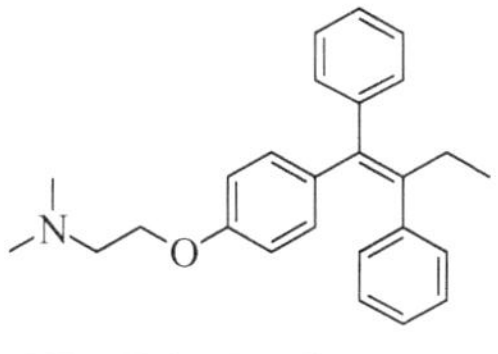	PKC/ERK 信号通路	通过抑制 PKC/ERK1/2 途径抑制硼替佐米诱导的神经病变。	雄性 BALB/c 小鼠模型
PC1	$C_{18}H_{18}BNO_4$ 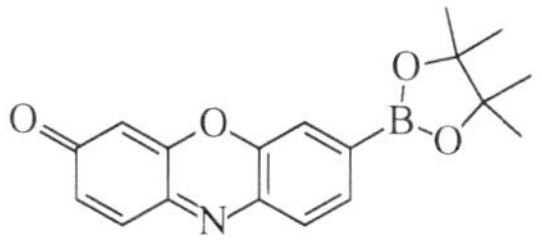	促动因子（PKs）	靶向促运动素系统、抵消超敏反应、神经炎症和组织损伤，抑制硼替佐米诱导神经病变。	雄性 C57BL/6J 小鼠
Phα1β	—	TRPA1 通道	Phα1β 通过阻断 TRPA1 通道，减弱硼替佐米诱导的 trpa1 依赖性神经痛。	雄性 C57BL/6 小鼠，SD 大鼠，IMR90 细胞，HEK293 细胞
曲美替尼	$C_{26}H_{23}FIN_5O_4$ 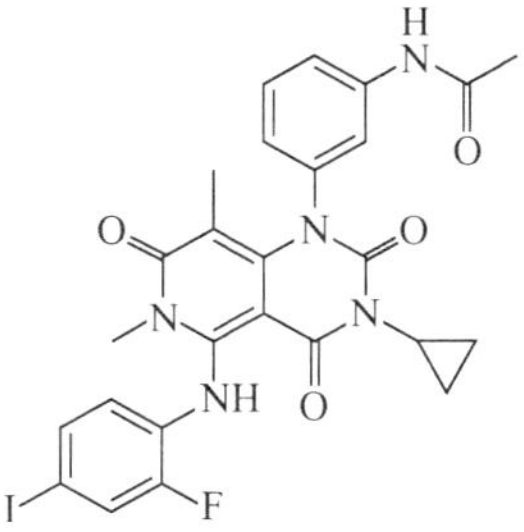	ERK1/2 磷酸化	通过抑制 ERK1/2 激活抑制紫杉醇诱导的神经痛	雄性 Balb/c 小鼠

(四) 减轻其他药物所致周围神经病变的化学药物(顺铂、长春碱类等)临床前研究

表 6-4 减轻其他药物所致周围神经病变的化学药物临床前研究

药物名称	分子式	作用靶点	作用机制	使用模型(细胞、动物、细胞+动物)
DALBk	$C_{41}H_{63}N_{11}O_{10}$ 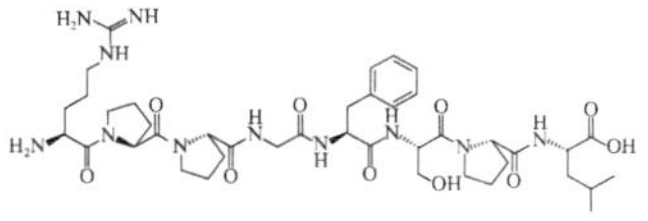	激肽 B1 受体(B1R)	通过拮抗激肽 B1 受体,减轻顺铂诱导神经毒性	雄性 Swiss 小鼠模型
Icatibant	$C_{59}H_{89}N_{19}O_{13}S$ 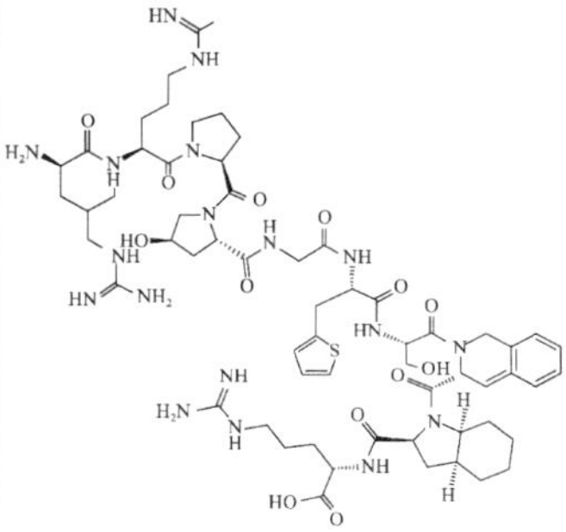	激肽 B2 受体(B2R)	通过拮抗激肽 B2 受体,减轻顺铂诱导周围神经毒性	雄性 Swiss 小鼠模型
Istradefylline (KW6002)	$C_{20}H_{24}N_{4}O_{4}$ 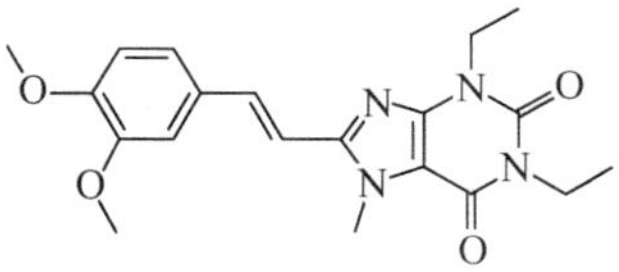	腺苷 2A 受体(A2AR)	通过降低 DRG 中促炎细胞因子表达,减轻顺铂诱导周围神经毒性	雄性 C57Bl6/J 小鼠模型
MRS5980	$C_{20}H_{19}Cl_{6}O_{3}S$ 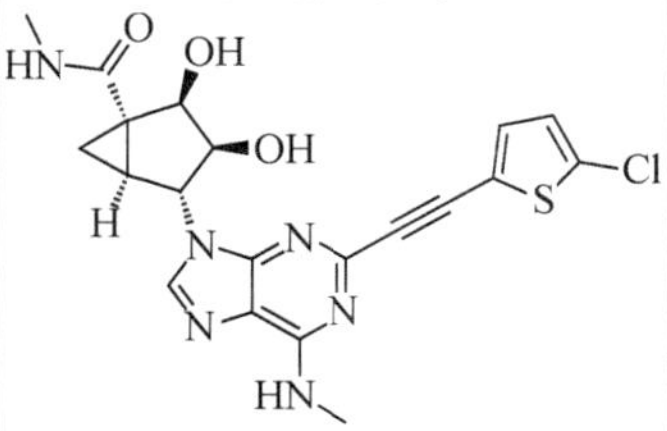	腺苷 3A 受体(A3AR)	通过防止线粒体损伤和激活修复途径,预防和减轻顺铂诱导周围神经毒性	雄性和雌性 C57BL/6 J 小鼠模型
ACEA	$C_{22}H_{36}ClNO$ 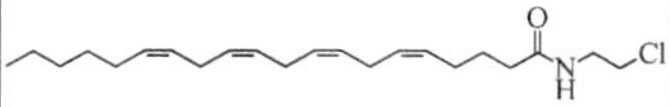	大麻素受体 1(CB1R)	通过 CB1R 激活,减轻顺铂引起周围神经毒性	雄性 Wistar 大鼠模型

续表

药物名称	分子式	作用靶点	作用机制	使用模型(细胞、动物、细胞+动物)
PrNMI	$C_{29}H_{31}NO$ 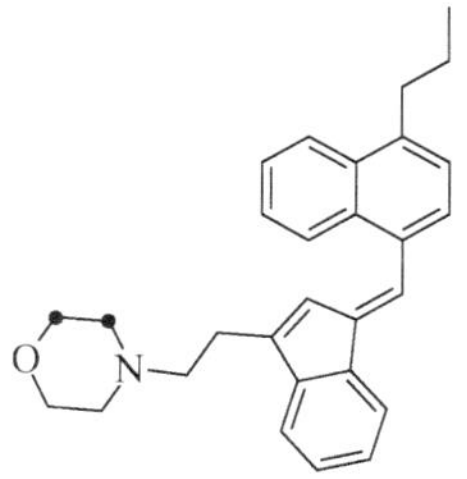	大麻素受体 1 (CB1R)	通过 CB1R 激活，减轻顺铂引起的周围神经毒性	雄性和雌性 SD 大鼠模型
GAT229	$C_{22}H_{18}N_2O_2$ 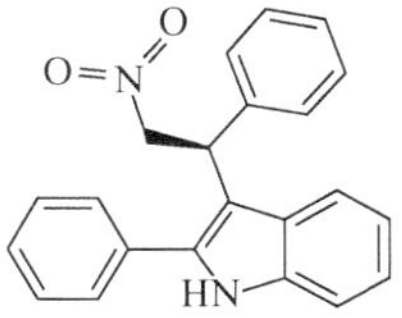	大麻素受体 1 (CB1R)	通过增强 DRG 神经元中 CB1R 信号传导，减轻顺铂引起周围神经毒性	雄性 Swiss Albino 小鼠模型
AM1710	$C_{23}H_{28}O_4$ 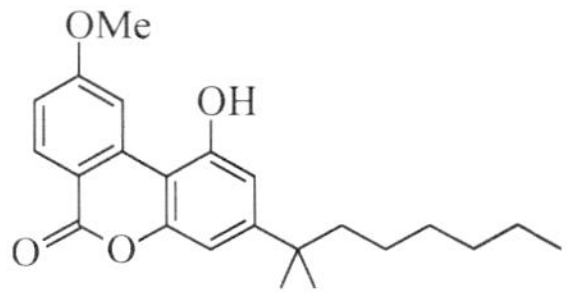	大麻素受体 2 (CB2R)	通过 CB2R 激活，减轻顺铂引起周围神经毒性	雄性 SD 大鼠模型
JWH－133	$C_{22}H_{32}O$ 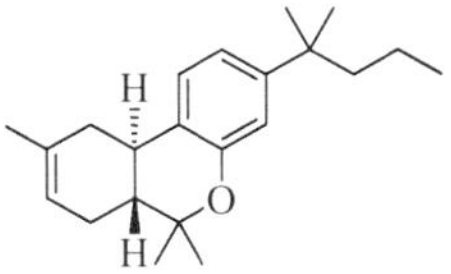	大麻素受体 2 (CB2R)	通过 CB2R 激活，减轻顺铂引起周围神经毒性	雄性 Wistar 大鼠模型
WIN55，212－2	$C_{28}H_{30}N_2O_6S$ 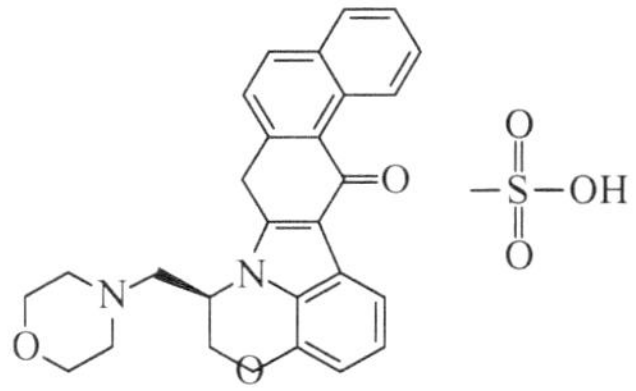	大麻素受体 1 和大麻素受体 2 (CB1R 和 CB2R)	通过 CB1R 激活，减轻顺铂引起的周围神经毒性	雄性 C57BL/6 小鼠模型

续表

药物名称	分子式	作用靶点	作用机制	使用模型（细胞、动物、细胞+动物）
URB597	$C_{20}H_{22}N_2O_3$ 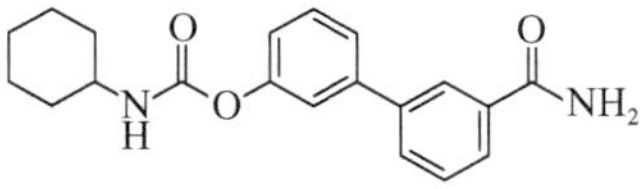	大麻素受体1和大麻素受体2（CB1R 和 CB2R）	通过 CB1R 激活、减缓 Aα/Aβ 纤维传导速度的降低、下调 DRG 神经元中 ATF－3 和 TRPV 1，减轻顺铂引起周围神经毒性	雄性 C3H/HeN 小鼠模型
URB937	$C_{20}H_{22}N_2O_4$ 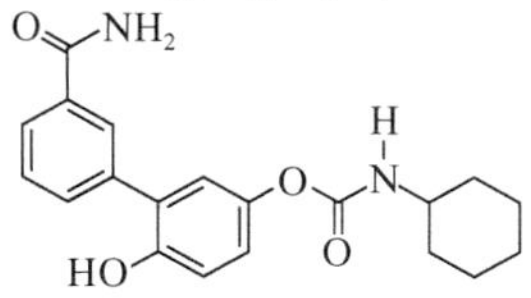	大麻素受体1和大麻素受体2（CB1R and CB2R）	通过 CB1R and CB2R 激活，减轻顺铂引起周围神经毒性	雄性 C57BL/6 小鼠模型
JZL184	$C_{27}H_{24}N_2O_9$ 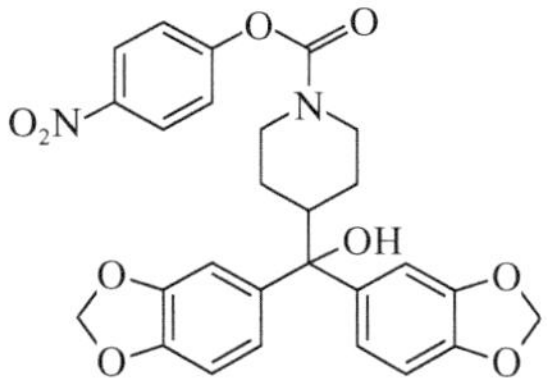	大麻素受体1和大麻素受体2（CB1R and CB2R）	通过 CB1R 激活，减轻顺铂引起的周围神经毒性	雄性 C3H/HeN 小鼠模型
Delta－9－tetrahydrocannabinol	$C_{21}H_{30}O_2$ 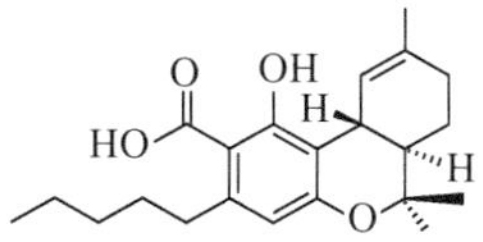	大麻素受体1和大麻素受体2（CB1R and CB2R）	通过 CB1R and CB2R 激活，减轻顺铂引起周围神经毒性	雄性和雌性 C57BL/6 小鼠模型
A967079	$C_{12}H_{14}FNO$ 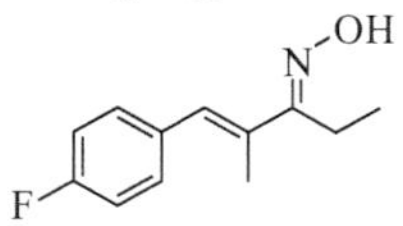	TRPA1 离子通道	通过抑制 TRPV1 通道，减轻顺铂引起周围神经毒性	雄性 Swiss 小鼠模型

续表

药物名称	分子式	作用靶点	作用机制	使用模型（细胞、动物、细胞＋动物）
ω-conotoxin MVIIA	$C_{102}H_{172}N_{36}O_{32}S_7$ 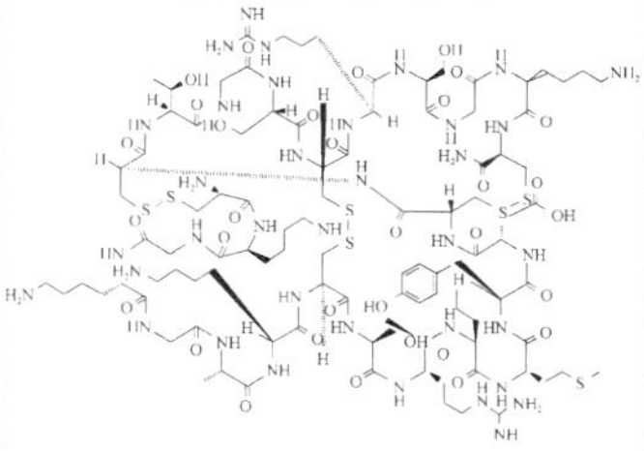	N 型 Ca^{2+} 离子通道	通过阻断 N 型 Ca^{2+} 离子通道中 N 型蛋白表达，减轻顺铂引起周围神经毒性	雄性和雌性 Wistar 大鼠模型
Retigabine	$C_{16}H_{18}FN_3O_2$ 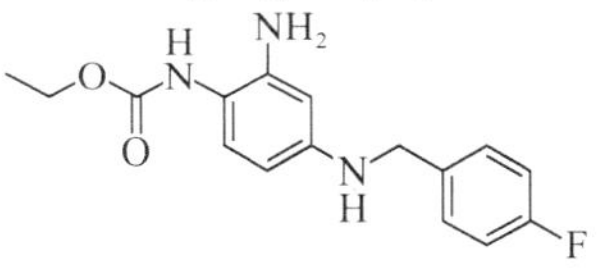	Kv7 K^+ 离子通道	通过 Kv7 K^+ 离子通道激活，减轻顺铂引起周围神经毒性	雄性 Swiss Webster 小鼠模型
Netazepide	$C_{20}H_{24}N_4O_4$ 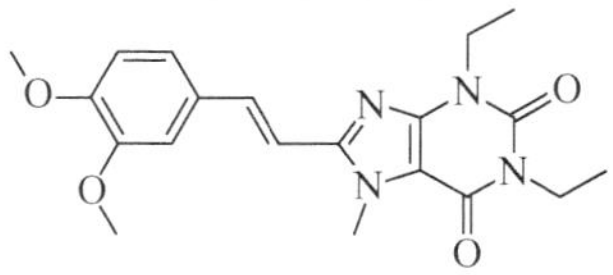	高选择性 CCK2R 拮抗剂	防止表皮内神经纤维和 DRG 神经元丢失，预防长春新碱引起疼痛和神经损伤	雄性和雌性 Swiss 小鼠模型
Nafamostat	$C_{19}H_{17}N_5O_2$ 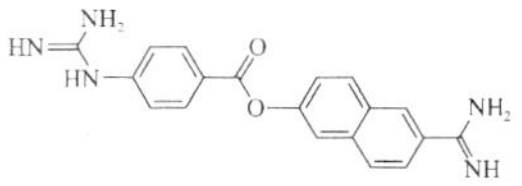	内皮糖萼（eGCX）	保护神经内膜血管中 eGCX，防止血管通透性增加，预防长春新碱引起周围神经病变	雄性 C57BL6/J 小鼠模型
5，7－Dimethoxy-coumarin	$C_{11}H_{10}O_4$ 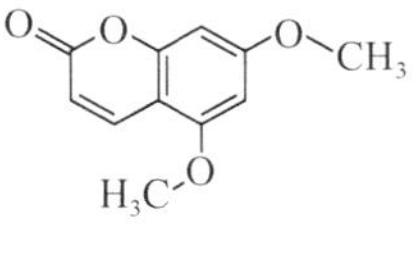	HT3 受体；单胺类递质	逆转单胺神经递质、维生素 C 水平及血浆 TNF-α 水平缓解长春新碱引起神经痛	雄性 BALB/c 小鼠模型

续表

药物名称	分子式	作用靶点	作用机制	使用模型（细胞、动物、细胞+动物）
reparixin	$C_{14}H_{21}NO_3S$ 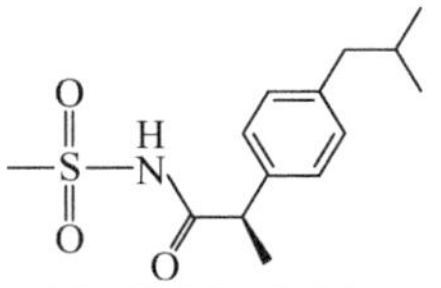	CXCR1/2 抑制剂	通过抑制 CXCR2 通路，预防化疗诱导周围神经病变	C57BL/6 小鼠模型
Ajugarin - I	$C_{23}H_{32}O_7$ 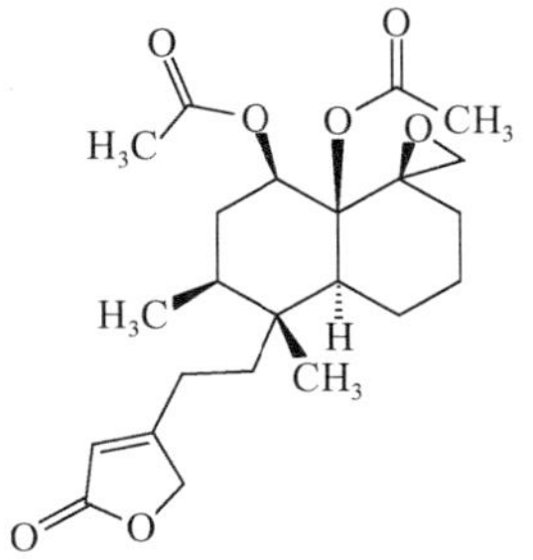	Nrf2/NF - κB 和 Bcl2	通过调节 Nrf2/NF - κB 通路，减轻氧化应激和炎症反应，预防和减轻长春新碱引起神经痛	雄性 albino 小鼠模型
Modafinil	$C_{15}H_{15}NO_2S$ 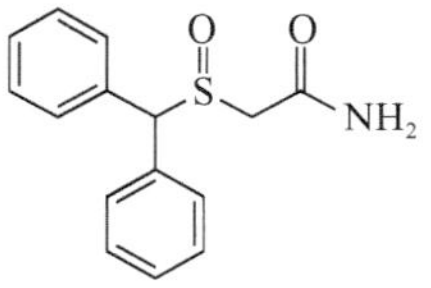	下调 TRPA1	降低 TNF-α 和 IL－1β，预防长春新碱引起感觉运动神经病变	雄性 Wistar 大鼠模型
Sumatriptan	$C_{18}H_{27}N_3O_6S$ 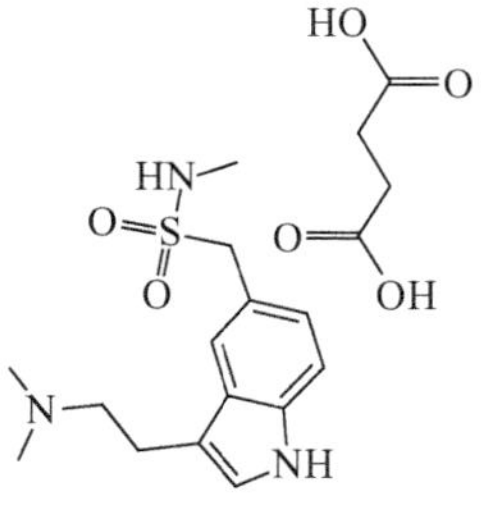	5 -羟色胺 1B、1D 受体选择性激动剂	抑制 SP 和 CGRP 释放，降低 TNF-α、IL - 1β 和 caspase - 3，预防长春新碱诱导神经痛	雄性 Wistar 大鼠模型
Matrine	$C_{15}H_{24}N_2O$ 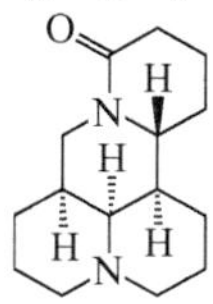	抑制 KRAS 通路	抑制 KRAS 及下游通路，如 Raf/Erk1/2/CIPN/Akt/mTOR 激活，缓解长春新碱所致周围神经病变	雄性 ICR 小鼠模型

续表

药物名称	分子式	作用靶点	作用机制	使用模型（细胞、动物、细胞+动物）
Aripiprazole	$C_{23}H_{27}Cl_2N_3O_2$ 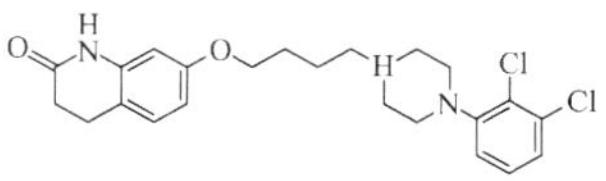	神经元型 NOS（nNOS）抑制剂	通过限制 nNOS 过表达和 NF-kB 过活化，预防长春新碱诱导神经病变	雄性 Wistar 大鼠模型

二、中药单体临床前研究

（一）姜黄素

姜黄素(Curcumin，别名：Turmeric，Diferuloylmethane)，分子式：$C_{21}H_{20}O_6$，分子量：368.38。

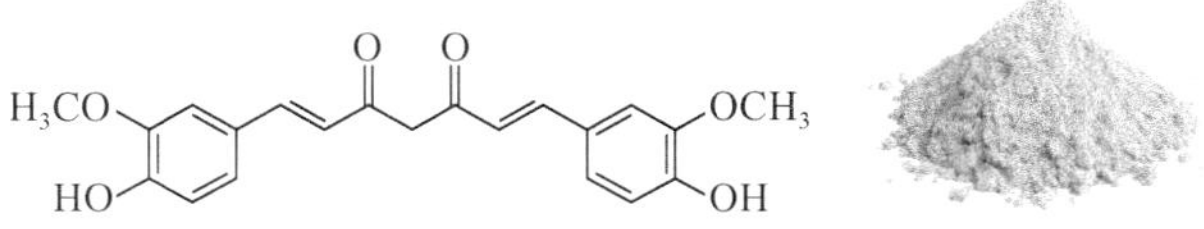

图 6-1　姜黄素分子结构与外观

1. 基本介绍

姜黄素又称姜黄色素、酸性黄，为橙黄色结晶粉末，味稍苦。不溶于水，溶于乙醇、丙二醇，易溶于冰醋酸和碱溶液，在碱性条件下呈红褐色，在中性、酸性条件下呈黄色。主链为不饱和脂族及芳香族基团，属二酮类化合物，是常用的调料及食用色素，无毒。

2. 成分来源

主要来源于姜科草本植物姜黄(*Urcuma Longa* L.)根茎、郁金(*Curcuma aromatica* Salisb.)块根、莪术[*Curcuma zedoaria*(Berg.) Rosc.]根茎、天南星科植物菖蒲(*Acorus calamus* L.)根茎等。

3. 药理作用

姜黄素的药理作用主要有抗炎、抗癌、抗氧化、抗血管新生、促进伤口愈合、免疫调节、促进组织修复、抗突变、保护神经以及抗微生物等。

4. 姜黄素在抗肿瘤药物相关周围神经病变中的研究进展

在紫杉醇诱导的大鼠CIPN模型中，姜黄素显著降低了脊髓与坐骨神经中NF-κB、TNF-α、IL-6、iNOS、GFAP等促炎因子的mRNA表达水平。研究结果显示，其可以通过抗氧化应激、抗炎、抑制凋亡和自噬通路，保护紫杉醇诱导的大鼠神经组织结构的完整性。

在奥沙利铂、长春新碱、顺铂诱导的CIPN模型中，姜黄素同样表现出神经保护作用，并提高了机械性缩足阈值，减少冷刺激后缩足频次。研究结果提示姜黄素减轻CIPN疼痛的机制，可能与其抑制NF-κB的活化，降低肿瘤坏死因子的表达，从而减轻神经炎症有关。

目前研究提示姜黄素可以改善抗肿瘤药物相关周围神经病变的病理损伤，具有一定的研究价值和开发前景。然而，姜黄素作为一种多酚类物质，代谢迅速，体内消除速度快，生物利用度低。因此，如何实现在局部周围神经准确递送合适浓度的姜黄素仍有待解决。近年来，不少研究对姜黄素进行化学修饰，或开发各种类型的生物聚合物作为载体，以期改善姜黄素的溶解度、生物利用度和药代动力学特征。例如，采用交联三聚磷酸钠离子的人发角蛋白/壳聚糖(C/K)水凝胶作为载体，其表现出良好的细胞相容性、组织相容性和可降解性，用于局部递送姜黄素，可更好地促进神经再生。

5. 常用的含有姜黄素的中药

(1) 姜黄

来源：姜科草本植物姜黄(*Curcuma longa* L.)的根茎。

归经：脾、肝经。

性味：味苦、辛，性温。

功能主治：破血行气，通经止痛。用于胸胁刺痛、闭经、癥瘕、风湿肩臂疼痛、跌扑肿痛。

用法用量：内服：煎汤，3～10 g；或入丸、散。外用：适量，研末调敷。

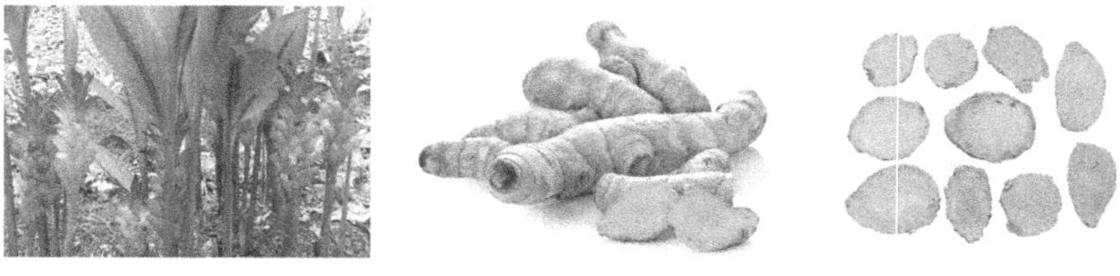

图6-2 姜黄植物及其饮片

（2）郁金

来源：姜科植物温郁金（*Curcuma wenyujin* Y. H. Chen et C. Ling）、姜黄（*Curcuma longa* L.）、广西莪术（*Curcuma kwangsiensis* S. G. Lee et C. F. Liang）或蓬莪术（*Curcuma phaeocaulis* Val.）的干燥块根。前两者分别习称“温郁金”和“黄丝郁金”，其余按性状不同习称“桂郁金”或“绿丝郁金”。

归经：归肝、心、肺经。

性味：辛、苦，寒。

功能主治：行气化瘀，清心解郁，利胆退黄。用于经闭痛经，胸腹胀痛、刺痛，热病神昏，癫痫发狂，黄疸尿赤。

用法用量：3～9 g。

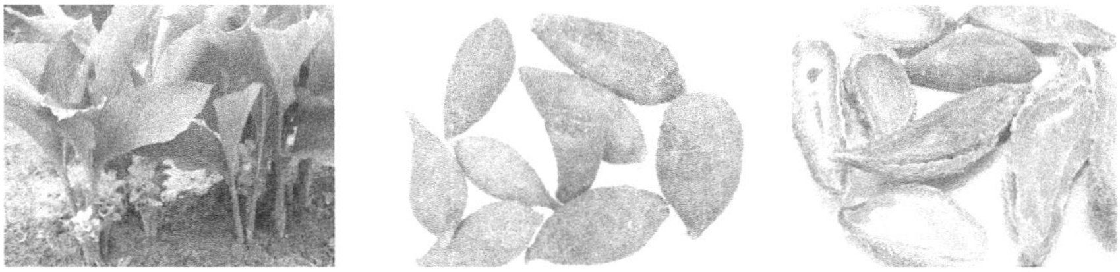

图 6-3 郁金植物及饮片

（3）莪术

来源：本品为姜科植物蓬莪术（*Curcuma phaeocaulis* Val.）、广西莪术（*Curcuma Kwangsiensis* S. G. Lee et C. F. Liang）或温郁金（*Curcuma wenyujin* Y. H. Chen et C. Ling）的干燥根茎。

归经：归肝、脾经。

性味：辛、苦，温。

功能主治：破血行气，消积止痛。用于血瘀腹痛、肝脾肿大、心腹胀痛，积聚，妇女血瘀经闭，跌打损伤作痛饮食积滞。

用法用量：6～9 g。

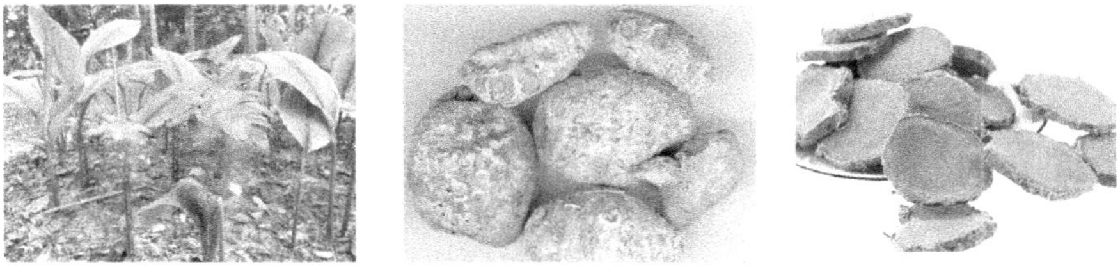

图 6-4 莪术植物及饮片

（二）大麻素

大麻素(Cannabinoids)，又称大麻类物质，是从植物大麻里发现的一组萜酚类化合物。在100余种大麻素中，大麻二酚和Δ^9-四氢大麻酚为目前研究最多的成分。

大麻二酚［(Cannabidiol，CBD)，别名：1，3-Benzenediol］，分子式：$C_{21}H_{30}O_2$，分子量：314.462。

四氢大麻酚［(Tetrahydrocannabinol，THC)，别名：Δ^9-tetrahydrocannabinol］，分子式：$C_{21}H_{30}O_2$，分子量：314.462。

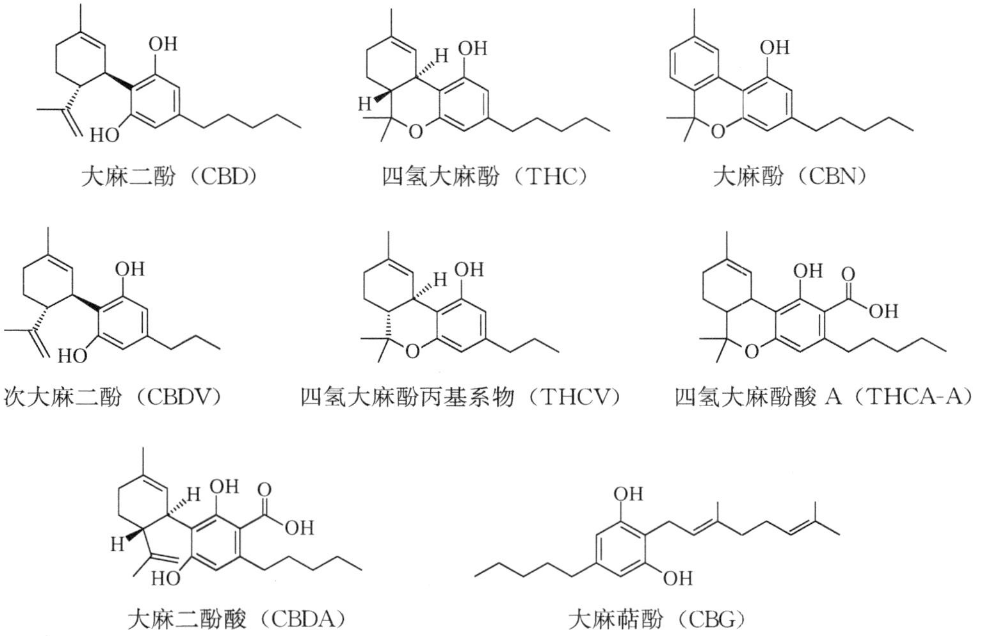

图6-5　大麻素类化合物分子结构图

1. 基本介绍

大麻二酚为白色至淡黄色树脂或结晶，熔点为66～67 ℃，几乎不溶于水，溶于乙醇、甲醇、乙醚、苯、氯仿等有机溶剂，有良好的脂溶性。

四氢大麻酚天然存在于桑科植物大麻的雌花花蕊分泌的树脂，同样难溶于水，易溶于多数有机溶剂，被列入《精神药品品种目录》第一类管制药品。

2. 成分来源

来源于桑科大麻属植物大麻(Cannabis sativa L.)。

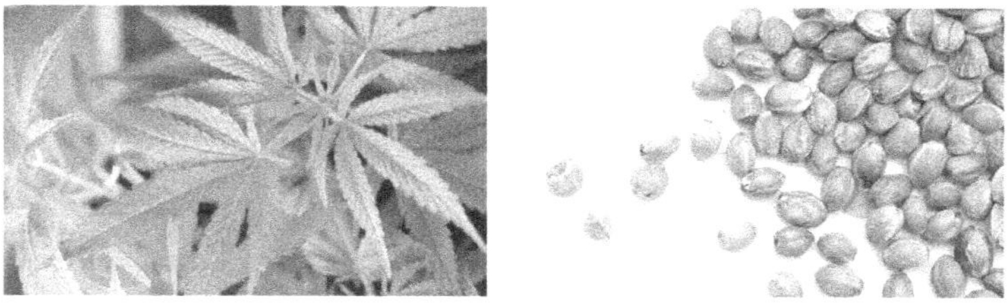

图 6-6　大麻植物及饮片

3. 药理作用

大麻素类化合物的药理作用主要包括抗痉挛、镇痛、抗风湿性关节炎、抗焦虑、抗肿瘤等。

4. 大麻素在抗肿瘤药物相关周围神经病变中的研究进展

相关研究表明，THC 可与大麻素受体 CB1 及 CB2 结合，起抗炎止痛的作用；而 CBD 则在其他不同的靶标上具有活性而达到镇痛目的，诸如 TRPV1 受体、5-HT_1 安受体、GPR55 受体等。Kirsten 等人测试了 CBD 与 THC 对不同化疗药物诱导的小鼠机械性异常的影响。结果表明，CBD 及 THC 均可减轻紫杉醇诱导的小鼠机械性异常，CBD 可减轻奥沙利铂诱发的机械敏感性，THC 则减轻长春新碱诱发的机械敏感性，两者低剂量联用时可发挥协同功效。

大麻酚(CBG)为 CBD 及 THC 的前体，目前已被建议作为镇痛剂使用。在运用顺铂建立的周围神经病变中，研究发现 CBG 通过 α2ARs 和 CB1 受体的介导，发挥镇痛作用，降低了小鼠机械超敏反应。这提示了大麻素极有可能是 CIPN 的潜在治疗方法。

5. 大麻素受体激动剂在抗肿瘤药物相关周围神经病变中的研究进展

对大麻素有特异反应的 G 蛋白偶联受体，主要是 CB1 受体和 CB2 受体。

CB1 受体虽然主要分布于中枢神经系统，但在脾脏、肺、胸腺、心脏和血管中也有表达。在中枢神经系统中，它们在杏仁核、海马体、皮层、基底节和小脑中神经元的轴突和突触前末梢的表达量最高。该受体与 GABA 能(抑制性)和谷氨酸能(兴奋性)神经元密切相关，通过介导抑制性和兴奋性神经递质的持续发挥作用。

CB2 受体在脑外(如脾脏、扁桃体、骨髓、胰腺、外周血白细胞)和脑内(星形胶质细胞和小胶质细胞)具有免疫功能的组织中最为丰富。该受体具有调节免疫细胞迁移和细胞因子释放的功能，还在心血管和呼吸系统、骨骼、胃肠道、肝脏和生殖系统中发挥作用。

在顺铂诱导的CIPN雄性及雌性小鼠模型中，研究发现CB1选择性激动剂(ACEA)、CB2选择性激动剂(AM1241)及CB1/CB2混合激动剂(CP55,940)均对CIPN发挥抗伤害作用。CB1选择性激动剂可降低血浆雌二醇水平，而CB2选择性激动剂则增加血浆雌二醇水平，因此，CB1选择性激动剂会使雌性比雄性更快地产生耐受性。此外，在紫杉醇化疗引起的神经病变模型中，也有研究评估了重复使用CB2偏好型激动剂AM1710的抗痛觉效果、可能的耐受性和大麻素类副作用。结果提示，长期使用CB2激动剂治疗化疗引起的异常性疼痛具有良好的疗效，其特点是持续有效，且没有CB1介导的副作用(如产生耐受性、身体戒断反应、体温过低或运动功能障碍等)。

(三) 小檗碱

小檗碱(Berberine，别名：α-berbine)，分子式：$C_{20}H_{18}NO_4^+$，分子量:336.36。

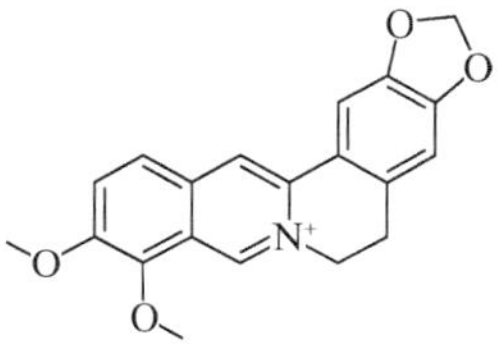

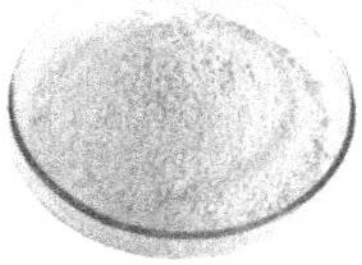

图6-7　小檗碱分子结构与外观

1. 基本介绍

小檗碱亦称黄连素，是从中药黄连中分离的一种季铵生物碱，为黄色结晶性粉末，无臭，味极苦。在热水中易溶，在水或乙醇中微溶，在三氯甲烷中极微溶，在乙醚中不溶。

2. 成分来源

主要来源于毛茛科耧斗菜属(如耧斗菜)、黄连属(如黄连)、小檗科小檗属(如小檗)、十大功劳属(如十大功劳)及芸香科黄檗属(如黄檗)等植物中。

3. 药理作用

小檗碱的药理作用广泛，主要有抗炎、抗菌、抗病毒、抗原虫、保护心血管、保护神经、抗高血糖、抗高脂血症、抗高血压和抗肿瘤等作用。

4. 小檗碱在抗肿瘤药物相关周围神经病变中的研究进展

小檗碱对顺铂、奥沙利铂及紫杉醇诱导的CIPN具有抑制潜力。在顺铂实验中，小檗碱以口服方式向小鼠给药，可通过抑制TRPV1和NF-κB的过表达并调节

JNK/ERK/p38MAPK 信号通路，缓解 CIPN 神经痛。在奥沙利铂诱导的 CIPN 实验中，小檗碱参与的抗痛机制可能和抑制 NF-κB 活化及降低促炎细胞因子水平有关。在紫杉醇的研究中，研究人员观察到大鼠注射小檗碱后，尾巴轻拂和冷异常感觉潜伏期未延长，表明小檗碱可能对化疗导致的神经病变具有预防作用。该作用可能与氧化应激水平降低有关，小檗碱可降低坐骨神经中的谷胱甘肽水平，并增加 Nrf2 基因的表达。

5. 常用的含有小檗碱的中药

(1) 黄连

来源：毛茛科黄连属多年生草本植物黄连(*Coptis chinensis* Franch)、三角叶黄连(*Coptis deltoidea* C. Y. Chenget Hsiao)或云连(*Coptis teeta* Wall)的干燥根茎。

归经：归心、胃、大肠、肝经。

性味：苦，寒。

功能主治：清热燥湿，泻火解毒。用于湿热痞满，泻痢，热病高热，胃热呕吐，痈肿疖疮，湿疹湿疮等。

用法用量：内服：煎汤，2～5 g。外用：适量。

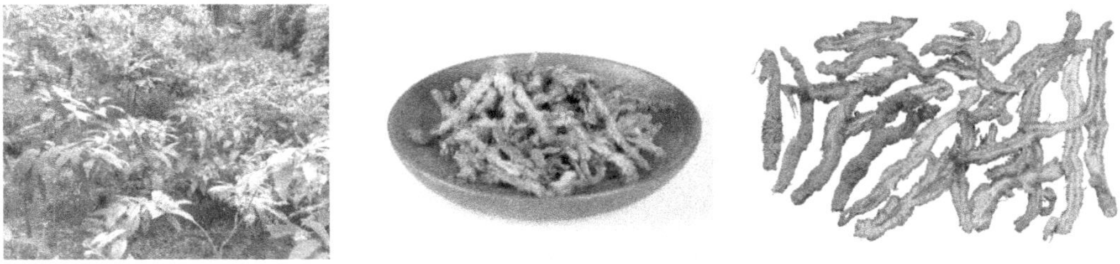

图 6-8　黄连植物及其饮片

(2) 黄檗

来源：芸香科植物黄皮树(川黄柏)(*Phellodendron chinense* Schneid.)或黄檗(关黄柏)(P. *amurense* Rupr.)的干燥树皮。

归经：归肾、膀胱、大肠经。

性味：苦，寒。

功能主治：清热燥湿，泻火解毒，除骨蒸。用于湿热泻痢、黄疸、带下、骨蒸劳热、盗汗遗精、疮疡肿毒、湿疹湿疮等。

用法用量：内服：煎汤，3～12 g。外用：适量。

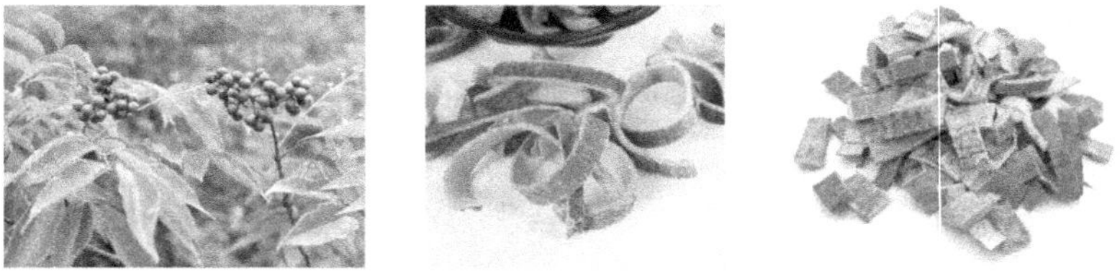

图 6-9 黄檗植物及其饮片

(四) 芍药苷

芍药苷(Paeoniflorin，别名：芍药花素)、芍药甙，分子式：$C_{23}H_{28}O_{11}$，分子量：480.45。

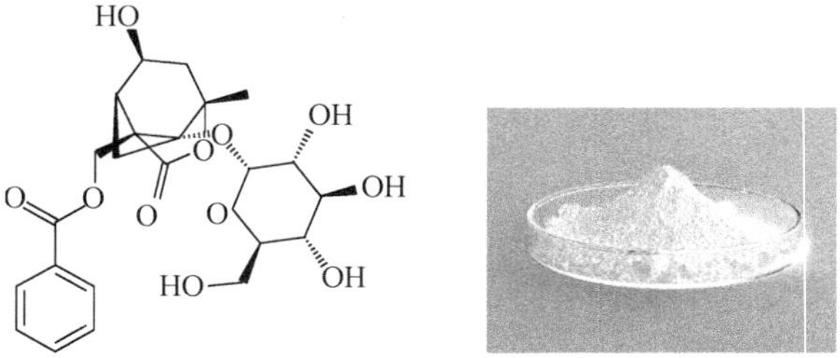

图 6-10 芍药苷分子结构与外观

1. 基本介绍

芍药苷是从中药赤芍、白芍中分离的一种蒎烷单萜苦味甙，通常为白色吸湿性无定形粉末，其化学性质不稳定，易受强碱和温度影响明显，需在低温、冷冻条件下保存。

2. 成分来源

主要来源于毛茛科植物白芍(*Paeoniae Radix* Alba)、赤芍(*Paeoniae Radix* Rubra)和牡丹(*Paeonia suffruticosa* Andr.)的根，赤芍中的含量最高。

3. 药理作用

芍药苷具有抗肿瘤、神经保护、免疫调节、治疗心血管疾病、治疗骨质疏松症、镇痛、抗炎、保肝护肾等作用。

4. 芍药苷在抗肿瘤药物相关周围神经病变中的研究进展

相关实验研究发现，芍药苷可能是一种潜在的神经保护剂。研究显示，芍药苷(paeoniflorin)及单萜糖苷芍药苷(monoterpene glycoside paeoniflorin)可以抗拮硼替佐米及紫杉醇诱导的周围神经毒性。在硼替佐米实验中，芍药苷显著增加了小鼠坐骨神经中 LC3B 和 Parkin 的表达，并通过降低 IL6 -水平，调节了线粒体自噬和线粒体损伤，其可能通过改变炎症水平及线粒体自噬来预防 ADIPN。体外研究提示，芍药苷可能通过激活腺苷 A1 受体(adenosine A1 receptor，ADORA1)来保护感觉神经脱髓鞘而达到减轻疼痛的作用。

5. 常用的含有芍药苷的中药

(1) 赤芍

来源：毛茛科植物芍药(*Paeonia lactiflora* Pall.)或川赤芍(*Paeonia veitchii Lynch*.)的干燥根。

归经：归肝经。

性味：苦，微寒。

功能主治：清热凉血，散瘀止痛。用于热入营血、温毒发斑、血热吐衄、目赤肿痛、痈肿疮疡、肝郁胁痛、癥瘕腹痛、跌扑损伤等。

用法用量：煎服，6～12 g。

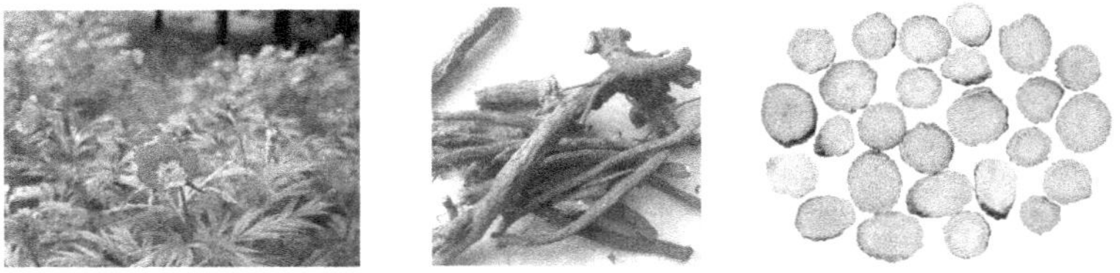

图 6 - 11　赤芍植物及其饮片

(2) 白芍

来源：毛茛科植物芍药(*Paeonia lactiflora* Pall.)的干燥根。

归经：归肝、脾经。

性味：苦、酸、甘，微寒。

功能主治：养血调经，敛阴止汗，柔肝止痛，平抑肝阳。用于血虚证、月经不调、崩漏、盗汗自汗、胁痛、四肢拘挛作痛、肝阳上亢、头晕目眩等。

用法用量：煎服，10～15 g；可用至大剂量 15～30 g。

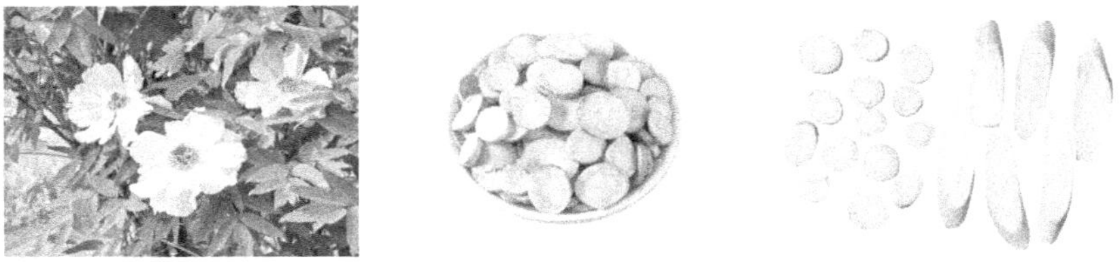

图 6 - 12　白芍植物及其饮片

（3）牡丹皮

来源：毛茛科植物牡丹（*Paeonia suffruticosa* Andr.）的干燥根皮。

归经：归心、肝、肾经。

性味：苦、辛，微寒。

功能主治：清热凉血，活血化瘀。用于热入营血、温毒发斑、血热吐衄、温邪伤阴、阴虚发热、无汗骨蒸、血滞经闭痛经、跌扑伤痛，痈肿疮毒等。

用法用量：煎服，6～12 g。

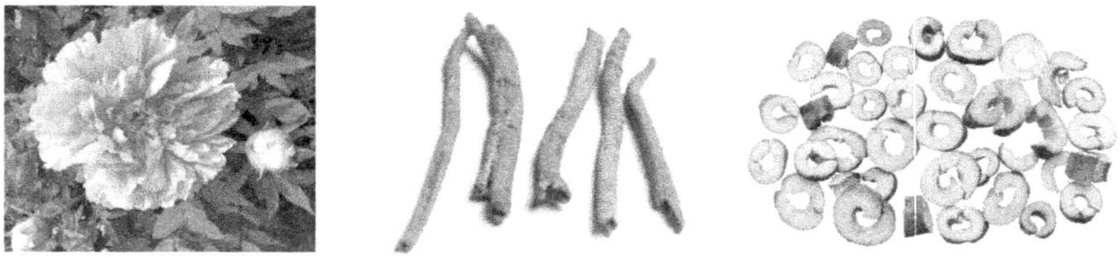

图 6－13　牡丹皮植物及其饮片

（五）槲皮素

槲皮素（Quercetin，别名：Meletin，Sophretin），分子式：$C_{15}H_{10}O_7$，分子量：302。

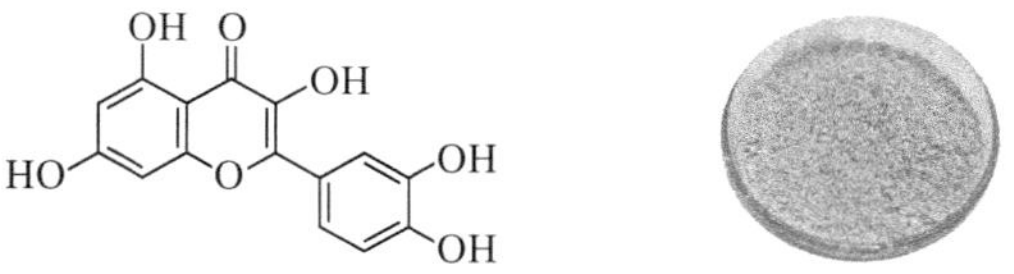

图 6－14　槲皮素分子结构与外观

1. 基本介绍

槲皮素又名栎精、槲皮黄素，是分布在多种植物中的多酚类黄酮化合物，为黄色粉末，其二水合物为黄色针状结晶。熔点为 314 ℃。可溶于乙醇、甲醇、乙酸乙酯、冰醋酸、吡啶、丙酮等，不溶于水、苯、乙醚、氯仿、石油醚等。其碱性水溶液呈黄色，几乎不溶于水，味苦。

2. 成分来源

来源较广，广泛存在于许多植物的茎皮、花、叶、芽、种子、果实中，主要来源于壳斗科植物伊比利亚栎（*Quercus iberica*）的皮和叶、小檗科植物红八角莲［*Dysosma veitchii*（Hemsl. et Wils.）Fu］、金丝桃科植物红旱莲（湖南连翘）

(*Hypericum ascyron* L.)全草、夹竹桃科植物红麻(*Apocynum lancifolium* Rus.)的叶。

3. 药理作用

槲皮素具有抗氧化、抗肿瘤、抗炎、抗氧化、抗纤维化、抗过敏、抗细胞凋亡和抗病毒等多种药理作用。

4. 槲皮素在抗肿瘤药物相关周围神经病变中的研究进展

目前已有多项实验表明，槲皮素对神经损伤性疾病，如糖尿病神经病变、酒精性神经病变、慢性收缩性损伤等具有神经保护作用。研究发现，在紫杉醇诱导的周围神经病变模型中，槲皮素呈剂量依赖性地提高了大鼠与小鼠的热和机械性疼痛阈值改变，这是由于其抑制了脊髓和DRG中的TRPV1和PKCε表达水平。此前槲皮素已被证实可抑制肥大细胞的脱颗粒，动物实验中也发现槲皮素治疗组大鼠组胺水平呈剂量依赖性下降，这证明槲皮素可通过稳定肥大细胞膜，减轻紫杉醇诱导的神经疼痛。

5. 常用的含有槲皮素的中药

(1) 槐花

来源：豆科植物槐(*Sophora japonica* L.)的干燥花及花蕾。

归经：归肝、大肠经。

性味：苦，微寒。

功能主治：凉血止血，清肝泻火。用于血热出血，肝火上炎所致的目赤、头胀头痛、眩晕等。

用法用量：煎服，5～10 g。止血多炒炭用，清热泻火宜生用。

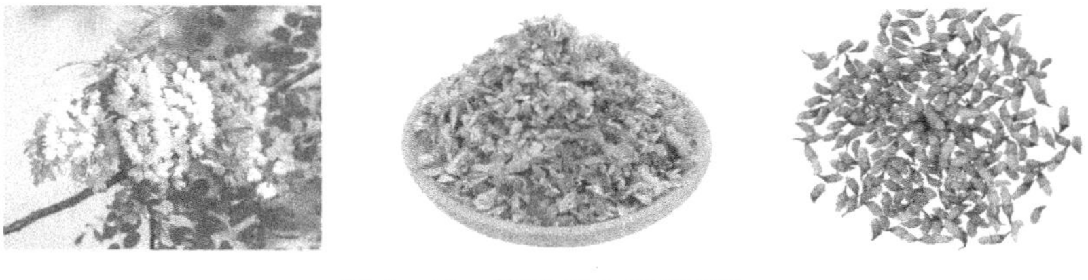

图 6-15 槐花植物及其饮片

(2) 桑叶

来源：桑科植物桑(*Morus alba* L.)的干燥叶。

归经：归肺、肝经。

性味：甘、苦，寒。

功能主治：疏散风热，清肺润燥，平抑肝阳，清肝明目。用于风热感冒、温病初起、肺热咳嗽、肝阳上亢头晕头痛、目赤昏花等。

用法用量：煎服，5～10 g。

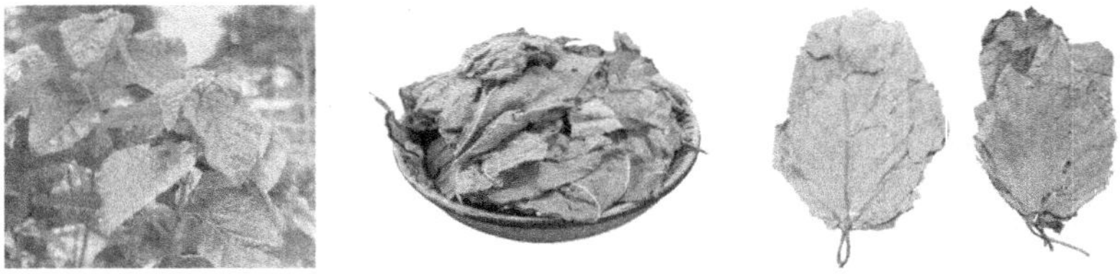

图 6－16　桑叶植物及其饮片

（3）山楂

来源：蔷薇科植物山里红（*Crataegus pinnatifida* Bge. var. major N. E. Br.）或山楂（*Crataegus pinnatifida* Bge.）的干燥成熟果实。

归经：归脾、胃、肝经。

性味：酸、甘，微温。

功能主治：消食健胃，行气散瘀，化浊降脂。用于治疗饮食积滞、泻痢腹痛、疝气痛、瘀阻胸腹疼痛、经闭痛经、高脂血症等。

用法用量：煎服，10～15 g。

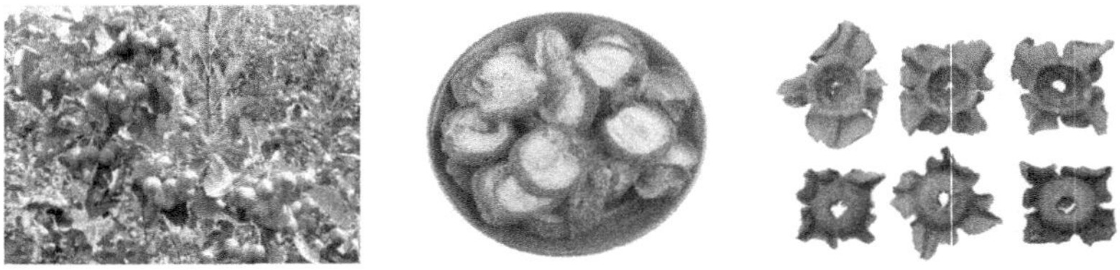

图 6－17　山楂植物及其饮片

（六）肉桂酸

肉桂酸（Cinnamic acid，CA，别名：Trans－3－Phenylacrylic acid），分子式：$C_9H_8O_2$，分子量：148.16。

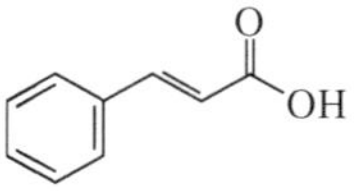

肉桂酸

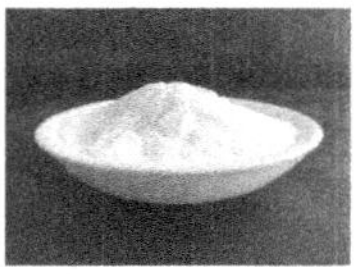

图 6－18　肉桂酸分子结构与外观

1．基本介绍

肉桂酸是一种有机化合物，它是一种白色单斜结晶，微有桂皮香气，熔点为

133 ℃，沸点为 300 ℃。肉桂酸易溶于乙醇、甲醇、石油醚、氯仿，以及苯、乙醚、丙酮、冰醋酸、二硫化碳及油类，但难溶于冷水。它的用途广泛，主要用于香精香料、食品添加剂、医药工业、美容、农药、有机合成等方面。肉桂酸是植物中由苯丙氨酸脱氨降解产生的苯丙烯酸，天然品(反式)存在于苏合香脂、桂皮油、秘鲁香脂油、罗勒油等中(游离态或部分酯化)。

2. 成分来源

主要来源于樟科植物常绿乔木肉桂树，桂枝(*Cmnamomi Ramulus*)为其春夏干燥嫩枝；肉桂[*Cinnamomum cassia*（L.）D. Don]为其干燥树皮。

3. 药理作用

肉桂酸主要有抗炎、抗氧化、抗菌、降血糖等药理作用，可用作局部麻醉、杀菌剂、止血药等，还可用作骨骼机松弛剂和镇痉剂，并对肺腺癌细胞增殖有明显抑制作用。

4. 肉桂酸在抗肿瘤药物相关周围神经病变中的研究进展

肉桂酸可抑制奥沙利铂注射后脊髓宽动态范围神经元对皮肤机械和冷刺激的反应性活动，通过抑制脊髓疼痛传递，对奥沙利铂引起的神经性疼痛具有有效的镇痛作用，可以减轻奥沙利铂在啮齿动物 CIPN 模型中诱发的机械和冷超敏反应。研究发现，肉桂皮治疗通过抑制神经胶质活化以及抑制脊髓中的 IL-1β 和 TNF 来减轻 ADIPN 症状。另外肉桂皮中的香豆素和肉桂酸是发挥镇痛作用的主要化合物，这两种化合物也具有抗癌作用。

肉桂酸作为一种重要的化学品，随着研究的深入和对 CIPN 的确切效果，肉桂酸及其衍生物在化疗同时保护外周神经领域的应用将进一步扩大。

5. 常用的含有肉桂酸的中药

（1）桂枝

来源：为樟科植物肉桂(*Cinnamomum cassia* Presl.)的干燥嫩枝。

归经：心、肺、膀胱经。

性味：味辛，热，有毒。

功能主治：发汗解表、温通经脉、温助阳气。用于风寒感冒、寒凝血滞诸痛症、痰饮、蓄水证、心悸。

用法用量：内服：煎汤，推荐剂量为 3～16 g(大剂量可达 15～30 g)，或入丸、散。

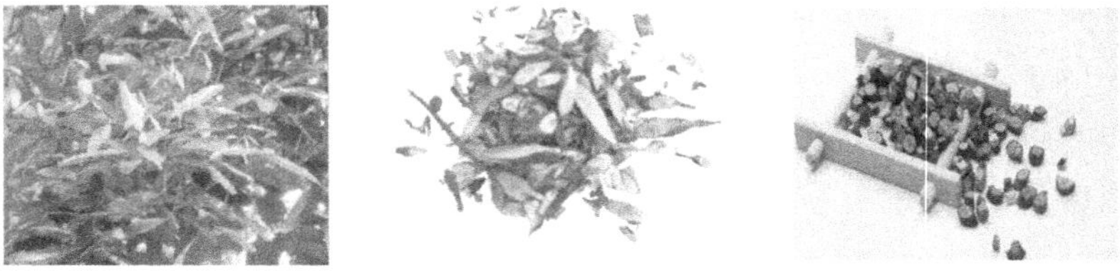

图 6－19　桂枝植物及其饮片

（2）肉桂

来源：为樟科植物肉桂（*Cinnamomum cassia* Presl.）的干燥树皮。

归经：肾、脾、心、肝经。

性味：味辛，热，有毒。

功能主治：补火助阳，引火归元，散寒止痛，温通经脉。用于阳痿宫冷、腰膝冷痛、肾虚作喘、虚阳上浮、眩晕目赤、心腹冷痛、虚寒吐泻、寒疝腹痛、痛经经闭。

用法用量：内服：煎汤，2～5 g，不宜久煎；研末，0.5～1.5 g；或入丸剂。外用：研末，调敷；浸酒，涂擦。

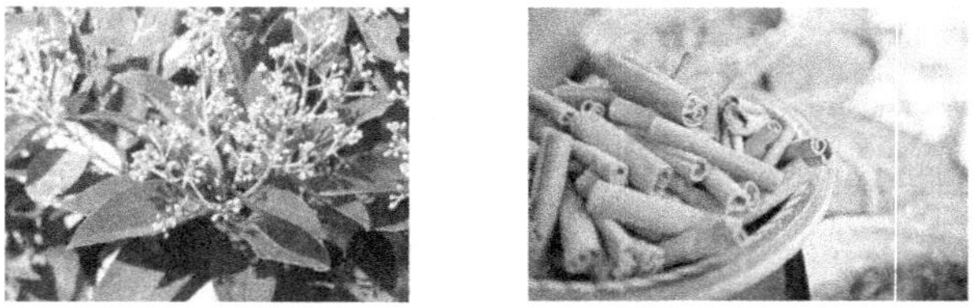

图 6－20　肉桂植物及其饮片

（七）佛手柑内酯

佛手苷内酯（Bergapten，别名：5－MOP），分子式：$C_{12}H_8O_4$，分子量：216.189。

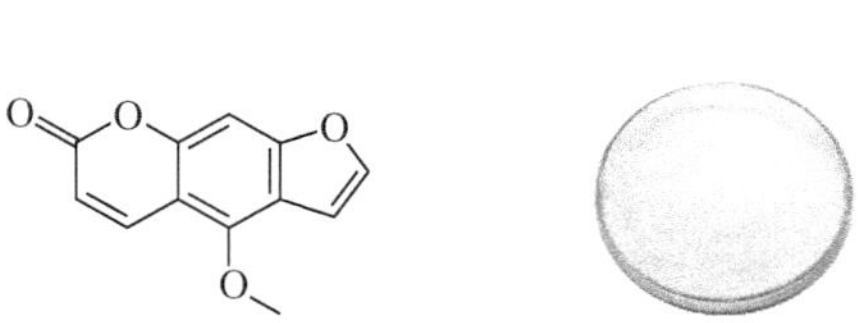

图 6－21　佛手苷内酯分子结构与外观

1. 基本介绍

佛手苷内酯是一种有机化合物，它是白色带丝光的针状结晶，熔点为 188～

190 ℃。这种物质不溶于水，但易溶于氯仿，微溶于苯、醋酸乙酯和乙醇，并具有升华性。佛手柑内酯属于黄酮、香豆素及类似物类别，具有对皮肤有光学活性的特性，其作用仅次于 8 -甲氧基补骨脂素。此外，它还具有杀灭软体动物的作用，主要用于杀灭钉螺。佛手柑内酯还具有一定对抗肝素的抗凝血作用和止血作用，对兔有一过性降血压作用，并且还有抗微生物活性。

2. 成分来源

主要来源于香科植物佛手（*Citrus medica* L. var. sarcodac tylis Swingle）的干燥果实，伞形科植物羌活（*Notopterygium incisum* Ting ex H. T. Chang）的干燥根，伞形科植物珊瑚菜（*Glehnia littoralis* F. Schmidt ex Miq.）的根，伞形科植物白芷或杭白芷（*Angelica dahurica* (Fisch. ex Hoffm.) Benth. et Hook. f. ex Franch. et Sav.）的干燥根，伞形科植物蛇床[*Cnidium monnieri* (L.)Cuss.]的干燥成熟果实。

3. 药理作用

佛手苷内酯的药理作用主要有抗肿瘤作用、调节血糖作用、改善失眠作用、防治骨质疏松作用、抗衰老作用、抗炎作用、抗过敏作用。

4. 佛手苷内酯在抗肿瘤药物相关周围神经病变中的研究进展

佛手柑内酯具有显著的镇痛和抗炎活性，通过调节多种疼痛介导途径产生。腹膜内注射佛手柑内酯对长春新碱引起的冷、热和机械性异常性疼痛以及机械性痛觉过敏具有镇痛作用，通过下调脊髓 IL - 1β、TNF-α、iNOS、COX - 2 和 NF-κB。佛手柑内酯可改善福尔马林、乙酸诱发的翻滚和角叉菜诱发的爪炎症引起的神经性和炎症性痛觉过敏，还显著降低了脊柱中 TNF-α 和 IL - 6 的水平以及 PARP、COX - 2 和 iNOS 的表达。佛手苷内酯可提高 PC - 12 细胞的抗氧化能力减轻 OGD 诱导的细胞凋亡进而发挥神经保护作用。佛手柑内酯通过纠正行为缺陷和增加保护性标志物（如 GSH 和 GST）来逆转紫杉醇引起的神经性疼痛，从而保护身体免受其有害后果。天然化合物佛手柑内酯的这种潜力使它们成为具有神经保护作用的有希望的药物。

5. 常用的含有佛手苷内酯的中药

（1）佛手

来源：为伞形科植物羌活（*Notopterygium incisum* Ting ex H. T. Chang）的干燥根。

归经：肝、脾、胃、肺经。

性味：味辛、苦、酸，性温。

功能主治：疏肝理气，和胃止痛，燥湿化痰。用于肝胃气滞、胸胁胀痛、胃脘痞满、食少呕吐、咳嗽痰多。

用法用量：内服：煎汤，推荐剂量为3～10 g。

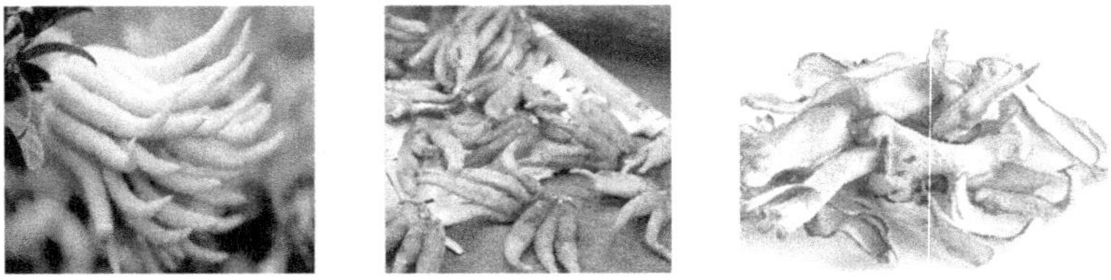

图6-22　佛手植物及其饮片

（2）羌活

来源：为伞形科植物羌活（*Notopterygium incisum* Ting ex H. T. Chang）的干燥根。

归经：膀胱、肾经。

性味：味辛、苦，性温。

功能主治：解表散寒，祛风胜湿，止痛。风寒感冒、风寒湿痹、项强筋急、骨节酸疼、风水浮肿、痈疽疮毒。

用法用量：内服：煎汤，推荐剂量为3～10 g，或入丸、散。

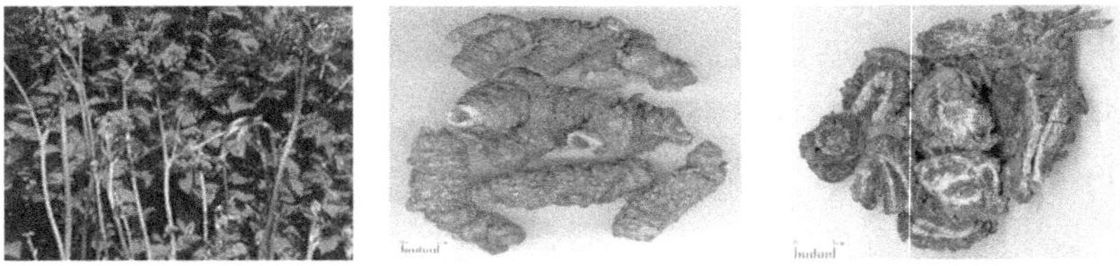

图6-23　羌活植物及其饮片

（3）北沙参

来源：为伞形科植物珊瑚菜（*Glehnia littoralis* F. Schmidt ex Miq.）的根。

归经：肺、脾经。

性味：味甘苦淡，性凉。

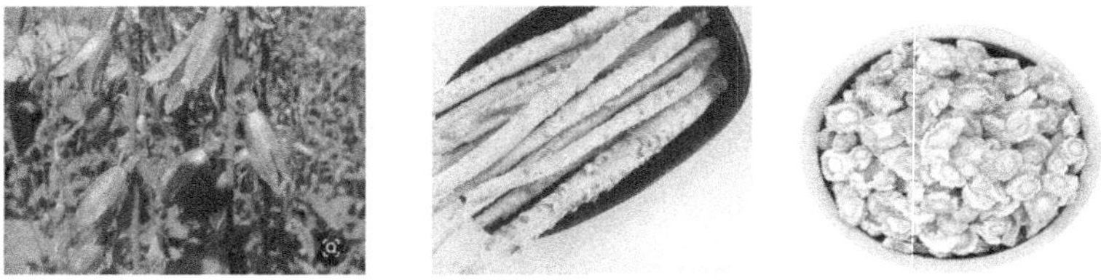

图6-24　北沙参植物及其饮片

功能主治：养阴清肺，祛痰止咳。用于肺热燥咳，虚痨久咳，阴伤咽干、口渴。

用法用量：内服：煎汤，15～25 g；亦可熬膏或入丸剂。

（4）白芷

来源：为伞形科植物白芷或杭白芷[*Angelica dahurica*（Fisch. ex Hoffm.）Benth. & Hook. f. ex Franch. & Sav.]的干燥根。

归经：肺，脾，胃经。

性味：味辛，性温。

功能主治：解表散寒，祛风止痛，通鼻窍，燥湿止带，消肿排脓，祛风止痒。用于风寒感冒、头痛、牙痛、风湿痹痛、鼻渊、带下证、疮痈肿毒。

用法用量：内服：煎汤，3～10 g。外用适量。

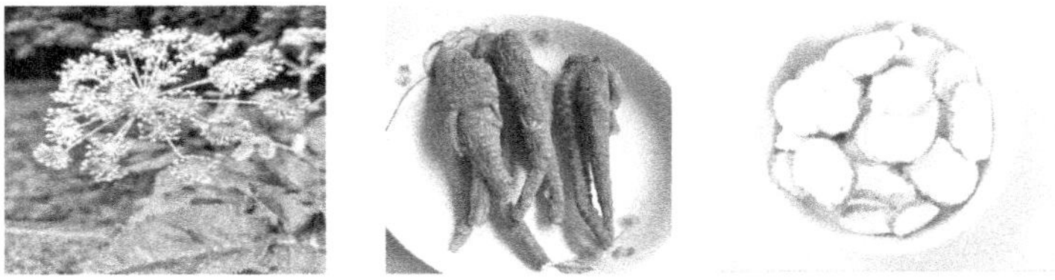

图 6-25　白芷植物及其饮片

（5）蛇床子

来源：为伞形科植物蛇床[*Cnidium monnieri*（L.）Cuss.]的干燥成熟果实。

归经：肾经。

性味：味辛、苦，性温。

功能主治：燥湿祛风，杀虫止痒，温肾壮阳。用于阴痒带下、湿疹瘙痒、湿痹腰痛、肾虚阳痿、宫冷不孕。

用法用量：内服：煎汤，3～10 g。外用适量，多煎汤熏洗，或研末调敷。

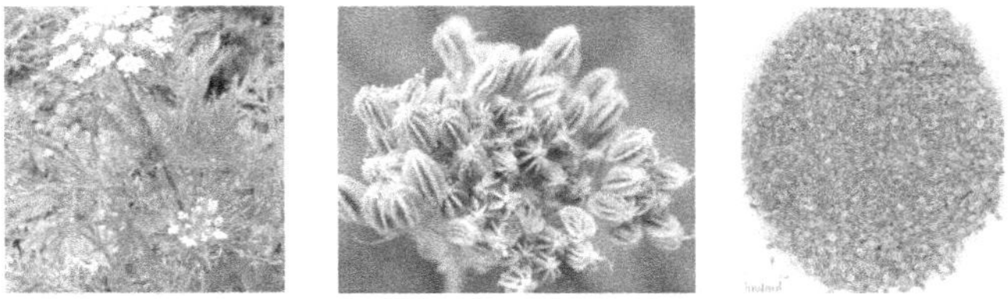

图 6-26　蛇床子植物及其饮片

（八）丹参酮

丹参酮（Tanshinone），分子式：$C_{19}H_{18}O_3$，分子量：294.35。

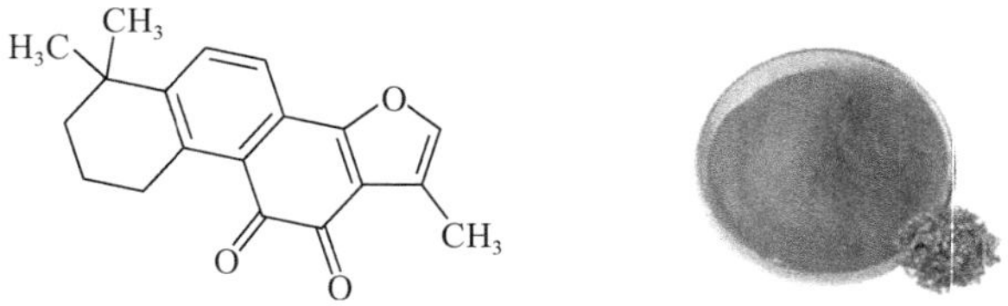

图 6-27　丹参酮分子结构与外观

1. 基本介绍

丹参酮是一种脂溶性菲醌化合物，从中分得丹参酮Ⅰ、丹参酮ⅡA、丹参酮ⅡB、隐丹参酮、异隐丹参酮等10余个丹参酮单体，其中隐丹参酮、二氢丹参酮Ⅱ、羟基丹参酮、丹参酸甲酯、丹参酮ⅡB 5个单体具有抗菌、抗炎、降温作用。丹参酮ⅡA的磺化产物丹参酮ⅡA磺酸钠能溶于水，经临床试用证明治疗心绞痛效果显著，副作用小，为治疗冠心病的新药。丹参酮有抗菌、消炎、活血化瘀、促进伤口愈合等多方面作用，长期服用未见有明显副作用。

2. 成分来源

主要来源于丹参(*Salvia miltiorrhiza* Bunge)，为唇形科植物丹参的干燥根和根茎。

3. 药理作用

丹参酮主要有抗菌、抗炎、抗氧化、活血化瘀、改善微循环等药理作用。

4. 丹参酮在抗肿瘤药物相关周围神经病变中的研究进展

丹参及其相关生物活性成分在神经性疼痛动物模型中具有持久的镇痛作用，对某些中枢恶性肿瘤细胞系显示出选择性体外神经保护特性。丹参酮ⅡA对奥沙利铂诱导的神经毒性的保护作用。这种作用机制可能与通过降低ROS水平和线粒体膜电位损失来防止过度氧化应激有关。在研究中，丹参酮ⅡA通过PI3K/Akt/mTOR信号通路可释放奥沙利铂对自噬的抑制作用，缓解OIPN的症状。丹参酮ⅡA的衍生物丹参酮ⅡA磺酸钠(STS)可能通过miR-125b-5p/STAT3轴在NP大鼠中发挥抗痛觉过敏和抗神经炎症作用。腹腔注射丹参酮ⅡA可通过抑制星形胶质细胞JNK通路活化，缓解化疗药物诱导的神经病理痛。

目前含有丹参酮类的药品有多种，丹参酮类成分显示出广泛的应用价值。这将有助于拓展丹参酮类成分的利用途径，提升丹参资源的利用效率，也有助于丹参酮类资源性化学物质的产品开发及产业链延伸。

5. 常用的含有丹参酮的中药

丹参

来源：为丹参(*Salvia miltiorrhiza* Bunge)，为唇形科植物丹参的干燥根和根茎。

归经：心、肝经。

性味：味苦，性微寒。

功能主治：活血祛瘀，通经止痛，清心除烦，凉血消痈。用于胸痹心痛、脘腹胁痛、癥瘕积聚、热痹疼痛、心烦不眠、月经不调、痛经经闭、疮疡肿痛。

用法用量：内服：煎汤，10～15 g。活血化瘀宜酒炙用。

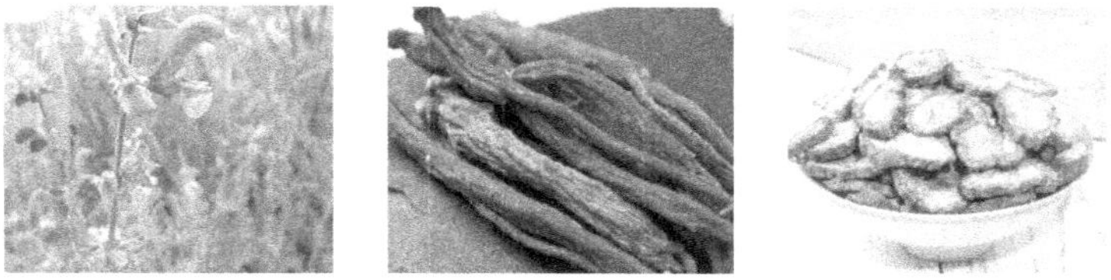

图 6-28　丹参植物及其饮片

(九) 苦参碱

苦参碱(Matrine，又称：Sophocarpidine)，分子式：$C_{15}H_{24}N_2O$，分子量:282.38。

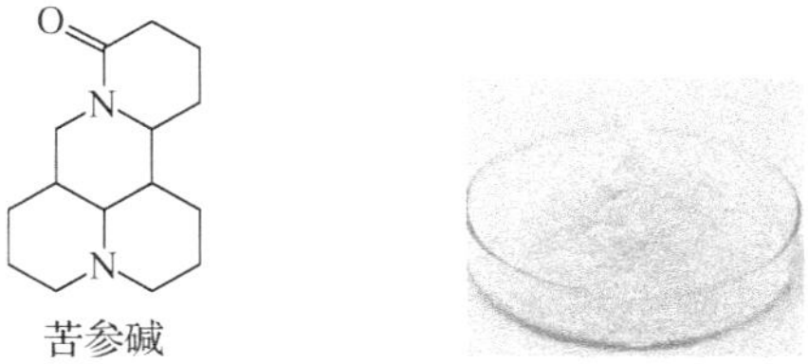

苦参碱

图 6-29　苦参碱分子式与外观

1. 基本介绍

苦参碱是一种由乙醇等有机溶剂提取制成的一种生物碱，主要从中草药材植物苦参的根、植株、果实中提取获得。其主要成分包括苦参碱、氧化苦参碱、槐果碱、氧化槐果碱、槐定碱等多种生物碱，其中苦参碱和氧化苦参碱含量较高。苦参碱属于喹诺里西啶类的衍生物羽扇豆生物碱类，具有特定性、天然性的特点，在自然界中能迅速分解，最终产物为二氧化碳和水。

2. 成分来源

主要来源于豆科植物苦参(*Sophora flavescens* Aiton)的干燥根、植株、果实。

3. 药理作用

苦参碱主要有抗菌、抗炎、抗氧化、抗血栓、降血脂等药理作用。

4. 苦参碱在抗肿瘤药物相关周围神经病变中的研究进展

苦参碱对 ADIPN 的止痛作用由多种机制介导。研究表明，苦参碱可在长春新碱诱导神经疼痛模型等多种疼痛模型中产生镇痛作用，可通过其抗氧化和钙拮抗发挥作用。还可通过抑制炎症细胞因子如 TNF、IL－1β、白细胞介素－6(IL－6)和白细胞介素－8(IL－8)的产生而表现出抗炎特性；减弱长春新碱诱导的氧化应激，具体表现为丙二醛(MDA)、总抗氧化能力和总钙的降低；并且苦参碱促进了抑制性神经传递，同时降低了谷氨酸毒性，苦参碱的其他抗伤害机制包括 κ-阿片受体激动和神经系统中胆碱能激活。

尽管苦参碱研究取得了一定的进展，但仍然存在一些问题需要解决，如化学结构修饰、药物输送系统的设计和药物代谢动力学等。因此，有必要进行进一步的研究和临床试验，以便更好地了解和利用苦参碱的药理效应。

5. 常用的含有苦参碱的中药

苦参

来源：为豆科植物苦参(*Sophora flavescens* Aiton)的干燥根、植株、果实。

归经：胃、大肠、肝、肾经。

性味：味苦，性寒。

功能主治：清热燥湿，杀虫止痒，利尿。用于热痢、便血、黄疸尿闭，赤白带下、阴肿阴痒、湿疹、湿疮、皮肤瘙痒、疥癣麻风、外治滴虫性阴道炎。

用法用量：内服：煎汤，4.5～9 g。外用适量，煎汤洗患处。

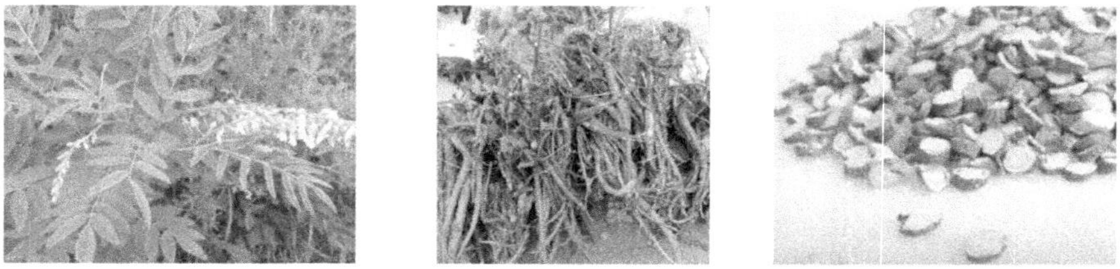

图 6－30　苦参植物及其饮片

(十) 吴茱萸碱

吴茱萸碱(Evodiamine)，分子式：$C_{19}H_{17}N_3O$，分子量：303.36。

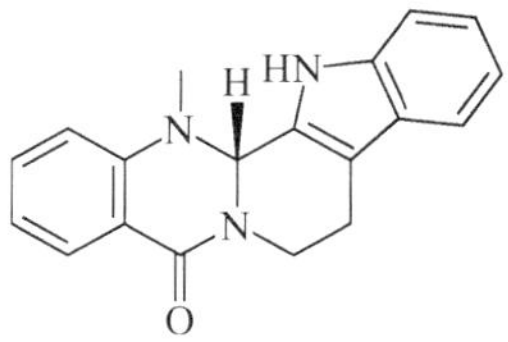

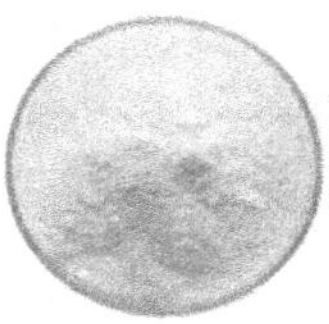

图 6－31　吴茱萸碱分子结构与外观

1. 基本介绍

吴茱萸碱是一种天然存在的吲哚生物碱，也是中药吴茱萸的主要生物学活性成分。有升高血压、抗肿瘤、保护心脏、减肥、抗炎、镇痛、抗老年痴呆等药理活性。吴茱萸碱作为天然抗癌新药，可抑制多种肿瘤细胞的增殖，包括对宫颈癌、结肠癌、肺癌、黑色素瘤、T 淋巴细胞样白血病、前列腺癌和乳腺癌等多种肿瘤细胞增殖的抑制。还具有其他生物学活性，如调节体温、抗缺氧、皮肤病学应用、支气管收缩和激素分泌调节等。此外，吴茱萸碱对多种蛋白有较好的结合能力，因此可作为多靶点化合物发挥多种生物学活性。

2. 成分来源

主要来源于芸香科植物吴茱萸[Evodia rutaecarpa（Juss.）Benth.]的干燥将近成熟果实。

3. 药理作用

吴茱萸碱主要有健胃、镇痛、止干呕和止嗳酸等功效，利尿作用，对大肠杆菌有强力的抑制作用，对猪蛔虫有显著的杀虫作用，还有收缩子宫及升压作用。其对治疗早老性痴呆症及中风也有一定疗效。

4. 吴茱萸碱在抗肿瘤药物相关周围神经病变中的研究进展

吴茱萸碱和吴茱萸次碱对神经保护作用可能与其中枢神经系统活性密切相关。吴茱萸碱和吴茱萸次碱可以通过缓解神经损伤，来缓解小鼠在分子模拟和电生理刺激下产生的机械性疼痛。

吴茱萸碱可通过抑制炎症和维持线粒体抗氧化功能来改善紫杉醇诱导的神经病理性疼痛，对 MPP＋或 H_2O_2 损伤的 PC12 细胞具有浓度依赖性神经保护作用。另外，吴茱萸碱还通过抑制 MAPK 信号传导来减轻氧化应激和铁死亡，从而改善硼替佐米引起的外周神经毒性。这表明吴茱萸碱可能是 ADINP 治疗的一种有前途的治疗剂。

吴茱萸碱属于色胺吲哚类生物碱，是中药材吴茱萸的主要生物碱。随着吴茱萸碱相关衍生物和中药制剂不断地被合成与改进，研究人员对其改善 ADIPN 活性的认识逐步深入，推测其在未来具有较大的临床和药用开发价值。

5. 常用的含有吴茱萸碱的中药

吴茱萸

来源：为芸香科植物吴茱萸[*Evodia rutaecarpa*（Juss.）Benth.]的干燥将近成熟果实。

归经：肝、脾、胃、肾经。

性味：味辛、苦，性热。

功能主治：散寒止痛，降逆止呕，助阳止泻。用于厥阴头痛、寒疝腹痛、寒湿脚气、经行腹痛、脘腹胀痛、呕吐吞酸、五更泄泻。

用法用量：内服：煎汤，2～5 g。外用适量。

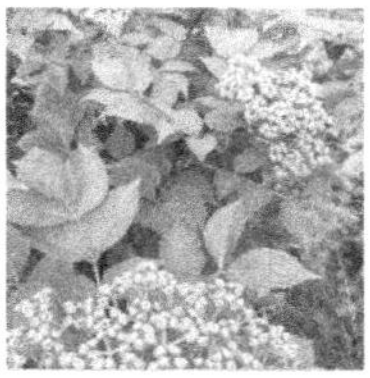
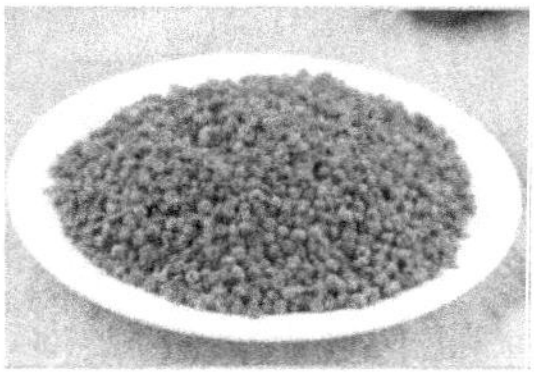

图 6-32 吴茱萸植物及其饮片

（十一）川芎嗪

川芎嗪（Ligustrazine，别名：tetramethylpyrazine），分子式：$C_8H_{12}N_2$，分子量：136.194。

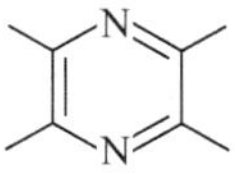

图 6-33 川芎嗪分子结构与外观

1. 基本介绍

川芎嗪是一种有机化合物，是一种血管扩张药，用于闭塞性脑血管疾病，如脑供血不全、脑血栓形成、脑栓塞及其他缺血性血管疾病如冠心病、脉管炎等。

2. 成分来源

主要来源于伞形科植物川芎[*Ligusticum chuanxiong* Hort.]的根茎，姜科植物莪术(*Curcuma aromatica* Salisb)的根茎及大戟科植物通风麻风树茎。

3. 药理作用

川芎嗪主要有抗炎、抗氧化、扩张血管、镇痛、抗凝、免疫调节等药理作用。

4. 川芎嗪在抗肿瘤药物相关周围神经病变中的研究进展

川芎嗪具有减轻神经纤维脱髓鞘，抑制轴突神经病变、痛觉过敏、神经炎症的作用。

研究发现川芎嗪能够降低中枢与外周神经系统 NGF 水平，抑制炎性反应，缓解神经纤维脱髓鞘现象，减轻紫杉醇诱导的机械刺激和热刺激性神经疼痛。在对川芎嗪镇痛作用机制的研究中发现川芎嗪可以通过抑制初级传入神经中 P2X3 受体的表达来产生镇痛作用。同时川芎嗪还表现出了抗炎活性，通过选择性抑制 c-Jun 氨基末端激酶(JNK)活性，降低基质金属蛋白酶－2/9(MMP－2/9)的表达，在 CCI 模型中产生镇痛作用。并且川芎嗪可以抑制 JAK/STAT3 通路，逆转 CCI 大鼠模型中 TNF、IL－1β 和白细胞介素－2(IL－2)的升高，从而产生镇痛作用。

现阶段药典对川芎的含量测定及质量标准没有明确规定，川芎嗪虽然可以进行人工合成，但目前不能进行大量生产，因此合理的提取工艺有待继续研究。

5. 常用的含有川芎嗪的中药

(1) 川芎

来源：为香科、吴茱萸属植物川芎[*Tetradium ruticarpum*(A. Juss.) T. G. Hartley)根茎。

归经：肝、胆经。

性味：味辛，性温。

功能主治：行气开郁，祛风燥湿，活血止痛。用于风冷头痛眩晕、胁痛腹疼、寒痹痉挛、经闭、难产、产后瘀阻块痛、痈疽疮疡。

用法用量：内服：煎汤，5～10 g；或入丸、散，外用：研末撒或调敷。

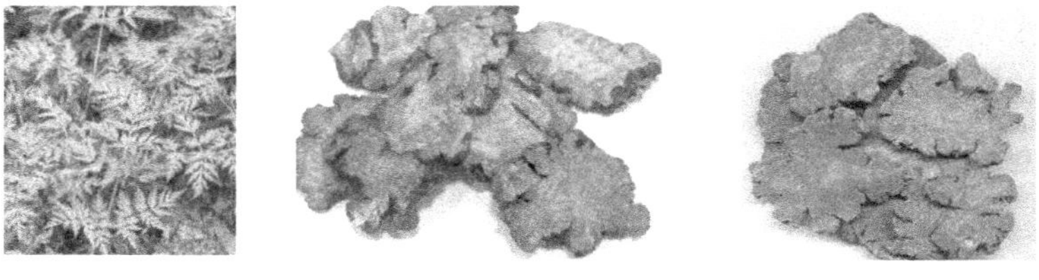

图 6－34　川芎植物及其饮片

（2）莪术

来源：为姜科姜黄属多年生草本植物莪术（*Curcuma phaeocaulis* Valeton）根茎。

归经：肝、脾经。

性味：味苦、辛，性温。

功能主治：行气破血，消积止痛。用于血气心痛、饮食积滞、脘腹胀痛、血滞经闭、痛经、癥瘕痞块、跌打损伤。

用法用量：内服：煎汤，3～10 g；或入丸、散。外用：适量，煎汤洗；或研末调敷。行气止痛多生用，破血祛瘀宜醋炒。

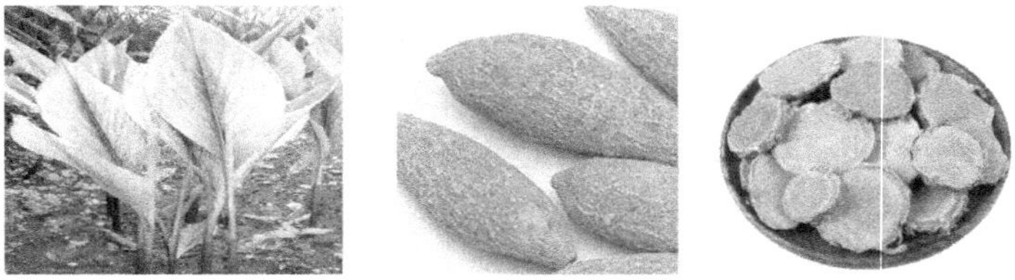

图 6-35 莪术植物及其饮片

（十二）去氢贝母碱

去氢贝母碱（Verticinone，别名：Peiminine，Sipeimine，Fritillarine，Imperialine，Zhebeinone），分子式：$C_{27}H_{43}NO_3$，分子量：429.635。

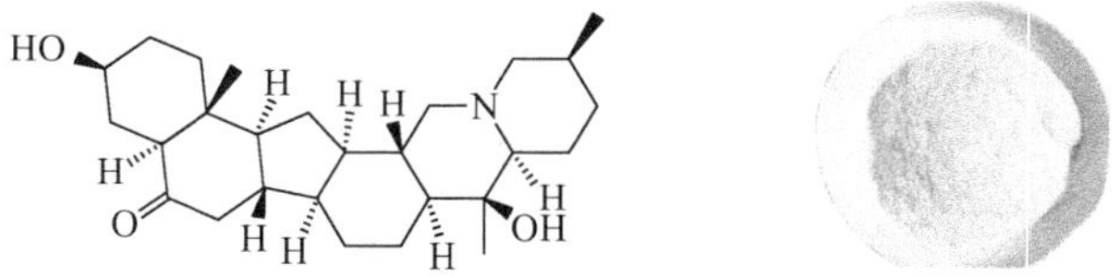

图 6-36 去氢贝母碱分子结构与外观

1. 基本介绍

去氢贝母碱又名西贝母碱、贝母素乙、贝母宁碱，为白色簇状结晶，易溶于氯仿、乙酸乙酯，溶于甲醇、乙醇、丙酮、乙醚，不溶于水及石油醚。

2. 成分来源

来源于百合科植物川贝母（*Fritillaria cirrhosa* D. Don）或浙贝母（*Fritillaria thunbergii* Miq.）的干燥鳞茎。

3. 药理作用

去氢贝母碱具有祛痰，解痉，镇咳，镇静镇痛，降血压，抗肿瘤等多种药理作用。

4. 去氢贝母碱在抗肿瘤药物相关周围神经病变中的研究进展

在小鼠炎性痛模型和紫杉醇诱导的神经病理性痛模型中，去氢贝母碱对炎症性疼痛和化疗引起的神经病理性疼痛均具有良好的镇痛作用，其镇痛作用可能与中枢和外周机制有关。去氢贝母碱有望成为一种不产生耐受性和依赖性的潜在新型镇静镇痛药，但其确切的作用机制和活性仍需进一步研究。

5. 常用的含有去氢贝母碱的中药

（1）川贝母

来源：百合科植物川贝母（*Fritillaria cirrhosa* D. Don）、暗紫贝母（*Fritillaria unibracteata* P. K. Hsiao et K. C. Hsia）、甘肃贝母（*Fritillaria przewalskii* Maxim. ex Batal.）、梭砂贝母（*Fritillaria delavayi* Franch.）、太白贝母（*Fritillaria taipaiensis* P. Y. Li）或瓦布贝母［*Fritillaria unibracteata* var. *wabuensis*（S. Y. Tang et S. C. Yue）Z. D. Liu，S. Wang et S. C. Chen］的干燥鳞茎。

归经：归肺、心经。

性味：苦、甘，微寒。

功能主治：清热化痰，润肺止咳，散结消肿。用于虚劳咳嗽、肺热燥咳、瘰疬、乳痈、肺痈等。

用法用量：煎服，3～10 g。研末服，1～2 g。

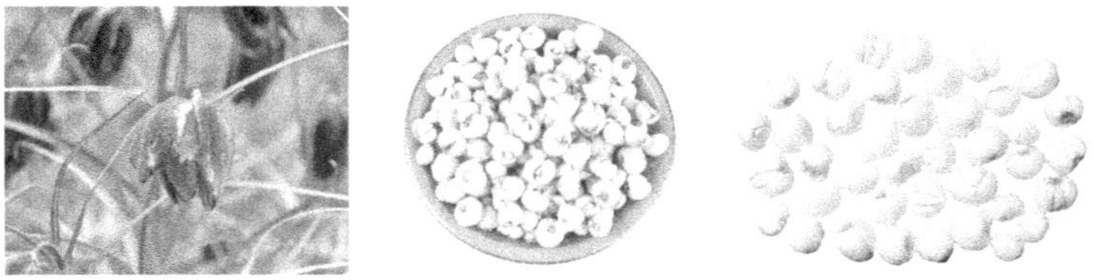

图 6－37　川贝母植物及其饮片

（2）浙贝母

来源：百合科植物浙贝母（*Fritillaria thunbergii* Miq.）的干燥鳞茎

归经：归肺、心经。

性味：苦，寒。

功能主治：清热化痰，散结消痈。用于风热、痰热咳嗽，瘰疬，瘿瘤，乳痈疮毒，肺痈等。

用法用量：煎服，5～10 g。

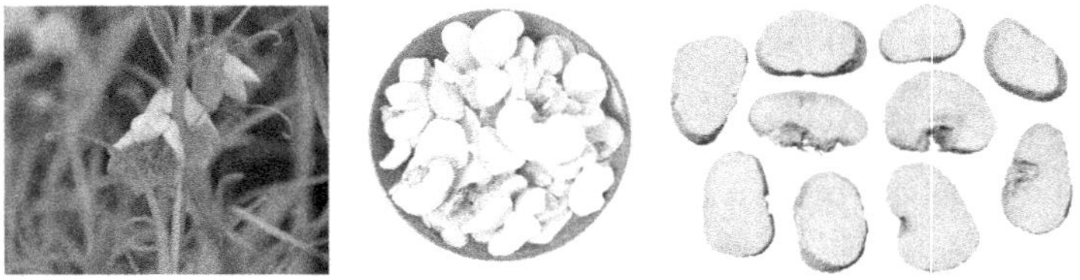

图 6－38　浙贝母植物及其饮片

中药单体临床前研究进展汇总见表 6－5。

表 6－5　中药单体临床前研究进展汇总

单体	主要来源	药理作用	研究进展
姜黄素	姜黄、郁金、莪术	抗炎、抗癌、抗氧化、抗血管新生、促进伤口愈合免疫调节、组织修复、抗突变、神经保护、抗微生物等作用	在紫杉醇、奥沙利铂、长春新碱、顺铂诱导的 ADIPN 模型中，姜黄素降低抗炎因子表达水平，减轻神经炎症，从而保护神经
大麻素	大麻	抗痉挛、镇痛、抗风湿性关节炎、抗焦虑、抗肿瘤等作用	大麻二酚(CBD) 与四氢大麻酚(THC) 均可减轻紫杉醇诱导的 ADIPN，CBD 减轻奥沙利铂诱发的机械敏感性，THC 则减轻长春新碱诱发的机械敏感性，二者联用可发挥协同功效
小檗碱	黄连、黄檗	抗炎、抗菌、抗病毒、抗原虫、心血管保护、神经保护、抗高血糖、抗高脂血症、抗高血压和抗肿瘤等作用	小檗碱对顺铂、奥沙利铂及紫杉醇诱导的 ADIPN 均具有抑制潜力，可能通过降低促炎细胞因子水平、降低坐骨神经中的谷胱甘肽水平、增加 nrf 2 基因的表达等途径预防或逆转神经疼痛
芍药苷	赤芍、白芍、牡丹皮	抗肿瘤、神经保护、免疫调节、治疗心血管疾病、治疗骨质疏松症、镇痛、抗炎、保肝护肾等作用	芍药苷可以改善硼替佐米及紫杉醇诱导的周围神经毒性。在硼替佐米实验中，芍药苷可能通过改变炎症水平及线粒体自噬来预防 ADIPN
槲皮素	槐花、桑叶、山楂	抗氧化、抗肿瘤、抗炎、抗氧化、抗纤维化、抗过敏、抗细胞凋亡和抗病毒等作用	槲皮素可通过稳定肥大细胞膜，抑制脊髓和 DRG 中的 TRPV1 和 PKCε 表达水平，减轻紫杉醇诱导的神经疼痛
肉桂酸	桂枝、肉桂	抗炎、抗氧化、抗菌、降血糖、局部麻醉、杀菌、止血、抑制肺腺癌细胞增殖等作用	肉桂酸通过抑制脊髓疼痛传递对奥沙利铂引起的神经性疼痛具有镇痛作用，并可减轻奥沙利铂在啮齿动物 CIPN 模型中诱发的机械和冷超敏反应

续表

单体	主要来源	药理作用	研究进展
佛手柑内酯	佛手、羌活、北沙参、白芷、蛇床子	抗肿瘤、调节血糖、改善失眠、防治骨质疏松、抗衰老、抗炎、抗过敏等作用	佛手柑内酯对长春新碱引起的冷、热和机械性异常性疼痛以及机械性痛觉过敏具有镇痛作用
丹参酮	丹参	抗菌、抗炎、抗氧化、活血化瘀、改善微循环等作用	丹参酮通过降低 ROS 水平和线粒体膜电位损失来防止过度氧化应激，缓解奥沙利铂诱导的神经毒性症状
苦参碱	苦参	抗菌、抗炎、抗氧化、抗血栓、降血脂等作用	苦参碱可在长春新碱诱导神经疼痛模型等多种疼痛模型中产生镇痛作用
吴茱萸碱	吴茱萸	健胃、镇痛、止干呕、止嗳酸、利尿、抑制大肠杆菌、杀虫、收缩子宫、升压、治疗早老性痴呆症及中风等作用	吴茱萸碱可通过抑制炎症和维持线粒体抗氧化功能来改善紫杉醇诱导的神经病理性疼痛，抑制 MAPK 信号传导减轻氧化应激和铁死亡从而改善硼替佐米引起的外周神经毒性
川芎碱	川芎、莪术	抗炎、抗氧化、扩张血管、镇痛、抗凝、免疫调节等作用	川芎嗪能够降低中枢与外周神经系统 NGF 水平，抑制炎性反应，缓解神经纤维脱髓鞘现象，减轻紫杉醇诱导的机械刺激和热刺激性神经疼痛
去氢贝母碱	川贝母、浙贝母	祛痰、解痉、镇咳、镇静镇痛、降血压、抗肿瘤等作用	在紫杉醇诱导的神经病理性痛模型中，去氢贝母碱对化疗引起的神经病理性疼痛具有良好的镇痛作用

三、中药单药及提取物临床前研究

（一）黄芪

现代研究已证实，黄芪具有提高免疫力、抗氧化、抗炎、抗肿瘤、抗衰老等多种作用。体外研究显示，奥沙利铂增加了神经元衍生细胞系 SH-SY5Y 和大鼠皮层星形胶质细胞原代培养物中超氧化物阴离子的产生，黄芪水提和 50%水醇提取物显示出显著的抗氧化作用。在星形胶质细胞中，黄芪水提和 50%水醇提取物对奥沙利铂诱导的脂质过氧化（丙二醛水平）、蛋白质（羰基化蛋白质）和 DNA 氧化（8－OH－2－dG 水平）表现出保护作用。而且两种黄芪提取物均不干扰奥沙利铂在人结肠癌细胞系 HT－29 中引发的毒性。体内研究显示，黄芪的水性及 50％水醇提取物可以改善奥沙利铂诱导的大鼠周围神经病变机械敏感性异常。其中，50％水醇提取物可为最有效的抑制剂；在脊髓和大脑区域，50％的水醇提取物显著降低了小胶质细胞和星形胶质细胞的激活。此外，50％的水醇提取物还减轻了抗癌药物引起的肾和肝毒性，且不改变奥沙利铂的抗肿瘤作用。所以，黄芪可以在不改变奥沙利铂抗癌作用的同时，达到保护周围神经的目的。

来源：豆科植物蒙古黄芪[*Astragalus membranaceus*（Fisch.）Bge. var. mongho-licus（Bge.）Hsiao]或膜荚黄芪[*Astragalus membranaceus*（Fisch.）Bge.]的干燥根。

归经：肺、脾经。

性味：甘，温。

功能主治：补气固表，托毒排脓，利尿，生肌。用于气虚乏力、久泻脱肛、自汗、水肿、子宫脱垂、慢性肾炎蛋白尿、糖尿病、疮口久不愈合。

用法用量：内服煎汤，3～5 钱，大量可用至 1～2 两。

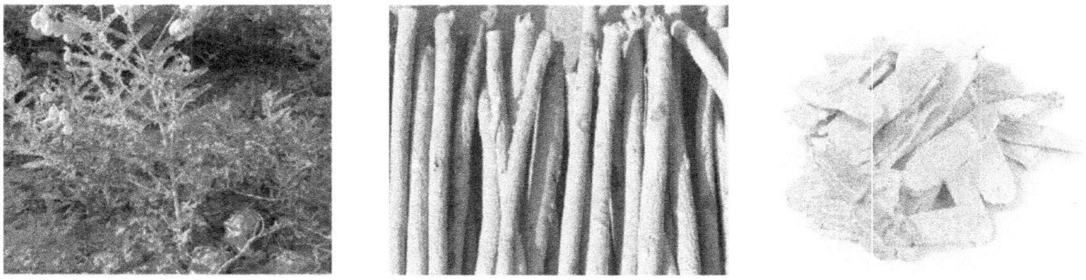

图 6－39　黄芪植物及其饮片

（二）连翘

有研究显示，连翘对不同神经退行性病变，如脑缺血、阿尔茨海默病、帕金森病等具有神经保护作用。该项研究发现连翘水提物可显著缓解小鼠机械性异常，控制神经毒性的有效剂量为 60～200 mg/kg。在 PC12 细胞研究中，连翘与奥沙利铂共同给药可完全逆转神经毒性，但不影响抗癌活性。

体外研究显示，奥沙利铂可以显著诱导神经毒性，包括细胞毒性和抑制 DRG 和神经 PC12 细胞的轴突生长。连翘水提物（100 μg/ml）与奥沙利铂联合治疗完全逆转了奥沙利铂诱导的神经毒性，且不影响奥沙利铂对人癌症细胞的抗癌活性。在小鼠周围神经病变模型中，连翘水提物（60～200 mg/kg）显著减轻了奥沙利铂诱导的机械性异常性疼痛和表皮内神经纤维的损伤。

来源：木樨科植物连翘的果实。

归经：心、肝、胆经。

性味：苦，凉。

功能主治：清热，解毒，散结，消肿。用于治温热、丹毒、斑疹、痈疡肿毒、瘰疬、小便淋闭。

用法用量：内服：煎汤，5～25 g；或入丸，散。外用：煎水洗。

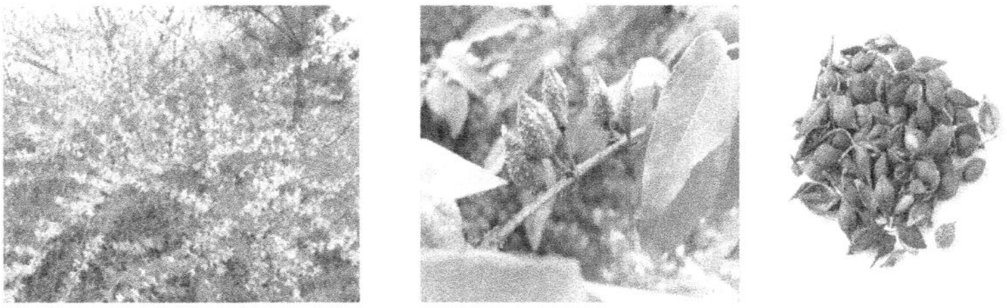

图 6-40 连翘植物及其饮片

（三）乌头

有研究显示，乌头对带状疱疹后神经痛、慢性收缩性损伤神经痛及糖尿病周围神经病变疼痛的镇痛作用。在大鼠模型中发现，大鼠口服乌头后，能够显著缓解奥沙利铂所致的大鼠冷痛觉和机械疼痛阈值的降低。免疫组化结果显示，奥沙利铂注射后，大鼠脊髓中星形胶质细胞和小胶质细胞活化，IL-1β 和 TNF-α 水平升高。乌头能够抑制脊髓星形胶质细胞的激活，而不影响小胶质细胞的活化，并下调了脊髓中 IL-1β 和 TNF-α 的表达水平。研究结果表明，乌头在奥沙利铂诱导的神经性疼痛大鼠模型中具有强大的抗异常性疼痛作用，这与抑制脊髓中星形胶质细胞的激活和促炎细胞因子的释放量有关。因此，其可能是治疗抗癌药物周围神经病变的一种替代治疗选择。

（1）川乌头

来源：毛茛科植物乌头的块根。

归经：心、肝、脾、肾经。

性味：辛、热，有毒。

功能主治：祛风除湿，温经，散寒止痛。用于风寒湿痹、关节疼痛、肢体麻木、半身不遂、头风头痛、心腹冷痛、寒疝作痛、跌打瘀痛、阴疽肿毒，并可用于麻醉止痛。

用法用量：内服：煎汤，2.5～10 g，或入丸、散。外用：研末调敷。

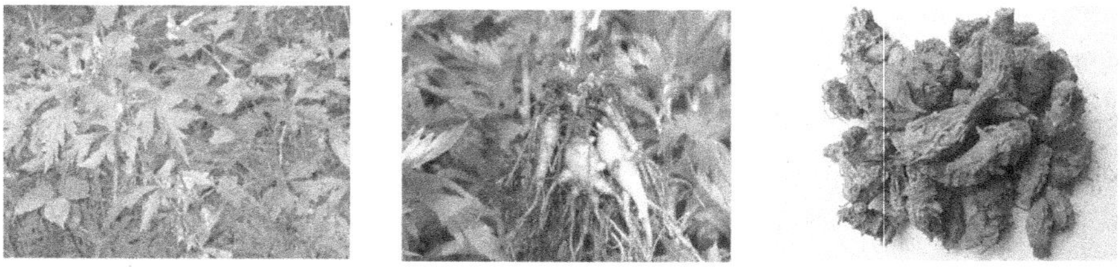

图 6-41　川乌头植物及其饮片

(2) 草乌头

来源：毛茛科植物乌头(野生种)、北乌头或其他多种同属植物的块根。

归经：肝、脾、肺经。

性味：辛，热，有毒。

功能主治：祛风胜湿，散寒止痛，开痰，消肿。治风寒湿痹、中风瘫痪、破伤风、头风、脘腹冷痛、痰癖、气块、冷痢、喉痹、痈疽、疔疮、瘰疬。

用法用量：内服：煎汤，0.5～2 钱；或入丸、散。外用：生用，研末调敷或醋、酒磨涂。

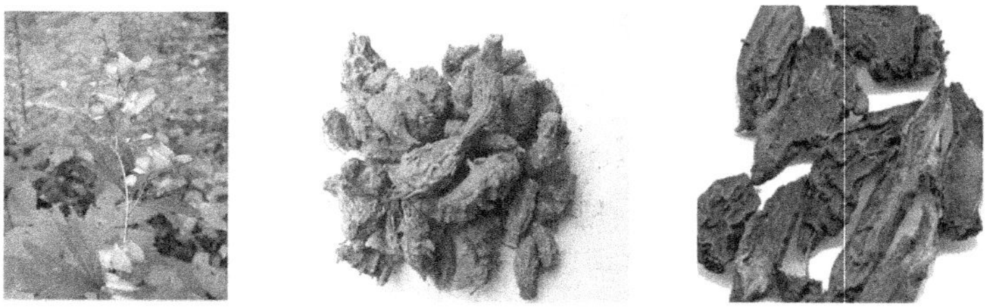

图 6-42　草乌头植物及其饮片

(四) 肿柄菊叶

肿柄菊叶(Tithonia tubaeformis)是墨西哥常见的药用植物，植物界被子植物门木兰纲蔷薇亚纲菊目菊科肿柄菊属植物肿柄菊。从该植物中分离出的化合物，在抗伤害感受方面表现出一定的潜力。在长春新碱诱导的小鼠周围神经毒性模型中，应用肿柄菊叶可明显缓解触摸痛及热痛觉过敏，这可能与其提取物中含有的皂苷类、丹宁酸、黄酮类等化合物有关。

来源：菊科植物肿柄菊的叶。

归经：脾、肺经。

性味：苦，凉。

功能主治：清热解毒。主急性胃肠炎；疮疡肿毒。

用法用量：内服：煎汤，6～9 g。外用：适量，捣敷。

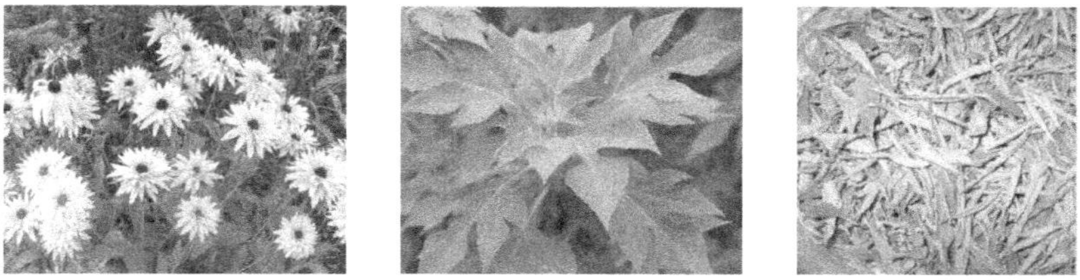

图 6 - 43　肿柄菊植物及其饮片

（五）蒺藜

近期有研究提出，蒺藜具有神经保护作用，该作用可能是基于蒺藜中富含的皂苷及类黄酮成分。蒺藜的甲醇提取物对长春新碱诱导的中枢及外周神经痛均具有减轻作用，可减轻大鼠坐骨神经和大脑中的炎症介质（TNF-α、IL - 1β 和 IL - 6），降低大脑中过量的 TNF-α 引起的大量谷氨酸引起的神经元损伤和突触活性的恢复，并逆转了天冬氨酸降低的伤害性阈值。

来源：蒺藜科植物蒺藜的果实。

归经：肝、肺经。

性味：苦辛，温。

功能主治：散风，明目，下气，行血。用于头痛、身痒、目赤肿翳、胸满、咳逆、症瘕、乳难、痈疽、瘰疬。

用法用量：内服：煎汤，2～3 钱；或入丸、散。外用：捣敷或研末调敷。

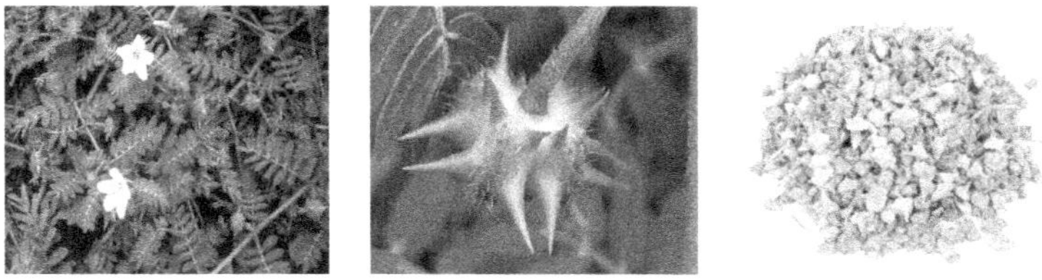

图 6 - 44　蒺藜植物及其饮片

（六）金腰箭

金腰箭（Synedrella nodiflora）为加纳传统植物，该植物的水醇提取物毒性较低，已被证实具有抗氧化和抗伤害的作用。在早期的实验中，该提取物被发现可改善长春新碱诱导的大鼠神经性疼痛。Patrick 等人在紫杉醇诱导的大鼠神经痛实验中，同样观察到金腰箭可降低大鼠热痛觉过敏。他们通过进一步研究，认为金腰箭的镇痛作用与其成分中的类黄酮、单宁、皂苷等化合物有关。

来源：菊科金腰箭[*Synedrella nodiflora*（L.）Gaertn.]，以全草入药。

归经：脾、肺经。

性味：微辛，凉。

功能主治：清热解毒，散瘀消肿。用于感冒发热；外用治痈肿疔疮。

用法用量：全草 0.5～1 两，水煎服；外用鲜叶加食盐少许，捣烂外敷。

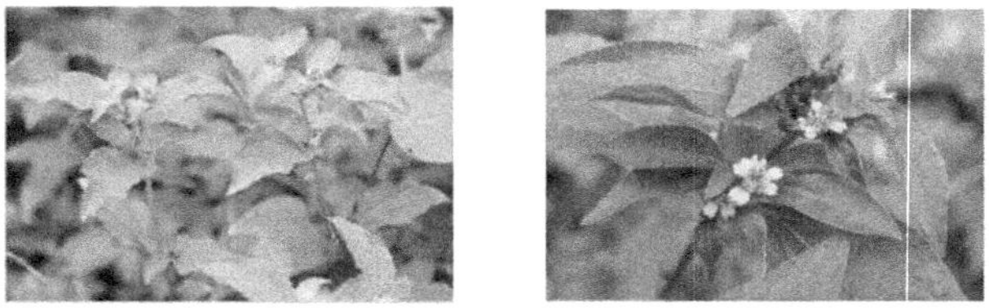

图 6－45　金腰箭植物及其饮片

（七）断肠草

断肠草(Gelsemium sempervirens，GS)是美国东南部的一种大叶葡萄藤，又名断肠草，其稀释液广泛运用于焦虑、紧张、疼痛的治疗中。在前期的研究中，GS 的镇痛机制被认为与其剂量依赖性地刺激神经甾体异孕烷醇酮(GABA-A 受体的强效变构激活剂)产生有关。在紫杉醇导致的周围神经毒性动物模型中，GS 稀释液无论是在预防或是治疗方面，都表现出对冷痛觉及机械疼痛阈值的改善。此外，对于紫杉醇用药后大鼠周围神经轴突改变和表皮内神经纤维密度下降的改善，GS 稀释液都显示出有益作用可作为治疗 ADIPN 的安全替代疗法。

来源：马钱科胡蔓藤属植物胡蔓藤[*Gelsemium elegans*（Gardn. et Champ.）Benth.]，以根、叶及全草入药。

归经：脾、肝经。

性味：苦、辛，温。有大毒。

功能主治：攻毒拔毒，散瘀止痛，杀虫止痒。外用治皮肤湿疹、体癣、脚癣、跌打损伤、骨折、痔疮、疔疮、麻风。还可杀蛆虫、孑孓。

用法用量：外用适量，鲜品捣烂敷患处，或煎水洗，禁止内服。

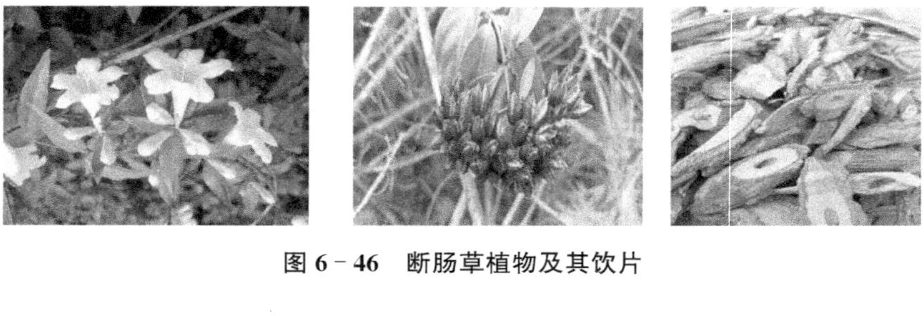

图 6－46　断肠草植物及其饮片

（八）薰衣草

薰衣草植物的活性提取物桦木酸通过靶向低压门控（CAV3 或 T 型）和 CAV2.2（N 型）钙通道来抑制背根神经节（DRG）神经元中去极化诱发的钙流入，但 NA 电流没有减少，鞘内给药逆转了化疗引起的周围神经病变大鼠模型以及部分坐骨神经结扎小鼠模型中的机械异常性疼痛，并且对运动没有影响。

来源：为唇形科植物薰衣草的全草。

归经：肺、肝、心经。

性味：辛，凉。

功能主治：清热解毒；散风止痒。主治头痛、头晕、口舌生疮、咽喉红肿、水火烫伤、风疹、疥癣。

用法用量：内服：煎汤，3～9 g。外用：适量，捣敷。

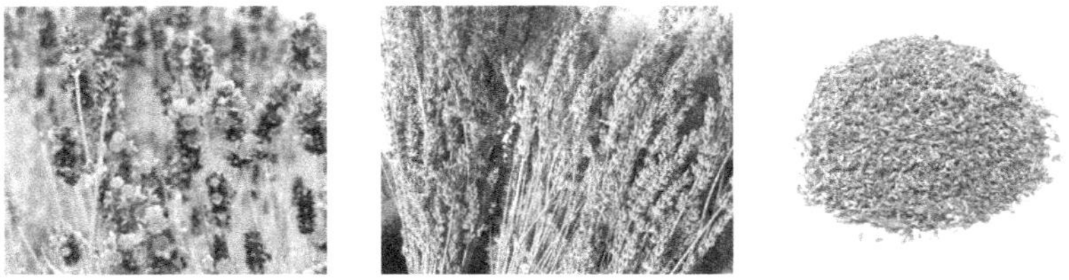

图 6-47　薰衣草植物及其饮片

（九）其他

此外，很多单体中药的临床前研究都表现出一定防治 ADIPN 的前景，在氧化应激、线粒体功能障碍、神经胶质激活和炎症反应以及离子通道功能障碍方面发挥作用，如苦参、吴茱萸等。AMINA 等人对大麻素受体 1 正变构调节剂 GAT229 在顺铂诱导的周围神经性疼痛小鼠模型中进行了评估，结果显示 GAT229 减弱了顺铂诱导的热痛觉过敏和机械异常性疼痛，并减缓其进展，且 GAT229 降低了背根神经节（DRG）神经元中促炎细胞因子的表达，通过使 DRG 神经元中的脑源性神经营养因子和神经生长因子 MRNA 表达水平正常化来减轻神经损伤。大麻素 CB2 激动剂也体现出良好的防治 ADIPN 的作用，研究表明其在不影响紫杉醇抗肿瘤作用的情况下减轻紫杉醇诱导的小鼠感觉神经元的损伤，保护小胶质细胞和星形胶质细胞，减少促炎介质分泌。该类药物可能有助于减轻神经性疼痛和减缓 ADIPN 的进展。

参考文献

[1] WARREN G, OSBORN M, TSANTOULAS C, et al. Discovery and preclinical evaluation of a novel inhibitor of FABP5, ART26.12, effective in oxaliplatin-induced peripheral neuropathy[J]. The Journal of Pain, 2024, 25(7): 104470.

[2] POTENZIERI A, RIVA B, RIGOLIO R, et al. Oxaliplatin-induced neuropathy occurs through impairment of haemoglobin proton buffering and is reversed by carbonic anhydrase inhibitors[J]. Pain, 2020, 161(2): 405-415.

[3] WANG H B, LI X D, QIAO Y M, et al. αO-conotoxin GeXIVA [1, 2] reduced neuropathic pain and changed gene expression in chronic oxaliplatin-induced neuropathy mice model[J]. Marine Drugs, 2024, 22(1): 49.

[4] KURODA T, SUZUKI A, OKADA H, et al. Endothelial glycocalyx in the peripheral capillaries is injured under oxaliplatin-induced neuropathy[J]. Journal of Pain, 2024, 25(6): 104462.

[5] BASU A, YANG J Y, TSIRUKIS V E, et al. Phosphosulindac (OXT-328) prevents and reverses chemotherapy induced peripheral neuropathy in mice[J]. Frontiers in Neuroscience, 2024, 17: 1240372.

[6] XU Z Y, LEE M C, SHEEHAN K, et al. Chemotherapy for pain: reversing inflammatory and neuropathic pain with the anticancer agent mithramycin A[J]. Pain, 2024, 165(1): 54-74.

[7] MROUÉ M, BESSAGUET F, NIZOU A, et al. Neuroprotective effect of polyvalent immunoglobulins on mouse models of chemotherapy-induced peripheral neuropathy[J]. Pharmaceutics, 2024, 16(1): 139.

[8] AGNES J P, DOS SANTOS B, DAS NEVES R N, et al. β-caryophyllene inhibits oxaliplatin-induced peripheral neuropathy in mice: role of cannabinoid type 2 receptors, oxidative stress and neuroinflammation[J]. Antioxidants, 2023, 12(10): 1893.

[9] KUYRUKLUYıLDıZ U, KÜPELIi, BEDIR Z, et al. The effect of anakinra on paclitaxel-induced peripheral neuropathic pain in rats[J]. Turkish Journal of Anaesthesiology and Reanimation, 2016, 44(6): 287-294.

[10] GRIFFITHS L A, FLATTERS S J L. Pharmacological modulation of the mitochondrial electron transport chain in paclitaxel-induced painful peripheral neuropathy[J]. Journal of Pain, 2015, 16(10): 981-994.

[11] SAYELI V, NADIPELLY J, KADHIRVELU P, et al. Effect of flavonol and its dimethoxy derivatives on paclitaxel-induced peripheral neuropathy in mice[J]. Journal of Basic and Clinical Physiology and Pharmacology, 2018, 29(5): 525-535.

[12] ISHII N, TSUBOUCHI H, MIURA A, et al. Ghrelin alleviates paclitaxel-induced peripheral neuropathy by reducing oxidative stress and enhancing mitochondrial anti-oxidant functions in mice[J]. European Journal of Pharmacology, 2018, 819: 35-42.

[13] MIAO H, XU J, XU D, et al. Nociceptive behavior induced by chemotherapeutic paclitaxel and beneficial role of antioxidative pathways[J]. Physiological Research, 2019, 68(3):

491-500.
[14] AL-MASSRI K F, AHMED L A, EL-ABHAR H S. Pregabalin and lacosamide ameliorate paclitaxel-induced peripheral neuropathy via inhibition of JAK/STAT signaling pathway and Notch-1 receptor[J]. Neurochemistry International, 2018, 120: 164 - 171.
[15] HAMITY M V, WHITE S R, WALDER R Y, et al. Nicotinamide riboside, a form of vitamin B3 and NAD+ precursor, relieves the nociceptive and aversive dimensions of paclitaxel-induced peripheral neuropathy in female rats[J]. Pain, 2017, 158(5): 962 - 972.
[16] SHIM H S, BAE C, WANG J G, et al. Peripheral and central oxidative stress in chemotherapy-induced neuropathic pain[J]. Molecular Pain, 2019, 15: 1744806919840098.
[17] MIRANDA H F, SIERRALTA F, ARANDA N, et al. Antinociception induced by rosuvastatin in murine neuropathic pain[J]. Pharmacological Reports, 2018, 70(3): 503 - 508.
[18] GRIFFITHS L A, FLATTERS S J L. Pharmacological modulation of the mitochondrial electron transport chain in paclitaxel-induced painful peripheral neuropathy[J]. Journal of Pain, 2015, 16(10): 981 - 994.
[19] MIAO H, XU J, XU D, et al. Nociceptive behavior induced by chemotherapeutic paclitaxel and beneficial role of antioxidative pathways[J]. Physiological Research, 2019, 68(3): 491 - 500.
[20] NADIPELLY J, SAYELI V, KADHIRVELU P, et al. Effect of certain trimethoxy flavones on paclitaxel-induced peripheral neuropathy in mice[J]. Integrative Medicine Research, 2018, 7(2): 159 - 167.
[21] SHAHRAKI J, REZAEE R, MOHAMMADZEHI KENAR S, et al. Umbelliprenin relieves paclitaxel-induced neuropathy[J]. Journal of Pharmacy and Pharmacology, 2020, 72(12): 1822 - 1829.
[22] ULLAH R, ALI G, SUBHAN F, et al. Attenuation of nociceptive and paclitaxel-induced neuropathic pain by targeting inflammatory, CGRP and substance P signaling using 3-Hydroxyflavone[J]. Neurochemistry International, 2021, 144: 104981.
[23] DENG L T, GUINDON J, VEMURI V K, et al. The maintenance of cisplatin- and paclitaxel-induced mechanical and cold allodynia is suppressed by cannabinoid CB_2 receptor activation and independent of CXCR4 signaling in models of chemotherapy-induced peripheral neuropathy[J]. Molecular Pain, 2012, 8: 71.
[24] TSUBOTA M, MIYAZAKI T, IKEDA Y, et al. Caspase-dependent HMGB1 release from macrophages participates in peripheral neuropathy caused by bortezomib, a proteasome-inhibiting chemotherapeutic agent, in mice[J]. Cells, 2021, 10(10): 2550.
[25] AL-MAZIDI S, ALOTAIBI M, NEDJADI T, et al. Blocking of cytokines signalling attenuates evoked and spontaneous neuropathic pain behaviours in the paclitaxel rat model of chemotherapy-induced neuropathy[J]. European Journal of Pain, 2018, 22(4): 810 - 821.
[26] CAILLAUD M, PATEL N H, WHITE A, et al. Targeting Peroxisome Proliferator-Activated Receptor-α (PPAR- α) to reduce paclitaxel-induced peripheral neuropathy [J]. Brain,

Behavior, and Immunity, 2021, 93: 172 - 185.

[27] SAYELI V, NADIPELLY J, KADHIRVELU P, et al. Effect of flavonol and its dimethoxy derivatives on paclitaxel-induced peripheral neuropathy in mice[J]. Journal of Basic and Clinical Physiology and Pharmacology, 2018, 29(5): 525 - 535.

[28] MORAES T R, VERAS F P, BARCHUK A R, et al. Spinal HMGB1 participates in the early stages of paclitaxel-induced neuropathic pain via microglial TLR4 and RAGE activation[J]. Frontiers in Immunology, 2024, 15: 1303937.

[29] MIAO H, XU J, XU D, et al. Nociceptive behavior induced by chemotherapeutic paclitaxel and beneficial role of antioxidative pathways[J]. Physiological Research, 2019, 68(3): 491 - 500.

[30] GUI Y L, ZHANG J, CHEN L, et al. Icariin, a flavonoid with anti-cancer effects, alleviated paclitaxel-induced neuropathic pain in a SIRT1-dependent manner[J]. Molecular Pain, 2018, 14: 1744806918768970.

[31] HUANG J X, CHEN D T, YAN F, et al. JTC-801 alleviates mechanical allodynia in paclitaxel-induced neuropathic pain through the PI3K/Akt pathway[J]. European Journal of Pharmacology, 2020, 883: 173306.

[32] AL-MASSRI K F, AHMED L A, EL-ABHAR H S. Pregabalin and lacosamide ameliorate paclitaxel-induced peripheral neuropathy via inhibition of JAK/STAT signaling pathway and Notch-1 receptor[J]. Neurochemistry International, 2018, 120: 164 - 171.

[33] KALYNOVSKA N, DIALLO M, SOTAKOVA-KASPAROVA D, et al. Losartan attenuates neuroinflammation and neuropathic pain in paclitaxel-induced peripheral neuropathy [J]. Journal of Cellular and Molecular Medicine, 2020, 24(14): 7949 - 7958.

[34] WU J, HOCEVAR M, BIE B H, et al. Cannabinoid type 2 receptor system modulates paclitaxel-induced microglial dysregulation and central sensitization in rats[J]. Journal of Pain, 2019, 20(5): 501 - 514.

[35] CURRY Z A, WILKERSON J L, BAGDAS D, et al. Monoacylglycerol lipase inhibitors reverse paclitaxel-induced nociceptive behavior and proinflammatory markers in a mouse model of chemotherapy-induced neuropathy[J]. The Journal of Pharmacology and Experimental Therapeutics, 2018, 366(1): 169 - 183.

[36] TSUTSUMI K, KANAME T, SHIRAISHI H, et al. Polaprezinc reduces paclitaxel-induced peripheral neuropathy in rats without affecting anti-tumor activity [J]. Journal of Pharmacological Sciences, 2016, 131(2): 146 - 149.

[37] ZHANG X L, JIANG N, LI J, et al. Rapamycin alleviates proinflammatory cytokines and nociceptive behavior induced by chemotherapeutic paclitaxel[J]. Neurological Research, 2019, 41(1): 52 - 59.

[38] BRANDOLINI L, BENEDETTI E, RUFFINI P A, et al. CXCR1/2 pathways in paclitaxel-induced neuropathic pain[J]. Oncotarget, 2017, 8(14): 23188 - 23201.

[39] AL-MAZIDI S, ALOTAIBI M, NEDJADI T, et al. Blocking of cytokines signalling attenuates evoked and spontaneous neuropathic pain behaviours in the paclitaxel rat model of

chemotherapy-induced neuropathy[J]. European Journal of Pain, 2018, 22(4): 810 - 821.

[40] LI Y, TATSUI C E, RHINES L D, et al. Dorsal root ganglion neurons become hyperexcitable and increase expression of voltage-gated T-type calcium channels (Cav3. 2) in paclitaxel-induced peripheral neuropathy[J]. Pain, 2017, 158(3): 417 - 429.

[41] MIAO H, XU J, XU D, et al. Nociceptive behavior induced by chemotherapeutic paclitaxel and beneficial role of antioxidative pathways[J]. Physiological Research, 2019, 68(3): 491 - 500.

[42] SEKIGUCHI F, DOMOTO R, NAKASHIMA K, et al. Paclitaxel-induced HMGB1 release from macrophages and its implication for peripheral neuropathy in mice: evidence for a neuroimmune crosstalk[J]. Neuropharmacology, 2018, 141: 201 - 213.

[43] SHAHRAKI J, REZAEE R, MOHAMMADZEHI KENAR S, et al. Umbelliprenin relieves paclitaxel-induced neuropathy[J]. Journal of Pharmacy and Pharmacology, 2020, 72(12): 1822 - 1829.

[44] SEGAT G C, MANJAVACHI M N, MATIAS D O, et al. Antiallodynic effect ofβ-caryophyllene on paclitaxel-induced peripheral neuropathy in mice[J]. Neuropharmacology, 2017, 125: 207 - 219.

[45] DI CESARE MANNELLI L, LUCARINI E, MICHELI L, et al. Effects of natural and synthetic isothiocyanate-based H2S-releasers against chemotherapy-induced neuropathic pain: role of Kv7 potassium channels[J]. Neuropharmacology, 2017, 121: 49 - 59.

[46] LI L, LI J X, ZUO Y, et al. Activation of KCNQ channels prevents paclitaxel-induced peripheral neuropathy and associated neuropathic pain[J]. The Journal of Pain, 2019, 20(5): 528 - 539.

[47] SEKIGUCHI F, KAWARA Y, TSUBOTA M, et al. Therapeutic potential of RQ-00311651, a novel T-type Ca2+ channel blocker, in distinct rodent models for neuropathic and visceral pain[J]. Pain, 2016, 157(8): 1655 - 1665.

[48] KAMATA Y, KAMBE T, CHIBA T, et al. Paclitaxel induces upregulation of transient receptor potential vanilloid 1 expression in the rat spinal cord[J]. International Journal of Molecular Sciences, 2020, 21(12): 4341.

[49] HARA T, CHIBA T, ABE K, et al. Effect of paclitaxel on transient receptor potential vanilloid 1 in rat dorsal root ganglion[J]. Pain, 2013, 154(6): 882 - 889.

[50] COSTA R, BICCA M A, MANJAVACHI M N, et al. Kinin receptors sensitize TRPV4 channel and induce mechanical hyperalgesia: relevance to paclitaxel-induced peripheral neuropathy in mice[J]. Molecular Neurobiology, 2018, 55(3): 2150 - 2161.

[51] ROSSATO M F, RIGO F K, OLIVEIRA S M, et al. Participation of transient receptor potential vanilloid 1 in paclitaxel-induced acute visceral and peripheral nociception in rodents [J]. European Journal of Pharmacology, 2018, 828: 42 - 51.

[52] DA SILVA BRUM E, BECKER G, FIALHO M F P, et al. TRPA1 involvement in analgesia induced by Tabernaemontana catharinensis ethyl acetate fraction in mice[J]. Phytomedicine, 2019, 54: 248 - 258.

[53] XIE J D, 谢敬敦, CHEN S R, et al. Presynaptic N-methyl-d-aspartate (NMDA) receptor activity is increased through protein kinase C in paclitaxel-induced neuropathic pain[J]. Journal of Biological Chemistry, 2016, 291(37): 19364 - 19373.

[54] WANG X M, GU P, SALIGAN L, et al. Dysregulation of EAAT2 and VGLUT2 spinal glutamate transports via histone deacetylase 2 (HDAC2) contributes to paclitaxel-induced painful neuropathy[J]. Molecular Cancer Therapeutics, 2020, 19(10): 2196 - 2209.

[55] KOYANAGI M, IMAI S, IWAMITSU Y, et al. Cilostazol is an effective causal therapy for preventing paclitaxel-induced peripheral neuropathy by suppression of Schwann cell dedifferentiation[J]. Neuropharmacology, 2021, 188: 108514.

[56] CHEN Y F, CHEN L H, YEH Y M, et al. Minoxidil is a potential neuroprotective drug for paclitaxel-induced peripheral neuropathy[J]. Scientific Reports, 2017, 7: 45366.

[57] WARD S J, MCALLISTER S D, KAWAMURA R, et al. Cannabidiol inhibits paclitaxel-induced neuropathic pain through 5-HT(1A) receptors without diminishing nervous system function or chemotherapy efficacy[J]. British Journal of Pharmacology, 2014, 171(3): 636 - 645.

[58] CURRY Z A, WILKERSON J L, BAGDAS D, et al. Monoacylglycerol lipase inhibitors reverse paclitaxel-induced nociceptive behavior and proinflammatory markers in a mouse model of chemotherapy-induced neuropathy[J]. The Journal of Pharmacology and Experimental Therapeutics, 2018, 366(1): 169 - 183.

[59] IPPOLITO M, HAYDUK S A, KINNEY W, et al. KLS-13019, a novel structural analogue of cannabidiol and GPR55 receptor antagonist, prevents and reverses chemotherapy-induced peripheral neuropathy in rats [J]. The Journal of Pharmacology and Experimental Therapeutics, 2024, 391(2): 231 - 240.

[60] SLIVICKI R A, XU Z L, MALI S S, et al. Brain permeant and impermeant inhibitors of fatty-acid amide hydrolase suppress the development and maintenance of paclitaxel-induced neuropathic pain without producing tolerance or physical dependence in vivo and synergize with paclitaxel to reduce tumor cell line viability in vitro[J]. Pharmacological Research, 2019, 142: 267 - 282.

[61] KING K M, MYERS A M, SOROKA-MONZO A J, et al. Single and combined effects of Δ9-tetrahydrocannabinol and cannabidiol in a mouse model of chemotherapy-induced neuropathic pain[J]. British Journal of Pharmacology, 2017, 174(17): 2832 - 2841.

[62] PANTOULI F, GRIM T W, SCHMID C L, et al. Comparison of morphine, oxycodone and the biased MOR agonist SR-17018 for tolerance and efficacy in mouse models of pain[J]. Neuropharmacology, 2021, 185: 108439.

[63] Choi J, Jeon C, Lee J H, et al. Suppressive effects of bee venom acupuncture on paclitaxel-induced neuropathic pain in rats: mediation by spinal α_2 - adrenergic receptor[J]. Toxins, 2017, 9(11): 351.

[64] ABED A, KHOSHNOUD M J, TAGHIAN M, et al. Quetiapine reverses paclitaxel-induced neuropathic pain in mice: role of alpha2- adrenergic receptors[J]. Iranian Journal of Basic

Medical Sciences, 2017, 20(11): 1182 - 1188.
[65] KYTE S L, TOMA W, BAGDAS D, et al. Nicotine prevents and reverses paclitaxel-induced mechanical allodynia in a mouse model of CIPN[J]. The Journal of Pharmacology and Experimental Therapeutics, 2018, 364(1): 110 - 119.
[66] CALCUTT N A, SMITH D R, FRIZZI K, et al. Selective antagonism of muscarinic receptors is neuroprotective in peripheral neuropathy[J]. Journal of Clinical Investigation, 2017, 127(2): 608 - 622.
[67] HUYNH P N, GIUVELIS D, CHRISTENSEN S, et al. RgIA4 accelerates recovery from paclitaxel-induced neuropathic pain in rats[J]. Marine Drugs, 2020, 18(1): 12.
[68] SINGHMAR P, HUO X J, LI Y, et al. Orally active Epac inhibitor reverses mechanical allodynia and loss of intraepidermal nerve fibers in a mouse model of chemotherapy-induced peripheral neuropathy[J]. Pain, 2018, 159(5): 884 - 893.
[69] COSTA R, BICCA M A, MANJAVACHI M N, et al. Kinin receptors sensitize TRPV4 channel and induce mechanical hyperalgesia: relevance to paclitaxel-induced peripheral neuropathy in mice[J]. Molecular Neurobiology, 2018, 55(3): 2150 - 2161.
[70] TSUBAKI M, TAKEDA T, MATSUMOTO M, et al. Tamoxifen suppresses paclitaxel-, vincristine-, and bortezomib-induced neuropathy via inhibition of the protein kinase C/extracellular signal-regulated kinase pathway[J]. Tumour Biology, 2018, 40(10): 1010428318808670.
[71] AL-MASSRI K F, AHMED L A, EL-ABHAR H S. Pregabalin and lacosamide ameliorate paclitaxel-induced peripheral neuropathy via inhibition of JAK/STAT signaling pathway and Notch-1 receptor[J]. Neurochemistry International, 2018, 120: 164 - 171.
[72] CURRY Z A, WILKERSON J L, BAGDAS D, et al. Monoacylglycerol lipase inhibitors reverse paclitaxel-induced nociceptive behavior and proinflammatory markers in a mouse model of chemotherapy-induced neuropathy[J]. The Journal of Pharmacology and Experimental Therapeutics, 2018, 366(1): 169 - 183.
[73] KATO N, TATEISHI K, TSUBAKI M, et al. Gabapentin and duloxetine prevent oxaliplatin- and paclitaxel-induced peripheral neuropathy by inhibiting extracellular signal-regulated kinase 1/2 (ERK1/2) phosphorylation in spinal cords of mice[J]. Pharmaceuticals, 2021, 14(1): 30.
[74] LEBLANC A F, SPROWL J A, ALBERTI P, et al. OATP1B2 deficiency protects against paclitaxel-induced neurotoxicity[J]. Journal of Clinical Investigation, 2018, 128(2): 816 - 825.
[75] ZHANG X L, JIANG N, LI J, et al. Rapamycin alleviates proinflammatory cytokines and nociceptive behavior induced by chemotherapeutic paclitaxel[J]. Neurological Research, 2019, 41(1): 52 - 59.
[76] TOMA W, CAILLAUD M, PATEL N H, et al. N-acylethanolamine-hydrolysing acid amidase: a new potential target to treat paclitaxel-induced neuropathy[J]. European Journal of Pain, 2021, 25(6): 1367 - 1380.
[77] ANDOH T, UTA D, KATO M, et al. Prophylactic administration of aucubin inhibits

paclitaxel-induced mechanical allodynia via the inhibition of endoplasmic reticulum stress in peripheral schwann cells[J]. Biological & Pharmaceutical Bulletin, 2017, 40(4): 473 - 478.

[78] BRUSCO I, SILVA C R, TREVISAN G, et al. Potentiation of paclitaxel-induced pain syndrome in mice by angiotensin I converting enzyme inhibition and involvement of kinins[J]. Molecular Neurobiology, 2017, 54(10): 7824 - 7837.

[79] VITET L, PATTE-MENSAH C, BOUJEDAINI N, et al. Beneficial effects of Gelsemium-based treatment against paclitaxel-induced painful symptoms[J]. Neurological Sciences, 2018, 39(12): 2183 - 2196.

[80] TENCI B, DI CESARE MANNELLI L, MARESCA M, et al. Effects of a water extract of Lepidium meyenii root in different models of persistent pain in rats[J]. Zeitschrift Fur Naturforschung C, Journal of Biosciences, 2017, 72(11/12): 449 - 457.

[81] INYANG K E, MCDOUGAL T A, RAMIREZ E D, et al. Alleviation of paclitaxel-induced mechanical hypersensitivity and hyperalgesic priming with AMPK activators in male and female mice[J]. Neurobiology of Pain, 2019, 6: 100037.

[82] TANIMURA Y, YOSHIDA M, ISHIUCHI K, et al. Neoline is the active ingredient of processed aconite root against murine peripheral neuropathic pain model, and its pharmacokinetics in rats[J]. Journal of Ethnopharmacology, 2019, 241: 111859.

[83] HAMITY M V, WHITE S R, BLUM C, et al. Nicotinamide riboside relieves paclitaxel-induced peripheral neuropathy and enhances suppression of tumor growth in tumor-bearing rats [J]. Pain, 2020, 161(10): 2364 - 2375.

[84] RUKH L, ALI G, ULLAH R, et al. Efficacy assessment of salicylidene salicylhydrazide in chemotherapy associated peripheral neuropathy[J]. European Journal of Pharmacology, 2020, 888: 173481.

[85] YEGDANEH A, SAEEDI A, SHAHMIVEH T, et al. The effect of Sargassum glaucescens from the Persian Gulf on neuropathy pain induced by paclitaxel in mice[J]. Advanced Biomedical Research, 2020, 9: 79.

[86] ADAMEK P, HELES M, PALECEK J. Mechanical allodynia and enhanced responses to capsaicin are mediated by PI3K in a paclitaxel model of peripheral neuropathy[J]. Neuropharmacology, 2019, 146: 163 - 174.

[87] ADAMEK P, HELES M, PALECEK J. Mechanical allodynia and enhanced responses to capsaicin are mediated by PI3K in a paclitaxel model of peripheral neuropathy[J]. Neuropharmacology, 2019, 146: 163 - 174.

[88] SISIGNANO M, ANGIONI C, PARK C K, et al. Targeting CYP2J to reduce paclitaxel-induced peripheral neuropathic pain[J]. Proceedings of the National Academy of Sciences of the United States of America, 2016, 113(44): 12544 - 12549.

[89] NISHIDA T, TSUBOTA M, KAWAISHI Y, et al. Involvement of high mobility group box 1 in the development and maintenance of chemotherapy-induced peripheral neuropathy in rats [J]. Toxicology, 2016, 365: 48 - 58.

[90] MASOCHA W, PARVATHY S S. Preventative and therapeutic effects of a GABA transporter

1 inhibitor administered systemically in a mouse model of paclitaxel-induced neuropathic pain [J]. PeerJ, 2016, 4: e2798.

[91] STOCKSTILL K, DOYLE T M, YAN X S, et al. Dysregulation of sphingolipid metabolism contributes to bortezomib-induced neuropathic pain[J]. Journal of Experimental Medicine, 2018, 215(5): 1301 - 1313.

[92] MEREGALLI C, MARJANOVIC I, SCALI C, et al. High-dose intravenous immunoglobulins reduce nerve macrophage infiltration and the severity of bortezomib-induced peripheral neurotoxicity in rats[J]. Journal of Neuroinflammation, 2018, 15(1): 232.

[93] SUZUKI M, ZHOU Z J, NAGAYASU K, et al. Inhibitors of the mechanistic target of rapamycin can ameliorate bortezomib-induced peripheral neuropathy [J]. Biological & Pharmaceutical Bulletin, 2023, 46(8): 1049 - 1056.

[94] ZHENG H, XIAO W H, Bennett G J. Mitotoxicity and bortezomib-induced chronic painful peripheral neuropathy[J]. Experimental Neurology, 2012, 238(2): 225 - 234.

[95] TREVISAN G, MATERAZZI S, FUSI C, et al. Novel therapeutic strategy to prevent chemotherapy-induced persistent sensory neuropathy by TRPA1 blockade [J]. Cancer Research, 2013, 73(10): 3120 - 3131.

[96] ROBINSON C R, DOUGHERTY P M. Spinal astrocyte gap junction and glutamate transporter expression contributes to a rat model of bortezomib-induced peripheral neuropathy [J]. Neuroscience, 2015, 285: 1 - 10.

[97] BLOOMINGDALE P, MEREGALLI C, POLLARD K, et al. Systems pharmacology modeling identifies a novel treatment strategy for bortezomib-induced neuropathic pain[J]. Frontiers in Pharmacology, 2022, 12: 817236.

[98] TSUBAKI M, TAKEDA T, MATSUMOTO M, et al. Tamoxifen suppresses paclitaxel-, vincristine-, and bortezomib-induced neuropathy via inhibition of the protein kinase C/extracellular signal-regulated kinase pathway[J]. Tumour Biology, 2018, 40(10): 1010428318808670.

[99] MOSCHETTI G, AMODEO G, MAFTEI D, et al. Targeting prokineticin system counteracts hypersensitivity, neuroinflammation, and tissue damage in a mouse model of bortezomib-induced peripheral neuropathy[J]. Journal of Neuroinflammation, 2019, 16(1): 89.

[100] TONELLO R, FUSI C, MATERAZZI S, et al. The peptide Phα1β, from spider venom, acts as a TRPA1 channel antagonist with antinociceptive effects in mice[J]. British Journal of Pharmacology, 2017, 174(1): 57 - 69.

[101] TSUBAKI M, TAKEDA T, MATSUMOTO M, et al. Trametinib suppresses chemotherapy-induced cold and mechanical allodynia via inhibition of extracellular-regulated protein kinase 1/2 activation[J]. American Journal of Cancer Research, 2018, 8(7): 1239 - 1248.

[102] BECKER G, FIALHO M F P, BRUSCO I, et al. Kinin B1 and B2 receptors contribute to cisplatin-induced painful peripheral neuropathy in male mice[J]. Pharmaceutics, 2023, 15(3): 852.

[103] DEWAELES E, CARVALHO K, FELLAH S, et al. Istradefylline protects from cisplatin-induced nephrotoxicity and peripheral neuropathy while preserving cisplatin antitumor effects

[J]. Journal of Clinical Investigation, 2022, 132(22): e152924.

[104] SINGH A K, MAHALINGAM R, SQUILLACE S, et al. Targeting the A3 adenosine receptor to prevent and reverse chemotherapy-induced neurotoxicities in mice[J]. Acta Neuropathologica Communications, 2022, 10(1): 11.

[105] VERA G, CABEZOS P A, MARTÍN M I, et al. Characterization of cannabinoid-induced relief of neuropathic pain in a rat model of cisplatin-induced neuropathy[J]. Pharmacology Biochemistry and Behavior, 2013, 105: 205 - 212.

[106] MULPURI Y, MARTY V N, MUNIER J J, et al. Synthetic peripherally-restricted cannabinoid suppresses chemotherapy-induced peripheral neuropathy pain symptoms by CB1 receptor activation[J]. Neuropharmacology, 2018, 139: 85 - 97.

[107] BAGHER A M, BINMAHFOUZ L S, SHAIK R A, et al. Cannabinoid receptor 1 positive allosteric modulator (GAT229) attenuates cisplatin-induced neuropathic pain in mice[J]. Saudi Pharmaceutical Journal, 2023, 31(2): 255 - 264.

[108] DENG L T, GUINDON J, VEMURI V K, et al. The maintenance of cisplatin- and paclitaxel-induced mechanical and cold allodynia is suppressed by cannabinoid CB 8 136AF30 receptor activation and independent of CXCR4 signaling in models of chemotherapy-induced peripheral neuropathy[J]. Molecular Pain, 2012, 8: 71.

[109] NEALON C M, HENDERSON-REDMOND A N, HALE D E, et al. Tolerance to WIN55, 212-2 is delayed in desensitization-resistant S426A/S430A mice[J]. Neuropharmacology, 2019, 148: 151 - 159.

[110] KHASABOVA I A, KHASABOV S, PAZ J, et al. Cannabinoid type-1 receptor reduces pain and neurotoxicity produced by chemotherapy[J]. The Journal of Neuroscience, 2012, 32(20): 7091 - 7101.

[111] THOMPSON J M, BLANTON H L, PIETRZAK A, et al. Front and hind paw differential analgesic effects of amitriptyline, gabapentin, ibuprofen, and URB937 on mechanical and cold sensitivity in cisplatin-induced neuropathy[J]. Molecular Pain, 2019, 15: 1744806919874192.

[112] KHASABOVA I A, YAO X, PAZ J, et al. JZL184 is anti-hyperalgesic in a murine model of cisplatin-induced peripheral neuropathy[J]. Pharmacological Research, 2014, 90: 67 - 75.

[113] HENDERSON-REDMOND A N, CRAWFORD L C, SEPULVEDA D E, et al. Sex differences in tolerance to delta-9-tetrahydrocannabinol in mice with cisplatin-evoked chronic neuropathic pain[J]. Frontiers in Molecular Biosciences, 2021, 8: 684115.

[114] BECKER G, FIALHO M F P, BRUM E S, et al. Kinin B2 receptor mediates cisplatin-induced painful peripheral neuropathy by intracellular kinase pathways and TRPA1 channel sensitisation[J]. Pharmaceuticals, 2023, 16(7): 959.

[115] LEO M, SCHMITT L I, ERKEL M, et al. Cisplatin-induced neuropathic pain is mediated by upregulation of N-type voltage-gated calcium channels in dorsal root ganglion neurons[J]. Experimental Neurology, 2017, 288: 62 - 74.

[116] NODERA H, SPIEKER A, SUNG M, et al. Neuroprotective effects of Kv7 channel agonist, retigabine, for cisplatin-induced peripheral neuropathy[J]. Neuroscience Letters, 2011, 505

(3)：223－227.
[117] BERNARD A，MROUÉ M，BOURTHOUMIEU S，et al. Netazepide，an antagonist of cholecystokinin type 2 receptor，prevents vincristine-induced sensory neuropathy in mice[J]. Pharmaceuticals，2024，17(2)：144.
[118] OHMURA K，KINOSHITA T，TOMITA H，et al. Prevention of vincristine-induced peripheral neuropathy by protecting the endothelial glycocalyx shedding[J]. Biochemical and Biophysical Research Communications，2024，691：149286.
[119] USMAN M，MALIK H，TOKHI A，et al. 5，7-Dimethoxycoumarin ameliorates vincristine induced neuropathic pain：potential role of 5HT3 receptors and monoamines[J]. Frontiers in Pharmacology，2023，14：1213763.
[120] CHO H S，CHOI Y I，PARK S U，et al. Prevention of chemotherapy-induced peripheral neuropathy by inhibiting C-X-C motif chemokine receptor 2[J]. International Journal of Molecular Sciences，2023，24(3)：1855.
[121] KHAN A，SHAL B，KHAN A U，et al. Neuroprotective mechanism of Ajugarin-I against Vincristine-Induced neuropathic pain via regulation of Nrf2/NF-κB and Bcl2 signalling[J]. International Immunopharmacology，2023，118：110046.
[122] AMIRKHANLOO F，KARIMI G，YOUSEFI-MANESH H，et al. The protective effect of modafinil on vincristine-induced peripheral neuropathy in rats：a possible role for TRPA1 receptors[J]. Basic & Clinical Pharmacology & Toxicology，2020，127(5)：405－418.
[123] KHALILZADEH M，PANAHI G，RASHIDIAN A，et al. The protective effects of sumatriptan on vincristine - induced peripheral neuropathy in a rat model [J]. Neurotoxicology，2018，67：279－286.
[124] ZHU C H，ZHANG M T，GONG S S，et al. Identification of Matrine as a Kirsten rats Arcomaviral oncogene homolog inhibitor alleviating chemotherapy-induced neuropathic pain [J]. Phytomedicine，2024，132：155841.
[125] KHALILZADEH M，HASSANZADEH F，AGHAMIRI H，et al. Aripiprazole prevents from development of vincristine-induced neuropathic nociception by limiting neural NOS overexpression and NF-kB hyperactivation[J]. Cancer Chemotherapy and Pharmacology，2020，86(3)：393－404.

[126] YARDM A，KANDEMIR F M，Çomakl S，et al. Protective effects of curcumin against paclitaxel-induced spinal cord and sciatic nerve injuries in rats[J]. Neurochemical Research，2021，46(2)：379－395.
[127] ZHANG X，GUAN Z B，WANG X W，et al. Curcumin alleviates oxaliplatin-induced peripheral neuropathic pain through inhibiting oxidative stress-mediated activation of NF-κB and mitigating inflammation[J]. Biological & Pharmaceutical Bulletin，2020，43(2)：348－355.
[128] AL MOUNDHRI M S，AL-SALAM S，AL MAHROUQEE A，et al. The effect of curcumin on oxaliplatin and cisplatin neurotoxicity in rats：some behavioral，biochemical，and

histopathological studies[J]. Journal of Medical Toxicology, 2013, 9(1): 25 - 33.
[129] AGTHONG S, KAEWSEMA A, CHAROENSUB T. Curcumin ameliorates functional and structural abnormalities in cisplatin-induced neuropathy [J]. Experimental Neurobiology, 2015, 24(2): 139 - 145.
[130] VITET L, PATTE-MENSAH C, BOUJEDAINI N, et al. Beneficial effects of Gelsemium-based treatment against paclitaxel-induced painful symptoms [J]. Neurological Sciences, 2018, 39(12): 2183 - 2196.
[131] KING K M, MYERS A M, SOROKA-MONZO A J, et al. Single and combined effects of Δ9-tetrahydrocannabinol and cannabidiol in a mouse model of chemotherapy-induced neuropathic pain[J]. British Journal of Pharmacology, 2017, 174(17): 2832 - 2841.
[132] SEPULVEDA D E, MORRIS D P, Raup-Konsavage W M, et al. Cannabigerol (CBG) attenuates mechanical hypersensitivity elicited by chemotherapy-induced peripheral neuropathy [J]. European Journal of Pain, 2022, 26(9): 1950 - 1966.
[133] BARNES R C, BLANTON H, DANCEL C L, et al. Chronic administration of cannabinoid agonists ACEA, AM1241, and CP55, 940 induce sex-specific differences in tolerance and sex hormone changes in a chemotherapy-induced peripheral neuropathy [J]. The Journal of Pharmacology and Experimental Therapeutics, 2024, 391(2): 258 - 271.
[134] DENG L T, GUINDON J, CORNETT B L, et al. Chronic cannabinoid receptor 2 activation reverses paclitaxel neuropathy without tolerance or cannabinoid receptor 1-dependent withdrawal[J]. Biological Psychiatry, 2015, 77(5): 475 - 487.
[135] MENG J, QIU S Y, ZHANG L, et al. Berberine alleviate cisplatin-induced peripheral neuropathy by modulating inflammation signal via TRPV1[J]. Frontiers in Pharmacology, 2022, 12: 774795.
[136] NI W, ZHENG X L, HU L, et al. Preventing oxaliplatin-induced neuropathic pain: using berberine to inhibit the activation of NF-κB and release of pro-inflammatory cytokines in dorsal root ganglions in rats[J]. Experimental and Therapeutic Medicine, 2021, 21(2): 135.
[137] SINGH J, SAHA L, SINGH N, et al. Study of nuclear factor-2 erythroid related factor-2 activator, berberine, in paclitaxel induced peripheral neuropathy pain model in rats [J]. Journal of Pharmacy and Pharmacology, 2019, 71(5): 797 - 805.
[138] YU X Y, MAN R J, LI Y N, et al. Paeoniflorin protects spiral ganglion neurons from cisplatin-induced ototoxicity: possible relation to PINK1/BAD pathway[J]. Journal of Cellular and Molecular Medicine, 2019, 23(8): 5098 - 5107.
[139] MA X H, DUAN W J, MO Y S, et al. Neuroprotective effect of paeoniflorin on okadaic acid-induced tau hyperphosphorylation via calpain/Akt/GSK-3β pathway in SH-SY5Y cells[J]. Brain Research, 2018, 1690: 1 - 11.
[140] SUN R J, LIU J, YU M Y, et al. Paeoniflorin ameliorates BiPN by reducing IL6 levels and regulating PARKIN-mediated mitochondrial autophagy[J]. Drug Design, Development and Therapy, 2022, 16: 2241 - 2259.
[141] ANDOH T, KOBAYASHI N, UTA D, et al. Prophylactic topical paeoniflorin prevents

mechanical allodynia caused by paclitaxel in mice through adenosine A1 receptors[J]. Phytomedicine, 2017, 25: 1 - 7.

[142] GAO W, ZAN Y, WANG Z J, et al. Quercetin ameliorates paclitaxel-induced neuropathic pain by stabilizing mast cells, and subsequently blocking PKCε-dependent activation of TRPV1[J]. Acta Pharmacologica Sinica, 2016, 37(9): 1166 - 1177.

[143] KIM C, LEE J H, KIM W, et al. The suppressive effects of cinnamomi cortex and its phytocompound coumarin on oxaliplatin-induced neuropathic cold allodynia in rats[J]. Molecules, 2016, 21(9): 1253.

[144] CHAE H K, KIM W, KIM S K. Phytochemicals of cinnamomi cortex: cinnamic acid, but not cinnamaldehyde, attenuates oxaliplatin-induced cold and mechanical hypersensitivity in rats[J]. Nutrients, 2019, 11(2): 432.

[145] RUWIZHI N, ADERIBIGBE B A. Cinnamic acid derivatives and their biological efficacy[J]. International Journal of Molecular Sciences, 2020, 21(16): 5712.

[146] SINGH G, SINGH A, SINGH P, et al. Bergapten ameliorates vincristine-induced peripheral neuropathy by inhibition of inflammatory cytokines and NFκB signaling[J]. ACS Chemical Neuroscience, 2019, 10(6): 3008 - 3017.

[147] SINGH G, KAUR A, KAUR J, et al. Bergapten inhibits chemically induced nociceptive behavior and inflammation in mice by decreasing the expression of spinal PARP, iNOS, COX-2 and inflammatory cytokines[J]. Inflammopharmacology, 2019, 27(4): 749 - 760.

[148] 孙孟坊，程一升，王丰，等. 佛手苷内酯通过调控长链非编码 RNA 阿片样受体基因表达对糖氧剥夺诱导的 PC12 细胞损伤的影响[J]. 解剖学报，2023，54(1)：56 - 62.

[149] FAHEEM M, KHAN A U, SALEEM M W, et al. Neuroprotective effect of natural compounds in paclitaxel-induced chronic inflammatory pain[J]. Molecules, 2022, 27(15): 4926.

[150] DI CESARE MANNELLI L, PICCOLO M, MAIONE F, et al. Tanshinones from Salvia miltiorrhiza Bunge revert chemotherapy-induced neuropathic pain and reduce glioblastoma cells malignancy[J]. Biomedicine & Pharmacotherapy, 2018, 105: 1042 - 1049.

[151] 许凯，成薇婷，胡作为，等. 丹参酮ⅡA 对奥沙利铂诱导的外周神经病变的保护作用[J]. 中国中西医结合杂志，2016，36(5)：559 - 563.

[152] ZENG J, GAO W W, YANG H, et al. Sodium tanshinone IIA sulfonate suppresses microglia polarization and neuroinflammation possibly via regulating miR-125b-5p/STAT3 axis to ameliorate neuropathic pain[J]. European Journal of Pharmacology, 2024, 972: 176523.

[153] 付宝军，姜静静，黄玉琼，等. 丹参酮ⅡA 对长春新碱诱导神经病理痛大鼠痛觉过敏的影响及其机制[J]. 河北医学，2020，26(7)：1057 - 1062.

[154] GONG S S, LI Y X, ZHANG M T, et al. Neuroprotective effect of matrine in mouse model of vincristine-induced neuropathic pain[J]. Neurochemical Research, 2016, 41(11): 3147 -3159.

[155] DUN L L, LI Y X, XU Y Q, et al. Antinociceptive effect of matrine on vincristine-induced neuropathic pain model in mice[J]. Neurological Sciences, 2014, 35(6): 815 - 821.

[156] 王倩倩，田新敏，卢均坤. 苦参碱抗炎和抗氧化应激作用的研究进展[J]. 医学理论与实践，

2020，33(18)：2983－2985.

[157] GONG S S，LI Y X，ZHANG M T，et al. Neuroprotective effect of matrine in mouse model of vincristine-induced neuropathic pain[J]. Neurochemical Research，2016，41(11)：3147－3159.

[158] XIANG J，JIANG Y G. Antiepileptic potential of matrine via regulation the levels of gamma-aminobutyric acid and glutamic acid in the brain[J]. International Journal of Molecular Sciences，2013，14(12)：23751－23761.

[159] TERAMOTO H，YAMAUCHI T，TERADO Y，et al. Design and synthesis of a piperidinone scaffold as an analgesic through kappa-opioid receptor：structure-activity relationship study of matrine alkaloids[J]. Chemical & Pharmaceutical Bulletin，2016，64(5)：410－419.

[160] 张文动. 吴茱萸碱和吴茱萸次碱对慢性痛模型小鼠的镇痛作用研究[D]. 杭州：浙江大学，2020.

[161] WU P P，CHEN Y. Evodiamine ameliorates paclitaxel-induced neuropathic pain by inhibiting inflammation and maintaining mitochondrial anti-oxidant functions[J]. Human Cell，2019，32(3)：251－259.

[162] ZHANG Y N，YANG Y F，YANG X W. Blood-brain barrier permeability and neuroprotective effects of three main alkaloids from the fruits of Euodia rutaecarpa with MDCK-pHaMDR cell monolayer and PC12 cell line[J]. Biomedicine & Pharmacotherapy，2018，98：82－87.

[163] TANG Y L，GU W Y，CHENG L L. Evodiamine attenuates oxidative stress and ferroptosis by inhibiting the MAPK signaling to improve bortezomib-induced peripheral neurotoxicity[J]. Environmental Toxicology，2024，39(3)：1556－1566.

[164] 蒋昇源，邓博文，徐林，等. 川芎嗪修复脊髓损伤的作用及机制[J]. 中国组织工程研究，2022，26(11)：1799－1804.

[165] 钟敏钰，罗秀丽. 川芎嗪对紫杉醇致神经病理性疼痛大鼠的疗效及其对坐骨神经中神经生长因子表达的影响[J]. 临床神经病学杂志，2016，29(3)：198－202.

[166] LIANG S D，XU C S，LI G L，et al. P2X receptors and modulation of pain transmission：focus on effects of drugs and compounds used in traditional Chinese medicine[J]. Neurochemistry International，2010，57(7)：705－712.

[167] JIANG L，PAN C L，WANG C Y，et al. Selective suppression of the JNK-MMP2/9 signal pathway by tetramethylpyrazine attenuates neuropathic pain in rats[J]. Journal of Neuroinflammation，2017，14(1)：174.

[168] WANG S G，LI A F，GUO S D. Ligustrazine attenuates neuropathic pain by inhibition of JAK/STAT3 pathway in a rat model of chronic constriction injury[J]. Die Pharmazie，2016，71(7)：408－412.

[169] XU F Z，XU S，WANG L J，et al. Antinociceptive efficacy of verticinone in murine models of inflammatory pain and paclitaxel induced neuropathic pain[J]. Biological & Pharmaceutical

Bulletin, 2011, 34(9): 1377 - 1382.

[170] CAO J Y, CHEN Z Y, ZHU Y R, et al. Huangqi-Honghua combination and its main components ameliorate cerebral infarction with Qi deficiency and blood stasis syndrome by antioxidant action in rats[J]. Journal of Ethnopharmacology, 2014, 155(2): 1053 - 1060.

[171] CHO W C S, LEUNG K N. In vitro and in vivo anti-tumor effects of Astragalus membranaceus[J]. Cancer Letters, 2007, 252(1): 43 - 54.

[172] DI CESARE MANNELLI L, ZANARDELLI M, BARTOLUCCI G, et al. In vitro evidence for the use of astragali Radix extracts as adjuvant against oxaliplatin-induced neurotoxicity[J]. Planta Medica, 2015, 81(12/13): 1045 - 1055.

[173] DI CESARE MANNELLI L, PACINI A, MICHELI L, et al. Astragali Radix: could it be an adjuvant for oxaliplatin-induced neuropathy? [J]. Scientific Reports, 2017, 7: 42021.

[174] KIM J M, KIM S, KIM D H, et al. Neuroprotective effect of forsythiaside against transient cerebral global ischemia in gerbil[J]. European Journal of Pharmacology, 2011, 660(2/3): 326 - 333.

[175] YAN X J, CHEN T G, ZHANG L W, et al. Protective effects of Forsythoside A on amyloid beta-induced apoptosis in PC12 cells by downregulating acetylcholinesterase[J]. European Journal of Pharmacology, 2017, 810: 141 - 148.

[176] ZHANG S, SHAO S Y, SONG X Y, et al. Protective effects of Forsythia suspense extract with antioxidant and anti-inflammatory properties in a model of rotenone induced neurotoxicity [J]. NeuroToxicology, 2016, 52: 72 - 83.

[177] YI J M, SHIN S, KIM N S, et al. Ameliorative effects of aqueous extract of Forsythiae suspensa fruits on oxaliplatin-induced neurotoxicity in vitro and in vivo [J]. BMC Complementary and Alternative Medicine, 2019, 19(1): 339.

[178] NAKANISHI M, ARIMITSU J, KAGEYAMA M, et al. Efficacy of traditional Japanese herbal medicines-Keishikajutsubuto (TJ-18) and Bushi-Matsu (TJ-3022)-against postherpetic neuralgia aggravated by self-reported cold stimulation: a case series[J]. Journal of Alternative and Complementary Medicine, 2012, 18(7): 686 - 692.

[179] XU H M, ARITA H, HAYASHIDA M, et al. Pain-relieving effects of processed Aconiti Tuber in CCI-neuropathic rats[J]. Journal of Ethnopharmacology, 2006, 103(3): 392 - 397.

[180] SUZUKI Y, GOTO K, ISHIGE A, et al. Antinociceptive effect of Gosha-jinki-Gan, a Kampo medicine, in streptozotocin-induced diabetic mice [J]. Japanese Journal of Pharmacology, 1999, 79(2): 169 - 175.

[181] JUNG Y, LEE J H, KIM W, et al. Anti-allodynic effect of Buja in a rat model of oxaliplatin-induced peripheral neuropathy via spinal astrocytes and pro-inflammatory cytokines suppression[J]. BMC Complementary and Alternative Medicine, 2017, 17(1): 48.

[182] NAWAZ N U A, SAEED M, RAUF K, et al. Antinociceptive effectiveness of Tithonia tubaeformis in a vincristine model of chemotherapy-induced painful neuropathy in mice[J]. Biomedicine & Pharmacotherapy, 2018, 103: 1043 - 1051.

[183] SALEEM U, CHAUHDARY Z, RAZA Z, et al. Anti-parkinson's activity of Tribulus

terrestris via modulation of AChE, α-synuclein, TNF-α, and IL-1β[J]. ACS Omega, 2020, 5(39): 25216 - 25227.

[184] DAJAS F, RIVERA-MEGRET F, BLASINA F, et al. Neuroprotection by flavonoids[J]. Brazilian Journal of Medical and Biological Research, 2003, 36(12): 1613 - 1620.

[185] GAUTAM M, RAMANATHAN M. Saponins of Tribulus terrestris attenuated neuropathic pain induced with vincristine through central and peripheral mechanism [J]. Inflammopharmacology, 2019, 27(4): 761 - 772.

[186] AMOATENG P, ADJEI S, OSEI-SAFO D, et al. A hydro-ethanolic extract of Synedrella nodiflora (L.) Gaertn ameliorates hyperalgesia and allodynia in vincristine-induced neuropathic pain in rats[J]. Journal of Basic and Clinical Physiology and Pharmacology, 2015, 26(4): 383 - 394.

[187] AMOATENG P, ADJEI S, OSEI-SAFO D, et al. Analgesic effects of a hydro-ethanolic whole plant extract of Synedrella nodiflora (L.) Gaertn in paclitaxel-induced neuropathic pain in rats[J]. BMC Research Notes, 2017, 10(1): 226.

[188] VITET L, PATTE-MENSAH C, BOUJEDAINI N, et al. Beneficial effects of Gelsemium-based treatment against paclitaxel-induced painful symptoms [J]. Neurological Sciences, 2018, 39(12): 2183 - 2196.

[189] BELLAMPALLI S S, JI Y S, MOUTAL A, et al. Betulinic acid, derived from the desert lavender Hyptis emoryi, attenuates paclitaxel-, HIV-, and nerve injury - associated peripheral sensory neuropathy via block of N- and T-type calcium channels[J]. Pain, 2019, 160(1): 117 - 135.

[190] XU X W, JIA L Q, MA X R, et al. Application potential of plant-derived medicines in prevention and treatment of platinum-induced peripheral neurotoxicity [J]. Frontiers in Pharmacology, 2022, 12: 792331.

[191] BAGHER A M, BINMAHFOUZ L S, SHAIK R A, et al. Cannabinoid receptor 1 positive allosteric modulator (GAT229) attenuates cisplatin-induced neuropathic pain in mice[J]. Saudi Pharmaceutical Journal, 2023, 31(2): 255 - 264.

[192] SHENG W S, CHAUHAN P, HU S X, et al. Antiallodynic effects of cannabinoid receptor 2 (CB2R) agonists on retrovirus infection-induced neuropathic pain[J]. Pain Research & Management, 2019, 2019: 1260353.

[193] NAGUIB M, XU J J, DIAZ P, et al. Prevention of paclitaxel-induced neuropathy through activation of the central cannabinoid type 2 receptor system[J]. Anesthesia and Analgesia, 2012, 114(5): 1104 - 1120.

第七章　抗肿瘤药物相关周围神经病变临床预防研究进展

抗肿瘤药物停用后，80%的患者会出现症状的逐渐缓解，40%以上的患者可以在6～8个月之内完全缓解，但部分患者会持续数年甚至终生。文献报道，接受6个周期含奥沙利铂方案辅助化疗的结直肠癌患者，随访2～11年，仍有24.3%～29%的患者有麻木、刺痛等周围神经毒性症状。化疗药物导致的长期慢性周围神经毒性很难通过药物完全逆转，所以如何预防和早期干预ADIPN非常重要。截至目前，已开展了很多ADIPN预防的临床研究，主要聚焦在化疗药物导致的周围神经病变，预防措施包括非药物法、药物预防和中医药特色辅助等。

一、非药物法预防

(一)合理选择静脉

一项纳入90例胃肠道恶性肿瘤的随机对照研究，观察了不同输液途径对奥沙利铂致外周神经毒性的影响。研究将90例患者随机分为3组，分别经外周静脉留置针、深静脉置管(PICC)、植入式静脉输液港(VAP)输注奥沙利铂，比较几种输液途径奥沙利铂致外周神经毒性的发生率。结果显示，根据奥沙利铂专用神经毒性评估指标，各组间神经毒性发生率有统计学差异($\chi^2=9.130$，$P=0.010$)，PICC组、VAP组比较差异无统计学意义($\chi^2=0.021$，$P=0.88$)，但均较外周静脉组减轻($\chi^2=7.559$，$P=0.006$；$\chi^2=6.692$，$P=0.010$)。因此，经PICC及VAP途径输注奥沙利铂可减少其外周神经毒性反应的发生率。另一项小样本随机对照研究，观察了PICC与外周静脉留置针输入奥沙利铂对患者造成神经毒性的差异。纳入58例拟行奥沙利铂化疗方案的消化道恶性肿瘤患者，随机分为PICC组($n=32$)和外周组($n=29$)，PICC组经PICC输入奥沙利铂，外周组经外周静脉留置针输入奥沙利铂，对比观察2种给药途径引起周围神经毒性反应，以及药物引起肢体疼痛的情况。结果PICC组出现3例神经毒性反应，均为一级，无一例出现肢体疼痛；外周组18例出现神经毒性反应，其中Ⅰ级10例、Ⅱ级8例，有11例出现输注侧肢体局部疼痛。

PICC 组神经毒性发生率明显低于外周组，差异有统计学意义($P<0.01$)。

一项 Meta 分析进行了 PICC 置管与外周静脉输注奥沙利铂局部神经毒性反应的对比，该分析纳入 12 项研究，涉及 1 069 例病人，其中试验组 529 例，对照组 540 例。结果显示，与外周浅静脉穿刺给药相比，经 PICC 导管给药能降低神经毒性总体反应发生率［OR=0.12，95%CI(0.09,0.17)，$P<0.00001$］及Ⅰ级、Ⅱ级、Ⅲ级神经毒性反应发生率［OR=0.39，95%CI(0.23,0.66)，$P=0.0006$；OR=0.19，95%CI(0.12,0.30)，$P<0.00001$；OR=0.18，95%CI(0.09,0.36)，$P<0.00001$］，但不能降低Ⅳ级神经毒性反应发生率［OR=0.16，95%CI(0.02,1.33)，$P=0.09$］。现有证据表明，经 PICC 导管输注奥沙利铂能降低Ⅰ～Ⅲ级局部神经毒性反应发生率。

（二）延长药物输注时间、减少药物累积剂量

较短的药物输注时间和较高的药物累积剂量是 ADIPN 的危险因素，在前面相关章节已详细论述。延长药物输注时间可以降低急性周围神经毒性的发生率和严重程度：建议紫杉醇输注时间大于 3 小时，奥沙利铂输注时间大于 6 小时。药物累积剂量越高，ADIPN 的发生率和严重程度也越高，所以根据患者的病情和药物的代谢特点延长药物输注时间、减少药物累积剂量是最有效的 ADIPN 预防措施。如普危(T3N0M0，pMMR 且无高危因素)Ⅱ期肠癌，术后辅助化疗不用奥沙利铂；高危(T3N0M0/pMMR 伴高危因素，或 T4N0M0)Ⅱ期肠癌和低危Ⅲ期患者 T1－3N1 结直肠癌，推荐 3 个月的 CapeOX 方案化疗。

一项临床观察将 82 例用 mFOLFOX6 方案化疗的胃癌、大肠癌患者分为实验组和对照组。实验组患者经 PICC 输注奥沙利铂，输注时间为 5～6 小时；对照组经外周静脉留置针输入奥沙利铂，输注时间为 2～3 小时。比较两组患者外周神经毒性程度和生活质量评分情况。结果显示，实验组患者外周神经毒性程度低于对照组($P<0.01$)，生活质量评分高于对照组($P<0.01$)。因此，经 PICC 配合慢速度输注奥沙利铂可减轻神经毒性反应，提高患者化疗期间生活质量。

（三）加压手套、空气压力治疗仪

日本学者开展了一项多中心Ⅱ期临床试验，共纳入 43 例接受白蛋白紫杉醇化疗的乳腺癌患者，静脉用药期间，所有患者优势手作为干预手，佩戴了两个适合尺寸的外科手套(压力更高)，非优势手作为对照，不戴手套。结果显示，干预手常见不良事件评价标准(CTCAE) 2 级及以上感觉和运动周围神经病变的发生率显著低于对

照组(感觉神经病变 21.4 % VS 76.1%，运动神经病变 26.2 % VS 57.1%)，所有患者耐受良好。这表明，加压手套可以有效减轻白蛋白紫杉醇周围神经病变，可能与加压手套减少了指尖微血管流速，减少了周围神经对白蛋白紫杉醇的暴露。

空气压力治疗仪属于物理疗法，可以替代人工按摩。主要通过对多腔气囊有顺序的反复充放气，对肢体远端至近端进行均匀有序的挤压，促进血液和淋巴液的流动，增加血液灌注提高氧合作用。当患者肢体受到空气压力时(收缩时)，可加速静脉血液回流，而空气压力治疗仪放压时(舒张时)，可协助增加动脉血流灌注，从而达到改善患者的血液循环，促进神经功能恢复的作用。一项研究将接受化疗药物(长春新碱、紫杉醇、铂类、硼替佐米等)的癌症患者 268 例随机分为两组。治疗组 138 例，在常规护理的基础上给予空气压力治疗仪治疗；对照组 130 例，按常规给予护理干预。比较两组治疗第 21 天和第 42 天时 CIPN 反应程度和疼痛程度。研究结果显示，治疗组第 21 天Ⅱ级以上 CIPN 发生 30 例(21.73%)，对照组 28 例(21.53%)；治疗组Ⅱ级以上疼痛发生 29 例(21.01%)，对照组 30 例(23.07%)，两组比较差异无统计学意义($P>0.05$)。治疗组第 42 天Ⅱ级以上 CIPN 发生 35 例(25.36%)，对照组 61 例(46.92%)；治疗组Ⅱ级以上疼痛发生 36 例(26.06%)，对照组 65 例(50.00%)，两组比较差异有统计学意义($P<0.01$)。可见空气压力治疗仪对症处理时间越长，外周神经副作用及疼痛的发生率越低，在患者化疗期间及间歇期给予常规护理的基础上增加空气压力治疗仪治疗，能有效降低外周神经毒性的发生。

(四) 冰冻手套/袜子

研究学者发现组织温度每降低 10 ℃，组织代谢率可降低 50%，局部低温能够减少化疗药物对手脚毛细血管的渗透和细胞对化疗药物的摄取，从而在一定程度上降低 ADIPN 发病率，避免化疗中断。

在丹麦乳腺癌合作组 READ 试验中，纳入了 1 725 例接受含多西他赛方案辅助化疗的早期乳腺癌患者，在化疗过程中将使用冰手套、袜子的患者和未使用患者进行对比分析、结果显示，化疗过程中穿冰手套和袜子的患者，其周围神经病变发生率显著降低(OR=0.56，95%CI：0.38～0.81)。一项纳入 50 例病人的多中心Ⅱ期单臂试验研究，在输注白蛋白紫杉醇中，一侧手和足使用冰冻手套/袜子 60 分钟，另一侧作为对照组。结果显示，在首要研究终点 PNQ 评估中没有发现统计学差异，但在 CTCAE 分级评估时，使用冰冻手套/袜子的手/脚周围神经毒性发生率明显降低。一项纳入 44 例每周接受紫杉醇治疗的乳腺癌患的Ⅱ期随机对照研究，调查冷冻疗法(冰冻手套/袜子)在预防每周接受紫杉醇治疗的乳腺癌患者周围神经病变和皮肤病不良事件方面的功效，冷冻治疗组患者双手和双脚在紫杉醇输注前持续 15 分钟，直到输注后 15 分钟，戴冰冻手套和袜子，结果显示，冷冻治疗组 FACT－NTX 评分显著下降的患者百分比显著低于对照组(41% VS 73%，$P=0.03$)。CTCAE ≥ 2 级感觉（$P=0.001$)和运动周围神经病变（$P=0.01$)和感觉周围神经病变 PNQ D 级或更高（$P=0.02$)的发生率，以及 FACT-Taxane 评分下降（$P=0.02$)在冷冻治疗组也显著低于对照组，并且没有与冷冻疗法相关的严重副作用。一项研究纳入用奥沙利铂、多西他赛、紫杉醇化疗的恶性肿瘤患者(结直肠癌占 58%，乳腺癌占 34%)。患者随机分为两组，一组化疗过程中双手戴冰手套，另一组不戴冰手套。结果显示，在 EORTC QLQ-CIPN20 量表评估中两组没有明显差异，但佩戴冰冻手套可以减轻患者的手指/手部刺痛感($\beta=-10.20$，95%CI＝－3.94～－3.14，$P=0.005$)，双手精细协调运动(开瓶)及手部力量($\beta=-6.97$，95%CI＝－13.53～－0.40，$P=0.04$)，但试验组有 31 名患者(34%)因戴冰手套后不适而出组。本研究阴性结果的原因可能与纳入了接受奥沙利铂化疗的患者有关。虽然研究者统计分析显示佩戴冰手套没有加重奥沙利铂周围神经毒性，但 OIPN 是和冷刺激明显相关的，这也可能导致了高的脱落率。

一项系统评价分析了低温疗法对预防紫杉醇所致周围神经病变(TIPN)的效果。该研究共纳入 12 篇英文文献，涉及 809 个样本量。结果显示，低温疗法能够降低紫杉醇所致周围神经病变总体发病率［RR＝0.45，95%CI(0.36，0.57)，$P<0.001$]，保护患者外周感觉神经［RR＝0.59，95%CI(0.36，0.97)，$P<0.005$]/[RR＝0.23，95%CI(0.11，0.47)，$P<0.01$]；实验组与对照组治疗药物的使用频率［R＝0.80，95%CI(0.58，1.10)，$P=0.17$]、紫杉醇化疗剂量减少或中断次数[R＝0.70，95%CI(0.34，1.42)，$P=0.32$] 差异无统计学意义，不良反应发生率[R＝9.80，95%CI(4.06，23.67)，$P=0.91$] 差异有统计学意义。虽然低温疗法能够降低 TIPN 的发病率，但不能忽视低温可能会带来的不良影响。国外部分研究人员致力于探寻舒适度及有效性最佳的低温治疗模式，有研究发现将手掌温度降低到 19 ℃，可以减少局部 53%～60%的血液供应。有研究通过比较 21～25 ℃的冷却液，发现 22 ℃为冷却液的最佳耐受温度，受试者可以耐受 3 小时并不会造成副作用。但最新的研究结果推荐了 16 ℃的冷却温度。有研究使用了一种区域性冷却系统，在化疗前 30 分钟至化疗后 60 分钟使用袖带和管道为手和脚提供 10 ℃冷却液，结果显示耐受性较好，仅 1 例患者由于不耐受中断了干预。除此之外，低温疗法的方式也存在差异，有研究表明，通过特定装置实现冷却液持续流动的方式优于冰袋

或冰冻手套降温。虽然冰袋或冰冻手套能够在短时间内实现物体表面温度降低，但无法提供恒定的温度，相比之下连续冷流装置更适合长时间的降温，安全性和耐受性更高。但由于缺乏高质量的随机对照实验，目前还无法确定最佳冷却温度和冷却方式。如何最大程度预防紫杉醇所致周围神经病变的同时，尽可能降低不良反应的发生率，仍然是一个值得探索的问题。

（五）运动康复

ADIPN 会损害病人的感觉神经、运动神经及自主神经，造成神经性疼痛、平衡困难、麻木等多种症状。ADIPN 会导致下肢力量在内的运动障碍反复出现，且下降频率增加。此外，姿势控制也会受到损伤，形成恶性循环，使步态速度受到负面影响。这些问题导致患者对跌倒的恐惧增加，可能会限制病人的独立性。

有氧运动可通过增加血液、葡萄糖和氧气对线粒体的供应，进而减少神经性症状以及改善病人的感觉、运动神经功能，在减轻癌症患者的 ADIPN 症状方面有积极作用。有氧运动介导的神经再生现象可能有助于缓解不依赖于外周机制的神经病理性疼痛，通过上调抗炎信号的适应性，从而降低炎症引起的疼痛和痛觉感受器的敏感性。有氧运动不仅能调节炎症反应，改变神经回路，还可以刺激神经内分泌系统导致夜间皮质醇水平降低，褪黑激素产生增加，从而发挥其对 ADIPN 和睡眠干扰的保护作用。积极的有氧运动方式，可强化肌肉、改善平衡并防止畸形，促进上肢精细动作，维持日常功能，降低跌倒风险。

一项病例对照研究纳入接受含奥沙利铂化疗的 79 例患者，分析化疗方案、周期、奥沙利铂累积剂量与周围神经毒性的关系。将患者分为对照组或干预组。对照组 28 例患者接受常规化疗护理，干预组 51 例患者接受为期两周的运动康复计划。在干预前和干预后两周，对癌症治疗/妇科肿瘤组的患者进行功能评估-神经毒性(FACT/GOG-Ntx)、功能测试和简要疼痛量表(BPI)评分以及干预生活评分。在干预组中，52.9% 的患者以前经常锻炼。FOLFOX 方案在外周神经毒性方面更为常见(73.4%)，神经毒性的中位奥沙利铂周期为 9(范围从 1～16)。奥沙利铂的平均累积剂量为(1080.02±185.22)mg，周期和累积剂量均与周围神经毒性的发生呈正相关。与对照组相比，干预组的 FACT/GOG-Ntx、功能测试和 BPI 得分显著降低($P<0.05$)。因此，早期进行运动康复能有效缓解奥沙利铂诱导的周围神经毒性。

另一项 Meta 分析纳入 7 篇文献，共 349 例病人。Meta 分析结果表明，有氧运动能改善病人的 ADIPN 症状($Z=5.84$，$P<0.001$)，减轻病人的神经性疼痛($Z=3.05$，$P=0.002$)，增强病人的平衡能力($Z=4.60$，$P<0.001$)和步行能力($Z=$

2.69，$P=0.007$)，提高病人的生活质量($Z=5.00$，$P<0.001$)。有氧运动能减轻患者 ADIPN 的神经性疼痛表现，从而提高睡眠质量。

二、药物预防

临床上开展了很多临床研究探索 ADIPN 的预防药物，但截至目前，尚无药物批准可以用于 ADIPN。部分药物虽已被证实无效，临床中仍被医生用于患者或者在科普文章中推荐用于患者，比如钙镁合剂、文拉法辛、B 族维生素等。

(一) 单唾液酸四己糖神经节苷脂

分子式：$C_{95}H_{174}N_8O_{47}$

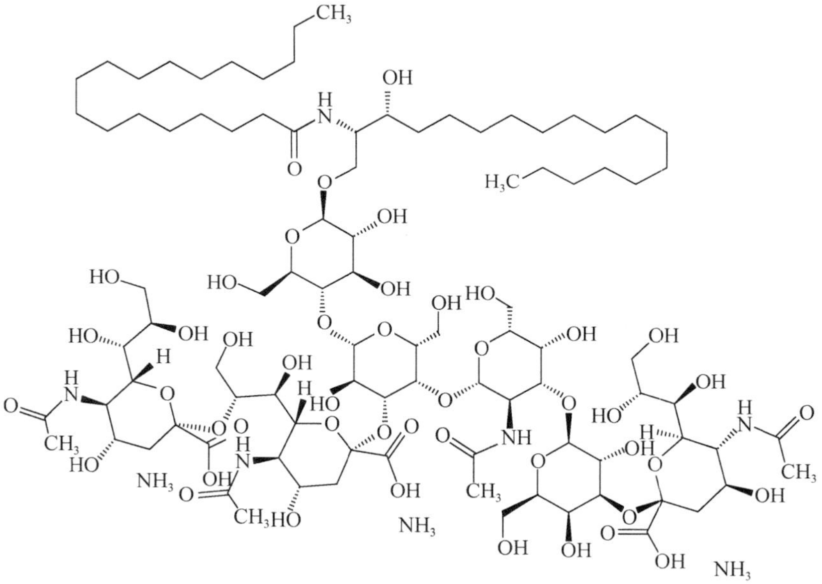

单唾液酸四己糖神经节苷脂结构

单唾液酸四己糖神经节苷脂(GM1)广泛存在于哺乳类动物的细胞膜上，具有保护神经系统免受神经毒性物质损伤并促进神经重塑的作用。GM1 在神经发生、生长、分化过程中必不可少，对于损伤后的神经修复也非常重要，具有促进神经再生、促进神经轴突生长和突触形成、恢复神经支配功能，改善神经传导、促进脑电活动及其他神经电生理指标的恢复，保护细胞膜、促进细胞膜各种酶活性恢复等作用。

同时，GM1 是治疗糖尿病周围神经病变(DPN)的有效药物，它已被中国食品药品监督管理局批准用于治疗血管性或外伤性中枢神经系统损伤和帕金森病。GM1 是神经节苷脂家族的重要成员。GM1 在 1970 年代初期被确立为霍乱毒素的功能性组织受体后，对科学家变得非常重要，此外，GM1 已被证明可以增加神经营养因子的活性，从而通过促进神经干细胞的存活和增殖来促进对神经系统的保护作用，促进轴突的稳定性和再生，并进一步预防神经退化。GM1 补充剂还可以通过抑制氧化应激和炎症反应来对高原脑水肿提供保护性干预。

1. 临床前研究结果

动物研究表明，GM1 可增强神经生长因子的活性，而神经生长因子是 DRG 的保护因子。S. Schwarz 等人的研究表明 GM1 神经节苷脂对成年犬分离的 DRG 神经元具有神经营养和神经保护作用，其特点是神经元存活率和神经突生长增加，甚至可能增强突触密度。

早期 Vilai Chentanez 等人的实验研究将 54 只 Wistar 大鼠分为对照组、紫杉醇载体组(Cremophor EL)、紫杉醇组和紫杉醇＋GM1 组。紫杉醇 16 mg/kg/W，连续 5 周腹腔注射。在第一次给药前 3 天开始每周 5 天用 GM1 治疗，每次 30 mg/kg，一直持续到最后一次紫杉醇给药后 3 天。在治疗开始前和治疗开始后测量尾部和后爪的热阈值，包括尾部运动神经传导速度(MNCV)，并检查坐骨神经的组织病理学。结果显示，紫杉醇单独使用可引起热痛觉减退和尾部 MNCV 减慢。GM1 可以防止痛觉减退的发展并改善 MNCV，经紫杉醇治疗的大鼠坐骨神经切片中可见轻度神经内膜水肿和轴突变性，这表明 GM1 可能有助于预防和治疗紫杉醇引起的神经病变。

2. 临床研究结果

早期的回顾性研究和小样本病例对照研究提示 GM1 可以预防 CIPN。2019 中山大学附属肿瘤医院报道了一项多中心、双盲、随机、安慰剂对照的Ⅲ期试验，以评估 GM1 预防奥沙利铂相关周围神经毒性的疗效，主要终点是 NCI-CTCAE 2 级及以上的慢性神经毒性。研究共纳入 196 例接受 mFOLFOX6 辅助化疗的Ⅱ/Ⅲ期结直肠癌，将其按 1∶1 的比例随机分配到 GM1 组(80 mg，静脉注射，第 0～4 天)或安慰剂组。结果显示 NCI-CTCAE 2 级或更严重神经毒性在两组间无显著差异(GM1：33.7％ VS 安慰剂：31.6％)，但 GM1 显著降低了参与者报告的急性神经毒性［对冷物品的敏感性($P<0.01$)、吞咽冷液体的不适($P<0.01$)、喉咙不适($P<0.01$)、肌肉抽筋($P<0.01$)］。结果仅支持 GM1 预防奥沙利铂的急性周围神经毒性，不支持预防慢性周围神经毒性。2020 年中山大学附属肿瘤医院报道了另一项多中心、双盲、随机、安慰剂对照的Ⅲ期试验，以评估 GM1 预防紫杉醇相关周围神经毒性的

疗效。研究共纳入 206 例接受紫杉醇辅助化疗的早期乳腺癌患者，将其按 1∶1 的比例随机分配到 GM1 组(80 mg，第 0～2 天)或安慰剂组。结果显示在 4 周期化疗后，GM1 组患者的 FACT-Ntx 评分平均值优于安慰剂组(43.27，95%CI＝43.05～43.49 VS 34.34，95% CI＝33.78～34.89；平均差异＝8.96，95% CI＝8.38～9.54；$P<0.001$)。与安慰剂组相比，GM1 组有更低的 CTCAE 1 级或以上的周围神经病变(14.3% VS 100.0%，$P<0.001$)，更低的 ENS 感觉神经病变(26.4% VS 97.8%，$P<0.001$)和运动神经病变亚量表评分(20.9% VS 81.5%，$P<0.001$)。针对 GM1 预防紫杉醇周围神经毒性研究结果，Manjulika Das 发表评论认为，这是第一个突破性研究，是紫杉类药物周围神经毒性干预的重大进步。结合目前数据，推荐 GM1 用于预防奥沙利铂急性神经病变和紫杉醇引起的周围神经病变。

(二) 维生素 E

分子式：$C_{29}H_{50}O_2$

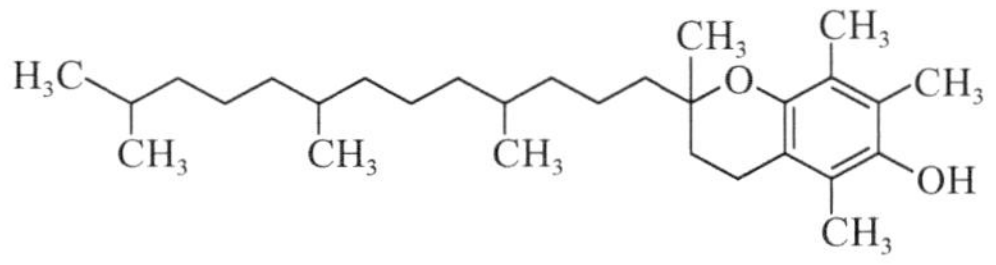

维生素 E 结构

维生素 E 属于脂溶性维生素。维生素 E 具有多种生物活性，对一些疾病有防治作用。它是一种很强的抗氧化剂，可通过中断自由基的连锁反应，保护细胞膜的稳定性，防止膜上脂褐素形成，从而延缓机体衰老；可通过维持遗传物质的稳定和防止染色体结构变异，调节机体代谢活动有条不紊地进行，也起到延缓衰老的作用；可阻止体内各种组织中致癌物的形成，激发机体的免疫系统，杀死新产生的变形细胞，还能将某些恶性肿瘤细胞逆转为正常生理状态下的细胞。还具有维持结缔组织弹性，促进血液循环，调节体内激素正常分泌，保护皮肤黏膜等功能，使皮肤滋润健美，从而达到美容护肤的作用；改善头发毛囊微循环，保证其营养供应，使头发再生。另有研究表明，维生素 E 还能阻止低密度脂蛋白(LDL) 氧化，而避免冠状动脉硬化。此外维生素 E 可防止白内障发生，延缓早老性痴呆，维持正常的生殖机能，保持肌肉和外周血管结构与功能的正常状态，治疗胃溃疡，保护肝脏，调节血压，辅助治疗 2 型糖尿病，与其他维生素具有协同等作用。适应证包括：胎盘发育失败、神经肌肉损伤、溶血性贫血、视网膜病变、免疫力下降和炎症增强等。

1. 临床前研究结果

动物研究表明，维生素 E 可有效预防顺铂诱导的周围神经病变。在奥沙利铂诱导的 CIPN 小鼠模型中，口服维生素 E 也被证明可有效预防和治疗机械性和寒冷性异常性疼痛。其机制可能与抗氧化剂减少活性氧(ROS)的产生、氧化损伤以及脊髓中的神经炎症有关。

2. 临床研究结果

近年来，维生素 E 越来越多地用于预防化疗引起的周围神经病变。有学者对 9 项随机对照试验(RCT)进行了荟萃分析，这些试验共涉及 486 名患者，比较了维生素 E 组和对照组。研究结果包括所有级别 CIPN 的发生率、严重 CIPN 的发生率以及总神经病变评分(TNS)。研究结果提示，维生素 E 显著降低了所有级别 CIPN 的发生率(RR＝0.55，95％ CI＝0.36，0.85，I^2＝77.3％，P＝0.007)和 TNS(SMD＝－0.64，95％ CI：－1.03，－0.25，I^2＝42.7％，P＝0.001)。然而，仅包括双盲 RCT 的亚组分析结果表明，维生素 E 未显著降低所有级别 CIPN 的发生率(RR＝0.52，95％ CI：0.07，4.06，I^2＝77.5％，P＝0.531)。此外，这两组之间在严重 CIPN 发生率上没有显著差异(P＝0.440)。尽管如此，荟萃分析结果表明，维生素 E 对 CIPN 的发生率和症状具有有益影响。

2021 年，有学者在艾因・夏姆斯大学医院进行了一项前瞻性Ⅱ期、开放标签随机对照研究，研究对象为接受紫杉烷类化疗的患者，使用维生素 E 的剂量为每天两次，每次 400 mg。主要终点是各治疗组根据 CTCAE v 5.0 标准发生 2 级或以上感觉神经病变的比例，次要终点包括 2 级或以上感觉神经病变的发生时间和持续时间。共有 140 名患者在对照组和维生素 E 组之间进行了随机分配。结果显示，两组在发生 2 级或以上感觉神经病变的比例上没有差异(两组均为 25.7％；P＝1.0)，以及神经病变的发生时间(P＝0.24)。然而，两组在神经病变的持续时间方面存在统计学上的显著差异。对照组和维生素 E 组的中位持续时间分别为 12.5 周和 5 周(P＝0.01)。CIPN 的恢复情况明显优于对照组，这可能表明维生素 E 在减少 CIPN 的持续时间和严重程度方面的作用。

另有学者收集了维生素 E 在预防化疗引起的周围神经毒性方面的相关的随机对照试验(RCTs)，并进行了荟萃分析，以探讨维生素 E 在 CIPN 中的积极作用。两位评审员独立进行分析，当研究足够同质时进行合并分析。结果显示，共识别出 8 项 RCTs，涉及 488 名患者。合并这些 RCTs 后，接受 600 mg/d 维生素 E 补充的患者 CIPN 的发生率较低(RR＝ 0.31，95％CI＝0.14－0.65，P＝0.002)。这表明维生素素

E 在降低顺铂化疗组中周围神经病变发生率方面起到了关键作用(RR=0.28，95% CI=0.14～0.54，*P*=0.0001)。此外，与安慰剂组相比，维生素 E 补充显著降低了患者在三周期化疗后腓神经振幅(RR=－2.66，95% CI=－5.09～－0.24，*P*=0.03)，而在第六周期化疗后未观察到显著差异。此外，补充维生素 E 的组在周围神经病变评分方面有更好的改善，反射和远端感觉异常的发生率也较低于对照组。考虑到维生素 E 使用方便、低毒，建议在临床中进一步研究，设计严格的大样本临床研究，探索维生素 E 的预防疗效。

(三) B 族维生素

B 族维生素品类多，这里选取三个代表性的维生素——B_1、B_6、B_{12} 描述。

维生素 B_1 分子式：$C_{12}H_{17}ClN_4OS \cdot HCl$

维生素 B_6 分子式：$C_8H_{11}NO_3 \cdot HCl$

维生素 B_{12} 分子式：$C_{63}H_{88}CoN_{14}O_{14}P$

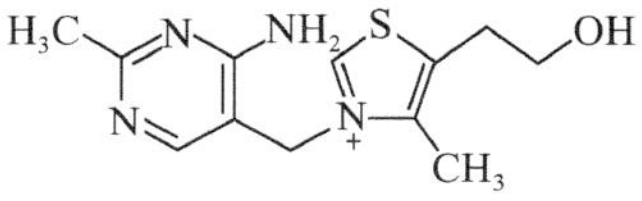

维生素 B_1 结构

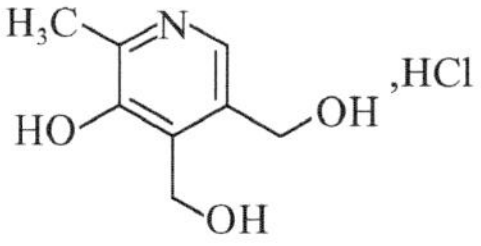

维生素 B_6 结构

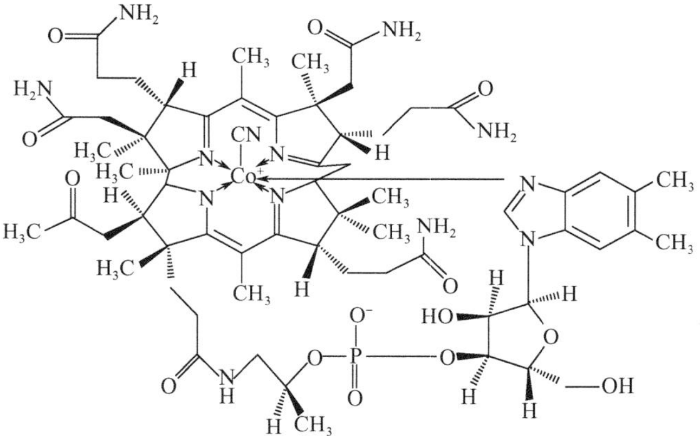

维生素 B_{12} 结构

维生素 B_1：是一种水溶性维生素，也被称为硫胺素，它在维持正常糖代谢方面起着重要作用。主要用于治疗维生素 B_1 缺乏症(如脚气病、神经炎、消化不良等)或用于一些疾病的辅助治疗。

维生素 B_6：是一种重要的水溶性 B 族维生素，它在体内以吡哆醇(PN)、吡哆醛(PL)、吡哆胺(PM)、磷酸吡哆醇(PLP)、磷酸吡哆醛(PNP)、磷酸吡哆胺(PMP)的形式存在，参与氨基酸代谢、神经递质合成等关键生化过程。适用于维生素 B6 缺乏的预防和治疗，防治异烟肼中毒；也可用于妊娠、放射病及抗癌药所致的呕吐、脂溢性皮炎等。

维生素 B_{12}：又叫钴胺素，是一种含有三价钴的多环系化合物，是唯一含金属元素的维生素。维生素 B_{12} 是唯一一种需要胃壁细胞分泌物(内源因子)帮助才能被吸收的维生素，参与制造骨髓红细胞，防止恶性贫血，防止大脑神经受到破坏。用于治疗和预防维生素 B_{12} 缺乏症，胃切除或吸收不良综合征，补充因消耗性疾病、甲状腺功能亢进、妊娠、哺乳等造成的维生素 B_{12} 缺乏。

1. 临床前研究成果

Marta V. Hamity 在 6 个结直肠癌细胞系(HT29、Widr、SW480、HCT116、H630 和 SW1116)、卵巢癌症细胞系(A2780)及其顺铂耐药亚系(ADDP)和雌激素依赖性乳腺癌症细胞系(MCF-7)中研究了奥沙利铂和吡哆醇的体外联合使用效果，发现其不会拮抗奥沙利铂的抗肿瘤作用。这项研究为临床研究提供了基础。Hamity 开展动物实验证实，用 200 mg/kg 烟酰胺核苷(维生素 B3 的前体)可以改善紫杉醇导致的大鼠触觉敏感性异常。

2. 临床研究成果

Janet M. Schloss 进行了一项试点、随机、安慰剂对照试验。71 名计划使用紫杉烷、奥沙利铂或长春新碱的新诊断的癌症患者，随机分为 B 族维生素组($n=38$)或安慰剂组($n=33$)。49 名参与者的数据符合分析条件(B 族维生素组 $n=27$，安慰剂组 $n=22$)。主要结局指标是由独立神经科医生评估的神经病变总评分，次要结局指标包括血清维生素 B 水平、生活质量、疼痛量表和患者神经毒性问卷。在基线、12、24 和 36 周时进行结果测量。结果显示，神经病变总评分(TNS)表明，与安慰剂相比，B 族维生素没有显著降低 ADIPN 的发生率($P=0.73$)。但是患者感知的感觉周围神经病变具有统计学意义(12 周 $P=0.03$；24 周 $P=0.005$；36 周 $P=0.021$)。患者神经毒性问卷(PNQ)的风险估计也具有统计学意义(OR=5.78，95% CI=1.63～20.5)。欧洲癌症研究与治疗组织(EORTC)的生活质量、总疼痛评分和疼痛干预均无显著性(分别为 $P=0.46$，$P=0.9$，$P=0.37$)。因此，口服 B 族维生素作为神经毒性化疗方案的辅助治疗，在预防 ADIPN 方面并不优于安慰剂($P>0.05$)。但服用 B 族维生素的患者在 PNQ 中感觉周围神经病变减少。此外，鉴于维生素 B_{12} 可能显示出减少 ADIPN 发病和严重程度的潜力，因此有必要进行进一步的临床研究。Seohyuk Lee 对参与 CALGB/SWOG 80702 试验的 2 450 名癌症Ⅲ期患者进行了前瞻性观察性研究，将患者随机分为 6 个周期和 12 个周期的辅助氟尿嘧啶、亚叶酸和奥沙利铂化疗，加或不加塞来昔布 3 年。在化疗期间和完成化疗后，使用不良事件通用术语标准(CTCAE)和随机分配后 15～17 个月的 FACT/GOG-NTX-13 报告 ADIPN。结果显示，较低的体力活动、较高的 BMI、糖尿病和药物累积剂量，可能与 ADIPN 严重程度的显著增加有关。而维生素 B_6 的低摄入和 ADIPN 无关。目前尚缺乏高级别的证据，证明 B 族维生素可以预防 ADIPN，建议在临床中开展高级别的临床研究。

（四）乙酰半胱氨酸

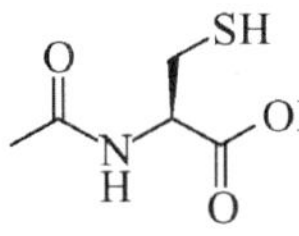

乙酰半胱氨酸结构

分子式：$C_5H_9NO_3S$

乙酰半胱氨酸适用于以黏稠分泌物过多为特征的呼吸系统疾病，如慢性阻塞性肺疾病、支气管扩张症等。

乙酰半胱氨酸在 ADIPN 方面可能通过抗氧化应激、神经保护、抗炎以及促进神经修复和再生等多种机制发挥作用。多项研究表明，氧化应激在 ADIPN 的发病机制中起着重要作用。乙酰半胱氨酸通过其抗氧化作用，有助于减少神经元的氧化损伤，从而可能缓解 ADIPN 症状。乙酰半胱氨酸还可能通过调节神经递质受体、影响神经元的兴奋性或参与神经元的抗氧化防御机制等，对神经元产生保护作用。这种保护作用可能有助于减轻化疗药物对神经系统的毒性作用，从而保护神经元免受损伤。化疗药物引起的神经炎症也是 ADIPN 发病机制中的一个重要环节。乙酰半胱氨酸还可能通过抑制炎症因子的产生和释放，减轻神经炎症，从而缓解 ADIPN 症状。乙酰半胱氨酸可能通过促进神经元的修复和再生过程，帮助恢复受损神经元的功能，包括促进神经元的增殖、分化和突触形成等。

乙酰半胱氨酸可能引起一些不良反应，如恶心、呕吐、皮疹等。因此，在使用乙酰半胱氨酸治疗 ADIPN 时，应严格遵循医嘱，注意药物的剂量、用法和疗程。

1. 临床前研究结果

在临床研究中，研究人员通常使用小鼠、大鼠等动物作为模型，通过给予这些动物化疗药物来诱导周围神经损伤。随后，观察乙酰半胱氨酸对神经损伤的影响。实验结果表明，乙酰半胱氨酸能够显著减轻化疗药物引起的神经病变症状，包括感觉异常、运动障碍等。同时，乙酰半胱氨酸还可以改善神经细胞的形态和功能，促进神经细胞的修复和再生。乙酰半胱氨酸还具有抗炎作用，可以抑制神经细胞的炎症反应，减轻神经细胞的损伤。鉴于化疗药物引起的神经炎症是化疗药物周围神经损伤的重要机制之一，乙酰半胱氨酸通过其抗炎作用，可以抑制神经炎症的发生和发展。口服乙酰半胱氨酸可有效预防奥沙利铂诱导的小鼠机械和冷性异常痛，显著降低奥沙利铂诱导的肝、肾和脊髓过氧化、肾蛋白羰基化以及脊髓 IL-1β 和 TNF-α 的表达，但不影响体内奥沙利铂的抗肿瘤活性或血液学毒性。

2. 临床研究结果

已有一些临床试验评估了乙酰半胱氨酸在缓解 ADIPN 症状方面的效果。虽然结果并不完全一致，但部分研究表明白细胞介素-6 受体拮抗剂联合乙酰半胱氨酸可能有助于改善 ADIPN 患者的症状和生活质量。一项针对 75 例乳腺癌患者的前瞻性随机对照开放试验显示，口服 N-乙酰半胱氨酸(1 200 mg)可有效降低紫杉醇诱导的周围神经病变的发生率，减轻其严重程度，并伴有血清神经生长因子水平升高和丙二醛水平降低，可预防 3 级神经毒性。Lin 等对 14 例接受奥沙利铂诱导的辅助化疗的结肠癌患者进行的一项小型临床研究显示，每日口服乙酰半胱氨酸(1 200 mg)的患者周围神经病变发生率较低。在另一项随机、双盲、安慰剂对照的临床试验中，对 32 例结直肠癌和胃癌患者随机给予乙酰半胱氨酸(600 mg)或安慰剂，发现 N-乙酰半胱氨酸可降低奥沙利铂化疗后奥沙利铂所致神经病变的发生率，并可延缓其发生。

（五）α-硫辛酸

分子式：$C_8H_{14}O_2S_2$

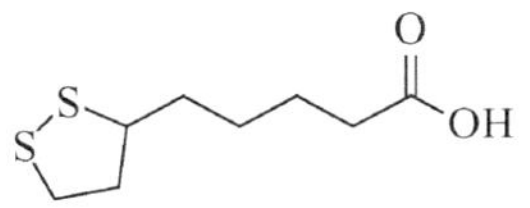

α-硫辛酸结构

α-硫辛酸属于维生素类药物，用于急性及慢性肝炎、肝硬化、肝性昏迷、脂肪肝、糖尿病等病的治疗及疗效保健。

国外有研究证明，α-硫辛酸可明显改善糖尿病周围神经病变而引起的临床症状，在德国被推荐用于辅助治疗糖尿病周围神经病变已超过 30 年。α-硫辛酸可以保护糖尿病病人的神经组织，帮助治疗由于蛋白质沉积在神经细胞中而导致的炎症。其作用机制包括：①改善微循环。α-硫辛酸能够增强神经营养血管的血流量，改善神经组织的微循环，为神经修复提供充足的营养和氧气供应。②促进神经再生。在动物模型和临床研究中，α-硫辛酸被证明能够促进神经轴突的再生和神经髓鞘的形成，从而提高神经传导速度，修复受损的神经。③抑制氧化应激。化疗药物常常会引起氧化应激，导致神经细胞损伤。④抑制氧化应激。α-硫辛酸通过抑制氧化应激，保护神经细胞免受损伤，进而减轻化疗药物引起的周围神经损伤。

α-硫辛酸引起的常见不良反应主要为剂量相关性胃肠道反应和嗜睡，此外在治疗期间一些患者尤其是老年患者还会出现血压升高的风险，因此使用期间应规律监测血压。

1. 临床前研究结果

研究表明，α-硫辛酸能够显著减轻化疗药物对周围神经的毒性作用。在小鼠或大鼠模型中，给予 α-硫辛酸预处理或同时治疗，可以明显减少神经损伤的程度，具体表现为神经传导速度的改善、神经纤维完整性的保持等。例如，在坐骨神经慢性损伤大鼠模型中，α-硫辛酸在减少神经损伤方向表现出明显的保护作用，并且伤后2天的效果明显优于早期给予。通过抗氧化、促进神经再生等机制，α-硫辛酸可改善荷瘤小鼠奥沙利铂诱导的周围神经病变。在大鼠肿瘤异种移植模型中，α-硫辛酸通过 Nrf 2 信号通路显著改善对白蛋白结合型紫杉醇诱导的周围神经病变($P<0.05$)，但不促进肿瘤生长或降低化疗效果。

2. 临床研究结果

一项纳入 30 名受试者的临床试验结果显示，与安慰剂组($P=0.164$)相比，α-硫辛酸组治疗后多伦多临床评分系统(TCSS)显著下降。这表明，600 mg/d 单剂量α-硫辛酸治疗 12 周能有效改善患者病情。在一项探索性研究中，α-硫辛酸联合 Boswellia 和菠萝蛋白酶在 12 周的研究中显著降低了男性患者的 CIPN。在另一项涉及 14 名癌症患者的研究中(10 例 CIPN 2 级患者和 4 例 CIPN 3 级患者)，给予中位累积多西他赛剂量 400 mg/m^2。每周静脉注射 α-硫辛酸 600 mg，持续 3～5 周，随后每天服用 1800 mg，直至神经症状完全恢复，其中 8 例患者 CIPN 等级显著降低，中位缓解时间为 4 周。基于目前的研究，α-硫辛酸在 ADIPN 治疗中显示出进一步研究的潜力。

(六) 度洛西汀

分子式：$C_{18}H_{20}ClNOS$

度洛西汀可阻断 5-羟色胺和去甲肾上腺素神经转运蛋白。度洛西汀抗抑郁与中枢镇痛作用的机制尚未明确，但认为与其增强中枢神经系统 5-羟色胺与去甲肾上腺素功能有关。度洛西汀被批准用于治疗重度抑郁症(MDD)、广泛性焦虑症(GAD)、神经性疼痛(NP)、纤维肌痛(FMS) 和压力性尿失禁(SUI) 等。

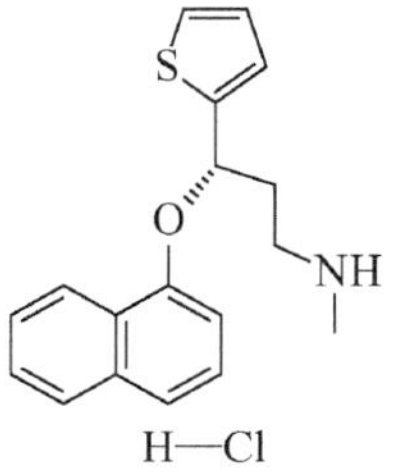

度洛西汀结构

1. 临床前研究结果

2019 年，Jing Meng 等人的研究表明，度洛西汀显著减轻了由奥沙利铂(OXA)或紫杉醇(PTX)引起的神经性疼痛。度洛西汀通过抑制 p38 磷酸化的激活起作用，从而阻止 NF-κB 转录因子的激活和核易位，通过调节神经生长因子(NGF)减少炎症反应并抑制神经损伤，且不影响 OXA 或 PTX 的抗肿瘤活性。Monica A Wagner 等人建立了奥沙利铂大鼠模型，发现大鼠在奥沙利铂给药前一周开始服用度洛西汀

(15mg)，并继续度洛西汀 32 天。在雌性大鼠中发现异常性疼痛($P=0.04$)的显著治疗后差异，但未发现雄性大鼠的治疗后差异。度洛西汀在雌性($P<0.01$)和雄性($P<0.01$)大鼠的痛觉过敏方面存在显著差异。这些发现提供了度洛西汀对奥沙利铂诱导的雄性和雌性大鼠异常性疼痛和痛觉过敏的预防作用的初步证据，两性之间的反应存在差异。Mahesh R. Nepal 等人的实验研究，发现度洛西汀以可逆的浓度依赖性抑制 OCT2 介导的几种化疗药物(包括奥沙利铂)的转运，减少这些化疗药物在 DRG 神经元细胞中的蓄积，从而发挥预防 ADIPN 作用，同时也发现，奥沙利铂在体外和体内肿瘤细胞中的摄取和细胞毒性没有受到度洛西汀的影响。

2. 临床研究结果

Mahdi Aghili 等人的一项随机、安慰剂对照、双盲临床试验，该研究将 32 名患者(直肠癌)随机分配到度洛西汀组和安慰剂组。度洛西汀组在每个化疗周期的前 14 天服用度洛西汀 60 mg 胶囊，而安慰剂组服用安慰剂。结果显示，两组在每个化疗周期中神经病变的最高等级没有显著差异。治疗六周后，度洛西汀组任何程度的神经病变发生率为 52.9%，而安慰剂组为 76.9%($P=0.26$)。和安慰剂组相比，度洛西汀组远端感觉异常(51% VS 84%，$P=0.01$)和喉咙不适(37% VS 69%，$P=0.01$)发生率更低。尽管如此，结果显示度洛西汀不能有效预防 ADIPN 的发生。

Soufi Rokhsareh 等人开展了一项随机双盲安慰剂对照临床试验，以评估度洛西汀预防奥沙利铂诱导的周围神经病变。40 名患者被随机分配到治疗组和安慰剂组，治疗组在化疗方案开始前一天以 30 mg/d 的剂量接受度洛西汀治疗，持续一周后，将剂量滴定至 60 mg/d，直至 12 周。而安慰剂组，每天服用一粒安慰剂胶囊，持续一周后，每天服用两粒，直至 12 周。结果显示，根据 NCI-CTCAE 的分析结果，度洛西汀比安慰剂($P=0.025$)更能防止感觉异常恶化，且度洛西汀组患者的周围感觉神经病变($P=0.001$)比安慰剂组少。对 FACT/GOG-NTX 结果的分析表明，与度洛西汀组相比，安慰剂组手部(分别为 $P=0.002$、0.001)和脚部(分别为 $P=0.017$、0.019)的刺痛和不适明显恶化。此外，与度洛西汀组相比，安慰剂组患者的四肢出现了更多的低温疼痛($P=0.001$)。另一方面，度洛西汀不能改善生活质量($P=0.06$)，对感觉手中小物体形状($P=0.420$)或按钮问题($P=0.086$)没有显著影响。

目前，度洛西汀被多个指南推荐用于治疗 ADIPN，尤其是合并有疼痛的患者，但考虑到度洛西汀本身的副作用及临床研究均为小样本研究，目前暂不推荐度洛西汀用于预防 ADIPN。但从目前的研究看来，度洛西汀具有进一步研究的潜力。

（七）普瑞巴林

分子式：$C_8H_{17}NO_2$

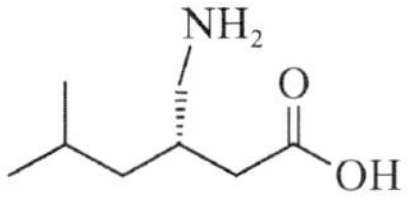

普瑞巴林结构

普瑞巴林属于抗惊厥药，是第二代钙离子通道调节剂，于20世纪90年代初被批准用于治疗疼痛和癫痫，其设计理念是模拟抑制性神经递质γ-氨基丁酸（γ-aminobutyric acid，GABA）的作用。但是，普瑞巴林的靶点非GABA受体，而是电压门控钙通道辅助亚基α2δ-1。NMDAR与α2δ-1的C-端存在物理相互作用，神经元细胞中存在α2δ-1-NMDAR复合，这一复合体能被转运到细胞膜表面，从而放大膜电流产生疼痛，同时，NMDAR受膜电位与神经递质双重调控被激活后，对Ca^{2+}有通透性，介导持续、缓慢的去极化过程。普瑞巴林可能通过与α2δ-1结合，抑制α2δ-1-NMDAR复合物的正向转运，进而减轻神经性疼痛。

目前，普瑞巴林主要用于成人外周神经痛治疗，包括糖尿病性外周神经痛及带状疱疹后神经痛的治疗，以及成年患者部分性癫痫发作的辅助治疗，亦用于治疗纤维肌痛、脊髓损伤相关神经痛。

1. 临床前研究结果

动物研究表明，普瑞巴林可以通过抑制TRPV1蛋白的表达来提高痛阈，达到减轻疼痛感的疗效。2020年华璐等人的研究表明普瑞巴林可能通过与电压门控钙通道辅助亚基α2δ-1结合，调节钙离子，抑制TRPV1蛋白表达，提升CCI模型中的大鼠痛阈。另有动物实验表明，普瑞巴林可以缓解多种ADIPN模型大鼠的机械性疼痛异常，涉及的化疗药物包括紫杉醇、硼替佐米、奥沙利铂、顺铂。

2. 临床研究结果

2016年美国的S. S. Shinde等进行的一项多中心、随机、双盲研究中，将46名接受紫杉醇化疗的患者以1∶1的比例随机分配到普瑞巴林组或安慰剂组。患者每天两次接受普瑞巴林75 mg或安慰剂，从化疗的第一天晚上开始，一直持续至12周。患者在基线时、每次服用紫杉醇前和治疗后6个月每月完成EORTC QLQ-CIPN20生活质量问卷。在第13周，剂量减少到每天一次，睡前服用，之后结束研究。在第一个治疗周期中，最严重疼痛评分的主要终点在两组之间没有显著差异（$P=0.56$）。平均疼痛的最大值，以及第一个治疗周期中最严重、平均和最少疼痛的AUCs（area under the curve），在两组之间也没有显著差异（P=0.48、0.62、0.22和0.07）。同样，在使用阿片类药物或非处方药控制紫杉醇急性疼痛综合征的患者比例方面，研究组之间没有显著差异。普瑞巴林组和安慰剂组在首次服用紫杉醇后 7 天内服用非处方镇痛药治疗紫杉醇相关疼痛的患者百分比分别为 53%和 50%，而使用阿片类药物的患者百分比为 16%和 18%。没有迹象表明两个研究组在 P-APS 测量方面存在差异。虽然有迹象表明普瑞巴林可以减轻麻木，但没有迹象表明它可以减轻刺痛、疼痛或 EORTC QLQ-CIPN20 子量表评分。

2017 年巴西圣保罗大学的 D. C. de Andrade 等在一项随机、对照试验中，199 例患者被随机分配到试验组或对照组，在每次奥沙利铂化疗输注前三天和输注后三天接受普瑞巴林或安慰剂，并随访 6 个月。最终收集到普瑞巴林组 78 例患者和安慰剂组 65 例患者的数据进行分析。研究结果提示，最后一次就诊时，普瑞巴林组的疼痛强度为 1.03(95%CI=0.79～1.26)，安慰剂组为 0.85(95%CI：0.64～1.06)，两组无明显差异。BPI、MPQ、DN－4、NPSI 和 NCS 的评分以及副作用特征和死亡率在两组之间没有差异。生活质量(QOL)评分在两组之间没有差异(安慰剂组＝76.96±23.1，普瑞巴林组＝79.46±20.6)。两组间情绪评分无显著差异(安慰剂组 9.7［8.1～11.2］；普瑞巴林组 6.8［5.6～8.0］)。综合目前研究结果，不推荐普瑞巴林用于预防 ADIPN。

(八) 文拉法辛

分子式：$C_{17}H_{27}NO_2$

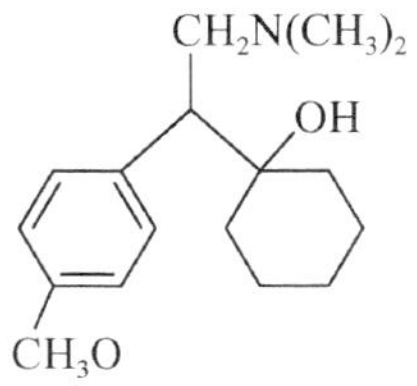

文拉法辛结构

文拉法辛属于 5-羟色胺(5－HT)-去甲肾上腺素(NE)再摄取抑制药(SNRIs)，通过激活导水管周围灰质区的内啡肽和中缝核的 5－HT 镇痛系统以及激活蓝斑核的 NE 镇痛系统发挥镇痛作用。本品小剂量时主要抑制 5－HT 的再摄取，大剂量时对 5－HT 和 NE 的再摄取均有抑制作用。大剂量时，文拉法辛以抑制 NE 再摄取为主，产生镇痛作用，镇痛剂量为每日 150～250 mg。研究显示，双重抑制剂如 SNRIs 类和 TCAs 类药物镇痛效果强于选择性 SSRIs 等类药物，提示在镇痛方面 NE 系统的作用比 5－HT 更为重要。实验研究提示，文拉法辛主要通过选择性激活脊髓 α_2 -肾上腺素能受体，而非 α_1 -肾上腺素能受体来缓解冷触痛，并通过选择性激活 α_2 -肾上腺素能和 5－HT_3 受体，而非 α_1 -肾上腺素能、5－HT_1、5－HT_2 受体缓解机械异位痛。常见不良反应也是剂量相关性胃肠道反应和嗜睡，但是在治疗期间一些患者尤其是老年患者会出现血压升高的风险，因此用药期间应规律监测血压。

目前，文拉法辛主要用于抑郁症(包括伴焦虑的抑郁症)、伴或不伴广场恐惧症的惊恐障碍社交焦虑障碍的治疗，亦可用于治疗糖尿病周围神经病变所致疼痛。

1. 临床前研究结果

动物研究表明，文拉法辛主要通过选择性激活脊髓 α_2 -肾上腺素能受体和 5 - HT_3 受体，而非 α_1 -肾上腺素能、5 - $HT_{1,2}$ 受体产生镇痛效果，从而发挥预防 ADIPN 作用。

2. 临床研究结果

Collin Zimmerman 等开展了一项随机、安慰剂对照、双盲的文拉法辛预防奥沙利铂诱导的神经病变的试验研究，将 50 例接受奥沙利铂化疗的结肠癌患者(67%为Ⅱ～Ⅲ期结肠癌，33%为Ⅳ期结肠癌)随机分配至对立法辛组(每日两次口服 37.5 mg 文拉法辛缓释片)或安慰剂组，直至最后一次奥沙利铂治疗，然后逐渐减量。通过患者和医生报告的多项指标评估神经毒性。

研究结果显示，在某些急性神经病变指标(如咽部不适、吞咽冷饮时的不适)上，有证据表明文拉法辛组的患者获益。但主要评估指标 CIPN20 感觉量表($P=0.55$，主要终点)、NCI CTCAE 分级($P=0.34$)均无统计学意义。基于研究结果，研究作者不推荐在临床实践中使用文拉法辛预防奥沙利铂引起的神经病变，也不建议再启动Ⅲ期临床试验进一步研究。

(九) 加巴喷丁

分式：$C_9H_{17}NO_2$

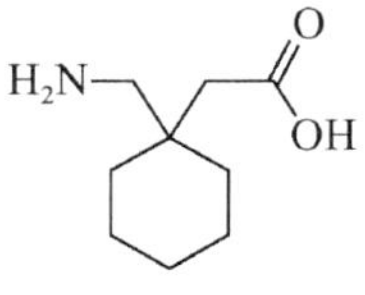

加巴喷丁结构

加巴喷丁是由美国 Warner-Lanbert 公司首先开发的抗癫痫药，于 1993 年首次在英国上市。加巴喷丁是一种新颖的抗癫痫药，它是 γ -氨基丁酸(GABA)的衍生物，其药理作用与现有的抗癫痫药不同，最近研究表明加巴喷丁的作用是改变 GABA 代谢产生的。主要用于：治疗癫痫；治疗病理性神经痛，包括带状疱疹神经痛、癌性疼痛等。

1. 临床前研究结果

动物试验结果提示加巴喷丁可用于预防奥沙利铂、紫杉醇诱导的机械性痛觉过敏，而对冷痛觉异常无预防作用，加巴喷丁预防作用可能是通过抑制 cofilin 磷酸化、ERK1/2 磷酸化、抑制 TRPA1 表达实现的。加巴喷丁也可以通过激活下降的去甲肾上腺素能系统抑制硼替佐米诱导的机械性异常性疼痛。

2. 临床研究结果

Paul L. Mitchell 团队为了探索加巴喷丁能否预防 ADIPN，将未经治疗的转移性结直肠癌患者按顺序招募到两个组：第一个组使用改良的 FOLFOX6 方案（mFOLFOX；$n=40$），第二个组在化疗基础上加用加巴喷丁（mFOLFOX＋G；$n=41$）。加巴喷丁的初始剂量为每天 300 mg，分 3 次服用，逐渐增加到每天最多 600 mg。结果显示，在 41 名患者中，有 31 名增加加巴喷丁的剂量，39％的患者每天接受≥900 mg 的加巴喷丁治疗。奥沙利铂的中位相对剂量强度和神经毒性引起的剂量减少或延迟在两个队组中相似。尽管在 10％接受加巴喷丁治疗的患者中观察到 3 级神经毒性，而仅接受 mFOLFOX 治疗的患者为 21％，但两个队列之间的神经毒性严重程度（$P=0.89$）或从 2/3 级神经毒性中恢复的时间（$P=0.97$）没有统计学上的显著差异。因此，目前研究结果不支持加巴喷丁用于预防奥沙利铂诱导的周围神经病变。

（十）米诺环素

分子式：$C_{23}H_{27}N_3O_7$

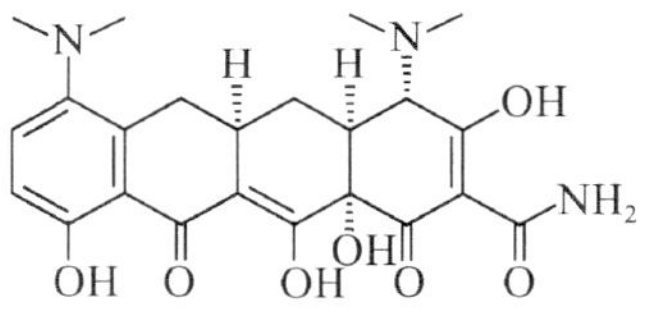

米诺环素结构

米诺环素（Minocycline）是一种广谱抗菌的四环素类抗生素，能与 tRNA 结合，达到抑菌的效果。米诺环素比同类药物具有更广的抗菌谱，具有抑菌活性。抗菌谱与四环素相近。口服或静注 200 mg 米诺环素，1 小时后血清药物浓度约为 2.25 μg/ml，12 小时后尚有 1.25 μg/ml。对于肾功能正常者半衰期约为 16 小时。其脂溶性较高，因此容易进入许多组织和体液中，在唾液和泪液中药物浓度比其他四环素类高。米诺环素在体内代谢较多，尿中排泄的原形药远低于其他四环素类。米诺环素是四环素类抗生素中抗菌作用最强的品种。米诺环素能够抑制细胞凋亡，保护神经细胞免受损伤。在神经退行性疾病中，凋亡是一种常见的病理改变。米诺环素通过减少促凋亡蛋白如 cleaved-caspase3 及 Bax 的表达，同时增加抗凋亡蛋白 Bcl－2 的表达，达到保护神经细胞的目的。米诺环素具有抗炎活性，能够抑制炎症反应，减少炎症介质的释放，从而减轻神经炎症对神经细胞的损伤。米诺环素可能通过促进神经轴突的再生和修复，改善受损神经的功能。这一作用机制可能与其促进神经生长因子的表达和释放有关。常见不良反应包括菌群失调、消化道反应、肝损害、肾损害、影响牙齿和骨发育等。

米诺环素的适应证广泛，主要包括由敏感病原体引起的多种感染性疾病，如败血症、菌血症、深部化脓性疾病等。

1. 临床前研究结果

有研究证实，化疗药物如紫杉醇等可引起脊髓神经胶质细胞的活化，进而导致神经病理性疼痛。米诺环素可能通过抑制胶质细胞的活化，减少神经炎症和疼痛的发生。线粒体功能障碍在 ADIPN 的发生发展中起重要作用。米诺环素可能通过保护线粒体功能，减少线粒体损伤和膜去极化，从而改善神经细胞的能量代谢和自由基代谢，减轻 ADIPN 症状。此外，米诺环素可能通过调节神经传导相关蛋白的表达和功能，改善受损神经的传导能力，恢复神经的正常功能。研究表明，米诺环素通过抑制血肿周围组织(如小胶质细胞）中 DKK1 的表达，激活 Wnt/β-catenin 信号通路，抑制炎症反应，从而减轻脑水肿和神经功能损伤。另有研究表明，吲哚美辛和米诺环素联合应用对紫杉醇诱导的神经性热痛具有显著的镇痛作用，这种联合用药的镇痛效果优于单独使用任何一种药物。在奥沙利铂引起的疼痛模型中，米诺环素可能通过抑制脊髓中的小胶质细胞活化来减轻神经病理性疼痛。小胶质细胞的活化与炎症介质的释放密切相关，而米诺环素能够减少这些炎症介质的产生，从而缓解由奥沙利铂引起的疼痛。

2. 临床研究结果

在临床应用中，米诺环素可作为辅助治疗药物，用于减轻化疗药物引起的周围神经损伤症状。一项临床试验显示，47 名患者被随机分配至米诺环素组和安慰剂组，两组在 EORTC QLQ-CIPN20 的整体感觉神经病变评分或其单独成分(评估手和脚的刺痛、麻木和射击/灼痛）上没有显著差异。然而，服用米诺环素的患者由 p-aps 导致的每日平均疼痛评分显著降低($P=0.02$)。米诺环素不仅没有增加毒性的报道，而且疲劳也有显著减少($P=0.02$)。一项Ⅱ期临床试验结果显示，米诺环素组 5 种 MDASI-HN 症状的平均每日 AUC 为 3.1（SD=1.0)，安慰剂组为 3.7（SD=1.7)（$P=0.16$)。几种个体症状和症状干扰的 AUC 比较倾向于米诺环素。然而，需要注意的是，米诺环素与其他肝毒性药物(如抗肿瘤化疗药物)合用可能会加重肝损害，因此在使用时需谨慎评估患者的肝功能情况。考虑到米诺环素不良反应多，且无设计严格的临床研究证实临床疗效，目前不推荐应用于预防 ADIPN。

（十一）锰福地吡

分子式：$C_{22}H_{24}MnN_4O_{14}P_2\cdot 6H$

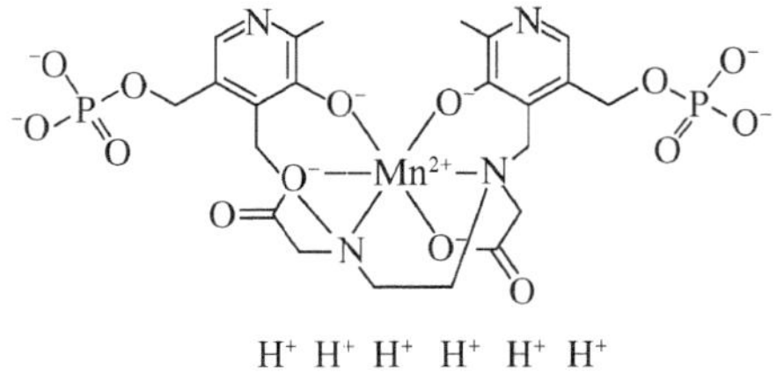

锰福地吡结构

锰福地吡三钠注射液是一种诊断用磁共振造影剂，属于化学药品及生物制品中的诊断用药物类别。这种药物主要用于医学影像诊断，特别是在磁共振成像中，可帮助医生更清晰地观察肝脏等器官的病变情况。锰离子在体内可能通过影响神经递质受体(如模拟或增强神经递质的功能)来发挥一定的药理作用。例如，锰是多种酶和蛋白质的辅助因子，可能参与神经元的代谢和修复过程。有研究表明，锰福地吡在某些情况下能够稳定或改善化疗引起的神经病变症状。这可能是由于锰离子在神经元内的特定作用，如调节神经递质受体、影响神经元的兴奋性或参与神经元的抗氧化防御机制等。神经炎症是 ADIPN 发生的重要机制之一。化疗药物会引起神经细胞的炎症反应，导致神经细胞的损伤和死亡。锰福地吡可能通过抑制神经炎症的发生和发展，减轻神经细胞的损伤程度。

常见不良反应包括热感、潮红、头痛、胃肠道反应、味觉改变或异常、过敏、视觉紊乱等。

1. 临床前研究结果

在奥沙利铂诱导的 ADIPN 模型中，研究人员发现锰福地吡能够稳定或改善动物的神经病变症状，这可能与锰福地吡减少神经细胞内 ROS 的产生、抑制神经炎症和细胞凋亡等机制有关。锰福地吡的不同剂量对疗效的影响。一般来说，适当的剂量能够显著减轻化疗药物诱导的神经病变症状，但过高的剂量可能会带来其他副作用(如锰中毒)。Canta 等研究了奥沙利铂相关 ADIPN 的 BALB/c 小鼠模型，以及锰福地吡(2.5 mg/kg 或 10 mg/kg 静脉注射)预处理对感觉知觉的影响，并通过皮肤活检进行了病理研究，以评估表皮内神经纤维密度。在治疗结束时，单独使用奥沙利铂或使用 2.5 mg/kg 和 10 mg/kg 的锰福地吡进行预处理，可引起机械异常性疼痛和冷热痛觉过敏，但 5mg /kg 的锰福地吡可防止这些影响。因此，单独使用奥沙利铂或用 2.5 mg/kg 和 10 mg/kg 的锰福地吡进行预处理，可诱导表皮内神经纤维密度显著降低，但 5 mg /kg 的锰福地吡阻止了这种降低。这些结果证实了锰福地吡对奥沙利铂诱导的小纤维神经病变的保护作用。有趣的是，这些结果与先前的观察结果一致，表明锰福地吡呈 U 形效应，10 mg/kg 剂量的效果不如较低剂量。

2. 临床研究结果

Ⅰ期研究结果显示，给予钙锰福地吡三种不同剂量(2 μmol/kg，5 μmol/kg 和 10 μmol/kg) 中，11 例患者均未见不良反应。在随后的Ⅱ期研究中，共纳入欧洲和美国 32 个研究中心的 173 例接受一、二线化疗的转移性结直肠癌患者，随机分为安慰剂组(60 例)、钙锰福地吡 2 组(2 μmol/kg，57 例)和钙锰福地吡 5 组(5 μmol/kg，45 例和 10 μmol/kg，11 例)。患者接受 8 个周期 FOLFOX6 方案化疗，钙锰福地吡在奥沙利铂前 10 分钟给药。结果显示，与安慰剂组相比，钙锰福地吡组 2 级及以上神经病变减少 43%(OR=0.62，90%CI 单侧上限 1.15，P=0.16)，冷刺激诱发痛显著减少(平均 1.6 VS 2.3，$P<0.05$)，Leonard 问卷调查中感觉问题显著减少(1～8 周期平均 1.9 VS 3.0，$P<0.05$，化疗结束后 3 个月和 6 个月平均 3.5 VS 7.3，$P<0.01$)。与 5 μmol/kg 和 10 μmol/kg 剂量组相比，低剂量(2 μmol/kg)组和安慰剂组 2 级或以上神经病变出现时间早，症状持续时间长。两组化疗有效率、无进展和总生存率在组间无差异。结果提示 5 μmol/kg 剂量的钙锰福地吡似乎可以防止奥沙利铂诱导的急性和迟发性 CIPN 的发展。

随后开展了钙锰福地吡预防奥沙利铂诱导的周围神经病变的(POLAR-A，NCT04034355) 和(POLAR-M，NCT 03654729)随机、安慰剂对照的Ⅲ期临床研究，在 POLAR-A 中，Ⅲ期或高危Ⅱ期癌症患者被 1∶1 随机分配接受 5 μmol/kg 的钙锰福地吡或安慰剂。在 POLAR-M 中，转移性癌症患者以 1∶1∶1 随机分配接受钙锰福地吡 5 μmol/kg、钙锰福地吡 2 μmol/kg 或安慰剂。结果在钙锰福地吡治疗的患者出现意外超敏反应后，POLAR-A($n=301$)和 POLAR-M($n=291$)提前终止。在对两项试验(钙锰福地吡 5 μmol/kg，$n=175$；安慰剂，$n=176$)的第 9 个月周围神经病变(主要终点)数据的联合分析中，钙锰福地吡组 54.3%的患者患有中度至重度 ADIPN，而安慰剂组为 40.3%。在第 9 个月，中度至重度钙锰福地吡的估计相对风险为 1.37(95%CI：1.01～1.86；$P=0.045$)。在两项试验中，使用钙调素治疗的患者发生严重超敏反应的比例(3.6%)高于安慰剂治疗的患者(0.8%)。POLAR 临床研究未能达到其主要终点。结合以上数据，不推荐钙锰福地吡用于预防 ADIPN。

(十二) 钙镁合剂

无固定分子式。

钙镁合剂属于离子通道调节剂，没有具体明确的适应证，其功能包括：形成强健的骨骼和牙齿，有效减低因年龄增长而造成的骨质流失，舒缓骨质疏松情况；对降低血压有一定程度的作用；减少铝质在体内积聚，有助于降低胆固醇水平，对老年痴呆症、高血压及其他心血管疾病有预防作用；有助神经系统运作正常及受伤后血液凝固；有助肌肉收缩与扩张，并帮助调节心跳；可减少肠黏膜细胞的增生，从而降低发生结肠癌的危险性。

1. 临床前研究结果

钙离子可通过改变电压依赖性钠离子通道，促使钠离子通道关闭，镁离子可通过恢复 ATP 功能，利于钠泵运转，另外研究发现硫酸镁可抑制神经纤维应激性，对预防奥沙利铂相关神经毒性有明显效果。动物研究表明，奥沙利铂能够通过涉及钙离子的途径改变电压门控钠通道，钙离子可能被其代谢物草酸盐固定。继而有可能通过输入 Ca^{2+} 和 Mg^{2+} 来防止奥沙利铂的急性周围神经病变副作用。

2. 临床研究结果

2004 年，Laurence Gamelin 等对 161 例晚期癌症患者进行了回顾性队列研究，这些患者接受了奥沙利铂化疗，其中 96 例患者在奥沙利铂前后接受了葡萄糖酸钙和硫酸镁(1 g)的输注(钙/镁组)，65 例患者没有。结果显示，钙/镁组只有 4%的患者因神经毒性而退出，而对照组为 31%(P=0.000 003)。两组的肿瘤反应率相似。钙/镁输注似乎可以降低急性奥沙利铂诱导的症状的发生率和强度，并可能延缓累积性神经病变。2011 年，Axel Grothey 等开展了一项随机、双盲、安慰剂对照临床研究，将接受奥沙利铂(FOLFOX)辅助化疗的结直肠癌患者，以双盲方式随机分为 Ca/Mg(1 g 葡萄糖酸钙加 1 g 硫酸镁奥沙利铂前后)或安慰剂组。计划招募了 300 名，招募 104 名后，该研究结束。结果分析显示，根据 NCI CTCAE(P=0.038)和奥沙利铂特异性 sNT 量表(P=0.018)的测量，Ca/Mg 降低了慢性累积性 2 级或更高 sNT 的发生率。此外，与奥沙利铂相关的急性肌肉痉挛显著减少(P=0.01)。研究支持 Ca/Mg 作为一种有效的神经保护剂，对抗 OIPN。

2014 年，Charles Loprinzi 报道一项Ⅲ期、随机、安慰剂对照、双盲研究，该研究纳入了 353 例接受 FOLFOX 辅助治疗的结肠癌患者，其被随机分为奥沙利铂前后静脉注射钙/镁组、奥沙利铂前后静脉注射安慰剂组。结果显示，不管是急性周围神经病变，还是慢性周围神经病变，研究组之间无统计学显著的差异。综合现有的临床研究，不推荐使用钙镁合剂预防 OIPN。

(十三) 氨磷汀

分子式：$C_5H_{15}N_2O_3PS$

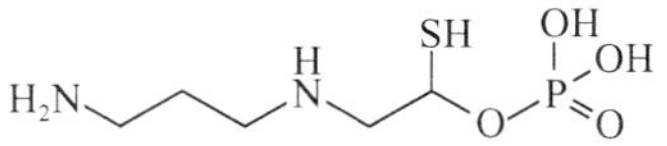

氨磷汀结构

氨磷汀为正常细胞保护剂，主要用于各种癌症的辅助治疗。在对肺癌、卵巢癌、乳腺癌、鼻咽癌、骨肿瘤、消化道肿瘤、血液系统肿瘤等多种癌症患者进行化疗前应用，可明显减轻化疗药物所产生的肾脏、骨髓、心脏、耳及神经系统的毒性，而不降低化疗药物的药效。放疗前应用可显著减少口腔干燥和黏膜炎的发生。

1. 临床前研究结果

动物实验评估了氨磷汀对小鼠奥沙利铂相关周围感觉神经病变的潜在神经保护机制。奥沙利铂(1mg/kg)每周两次静脉注射到雄性小鼠体内，而氨磷汀(1、5、25、

50 和 100 mg/kg)在奥沙利汀前 30 分钟皮下注射。结果显示，在所有剂量中，氨磷汀均能预防奥沙利铂诱导的机械性痛觉过敏($P<0.05$)，其中 25 mg/kg 剂量的氨磷汀效果最佳($P<0.05$)。氨磷汀可以通过降低 c-Fos、硝基酪氨酸和 ATF3 表达发挥作用。

2. 临床研究结果

David Moore 开展了一项临床研究，以评估氨磷汀是否可以预防接受紫杉醇联合顺铂化疗患者的周围神经病变。化疗过程中，在每个治疗周期之前静脉注射氨磷汀 740 mg/m^2，并在完成化疗后的 3 个月内，评估患者的神经毒性。结果显示，27 例可评估患者中有 4 名出现了 2～4 级神经毒性。神经性事件的数量超过了第二阶段预定阈值水平，终止研究。这一结果不支持开展氨磷汀预防 ADIPN 的Ⅲ期临床研究。

2004 年，Harry Openshaw 开展了临床观察，在应用紫杉醇化疗同时静脉注射氨磷汀，但结果与对照组相比，并未观察到应用氨磷汀后可以改善紫杉醇诱导的周围神经病变症状。另一项随机双盲的临床研究，纳入 60 例接受紫杉醇和卡铂治疗不可切除的Ⅲ期非小细胞肺癌患者，患者被随机分配在每次服用紫杉醇和卡铂之前接受 740 mg/m^2 的氨磷汀(A 组)或安慰剂(B 组)。结果，A 组和 B 组在周围神经病变方面无异常。D. Lorusso 开展了一项Ⅲ期多中心随机试验，评估氨磷汀是否可以预防接受紫杉醇-卡铂化疗的卵巢癌症患者周围神经病变的发生。共有 187 例患者被随机分配接受卡铂和紫杉醇联合氨磷汀(A 组，93 例)或不联合(B 组，94 例)。结果提示氨磷汀对神经毒性有预防作用(3～4 级神经毒性：3.7% VS 7.2%；$P=0.02$)。综合以上研究结果，目前暂不推荐氨磷汀用于预防 ADIPN。

(十四) 阿米替林

分子式：$C_{20}H_{23}N$

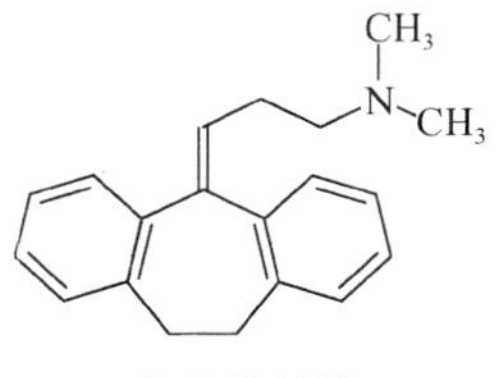

阿米替林结构

阿米替林属于三环类抗抑郁药。用于治疗各种抑郁症，镇静作用较强，主要用于治疗焦虑性或激动性抑郁症。

1. 临床前研究结果

对培养的感觉神经元的全细胞膜片钳记录显示，阿米替林是伤害感受器中主要电压门控钠通道(Nav1.7、Nav1.8 和 Nav1.9)的强效抑制剂。小鼠模型的研究也提示，阿米替林局部外用可能通过局部抑制伤害感受器 Nav 通道起到改善 ADIPN 症状作用。

2. 临床研究结果

一项双盲、随机对照、安慰剂对照的平行分组研究。将首次开始接受长春花碱、铂类药物或紫杉类药物且无神经毒性化疗的癌症患者分为口服阿米替林(目标剂量为100 mg/d)和安慰剂两组。共有114例患者符合纳入标准。结果表明，阿米替林组和安慰剂组在神经病理性症状的出现时间上没有明显差异。因此，不推荐阿米替林预防ADIPN。

（十五）乙酰左旋肉碱

分子式：$C_9H_{18}ClNO_4$

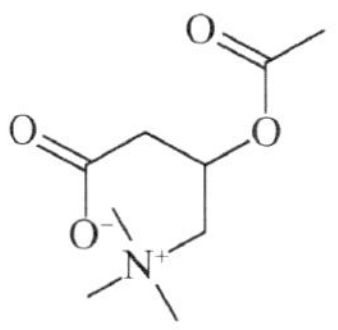

乙酰左旋肉碱结构

乙酰左旋肉碱是左旋肉碱(L-carnitine，LC)的主要乙酰酯，为存在于体内的一种自然物质，尤其在肌肉、大脑中含量特别丰富，在人体内参与一系列重要的代谢过程，从细胞中带走乙酰基，且能够协助能量的转移。乙酰左旋肉碱在中枢神经系统和男性生殖中起到重要作用。它也能改进记忆，主要用于治疗老年痴呆症等。

1. 临床前研究结果

乙酰左旋肉碱有利于改善能量代谢，减少氧化应激，调节乙酰胆碱、血清素和多巴胺等脑神经递质，并通过表观遗传机制作用于神经生长因子(NGF)和代谢型谷氨酸(mGlu)受体等神经营养因子。动物模型中观察到，每日服用ALC(50 mg/kg和100 mg/kg)可以预防紫杉醇诱导周围神经病变症状。

2. 临床研究结果

一项双盲、双盲随机Ⅱ期研究，旨在评估乙酰左旋肉碱在预防沙戈匹隆诱发的周围神经病变方面的安全性和有效性。实验纳入卵巢癌或趋势治疗前前列腺癌且无神经病变证据的患者接受埃博霉素SAG(16 mg/m^2)，每3周静脉注射3小时和ALC(1 000 mg，每3天一次）或安慰剂(PBO)。主要终点是两个治疗组在六个或更少周期内的PN发生率。研究共有150例患者参加治疗，每个治疗组75人。治疗组之间的PN总发生率无明显差异，各治疗组神经病变的中位持续时间相似。

此外，在一项乙酰左旋肉碱预防接受乳腺癌辅助治疗的妇女因紫杉类药物引起的神经病变的随机双盲安慰剂对照试验中，在接受以类固醇为基础的辅助化疗的妇女中开展了一项为期24周的随机双盲试验，对ALC(每天3 000 mg)和安慰剂进行了比较。首要目标是确定ALC是否能预防12周后的ADIPN，该指标由癌症治疗功能评估(FACT)- Taxane量表的11项神经毒性（NTX)组成。共有409例患者接受了评估(其中 208 人接受了 ALC 治疗，201 人接受了安慰剂治疗）。在多变量线性回归中，ALC 的第 12 周评分比安慰剂低 0.9 分(更多 ADIPN)（95% CI=－2.2～0.4；*P*=0.17)，而 ALC 的第 24 周评分比安慰剂低 1.8 分(95% CI=－3.2～－0.4；*P*=0 .01)。ALC 患者的 FACT－NTX 评分更有可能下降 5 分以上(38% VS 28%；*P*=0.05)，ALC 患者的 FACT－TOI 评分下降 3.5 分(*P*=0.03)。ALC 治疗组的 3 至 4 级神经毒性更为常见(8 对 1)。在 FACIT－疲劳或其他毒性方面，未观察到不同治疗组之间存在差异。血清肉毒杆菌结果共有 409 名患者接受了评估(其中 208 人接受了 ALC 治疗；201 人接受了安慰剂治疗)。在多变量线性回归中，ALC 的第 12 周评分比安慰剂低 0.9 分(更多 ADIPN)（95% CI=－2.2～0.4；*P*=0.17)，而 ALC 的第 24 周评分比安慰剂低 1.8 分(95% CI=－3.2～－0.4；*P*=0.01)。ALC 患者的 FACT-NTX 评分更有可能下降 5 分以上(38% VS 28%；*P*=0.05)，ALC 患者的 FACT-TOI 评分下降 3.5 分(*P*=0.03)。ALC 治疗组的 3～4 级神经毒性更为常见，未观察到不同治疗组之间存在差异。基于现有的临床研究结果，在 2020 年 ASCO 更新的化疗药物相关性神经毒性的指南中，不推荐使用乙酰左旋肉碱来预防 ADIPN。

三、中医药辅助预防

中医药在预防 ADIPN 方面具有一定的特色，也初步观察到临床疗效。Janet Schloss 等对在 PubMed、the Cochrane Library、Science Direct、Scopus、EMBASE、MEDLINE、Google Scholar，以及两个中国数据库 CNKI 和 CINAHL 9 个数据库中进行电子和手工检索，以确定草药干预 CIPN 的潜在应用。从 5614 项评估研究中选择了 34 项研究，这些研究包括动物研究、病例报告、回顾性研究和随机对照临床试验。临床研究主要由日本及中国学者开展。化疗药物以紫杉醇和奥沙利铂为主。通过文献的综述和数据的再分析，作者推荐以下草药作为 CIPN 的辅助治疗，但仍需进一步设计严格的临床研究验证。多篇文献综述结果也推荐中医药预防 CIPN。中医药预防 CIPN 的文献报道很多，包括中药口服、中药外洗、中药静脉制剂、针灸等，但总体而言，其中大部分的临床研究设计不规范、证据级别低，需要进一步的临床研究验证与探索。

（一）中药

1. 中药复方

（1）黄芪桂枝五物汤（出自张仲景·《金匮要略》）

组成：黄芪三两(15 g)、桂枝三两(12 g)、桂枝三两(12 g)、生姜六两(25 g)、大枣十二枚。

功效：益气温经，和营通痹。

主治：营卫虚弱之血痹。肌肤麻木不仁，或肢节疼痛，或汗出恶风，舌淡苔白，脉微涩而紧。

方义：本方由桂枝汤去甘草，倍生姜，加黄芪而成。方中以黄芪为君，大补脾肺之气，固表实卫，则外可御邪，而内可护营。桂枝既可发散风寒，又可温经通痹，助黄芪温阳强卫。黄芪得桂枝，则固表而不留邪；桂枝得黄芪，则散邪而不伤正，且使通脉温阳之力大增。芍药养血和血，益阴敛营，与桂枝相配，调和营卫，共为臣药。倍用生姜，助桂枝以散外邪；配伍大枣，助芍药以和营阴，姜枣相合，又可调和脾胃，二味共为佐使。五药相合，使卫阳复振，营卫调和，则风寒得解，气血得行，经脉通利，而肌肤得养，则肌肤麻木、肢节疼痛等可除，为治血痹之良方。

①临床前研究：Zhang 等人的研究发现，黄芪桂枝五物汤可以通过调节肠道菌群来达到缓解奥沙利铂诱导的周围神经病变(OIPN)。该实验通过在用不同浓度的黄芪桂枝五物汤处理的 C57BL/6 小鼠中建立 OIPN 模型，在特定时间点评估机械性疼痛和冷痛，并收集小鼠结肠、背根神经节（DRG)、血清和粪便样本。使用免疫组织化学技术检测结肠和 DRG 中的相关炎症水平；使用适当的试剂盒评估血清脂多糖（LPS)水平和相关炎症；采用 16S rRNA 测序检测肠道微生物的动态变化。此外，采用建立的粪便菌群移植(FMT)和抗生素(ABX)预处理模型，通过疼痛评分和相关病理分析，验证菌群黄芪桂枝五物汤中干预 OIPN 的作用。结果显示，黄芪桂枝五物汤可通过动态调节肠道菌群稳态来预防 OIPN，从而改善肠道屏障损伤并降低血清 LPS 以及结肠、血清和 DRG 中的相关炎症因子水平。

Li 等人的实验主要采用大鼠体重及相关行为检验方法，研究结果表明黄芪桂枝五物汤可通过 TNFα、IL－1β、IL－6、MAPK、NF-kB 通路对抗 OIPN 模型大鼠神经细胞损伤，减少疼痛致敏，预防和修复神经细胞损伤。该实验主要通过 ELISA、免疫组化和 Western blot 分析，发现黄芪桂枝五物汤可下调 OIPN 大鼠血清中 TNF-α、IL－1β 和 IL－6 的水平。它还抑制 MAPK 通路相关蛋白 ERK1/2、p38 和 JNK 的表达。这导致下游必需蛋白 c-Fos、CREB 和 Nf-κB 的表达降低。

Chen 等人的研究通过网络药理学确定了黄芪桂枝五物汤干预 OIPN 的两种主要有效成分——6－姜辣素和蒲素，以及三个主要靶点——SLC6A2、SLC6A3 和 SLC6A4，为今后的临床和基础研究提供了参考和思路。

Luo 等人通过检索系统药理学数据库对黄芪桂枝五物汤中的成分和靶点进行相关分析，从 5 种黄芪桂枝五物汤的草药中筛选出 31 个化合物和 41 个靶基因。特别是其中有15个基因与神经性疼痛高度相关。β谷甾醇、儿茶素、槲皮素、豆甾醇和山柰酚的主要化合物，以及MAPK、IL-17和TNF信号通路的中心通路，与IL-6、ICAM1和CASP3等中心基因有关。

笔者团队也通过网络药理学研究，构建并分析了CIPN的核心网络及黄芪桂枝五物汤方防治CIPN的核心靶标，包括STAT3、IL6、TNF、IL10、VEGFA、TP53、IL2、IL4、CSF2等。动物实验揭示，中药复方黄芪桂枝五物汤可能通过调控OCT2减少背根神经节铂蓄积，从而发挥预防OIPN作用。在紫杉醇诱导的周围神经病变的大鼠模型中，黄芪桂枝五物汤逆转了机械性异常性疼痛、热痛觉过敏，并改善了神经元损伤。此外，黄芪桂枝五物汤显著提高了神经生长因子水平，显著降低了IL-1β、IL-6、TNF-α的水平，并减少了氧化应激。网络药理学分析揭示了黄芪桂枝五物汤中的30种活性成分和158个候选靶点。综合通路分析发现，PI3K/Akt和toll样受体是负责黄芪桂枝五物汤神经保护作用的两个主要通路。进一步的实验验证表明，黄芪桂枝五物汤预期抑制了背根神经节中TLR4、MyD88、IKKα和p-NF-κB的蛋白表达，并促进了PI3K、p-Akt、Nrf 2和HO-1水平，并且黄芪桂枝五物汤在体外和体内模型中都没有干扰紫杉醇的抗肿瘤活性。

②临床研究：李道明等将接受FOLFOX6方案化疗的48例大肠癌患者随机分为2组，对照组仅予化疗，治疗组加用黄芪桂枝五物汤。4周期化疗后结果显示，单化疗组ADIPN总发生率为79.17%，中药治疗组ADIPN总发生率为37.5%，且治疗组3～4级毒性反应发生程度明显减低。

刘慧等将90例奥沙利铂化疗的患者随机分为3组，治疗2个疗程后显示，中药治疗组、西药对照组和单纯化疗组临床中医证候总有效率分别为92.86%、48.28%、0.00%。研究得出黄芪桂枝五物汤对ADIPN有较好的治疗作用，其对临床症状的改善作用更为显著。

戴武松等将70例接受CHOP方案化疗的弥漫大B淋巴瘤患者随机分组，观察组给予黄芪桂枝五物汤加减联合甲钴胺口服。结果显示观察组化疗期间周围神经毒性反应(2级、3级)低于对照组，证明黄芪桂枝五物汤联合甲钴胺对减轻弥漫大B淋巴瘤ADIPN有积极影响。

陈荣生等使用通脉治血汤防治ADIPN，48例奥沙利铂化疗的患者被随机分为2组，观察组在化疗前1周开始服通脉活血汤治疗。化疗4周期后显示，治疗组ADIPN发生率64.0%，低于对照组86.9%且治疗组神经毒性反应较对照组轻，这证明通脉活血汤能有效预防和拮抗奥沙利铂的周围神经毒性。

2019年，笔者团队开展了一项多中心、双盲、随机、安慰剂对照的Ⅱ期试验，共纳入 56 例接受含奥沙利铂方案辅助化疗的结肠癌患者，随机以 1∶1 的比例分配，试验组给予加味黄芪桂枝五物颗粒，对照组给予中药颗粒模拟剂。4 周期化疗后结果显示，CIPN20 评分、疼痛评分，黄芪桂枝五物颗粒组均低于安慰剂组，生活质量评分高于安慰剂组。肌电图结果显示，黄芪桂枝五物颗粒组的潜伏期延长程度、波幅降低程度及传导速度减慢程度均优于安慰剂组，证明加味黄芪桂枝五物配方颗粒可防治奥沙利铂所引起的外周神经损伤，并且未见明显毒副反应，是一种安全可靠的防治 ADIPN 药物。目前黄芪桂枝五物汤是国内临床研究最多、证据最高的中药复方，推荐在临床中可以探索使用。

（2）当归四逆汤（出自张仲景·《金匮要略》）

组成：当归三两(12 g)、桂枝三两(9 g)、芍药三两(9 g)、细辛三两(15 g)、通草二两(3 g)、甘草二两(5 g)、大枣二十五枚。

功效：温经散寒，养血通脉。

主治：血虚而寒凝经脉证。手足厥寒，舌淡苔白，脉细欲绝或沉细者；或寒入经络，腰、股、腿、足疼痛。

方义：本方是由桂枝汤去生姜，倍大枣，加当归、细辛、木通而成。方中当归苦辛甘温，既可补营血之虚，又可温行血脉之滞，为君药。白芍酸苦微寒，益阴敛营，与当归相合，养血和血，以充血脉；桂枝温经散寒，活血通脉，助当归温通血脉，与芍药相合，调和营卫，共为臣药。细辛辛温，温经散寒，木通苦寒，善通血脉而利关节，木通得桂、辛之温，则寒而不滞；桂、辛得木通之寒，则温而不燥。此二味加强君臣温通之力，为佐药。重用大枣补血，炙甘草益气，二味合用以健脾资化源，助归、芍补营血，桂、辛通阳气；甘草兼调和药性，共为佐使药。诸药相合，使营血充，阳气振，寒邪散而经脉通，则手足自温，诸症得解。本方含有桂枝汤“辛甘和酸甘”药味配伍，方中以“扶阳益阴”为基础，因病因为血虚有寒，病位又主要在经脉关节，病机为寒伤血气，脉道涩滞；故通过重用大枣和加配当归以增强其养阴补血之力，通过去生姜(散表)，而增细辛、木通以加强其温经散寒、通脉止痛之力。

①临床前研究：临床和动物研究表明，当归四逆汤可以有效预防奥沙利铂诱导的周围神经病变(OIPN)。实验主要通过在 OIPN 大鼠模型上测定机械性异常痛、背根神经节(DRG）的生物学特征以及促炎指标，研究当归四逆汤对 OIPN 的神经保护作用。使用 16S rDNA 基因测序表征肠道菌群失调，并使用非靶向和靶向代谢组学评估代谢紊乱。研究结果表明，当归四逆汤治疗通过缓解机械性异常性疼痛、保持肠道屏障的完整性和减少促炎指标脂多糖(LPS)、IL－6 和 TNF-α 显著缓解

OIPN 症状。此外，当归四逆汤恢复了奥沙利铂诱导的肠道屏障破坏、肠道菌群失调以及全身代谢紊乱。同时应用 OIPN 大鼠模型观察到应用奥沙利铂后会上调 DRG 中 TRPV1、TRPA1、TRPM8 mRNA 和蛋白表达，而当归四逆汤能够下调 TRPV1、TRPA1、TRPM8 mRNA 和蛋白表达，这提示当归四逆汤可以通过调控 TRPs 通道的表达预防 OIPN。

Zhang 等人的研究采用网络药理学分析方法，探讨了当归四逆汤治疗周围神经损伤的潜在作用机制，发现了潜在的活性成分(如槲皮素、山柰酚、异黄酮、柚皮素、β-谷甾醇、异鼠李素和豆甾醇)，它们通过分子对接靶点和富集途径调节神经变性、凋亡、免疫反应和脂质代谢等生物过程，保护周围神经损伤后的神经细胞，防止其再次损伤。本研究从理论上解释了当归四逆汤对周围神经损伤的辅助作用。

②临床研究：笔者团队前期开展了相关临床研究，将 48 例接受奥沙利铂化疗的消化道恶性肿瘤患者随机分成两组，对照组给予单纯化疗，治疗组加用当归四逆汤口服。化疗 4 周期后，结果显示治疗组、对照组临床中医证候总有效率分别为 70.8%、37.5%；治疗后 2 组神经毒性总发生率分别为 33.3%、62.5%，最后得出当归四逆汤在防治 ADIPN 方面取得良好的疗效。

邵襄的研究纳入 69 例接受奥沙利铂化疗的患者，随机分为 2 组，治疗组加用当归四逆汤，化疗 4 周期内对每周期进行评估。结果显示治疗组 ADIPN 发生率低于对照组，且外周感觉和运动障碍的发生率和严重程度亦显著下降。研究证实当归四逆汤能有效预防并缓解 ADIPN，提高患者生存质量。

(3) 补阳还五汤（出自王清任·《医林改错》）

组成：生黄芪四两(120 g)、当归尾二钱(6 g)、赤芍一钱半(5 g)、地龙一钱(3 g)、川芎一钱(3 g)、红花一钱(3 g)、桃仁一钱(3 g)。

功效：补气活血通络。

主治：气虚血瘀之中风。半身不遂，口眼㖞斜，语言謇涩，口角流涎，小便频数或遗尿不禁，舌黯淡，苔白，脉缓。

方义：方中重用生黄芪，大补元气，使气旺则血行，瘀消而不伤正，为君药。配以当归尾活血和血，且有化瘀不伤血之妙，是为臣药。川芎、赤芍、桃仁、红花助当归尾活血祛瘀；地龙长于行散走窜，通经活络，均为佐药。各药合用，使气足以推动血行，瘀去络通，则筋肉得养，痿废可愈。本方以大剂补气药配以少量活血通络之品(黄芪五倍于行血药之总量)，使元气大振，鼓动血行，活血而不伤血，共奏补气活血通络之功。

①临床前研究：蔡青等建立 OIPN 模型，实验组使用补阳还五汤连续灌胃 28 天，结果发现补阳还五汤可拮抗奥沙利铂化疗大鼠引起的热痛阈值和体重变化。任丽琦等通过网络药理学方法研究补阳还五汤治疗 ADIPN 的作用机制，利用网络药理学方法分析了补阳还五汤中 15 种化学成分与 ADIPN 的潜在靶点，并进行 KEGG 通路富集分析，明确了补阳还五汤治疗 ADIPN 的潜在靶点和信号通路，发现补阳还五汤治疗 ADIPN 的核心靶点主要涉及 MAPK、JUN/STAT3 和 PI3K-Akt 信号通路。其中，MAPK 通路中的 JUN 是重要的信号分子，JUN 可以通过激活下游 JAK1/2 和 STAT3 信号通路，从而参与 ADIPN 的发生。

②临床研究：罗璠等的研究纳入 60 例白蛋白紫杉醇化疗乳腺癌患者，并将其随机分为 2 组，对照组发生 CIPN 后予维生素 B1、甲钴胺口服；治疗组除上述外，在化疗开始时加用补阳还五汤。4 周期后结果显示，治疗组 ADIPN 发生率为 51.7%，低于对照组的 82.1%，这证明补阳还五汤可显著降低 ADIPN 的发生率，延缓 ADIPN 发生时间。

魏晓晨等通过纳入 8 个随机对照试验，Meta 分析显示补阳还五汤组与对照组在 ADIPN 总发生率、严重 ADIPN 发生率及外周神经传导速度方面具有统计学差异。最终得出补阳还五汤在预防 ADIPN 方面具有明显优势，且安全性良好。

朱飞波等收集 22 例甲钴胺治疗硼替佐米所致 ADIPN 无效的骨髓瘤患者，采用自身前后对比，予补阳还五汤治疗。结果显示，治疗后 ADIPN 评分降低、中医证候改善，疗效肯定。

文汉英等应用补阳还五汤加味防治 ADIPN，3 个周期后结果显示治疗组 ADIPN 总发生率为 40.0%，低于对照组 73.3%，说明补阳还五汤对 ADIPN 有防治作用，但需要进一步的临床研究验证。

（4）加味肾气丸（出自《严氏济生方》，又名济生肾气丸，日本称之为 Goshajinkigan）

组成：熟地黄、川牛膝、制附子、肉桂各 15 g，山药、山茱萸、泽泻、茯苓、车前子、牡丹皮各 30 g

功效：温补肾阳，利水消肿。

主治：肾阳不足，水湿内停。水肿，小便不利。

方义：本方由肾气丸将干地黄改为熟地黄、肉桂易桂枝，即附桂八味丸，再加牛膝、车前子组成。方中用附子、肉桂温补肾阳；泽泻、茯苓、车前子利水消肿；熟地黄、山萸肉、山药滋阴补肾；佐以牛膝、丹皮通利血脉，使血行通畅，以利于利水消肿。诸药合用，补中有泻，以泻助补，共成补肾利水之剂。

①临床前研究：本方主要在日本开展了大量的临床前研究，动物实验证实，加味肾气丸(Goshajinkigan，GJG)口服可以改善紫杉醇、奥沙利铂导致的机械性疼痛异常及奥沙利铂急性神经病变症状(丙酮试验)，且不影响紫杉醇、奥沙利铂的抗肿瘤作用。进一步研究发现，GJG 通过多种途径来干预奥沙利铂、紫杉醇的周围神经病变，比如抑制 TRP 通道的功能改变(特别是 TRPA1、TRPM8 和 TRPV4)、降低氧化应激、抑制脊髓中初级感觉(S1)皮层中的星形胶质细胞。

②临床研究：围绕奥沙利铂、紫杉类药物导致的 ADIPN，日本学者开展了多个临床研究，探索 GJG 的临床疗效。

在奥沙利铂周围神经病变方面，2011 年，Kono 等开展了回顾性研究，纳入 90 例接受 FOLFOX4 或改良 FOLFOX6 治疗的转移性癌症患者，将其分配接受以下辅助治疗之一：口服 GJG 7.5 g(A 组，$n=11$)，静脉补充钙镁合剂(FOLFOX 前后各 1 g)(B 组，$n=14$)，GJG 与钙镁合剂联合治疗(C 组，$n=21$)，不接受联合治疗(D 组，$n=44$)。结果显示，当奥沙利铂的累积剂量超过 500 mg/m^2 时，A～D 组神经病变(所有等级)的发生率分别为 50.0%、100%、78.9% 和 91.7%。仅接受 GJG 的组中最低。这提示 GJG 与奥沙利铂联合应用，可降低奥沙利铂的神经病变发生率。随后其开展了一项 2 期随机、双盲、安慰剂对照研究，接受含奥沙利铂的化疗的患者被随机分配每天口服 TJ-107(加味肾气丸，7.5 g)或安慰剂。主要终点是第 8 个化疗周期之前 2 级或更高级别 OIPN 的发生率。89 名患者被随机分配接受 TJ-107($n=44$)或安慰剂($n=45$)治疗。TJ-107 组和安慰剂组在第 8 个周期之前 2 级或更高 OIPN 的发生率分别为 39% 和 51%RR=0.76；95%CI：0.47～1.21)。3 级 OIPN 的发生率为 7%(TJ-107)，而安慰剂为 13%(RR=0.51，95%CI：0.14～1.92)。结果提示 TJ-107 似乎具有可接受的安全性，降低了 2 级或更高级别 OIPN 的发生，且不影响奥沙利铂抗肿瘤作用。

Yoshida 也在临床中开展了研究，评估 GJG 治疗大肠癌患者奥沙利铂诱导的周围神经病变的疗效。结果显示，与同期未接受 GJG 治疗的 44 名大肠癌癌症患者相比，GJG 组对周围神经病变的疗效为治愈、有效、稳定和有害，分别为 3.4%、20.7%、69.0% 和 6.9%。非 GJG 组的疗效(4.5%、15.9%、45.5% 和 34.1%)相比两组之间的有害影响比例存在显著差异($P=0.04$)。

在此基础上 Oki 开展了一项多中心随机、双盲、安慰剂对照的Ⅲ期试验，进一步明确 GJG 预防 OIPN 的疗效。在计划的 310 名患者中有 142 名被纳入研究时，进行了中期分析，182 名患者可进行疗效评估，包括 GJG 组的 89 名患者和安慰剂组的 93 名患者。GJG 组 2 级或更高神经毒性的发生率为 50.6%，安慰剂组为 31.2%。

Cox 比例风险分析表明，使用 GJG 与神经病变的发生率显著相关(风险比，1.908；*P*＝0.007)。根据中期分析结果，GJG 不能预防奥沙利铂相关性周围神经病变。因此，安全评估委员会建议终止该研究。

2021 年 Aoyama T 报道的另一项前瞻性、多机构、随机、双盲、安慰剂对照的Ⅱ期试验中，同样未观察到 GJG 可以预防奥沙利铂诱导的周围神经病变。

在紫杉类药物相关周围神经病变方面，2013 年，Abe 开展了一项临床研究，探索 GJG 和甲钴胺对癌症患者多西他赛相关的神经病变的预防疗效。将 60 例接受多西他赛化疗的患者分为两组，33 例患者(GJG 组)口服 7.5g/d GJG，27 例患者(甲钴铵组)口服 1 500 μg/d 甲钴铵。结果显示，GJG 组神经病变的发生率为 39.3％，甲钴铵组为 88.9％(p＜0.01)。这提示 GJG 可有效预防多西他赛诱导的周围神经病变。

Matsumura 开展了另一项多中心、随机对照试验前瞻性研究，探索 GJG 预防紫杉醇诱导的周围神经病变的疗效。55 例接受紫杉醇和卡铂一线化疗的癌症患者被随机分为 A 组(27 例，2 级神经病变发作后开始服用 GJG) 和 B 组(28 例，化疗前 1 周开始预防性服用 GJG)。主要终点是具有最大感觉神经病变等级和视觉模拟评分(VAS)的比例，次要终点是化疗完成率和神经毒性引起的紫杉醇剂量减少情况。结果显示预防性 GJG 给药(B 组)效果显著。虽然两组 2 级感觉神经病变的发生率相似，但 B 组 2 级神经病变的所有患者都完成了治疗，不需要额外的镇痛药。研究结束时，B 组的 VAS 评分较低，对辅助镇痛药的依赖性降低(A 组：27.3％ VS B 组：66.7％)，化疗后 6 个月持续 CIPN 的频率显著降低(A 组：18.2％ VS B 组：55.6％)。两组之间的化疗完成率或 CIPN 相关变化没有差异。提示在紫杉醇化疗期间，预防性使用 GJG 显示出缓解周围神经病变症状的潜力。

目前正在开展的一项双臂、前瞻性、随机、多中心Ⅱ期试验(OLCSG2101)，将患者随机分为 GJG 预防组(A 组)或 GJG 非预防组(B 组)，进一步验证 GJG 的预防效果。加味肾气丸是目前为止临床研究最多，循证证据最高的中药复方，所有研究均在日本开展，本药也在 ADIPN 领域被寄予厚望，但在奥沙利铂的Ⅲ期临床研究中，中期数据分析其不仅没有降低 ADIPN 发生率，相反还增加了 ADIPN 发生率，不管是前期临床研究结果还是从本方的药物组成上看，这一结果令人费解，需要进一步分析原因。在紫杉类药物方面，目前提示具有预防疗效，但仍需进一步高级别临床研究验证。

(5) 桃红四物汤 (出自吴谦·《医宗金鉴》)

组成：白芍、川当归、熟地黄、川芎、桃仁各三钱(各 9 克)，红花二钱(6 克)。

功效：活血化瘀，调经止痛。

主治：血虚兼血瘀证，症见妇女经期超前，血多有块，色紫稠黏，腹痛，舌淡紫，苔白，脉沉迟或弦细涩。

方义：方中熟地黄甘温味厚质润，入肝、肾经，长于滋养阴血，补肾填精，为补血要药，故为君药；当归甘辛温，归肝、心、脾经，为补血良药，兼具活血作用，且为养血调经要药，用为臣药；佐以白芍养血益阴；川芎活血行气；加入桃仁、红花以活血祛瘀通经。全方以四物汤补血调血，以桃仁、红花活血祛瘀，共奏养血活血化瘀之功。具有“补血而不滞血，和血而不伤血”的特点。

①临床前研究：Zhou 通过网络药理学分析了桃红四物汤（THSWD）的组成和靶点，筛选了 69 个化合物和 856 个基因，最终鉴定出与 CIPN 相关的 105 个基因。桃红四物汤主要通过山柰酚、槲皮素、木犀草素、肉豆蔻酮、β-谷甾醇和黄芩素等 6 种关键化合物和 8 种关键靶基因（MYC、TNF、MAPK14、AKT1、ESR1、RELA、TP53 和 HSP90AA1）治疗 CIPN。这些基因与五个主要信号通路有关：PI3K-Akt 信号通路、MAPK 信号通路、TNF 信号通路、IL－17 信号通路和 NF-κB 信号通路。这项研究揭示了桃红四物汤治疗 CIPN 的潜在多靶点和多组分机制，为进一步研究其治疗机制提供了科学依据。

②临床研究：李珍等将 73 例消化系统癌症患者随机分为 2 组，治疗组化疗周期前后使用桃红四物汤，对照组不使用中药干预，结果显示 ADIPN 总发生率治疗组为 13.5%，对照组为 55.6%，提示桃红四物汤防治 ADIPN 具有一定的疗效，但需要进一步的临床研究验证。

（6）阳和汤（出自王洪绪·《外科证治全生集》）

组成：熟地黄一两（30 g）、白芥子二钱（6 g）、鹿角胶三钱（9 g）、肉桂一钱（3 g）、姜炭五分（2 g）、麻黄五分（2 g）、生甘草一钱（3 g）。

功效：温阳补血，散寒通滞。

主治：阳虚血弱，寒凝痰滞之阴疽。患处漫肿无头，酸痛无热，皮色不变，口不渴，舌淡苔白，脉沉细或沉迟；或贴骨疽、脱疽、流注、痰核、鹤膝风等。

方义：方中重用熟地黄温补营血，填精益髓；鹿角胶生精补髓，养血助阳，强筋壮骨，其与熟地黄相配伍，则益精血，助阳气，补肝肾之力更强，共为君药。配以肉桂、炮姜温阳散寒而通利血脉，为臣药。佐以少量麻黄辛温宣散，发越阳气，开泄腠理，以散肌表腠理之寒凝；白芥子善消皮里膜外之痰。甘草解毒，调和诸药，为使药。诸药相合，共奏助阳补血，温经散寒，除痰通滞之效。是治疗阴证痈疽疮疡的著名方剂。本方以温补营血药（熟地黄、鹿角胶）与辛散温行药

（肉桂、炮姜、白芥子、麻黄）相伍，使补而不滞，温而不燥；补不敛邪，散不伤正，相反相成。

①临床前研究：无。

②临床研究：胡岗等将阳和通络方观察其对 ADIPN 的影响，研究将 120 例接受 FOLFOX 方案化疗的患者随机分为 2 组，观察组加用中药口服。治疗后，观察组 CIPN 分级、生活质量评分、中医症候量表评分、血浆黏度、全血低切黏度和全血高切黏度均优于对照组，证明阳和通络汤对结直肠癌患者 ADIPN 的临床治疗效果好，改善患者临床症状、纠正患者血流动力学指标，是临床防治 ADIPN 的可靠方案之一。

何秀云等观察 97 例使用阳和汤治疗结直肠癌所致 ADIPN 的临床效果，得出加减阳和汤（熟地黄 30 g、肉桂 3 g、麻黄 2 g、鹿角胶 9 g、白芥子 6 g、姜炭 2 g、生甘草 3 g、细辛 3 g、通草 12 g、威灵仙 10 g、羌活 10 g、葛根 20 g）口服、熏洗联合甲钴胺片治疗 ADIPN 具有良好的疗效。需要进一步的临床研究验证。

（7）温经汤（出自张仲景·《金匮要略》）

组成：吴茱萸三两（9 g）、当归二两（6 g）、赤芍二两（6 g）、川芎二两（6 g）、人参二两（6 g）、桂枝二两（6 g）、阿胶二两（6 g）、牡丹皮二两（6 g）、生姜二两（6 g）、炙甘草二两（6 g）、半夏半升（6 g）、麦冬一升（9 g）。

功效：温经散寒，养血祛瘀。

主治：冲任虚寒，瘀血阻滞证。漏下日久，月经提前或推后，或一月数行，或经停不至，或痛经，小腹冷痛，唇口干燥，傍晚发热，手心烦热。亦治女子久不受孕。

方义：方中吴茱萸入肝经血脉，长于散寒止痛；桂枝通行十二经脉，长于温经散寒。二药配伍，温经散寒，通利血脉之功甚佳，共为君药。当归、白芍、阿胶、麦冬养血滋阴，以补虚损之冲任；川芎、丹皮活血祛瘀，以除阻滞之瘀血。其中，当归配川芎，皆具温性，为血中之气药，既可助君药温经散寒之力，又可增强活血祛瘀之功，且为调经常用药对；白芍又能缓急止痛，阿胶兼以止血，麦冬兼清虚热，丹皮又善退瘀热，同为臣药。配以人参、甘草、半夏、生姜益气健脾和中，以资生化之源，气足则能生血，也能摄血；半夏、生姜且通降胃气以散结，有助于祛瘀调经。漏下、月经不调日久，又每多兼有带下，半夏还能燥湿治带，俱为佐药。甘草调和药性，兼作使药。诸药配合，共建温经散寒，养血祛瘀之功效。本方以温清消补并用，但以温经补养为主；大队温补药与少量寒凉药相配，能使全方温而不燥，刚柔相济，以成温养化瘀之剂。

①临床前研究：无。

②临床研究：周俭等将60例接受FOLFOX4方案化疗的胃肠道肿瘤患者随机分为2组，中药治疗组在化疗基础上加用温经汤治疗。4个疗程后结果显示，对照组ADIPN发生率为80%，中药治疗组ADIPN发生率仅为37%。石璐等也通过上述方法观察温经汤加味的临床疗效，结果证明温经汤能够有效防治ADIPN的发生。

（8）神效黄芪汤（出自李东垣·《兰室秘藏》）

组成：黄芪二两(60 g)、炙甘草一两(30 g)、人参八钱(24 g)、蔓荆子一钱(3 g)、陈皮五钱(15 g)、白芍一两(30 g)。

功效：补气养血，祛风明目。

主治：浑身麻木不仁，或头面、手足、肘背，或腿脚麻木不仁，并皆治之。如两目紧急缩小，及羞明畏光，隐涩难开，或视物无力，睛痛昏花，手不得近，或目少精光，或目中热如火。

方义：黄芪固表气，人参固五脏气，用量少之人参固五脏气、主守户内，用量大之黄芪固表气、主守户外，抵挡住外邪的侵袭。白芍苦酸微寒，既能养血敛阴，滋润筋脉，又可柔肝养血止痛。炙甘草，性味甘温，补三焦元气而散表寒，坚筋骨，长肌肉，除疼痛麻木。二味相配，补阴血亏虚，治肝脾失调，除筋脉拘挛引起疼痛麻木。蔓荆子苦辛微寒，祛风散热燥湿，清肝降火，可助白芍、炙甘草二味养血舒筋更得力。陈皮行气健脾，通利气机。全方共奏补气养血，祛风明目功效。

①临床前研究：无。

②临床研究：张倩等将90例接受白蛋白紫杉醇化疗的乳腺癌患者随机分为2组，观察组在服用甲钴胺口服基础上加用中药治疗。6周期化疗结束后显示，观察组ADIPN发生率低于对照组，相对于单用甲钴胺口服，神效黄芪汤加减联合甲钴胺口服对ADIPN防治效果更优。

（9）十全大补汤（出自《太平惠民和剂局方》）

组成：人参6 g，白术、白芍、茯苓各9 g，黄芪12 g，川芎6 g，熟地黄12 g，当归9 g，肉桂、甘草各3 g。

功效：温补气血。

主治：气血两虚证。面色萎黄，倦怠食少，头晕目眩，神疲气短，心悸怔忡，自汗盗汗，四肢不温，舌淡，脉细弱，以及妇女崩漏，月经不调，疮疡不敛等。

方义：本方由四君子汤、四物汤加黄芪、肉桂而成，方中党参、黄芪大补元气；

白术、茯苓助参芪益气之功；熟地黄、当归、白芍养血和营；川芎活血行气；炙甘草和中益气；肉桂以增温阳补气之功。全方共奏温补气血、扶正固本之功。

①临床前研究：无。

②临床研究：黄菊等将 42 例肿瘤患者随机分为 2 组，对照组仅用化疗药物，治疗组在此基础上加用十全大补汤，化疗结束后随访 6 个月。结果显示，中药治疗组总有效率为 86.36%，疗效优于对照组，这证明十全大补汤对 ADIPN 疗效显著。

（10）自拟方剂：目前已有部分自拟方剂被报道用于防治 ADIPN。

戴素华等自拟益气活血方(黄芪 30 g、桂枝 12 g、红花 10 g、当归 12 g、川芎 12 g、透骨草 15 g、鸡血藤 20 g、地龙 15 g、白芍 12 g、蚂蟥 15 g、生姜 25 g、红枣 3 颗、甘草 6 g)防治 ADIPN。研究将 80 例接受 FOLFOX4 方案化疗的患者随机分为 2 组，观察组予益气活血方口服加外用，对照组口服甲钴胺。化疗结束后的结果显示，观察组临床疗效高于对照组，观察组化疗后第 2 和第 4 周期周围神经毒性反应优于对照组，各项中医症状评分低于对照组。这证明益气活血方能够有效预防 ADIPN，改善临床疗效。

冯玉等自拟通脉汤防治 ADIPN，该方由黄芪 20 g、干姜 15 g、当归 12 g、鸡血藤 20 g、制附子 15 g、地龙 12 g、白芍 20 g、甘草 15 g 组成。研究将 82 例奥沙利铂化疗患者分为 2 组，实验组予通脉汤，对照组静滴神经节苷脂与口服甲钴胺。化疗 4 周期后结果显示，实验组神经毒性程度较观察组轻，中医证候积分低，不良反应发生率低。因此通脉汤用于奥沙利铂化疗所致周围神经毒性防治中，能减轻神经毒性程度，减少不良反应发生。

李培红自拟固本通络方(黄芪 40 g、党参 15 g、炒白术 15 g、茯苓 15 g、桂枝 15 g、白芍 15 g、当归 15 g、桑枝 15 g、鸡血藤 25 g、女贞子 30 g、枸杞子 15 g、狗脊 10 g、元胡 20 g、香附 10 g、甘草 5 g 等)，用于防治肠癌术后、化疗后的 ADIPN。结果发现，治疗组第 4 和第 6 周期化疗中的 ADIPN 发生率明显低于对照组，同时胃肠道反应的发生率和严重程度得到了改善。

潘守杰等自拟扶正健脾汤(太子参 12 g、陈皮 10 g、白术 15 g、茯苓 15 g、法半夏 9 g、炙甘草 6 g、鸡内金 20 g、麦芽 20 g、黄芪 30 g、山药 20 g、神曲 15 g)联合甲钴胺治疗 ADIPN。在为期 12 个月的随访后发现，治疗组患者 ADIPN 缓解率均高于对照组同期。

表 7-1　中药复方预防 ADIPN 的信息汇总

作者	发表年份	研究类型	所选复方	病例数	结果
李道明等	2014	随机对照研究	黄芪桂枝五物汤：生黄芪 9 g、桂枝 9 g、芍药 9 g、生姜 18 g、大枣 12 枚	48 例，每组 24 例	黄芪桂枝五物汤可降低 ADIPN 发生率
刘慧等	2011	随机对照研究	黄芪桂枝五物汤：黄芪 30 g、桂枝 12 g、白芍药 15 g、生姜 12 g、大枣 15 g	90 例，每组 30 例	黄芪桂枝五物汤对奥沙利铂导致的周围神经毒性有较好的治疗作用，其对临床症状的改善作用更为显著
戴武松等	2023	随机对照研究	黄芪桂枝五物汤：黄芪 25 g、生姜 15 g、桂枝 12 g、白芍 12 g、大枣 6 枚	70 例，每组 35 例	黄芪桂枝五物汤联合甲钴胺对减轻弥漫大 B 淋巴瘤化疗所致神经毒性及神经传导速度具有积极的影响，减轻患者化疗过程中的痛苦
陈荣生等	2017	随机对照研究	通脉活血汤：生黄芪 30 g、太子参 20 g、桂枝 12 g、鸡血藤 12 g、当归 10 g、白芍 12 g、细辛 3 g、生地黄 20 g、僵蚕 10 g、炙甘草 10 g、川芎 10 g	48 例，治疗组 25 例，对照组 23 例	通脉活血汤能有效预防和拮抗奥沙利铂的周围神经毒性
马骏等	2019	随机对照研究	加味黄芪桂枝五物汤配方颗粒：黄芪 20 g、桂 10 g、白芍 10 g、当归 10 g、大枣 10 g、生姜 10 g	56 例，每组 28 例	加味黄芪桂枝五物配方颗粒可防治奥沙利铂所引起的外周神经损伤
丁蓉等	2014	随机对照研究	当归四逆汤：当归 10g、桂枝 10g、细辛 3g、芍药 12g、通草 10g、生甘草 3g、大枣 3 枚	48 例，每组 24 例	当归四逆汤对奥沙利铂导致的神经毒性有明显的防治作用
邵襄	2022	随机对照研究	当归四逆配方颗粒：当归 12g、桂枝 10g、细辛 3g、生白芍 10g、通草 6g、生甘草 6g、大枣 10g	69 例，试验组 34 例，对照组 35 例	当归四逆汤通过作用于蛋白质结构改变、DNA 修复以及线粒体自噬等多种途径，参与细胞凋亡，从而发挥治疗 ADIPN 的作用。当归四逆汤能有效预防并减轻奥沙利铂所致急、慢性周围神经毒性，发挥其减毒作用，提高患者的生存质量

续表

作者	发表年份	研究类型	所选复方	病例数	结果
罗璠	2023	随机对照研究	补阳还五汤：生黄芪 30 g、当归 10 g、川芎 10 g、红花 10 g、桃仁 10 g、赤芍 10 g、地龙 10 g	60 例，每组 30 例	补阳还五汤可有效降低白蛋白结合型紫杉醇相关 TIPN 发生率并推迟发病时间，改善患者生活质量水平
魏晓晨等	2016	随机对照试验系统评价	补阳还五汤	489 例患者	补阳还五汤能有效预防 ADIPN 的发生，降低 ADIPN 的发生率，且安全性较好
朱飞波等	2018	自身前后对照	补阳还五汤	22 例	补阳还五汤治疗 ADIPN 明显有效，可改善骨髓瘤患者预后
OKI 等	2015	随机对照研究	加味肾气丸：熟地黄、川牛膝、制附子、肉桂各 15g，山药、山茱萸、泽泻、茯苓、车前子、牡丹皮各 30 g	192 例，GJG 组 89 例安慰剂组 93 例	GJG 组 2 级或更高神经毒性的发生率为 50.6%，安慰剂组为 31.2%。Goshajinkigan 不能预防奥沙利铂相关性周围神经病变。
Matsumura 等	2024	随机对照研究	加味肾气丸：熟地黄、川牛膝、制附子、肉桂各 15 g，山药、山茱萸、泽泻、茯苓、车前子、牡丹皮各 30 g	55 例，GJG 治疗组 27 例 GJG 预防组 28 例	与紫杉醇联合使用，GJG 显示出可以预防周围神经病变的潜力。
李珍等	2013	随机对照研究	桃红四物汤：当归、丹参各 20 g、川芎 15 g、赤芍、熟地黄、桃仁、红花各 10 g、黄芪 50 g	73 例，治疗组 37 例，对照组 36 例	桃红四物汤防治奥沙利铂所致神经毒性具有一定的疗效
胡岗等	2022	随机对照研究	阳和通络汤：熟地、黄芪各 30 g，鹿角胶、麻黄、桃仁、当归、红花、川牛膝、地龙、水蛭各 10 g，桂枝、丹参、赤芍、甘草各 15 g，白芥子 6 g，姜炭 8 g	120 例，每组 60 例	阳和通络汤对结直肠癌患者化疗后神经毒副反应的临床治疗效果较好，能够改善外周神经毒性和奥沙利铂专用感觉神经毒性情况

续表

作者	发表年份	研究类型	所选复方	病例数	结果
何秀云等	2019	随机对照研究	加减阳和汤：熟地 30 g、肉桂 3 g、麻黄 2 g、鹿角胶 9 g、白芥子 6 g、姜炭 2 g、生甘草 3 g、细辛 3 g、通草 12 g、威灵仙 10 g、羌活 10 g、葛根 20 g	97 例，治疗组 49 例，对照组 48 例	阳和汤加减联合甲钴胺分散片治疗结直肠癌奥沙利铂化疗相关外周神经毒性确有良好疗效
周俭等	2012	随机对照研究	加减温经汤：吴茱萸 8 g、当归 10 g、川芎 10 g、白芍 10 g、党参 15 g、桂枝 6 g、阿胶 10 g、生姜 3 片、牡丹皮 10 g、甘草 5 g、半夏 10 g、麦冬 10 g、黄芪 15 g	60 例，每组 30 例	应用温经汤能够有效降低奥沙利铂神经毒性的发生率
石璐等	2010	随机对照研究	温经汤：吴茱萸 6～10 g、当归 12 g、川芎 10 g、白芍 10 g、党参 30 g、桂枝、6 g，阿胶、15 g，生姜 2 片、牡丹皮 10 g、甘草 6 g、半夏 10 g、麦冬 10 g、黄芪 30 g	56 例，治疗组 30 例，对照组 26 例	应用温经汤能够有效防治奥沙利铂神经毒性的发生
张倩等	2024	随机对照研究	神效黄芪汤加减：黄芪 40 g、人参 5 g、桂枝 10 g、防风 6 g、白芍 15g、鸡血藤 30 g、鸡矢藤 30 g、枳壳 10 g、炙甘草 6 g	90 例，每组 45 例	与单用甲钴胺比较，神效黄芪汤加减方联合甲钴胺口服白蛋白结合型紫杉醇化疗方案所致 ADIPN 的防治作用更优，可降低 ADIPN 的发生率、减轻 ADIPN 程度
黄菊等	2012	随机对照研究	十全大补汤：人参(6 g)、白术、白芍、茯苓(各 9 g)、黄芪(12 g)、川芎(6 g)、熟地黄(12g)、当归(9g)、肉桂、甘草(各 3g)	42 例，治疗组 22 例，对照组 20 例	中药治疗组总有效率优于对照组
戴素华等	2023	随机对照研究	益气活血方：黄芪 30 g、桂枝 12 g、红花 10 g、当归 12 g、川芎 12 g、透骨草 15 g、鸡血藤 20 g、地龙 15 g、白芍 12 g、蚂蟥 15 g、生姜 25 g、红枣 3 颗、甘草 6 g	100 例，治疗组 53 例，对照组 47 例	益气活血方能够有效预防奥沙利铂致肠癌患者的周围神经毒性，改善临床疗效，同时中医症状较轻

续表

作者	发表年份	研究类型	所选复方	病例数	结果
冯玉等	2023	随机对照研究	通脉汤：黄芪 20 g、干姜 15 g、当归 12 g、鸡血藤 20 g、制附子 15 g、地龙 12 g、白芍 20 g、甘草 15 g	82 例，每组 41 例	通脉汤用于奥沙利铂化疗所致周围神经毒性防治中，能减轻神经毒性程度及临床症状
李培红	2020	随机对照研究	自拟固本通络方：黄芪 40 g、党参 15 g、炒白术 15 g、茯苓 15 g、桂枝 15 g、白芍 15 g、当归 15 g、桑枝 15 g、鸡血藤 25 g、女贞子 30 g、枸杞子 15 g、狗脊 10 g、元胡 20 g、香附 10 g、甘草 5 g	70 例，每组 35 例	固本通络方能显著降低奥沙利铂神经毒性的发生
潘守杰等	2021	随机对照研究	自拟扶正健脾汤：太子参 12 g、陈皮 10 g、白术 15 g、茯苓 15 g、法半夏 9 g、炙甘草 6 g、鸡内金 20 g、麦芽 20 g、黄芪 30 g、山药 20 g、神曲 15 g	120 例，每组 60 例	采取扶正健脾汤联合甲钴胺预防含奥沙利铂或紫杉醇化疗方案所致周围神经毒性效果明显

2. 中成药

目前已有多个中成药注射剂预防 ADIPN 的临床研究被报道，为 ADIPN 的药物预防提供了潜在药物选择。然而，这些均为小样本探索性研究，不足以在临床推广使用，需要进一步设计规范的随机对照研究。

（1）参附注射液

药物组成：红参、附片(黑顺片)；辅料为聚山梨酯 80。

功效：回阳救逆，益气固脱。

适应证：主要用于阳气暴脱的厥脱症(感染性、失血性、失液性休克等)；也可用于阳虚(气虚)所致的惊悸、怔忡、喘咳、胃疼、泄泻、痹症等。

①临床前研究：参附注射液是由红参和黑附子提取物制成，含人参皂苷、乌头类生物碱，具有益气补阳、活血化瘀、促进骨髓干细胞增殖和改善骨髓造血微循环的作用。已有临床应用提示，参附注射液对恶性肿瘤放疗、化疗所引起的骨髓抑制有一定的拮抗作用，对化疗过程中肿瘤患者的体力状态有保护作用。作为中医药温阳补气扶正的代表中药注射液，能够在扶正温阳的基础上，改善心、脑、肺、肝等

重要脏器的营养性血流量，通过抗氧化、抗炎和维持微循环正常功能等机制保护应激状态下的细胞功能，以达到保护器官作用。熊邵权等通过实验研究得出参附注射液可减轻紫杉醇的外周神经毒性，认为其可提高血清中神经生长因子（NGF）的水平，促进外源性 NGF 逆转运至神经元，利于神经元的修复及轴突再生。

②临床研究：朱静娟等将胃肠道肿瘤患者 40 例（其中胃癌 10 例）设计为治疗组，于化疗开始第一天给予参附注射液，结果显示治疗组外周神经毒性的总发生率为 45.0%，对照组为 72.5%。研究表明，在化疗期间联用参附注射液可以降低胃癌患者 ADIPN 发生率，且没有明显毒副作用。

（2）参芪扶正注射液

药物组成：党参、黄芪、氯化钠（注射用）；辅料为焦亚硫酸钠、依地酸二钠。

功效：益气扶正。

适应证：用于肺脾气虚引起的神疲乏力，少气懒言，自汗眩晕；肺癌、胃癌见上述症候者的辅助治疗。

①临床前研究：参芪扶正注射液具有抗肿瘤的特性，包括细胞周期调节、细胞凋亡、免疫活性调节等多种生物学途径。临床研究表明，参芪扶正注射液能明显改善恶性肿瘤化疗患者临床症状和体征变化，其改善率高达 93.8%。参芪扶正注射液配合化疗对骨髓造血功能有较好的保护作用。参芪扶正注射液疗效明确，且广泛应用于临床。

②临床研究：邢智伟等通过临床研究，观察参芪扶正注射液联合神经妥乐平，防治晚期结肠癌患者周围神经毒性的效果。研究表明，参芪扶正注射液联合神经妥乐平可显著减轻晚期结肠癌周围神经毒性反应，有较好的周围神经保护功能，同时还能增强化疗疗效，提高生活质量。

（3）银杏注射液

药物组成：每支含有银杏叶提取物 17.5 mg，其中银杏黄酮苷 4.2 mg；辅料为山梨醇、乙醇、氢氧化钠。

功效：活血化瘀。

适应证：主要用于脑部、周围血流循环障碍。急慢性脑功能不全及其后遗症：脑卒中、注意力不集中、记忆力衰退、痴呆。耳部血流及神经障碍：耳鸣、眩晕、听力减退、耳迷路综合征。眼部血流及神经障碍：糖尿病引起的视网膜病变及神经障碍、老年黄斑变性、视力模糊、慢性青光眼。周围循环障碍：各种周围动脉闭塞症、间歇性跛行症、手脚麻痹冰冷、四肢酸痛。

①临床前研究：银杏注射液是从银杏科植物银杏叶中提取有效成分加工而成，

其主要成分为黄酮类，可以有效抑制神经细胞的凋亡，保护损伤的感觉和运动神经元，促进神经功能恢复。研究发现，银杏达莫注射液对高血压脑出血患者神经功能的恢复起着至关重要的作用。

②临床研究：邢龙等人将62例胃肠肿瘤患者以随机数字表法分为观察组和对照组各31例，观察组在对照组的治疗基础上加用银杏注射液。4个化疗周期后评价患者的外周神经毒性的发生率及程度。通过该研究发现，观察组患者的外周神经毒性的总发生率及Ⅲ度以上外周神经炎的发生率均明显低于对照组，差异有统计学意义（$P<0.05$）。

（4）黄芪注射液

药物组成：黄芪；辅料为依地酸二钠、碳酸氢钠、甘油。

功效：益气养元，扶正祛邪，养心通脉，健脾利湿。

适应证：用于心气虚损、血脉瘀阻之病毒性心肌炎、心功能不全及脾虚湿困之肝炎。

①临床前研究：黄芪是我国传统中药之一，有补气升阳、益气固表、利水消肿等功效。现代药理研究证实，黄芪中的主要成分黄芪多糖和黄芪总皂苷等均有增强机体免疫功能的作用。黄芪注射液是由黄芪的有效成分提取而成。研究表明，黄芪具有清除自由基，保护SOD活性的功能，对周围神经缺血、再灌注损伤具有保护作用，同时能强化神经纤维功能，提高机体耐受性，能够保护并修复周围神经纤维。

②临床研究：陈勇等研究发现与单用弥可保相比，黄芪注射液联合弥可保可有效降低CIPN总发生率（24.1% VS 55.2%，$P<0.05$），同时改善神经传导功能，提高患者KPS评分。魏晓晨通过Meta分析比较了3种注射液在防治CIPN的作用，结果显示预防CIPN总发生率的概率排序为：黄芪注射液＞参麦注射液＝参附注射液；预防严重CIPN发生率的概率排序依次为：黄芪注射液＞参麦注射液＞参附注射液。但三种注射液之间比较差异无统计学意义。

（5）参麦注射液

药物组成：红参、麦冬；辅料为聚山梨酯80。

功效：益气固脱，养阴生津，生脉。

适应证：用于治疗气阴两虚型之休克、冠心病、病毒性心肌炎、慢性肺心病、粒细胞减少症。能提高肿瘤病人的免疫机能，与化疗药物合用时，有一定的增效作用，并能减少化疗药物所引起的毒副反应。

①临床前研究：参麦注射液主要是由人参、麦冬提纯制备，主要功效为益气固脱、养阴生津、生脉，其含有人参皂苷等，能够调节神经元的代谢，促进受损神经

元的修复。同时麦冬是天然的抗氧化制剂，可直接减少氧自由基的产生，能减轻细胞脂质过氧化，增强机体抗氧化功能。杨志贤经研究发现参麦注射液通过降低血清抗神经节苷脂抗体水平，可改善大鼠神经传导速度。此外，人参皂苷对免疫系统也有一定的调节作用，可改善患者的免疫功能。麦冬中的麦冬总皂苷可保护心肌细胞，并具有明显的抗炎作用；麦冬活性多糖还具有良好的免疫增强作用，对患者的免疫功能调节作用明显。现代药理学研究证实，参麦注射液可抑制肿瘤微血管的生成，从而阻断肿瘤细胞增殖，达到抗肿瘤的目的。

②临床研究：朱红丽等应用参麦注射液预防 CIPN，治疗组 CIPN 发生率仅为 28.26%，远低于对照组的 70.73%（$P<0.05$），说明参麦注射液能够明显减轻奥沙利铂所致的周围神经毒性。

（6）艾迪注射液

药物组成：斑蝥、人参、黄芪、刺五加；辅料为甘油(供注射用)。

功效：清热解毒，消瘀散结。

适应证：用于原发性肝癌、肺癌、直肠癌、恶性淋巴瘤、妇科恶性肿瘤等。

①临床前研究：现代药理学研究表明，艾迪注射液具有肿瘤细胞灭亡的作用，且对实体瘤具有明显抑制作用，可以提高机体应激能力，增强机体的特异性、非特异性免疫功能，达到与其他抗癌药物协同的疗效。

②临床研究：曹军证实艾迪注射液联合 FOLFOX4 方案较空白对照组能明显降低 CIPN 发生率，且具有统计学意义。张腾蛟选取 66 例晚期结直肠癌患者为研究对象，随机分为对照组和观察组，对照组采用 SOX 方案化疗，观察组采用 SOX 方案+艾迪注射液治疗，治疗两个疗程后结果显示，与单纯采用 SOX 方案化疗治疗晚期结直肠癌相比，联合艾迪注射液治疗可提高临床疗效，减少毒副反应，提高患者生活质量。

（二）中医外治

1. 针灸

（1）针刺

①临床前研究：Ma 等人探讨脊髓神经元 GRK2 在顺铂诱导的 CIPN 和电针(EA)预防 CIPN 中的作用，在顺铂诱导的 CIPN 小鼠模型中，EA 的预防性治疗完全模仿了脊髓中神经元 GRK2 过表达的作用。顺铂治疗后，EA 增加了脊髓背角 GRK2 水平。脊髓内注射腺相关病毒(AAV)载体特异性下调神经元 GRK2，完全逆转了 EA 对 CIPN 和小胶质细胞激活的调控作用。这表明脊髓神经元 GRK2 对 EA 对 CIPN 的预防作用有贡献，神经元 GRK2 可能是 CIPN 干预的潜在靶点。

②临床研究：针刺是重要的补充和替代医学方法之一，在CIPN的预防治疗中发挥关键作用。针灸治疗CIPN的临床研究主要集中在治疗上，鲜有研究关注预防策略。

Heather Greenlee等人报道了一项电针(EA)预防紫杉烷诱导的早期乳腺癌女性周围神经病变的随机、假对照试验，评估12周疗程的针灸治疗在接受辅助或新辅助紫杉醇治疗的Ⅰ～Ⅲ期乳腺癌患者中预防或减少CIPN的有效性。该研究纳入63例患者，将其随机分为电针组(31例)和假电针组(32例)，每周干预1次，共12周。主要终点是疼痛量表-简表(BPI-SF)，次要终点是FACT-NTX、FACT-TAX、NPS、生物测剂测试分数和凹槽钉板测试分数。结果显示，在第12周时，两组的疼痛或神经病变没有差异；到第16周，假电针组恢复到基线，而电针组继续恶化，EA受试者的恢复速度比SEA受试者慢。该研究认为，EA的电刺激成分可能引起CIPN症状，因此EA可能不如没有电刺激的传统针灸有效和安全；未来研究应侧重于EA治疗，而不是预防CIPN，应评估其他形式的针灸预防CIPN的效果。

Chan等人进行了一项单盲、随机、假对照研究，评估针灸缓解直肠癌患者CIPN的疗效和安全性。研究共纳入60例新诊断的Ⅱ～Ⅳ期直肠癌患者，其被随机分配到电针组(EA)或假电针组(SA)，每周干预1次，共12周。主要结果指标是FACT/GOC-Ntx问卷，次要结果包括NRS评分、EORTC QLQ-C30和CCMQ。结果显示，与SA组相比，EA组化疗期间CIPN严重程度明显缓解，但在振动或轻触感的测试中两组没有差异。该研究初步证明了EA在预防直肠癌患者急性CIPN中的疗效和安全性。

Huang等人也进行了一项随机、假对照、单盲试验，同样评估了针灸预防直肠癌患者CIPN的疗效。研究共纳入32例Ⅲ期直肠癌患者，将其随机分为针刺组和假针刺组，患者计划在每周期化疗前后各2天进行干预。主要结局指标是NCV和von Frey单丝测试结果，次要结局指标有FACT-G问卷、FACT/GOG-Ntx量表、BPI-SF。结果显示，大多数的患者接受了大于8个周期的化疗，两组在第48周时右大脚趾和食指脚趾的平均触摸阈值比较中有显著差异，但在其他量表评估中均未发现明显差异。该研究认为预防性针灸可能对直肠癌患者化疗期间的机械或触觉阈值产生神经保护作用，这种保护作用在6个月的随访中仍然存在。

Zhi等人报道了一项正在进行的针灸预防紫杉烷所致CIPN的Ⅱ期随机、安慰剂(假针刺)对照试验，以评估RA与SA在预防紫杉烷诱导的周围神经病变进展方面的有效性，以及对化疗相对剂量强度和 CIPN 相关化疗停药的有效性。此外，另有一项临床研究也在入组，旨在评估针刺加指压联合标准护理冰片冷冻疗法在接受以奥沙利铂为基础的方案的胃肠道癌症患者中预防和减轻 CIPN 的效果。

（2）温针灸：温针灸是将针刺与艾灸相结合的一种方法，操作时在留针过程中，将艾绒搓团捻裹于针柄上点燃，通过针体将热力传入穴位以发挥温通经脉、行气活血的作用。

苏碧莹等的研究纳入 100 例应用奥沙利铂方案化疗的消化道肿瘤患者，将其随机分为四组(中药组、温针灸组、中药联合温针灸组和观察组)。温针灸组选穴为合谷、内关、曲池、血海、足三里、三阴交。中药组口服黄芪桂枝五物汤。观察指标包括神经传导速度(NCV)和奥沙利铂 Levis 专用感觉神经毒性分级。结果显示，治疗后各组患者的 NCV 较治疗前均有所下降，其中观察组下降最为明显，其次为中药组和温针灸组。针药结合组出现严重 ADIPN 的病例数最少，说明黄芪桂枝五物汤联合温针灸用于防治奥沙利铂神经毒性具有较好的临床效果，温针灸能通过加速损伤神经的自身恢复达到缓解 ADIPN 的效果。

黄海福的研究纳入 80 例化疗患者，随机分为观察组和对照组。对照组采用常规治疗，观察组加用温针灸，选穴包括中渚、合谷、后溪、外关、曲池、照海、悬钟、三阴交、阳陵泉、足三里及阴陵泉。共治疗 2 个疗程，每个疗程为 10 天。观察两组 ADIPN 发生率及生存质量评分。结果显示，观察组 ADIPN 发生率明显低于对照组(27.5% VS 42.5%)，且生存质量评分显著优于对照组。这说明温针灸可以降低 ADIPN 发生率同时显著改善化疗患者生存质量，具有推广价值。

表 7-2　针灸预防 ADIPN 的信息汇总

作者	发表年份	研究类型	所选穴位	病例数	结果
Greenlee 等	2016	随机、假对照试验	手三里、合谷、八邪、阳陵泉、足三里、八风、华佗夹脊	电针组(31 例) 假电针组(32 例)	两组之间的疼痛或神经病变没有差异
Chan 等	2023	单盲、随机、假对照研究	内关、曲池、八邪、足三里、三阴交、太冲、八风	电针组(30 例) 假电针组(30 例)	与假针组相比，电针组化疗期间 CIPN 严重程度明显减轻
Huang 等	2023	单中心、随机、对照、单盲临床试验	曲池、外关、合谷、八邪、足三里、阳陵泉、三阴交、太冲、八风	针刺组(16 例) 假针刺组(16 例)	两组在第 48 周时右大脚趾和食指脚趾的平均触摸阈值比较中有显著差异

续表

作者	发表年份	研究类型	所选穴位	病例数	结果
苏碧莹等	2018	随机对照、前瞻性临床研究	曲池、内关、合谷、足三里、三阴交，血海	100例,每组25例	温针灸可以有效地提高奥沙利铂所致的运动神经和感觉神经的传导速度，改善了奥沙利铂神经毒性，而且联合口服黄芪桂枝五物汤效果更佳
黄海福	2017	随机对照、前瞻性临床研究	中渚、合谷、后溪、外关、曲池、照海、悬钟、三阴交、阳陵泉、足三里、阴陵泉	80例，每组40例	温针灸可以降低ADIPN发生率同时显著改善化疗患者生存质量

2. 中药熏洗

中药熏洗是指将药物煎煮后，取药液清洗、浸泡或熏蒸患处，以达到治疗目的的中医外治方法。中药熏洗在预防ADIPN方面应用较多并取得一定疗效。熏洗用药多选择活血化瘀和祛风除湿之品，单药多选择红花、桂枝、当归、川芎、细辛等。

陈壮忠等观察98例以奥沙利铂和/或紫杉醇类药物为基础化疗的恶性肿瘤患者，将其分为对照组和观察组。对照组行周围神经病变预防宣教，观察组加用林氏和血通痹方(黄芪30 g、桂枝10 g、赤芍20 g、川芎20 g、当归10 g、丹参30 g、威灵仙30 g、徐长卿30 g)熏洗双手双足。两组均接受4个疗程干预，观察神经病变的发生率。结果表明，林氏和血通痹方可降低奥沙利铂和/或紫杉醇类药物所致ADIPN的发生率并降低其严重程度。

曲淑玉将符合60例消化道恶性肿瘤患者随机分为对照组(健康宣教，包括避免接触冷水，戴手套及穿袜保暖等)和观察组[在此基础上予藤芪通痹方(鸡血藤30 g、黄芪30 g、桂枝12 g、淫羊藿10 g、白芍10 g、莪术10 g、当归10 g、生姜3 g等)外洗]，7天为1个疗程，持续使用3个疗程。结果显示，观察组(53.3%)ADIPN发生率显著低于对照组(80.0%)，且观察组Levi分级优于对照组。这证明藤芪通痹方在防治ADIPN中具有一定疗效。

邢益阳等的研究采用蠲痹活络方(生黄芪30 g、桂枝10 g、当归10 g、制川乌9 g、淫羊藿10 g、川芎10 g、豨莶草30 g、红花15 g、细辛6 g)熏洗，持续3周。结果显示，观察组ADIPN发生程度及发生率显著低于对照组，观察组NCV减慢程度显著低于对照组，这表明外洗蠲痹活络方能有效改善 ADIPN。

吴超纳入 60 例以奥沙利铂为主化疗方案的患者，治疗组予益气温阳活血法（黄芪 45 g、桂枝 12 g、白芍 30 g、炒白术 15 g、鸡血藤 30 g、肉苁蓉 15 g、艾叶 10 g、木瓜 30 g、当归 12 g、怀牛膝 20 g、威灵仙、地龙 15 g、姜黄 15 g、补骨脂 15 g、生甘草 12 g 等）联合自制剂活血止痛散（威灵仙、透骨草、怀牛膝、海桐皮、白芷、羌活、红花、川楝子、苏木、姜黄、土茯苓、花椒、乳香、当归等），对照组服用甲钴胺片联合维生素 B_6。结果表明，内外合治法较西药治疗可明显降低 ADIPN 的发生率和严重程度，且用药时间愈长，效果越明显。

蔺莉等纳入 108 例非霍奇金淋巴瘤化疗患者，分为治疗组、对照组和联合组，每组各 36 例。对照组仅口服甲钴胺片，治疗组予周围神经方（熟附子 10 g、桑寄生 10 g、桂枝 10 g、僵蚕 10 g、当归 20 g、天麻 10 g、续断 10 g、鸡血藤 20 g、透骨草 10 g、红花 10 g、川芎 10 g、黄芪 20 g、钩藤 10 g、淫羊藿 10 g、杜仲 10 g、伸筋草 10 g）浸泡手脚，联合组在浸泡的同时予甲钴胺片口服，干预 7 个疗程（共连续 42 天）后，采用 WHO 标准对 ADIPN 进行评估。结果显示，周围神经方能明显降低 ADIPN 的发生率并提高患者的治疗满意度，改善生存治疗。

庄娟娜采用双筋龙外洗方（宽筋藤 30 g、黄芪 30 g、桑枝 20 g、地龙 10 g、蜈蚣 3 g、桂枝 10 g、桃仁 10 g）防止奥沙利铂为主的化疗患者，对比温水浸泡。结果显示，中药组在多个观察点的 ADIPN 的发生率和严重程度均显著低于对照组，证明治疗有效。

姜靖雯等认为化疗药物属于外邪湿毒内侵所致，因此采用祛风湿通经络的四藤一仙汤（海风藤 30 g、络石藤 30 g、钩藤 30 g、鸡血藤 30 g、海风藤 30 g、络石藤 30 g、钩藤 30 g、鸡血藤 30 g） 外洗对 ADIPN 进行预防。将 150 例接受奥沙利铂化疗的患者随机分为预防组和对照组（各 75 例），治疗组予四藤一仙汤外洗，对照组以单纯化疗。结果显示，预防组的 ADIPN 发生率、严重程度较对照组有显著降低，且预防组患者奥沙利铂累积剂量高于对照组，这说明四藤一仙汤外洗能降低 ADIPN 的发生率和严重程度。

季漪等在评价中药外洗治疗 ADIPN 的 Meta 分析中指出，中医外治可以显著降低 ADIPN 的发生率，提高生活质量，且联合西药治疗可以提高西药的临床疗效，达到增效减毒的作用。

Li 等人纳入了 33 项中医药外治治疗 ADIPN 的研究进行 Meta 分析，结果显示，治疗组的 ADIPN 的发生率、总有效率、KPS 评分、中医证候评分、疼痛评分和疼痛缓解率均优于对照组。这些结果表明，中药外治对 ADIPN 有潜在的治疗效果，可指导临床实践，但仍需进一步严格设计、大样本、多中心的随机对照试验，以全面评估中药外用治疗对 ADIPN 的疗效以提供更可靠的证据。

表 7－3　中药熏洗预防 AADIPN 的信息汇总

作者	发表年份	研究类型	所选中药	病例数	结果
苏碧莹等	2023	开放性随机对照研究	林氏和血通痹方：黄芪 30 g、桂枝 10 g、赤芍 20 g、川芎 20 g、当归 10 g、丹参 30 g、威灵仙 30 g、徐长卿 30 g	98 例，每组 49 例	林氏和血通痹方可降低奥沙利铂和/或紫杉醇类药物所致 ADIPN 的发生率
曲淑玉	2021	随机对照研究	藤芪通痹方：鸡血藤 30 g、黄芪 30 g、桂枝 12 g、淫羊藿 10 g、白芍 10 g、莪术 10 g、当归 10 g、生姜 3 g	60 例，每组 30 例	藤芪通痹方可以降低奥沙利铂所致 ADIPN 的发生率，减轻其严重程度
邢益阳	2022	随机对照研究	蠲痹活络方：生黄芪 30 g、桂枝 10 g、当归 10 g、制川乌 9 g、淫羊藿 10 g、川芎 10 g、豨莶草 30 g、红花 15 g、细辛 6 g	78 例，每组 39 例	患者化疗后通过外洗蠲痹活络方能够降低 ADIPN 发生程度和发生率，提高患者生活质量。
吴超	2020	随机对照研究	益气温阳活血法：黄芪 45 g、桂枝 12 g、白芍 30 g、炒白术 15 g、鸡血藤 30 g、肉苁蓉 15 g、艾叶 10 g、木瓜 30 g、当归 12 g、怀牛膝 20 g、威灵仙、地龙 15 g、姜黄 15 g、补骨脂 15 g、生甘草 12 g	57 例，对照组 28 例，实验组 29 例	内外合治法较西药治疗可明显降低 ADIPN 的发生率和严重程度，且用药时间愈长，效果越明显
蔺莉等	2018	随机对照研究	周围神经方：熟附子 10 g、桑寄生 10 g、桂枝 10 g、僵蚕 10 g、当归 20 g、天麻 10 g、续断 10 g、鸡血藤 20 g、透骨草 10 g、红花 10 g、川芎 10 g、黄芪 20 g、钩藤 10 g、淫羊藿 10 g、杜仲 10 g、伸筋草 10 g	108 例，每组 36 例	周围神经方能明显降低 ADIPN 的发生率并提高治患者的疗满意度，改善生存治疗
庄娟娜	2019	随机对照研究	双筋龙外洗方：宽筋藤 30 g、黄芪 30 g、桑枝 20 g、地龙 10 g、蜈蚣 3 g、桂枝 10 g、桃仁 10 g	60 例，每组 30 例	中药组在多个观察点的 ADIPN 的发生率和严重程度均显著低于对照组，治疗有效

续表

作者	发表年份	研究类型	所选中药	病例数	结果
姜靖雯等	2015	随机对照研究	四藤一仙汤海风藤 30 g、络石藤 30 g、钩藤 30 g、鸡血藤 30 g、海风藤 30 g、络石藤 30 g、钩藤 30 g、鸡血藤 30 g	150 例，每组 75 例	四藤一仙汤外洗能降低 ADIPN 的发生率和严重程度

3. 穴位按摩

Izgu 等人在一项前瞻性随机对照的临床试验中，将 40 例乳腺癌患者随机分为按摩组或对照组，在化疗前对按摩组患者进行经典按摩，对照组只接受常规护理。在基线和第 4、8、12 、16 周评估周围神经性疼痛、生存质量和神经传导速度。结果显示，在第 12 周时，按摩组的周围神经性疼痛较低且正中神经的感觉动作电位振幅更高，胫神经潜伏期更短；同时感觉和运动分量表评分随着化疗周期的推移显示出有利于 CMG 的统计学显著差异。该研究表明，经典按摩能有效预防化疗引起的周围神经性疼痛，可提高患者的生活质量。

4. 中药贴敷

吴燕等将 120 例 FOLFOX 方案化疗的患者随机分为治疗组和对照组。在化疗的同时，治疗组使用自拟温经活血方(桂枝 20 g、干姜 15 g、麻黄 15 g、吴茱萸 15 g、乳香 15 g、红花 20 g、冰片 8 g)贴敷于上下肢穴位(上肢穴位：八邪、阳池、阳溪、阳谷、中渚；下肢穴位：商丘、丘墟、太冲、足三里、阳陵泉、足临泣)，对照组仅使用热水袋暖手。结果显示，治疗组 ADIPN 的发生率和严重程度均低于对照组，且治疗组的发生时间较对照组晚，持续时间较短，差异具有统计学意义。这提示穴位贴敷在预防 ADIPN 方面具有一定效果。

郭梦圆将 70 例 FOLFOX 方案化疗的消化道恶性肿瘤患者随机分为两组各 35 例，两组均采用基础治疗，治疗组加用穴位敷贴联合益气活血方(黄芪 30 g、当归 15 g、桃仁 10 g、赤芍 10 g、川芎 10 g、鸡血藤 15 g、木瓜 15 g、牛膝 15 g)治疗，对照组配合甲钴胺片治疗。结果显示，穴位贴敷联合益气活血方对预防 ADIPN 有效，可降低其发生率，安全性高，且无严重不良反应发生。

5. 中药涂擦

中药涂擦是将中药制成水剂、膏剂、油剂、酊剂等，直接涂于患处的治疗方法，具有便捷、安全、有效的特点。周佳等评估涂擦自制甘草油以降低奥沙利铂化疗后周围神经毒性的发生的效率，将 84 例 FOLFOX 方案化疗病人随机分为治疗组和对照组，对照组化疗期间口服甲钴胺，治疗组加用自制甘草油涂擦，持续干预 10 天。结果显示，治疗组 ADIPN 的发生率和严重程度均低于对照组。提示自制甘草油涂擦可降低奥沙利铂化疗患者周围神经毒性发生率，减轻其严重程度。

王晓燕等将接受奥沙利铂化疗的 64 例肿瘤患者随机分为治疗组和对照组各 32 例。治疗组在应用奥沙利铂化疗的同时，每天进行 20 分钟的中药涂擦(桂枝 15 g、艾叶 15 g、川芎 15 g、红花 9 g、透骨草 30 g，75％酒精 2 升浸泡 1 个月)，10 天为一个疗程。结果显示，中药涂擦可在一定程度上缓解 ADIPN 症状，特别是对起初无感觉和感觉异常迟钝伴功能障碍的患者缓解效果更为明显。

张振等将符合纳入标准的 87 例患者随机分为观察组和对照组，对照组单纯采用含紫杉醇方案化疗药物，观察组在化疗同时服用补阳还五汤膏剂。治疗 4 周期后，观察组和对照组的外周神经毒性发生率分别为 18.2％和 34.9％，差异有统计学意义。提示补阳还五汤膏剂可有效降低含紫杉醇方案化疗导致的外周神经毒性的发生率。

6. 中药竹罐

中药竹罐疗法是将竹罐与中药汤剂一同煮沸，后取出竹罐，迅速甩净沸水滴后，立即紧扣于腧穴或患处，利用空气热胀冷缩的原理，使竹罐吸附于局部的治疗方法。为了获得较好的吸附力，常选用口径如拇指粗细的竹罐。用中药竹罐将热力、药力、竹罐吸附力同时作用于患肢，可达到活血化瘀、温通经络之效。华燕将用 FOLFOX 方案化疗的 168 例患者随机分为观察组和对照组，观察组在化疗期间每天用中药竹罐拔于四肢下端，留罐 15 分钟；对照组使用热水袋暖手。4 周期后观察患者 ADIPN 症状的发生率。结果显示，观察组为 13.1％，对照组为 53.6％，差异显著，说明中药竹罐疗法具有活血通络、修复神经损伤的作用，对预防 ADIPN 有效。

（三）中医康复运动

我国传统运动疗法在古时被称为导引，强调意念锻炼和意念引导呼吸，引导肢体活动与呼吸相结合。常见的传统运动疗法包括太极拳、五禽戏、八段锦、太极剑等。实践证明，这些运动在防治疾病方面有重大价值，已被国内外广泛采用，是康复的重要措施之一。

太极拳的理论取自太极图说中的阴阳动静之理，其运动作势时纯任自然，无中生有，即所谓的无极而太极。换言之，即行动时，中心泰然，无思无想，归元守一，作虚空想，此即所谓无极；至其运用圆滑，如环无端，莫如所止，则又所谓太极本于无极。势势之中，着着之内，均现圆形，故借太极之理以说明，又以阴阳、动静、刚柔、进退等比喻其作用。

五禽戏正式记载见于《后汉书・华佗传》："古之仙者，为导引之事，……以求难老。吾有一术，名五禽之戏，一曰虎，二曰鹿，三曰熊，四曰猿，五曰鸟。"这五种类型的动作分别为：①虎寻食；②鹿长跑；③熊撼运；④猿摘果；⑤鹤飞翔。练时要求模仿得逼真，不仅形似，还要神似，如虎的威猛扑动，鹿的伸颈回首，猿的机灵敏捷，熊的深厚沉稳，鸟的展翅翘立，以此来达到疏通经络、调和气血、活动筋骨、滑利关节的作用，从而逐步改善身体素质，增强抗病能力。

八段锦起源于北宋，古人把这套动作比喻为"锦"，意为五颜六色，美而华贵。体现其动作舒展优美，视其为"祛病健身，效果极好；编排精致；动作完美"。现代的八段锦在内容与名称上均有所改变，此功法分为八段，每段一个动作，故名为"八段锦"。其功法特点讲究"柔和缓慢、圆活连贯、松紧结合、动静相间、神与形合、气寓其中"，主要作用包括伸展肢体、改善全身血液循环、调理脏腑三焦，同时对全身肌肉、关节均有疗效。

参考文献

[1] 贾婧. 不同输液途径对化疗患者奥沙利铂所致神经毒性的影响[J]. 慢性病学杂志，2018，19(9)：1239-1240，1243.

[2] 戈应群，叶容，孙秋艳，等. PICC 置管与外周静脉输注奥沙利铂局部神经毒性反应对比的 Meta 分析[J]. 护理研究，2020，34(2)：249-254.

[3] 王帝娣，龙玲，周小珍，等. 中心静脉导管慢速输注奥沙利铂对外周神经毒性的影响[J]. 广东医科大学学报，2021，39(5)：637-639.

[4] HANAI A，ISHIGURO H，SOZU T，et al. Effects of cryotherapy on objective and subjective symptoms of paclitaxel-induced neuropathy：prospective self-controlled trial[J]. Journal of the National Cancer Institute，2018，110(2)：141-148.

[5] 潘珊，户坤，王碧幸，等. 空气压力治疗仪预防化疗药物致外周神经毒性的护理研究[J]. 临床护理杂志，2018，17(1)：76-78.

[6] BEIJERS A J M，BONHOF C S，MOLS F，et al. Multicenter randomized controlled trial to evaluate the efficacy and tolerability of frozen gloves for the prevention of chemotherapy-induced peripheral neuropathy[J]. Annals of Oncology，2020，31(1)：131-136.

[7] 刘苗，刘玉莹，方婷婷，等. 低温疗法对紫杉醇化疗所致周围神经毒性预防效果的系统评价[J]. 护士进修杂志，2024，39(13)：1414-1422.

[8] 付练，丁彩艳，孙志琴，等. 有氧运动对化疗所致外周神经毒性症状干预效果的 Meta 分析[J]. 全科护理，2024，22(9)：1612-1617.

[9] 姚利，吴燕，丁敏，等. 非药物治疗对化疗所致周围神经病变影响的 Meta 分析[J]. 循证护理，2023，9(16)：2906-2914.

[10] 卢超,冯绪康,沈琼颖,等. 不同频率电针治疗紫杉类化疗药物所致周围神经病变：随机对照试验[J]. 中国针灸，2024，44(10)：1139－1145.
[11] GOZANI S N. Remote analgesic effects of conventional transcutaneous electrical nerve stimulation：a scientific and clinical review with a focus on chronic pain[J]. Journal of Pain Research，2019，12：3185－3201.
[12] JOHNSON M I，BJORDAL J M. Transcutaneous electrical nerve stimulation for the management of painful conditions：focus on neuropathic pain[J]. Expert Review of Neurotherapeutics，2011，11(5)：735－753.
[13] Gewandter J S，Chaudari J，Ibegbu C，et al. Wireless transcutaneous electrical nerve stimulation device for chemotherapy-induced peripheral neuropathy：an open-label feasibility study[J]. Supportive Care in Cancer，2019，27(5)：1765－1774.
[14] SONG S Y，PARK J H，LEE J S，et al. A randomized，placebo-controlled trial evaluating changes in peripheral neuropathy and quality of life by using low-frequency electrostimulation on breast cancer patients treated with chemotherapy[J]. Integrative Cancer Therapies，2020，19：1534735420925519.
[15] 施舍，范神栋，王凤娇，等. 电针和 CO_2 激光灸对奥沙利铂所致周围神经毒性大鼠的外周保护机制[J]. 上海针灸杂志，2020，39(9)：1189－1194.
[16] 崔光卫，程怀锦，陈颢，等. 电针对大鼠奥沙利铂所致周围神经毒性的缓解作用[J]. 中华中医药杂志，2017，32(6)：2670－2672.
[17] LEE J H，GO D，KIM W，et al. Involvement of spinal muscarinic and serotonergic receptors in the anti-allodynic effect of electroacupuncture in rats with oxaliplatin-induced neuropathic pain[J]. The Korean Journal of Physiology & Pharmacology，2016，20(4)：407－414.
[18] GUO S N，HAN W W，WANG P J，et al. Effects of exercise on chemotherapy-induced peripheral neuropathy in cancer patients：a systematic review and meta-analysis[J]. Journal of Cancer Survivorship，2023，17(2)：318－331.
[19] LIN W L，WANG R H，CHOU F H，et al. The effects of exercise on chemotherapy-induced peripheral neuropathy symptoms in cancer patients：a systematic review and meta-analysis[J]. Supportive Care in Cancer，2021，29(9)：5303－5311.
[20] STRECKMANN F，LEHMANN H C，BALKE M，et al. Sensorimotor training and whole-body vibration training have the potential to reduce motor and sensory symptoms of chemotherapy-induced peripheral neuropathy-a randomized controlled pilot trial[J]. Supportive Care in Cancer，2019，27(7)：2471－2478.
[21] DHAWAN S，ANDREWS R，KUMAR L，et al. A randomized controlled trial to assess the effectiveness of muscle strengthening and balancing exercises on chemotherapy-induced peripheral neuropathic pain and quality of life among cancer patients[J]. Cancer Nursing，2020，43(4)：269－280.
[22] DUREGON F，VENDRAMIN B，BULLO V，et al. Effects of exercise on cancer patients suffering chemotherapy-induced peripheral neuropathy undergoing treatment：a systematic review[J]. Critical Reviews in Oncology/Hematology，2018，121：90－100.
[23] SCHWENK M，GREWAL G S，HOLLOWAY D，et al. Interactive sensor-based balance

training in older cancer patients with chemotherapy-induced peripheral neuropathy: a randomized controlled trial[J]. Gerontology, 2016, 62(5): 553 - 563.
[24] LOPEZ-GARZON M, CANTARERO-VILLANUEVA I, POSTIGO-MARTIN P, et al. Can physical exercise prevent chemotherapy-induced peripheral neuropathy in patients with cancer? a systematic review and meta-analysis[J]. Archives of Physical Medicine and Rehabilitation, 2022, 103(11): 2197 - 2208.
[25] CAMPBELL K L, WINTERS-STONE K M, WISKEMANN J, et al. Exercise guidelines for cancer survivors: consensus statement from international multidisciplinary roundtable[J]. Medicine and Science in Sports and Exercise, 2019, 51(11): 2375 - 2390.
[26] 张莹，李之华，刘子晗. 运动疗法防治肿瘤患者化疗所致周围神经病变效果的 Meta 分析[J]. 现代临床护理，2023，22(5)：72 - 79.

---

[27] AURELI M, MAURI L, CIAMPA M G, et al. GM1 ganglioside: past studies and future potential[J]. Molecular Neurobiology, 2016, 53(3): 1824 - 1842.
[28] oHMI y, tAJIMA o, oHKAWA Y, et al. Gangliosides play pivotal roles in the regulation of complement systems and in the maintenance of integrity in nerve tissues[J]. Proceedings of the National Academy of Sciences of the United States of America, 2009, 106(52): 22405 - 22410.
[29] SCHWARZ S, LEHMBECKER A, TONGTAKO W, et al. Neurotrophic effects of GM1 ganglioside, NGF, and FGF2 on canine dorsal root ganglia neurons in vitro[J]. Scientific Reports, 2020, 10(1): 5380.
[30] CHENTANEZ V, THANOMSRIDEJCHAI N, DUANGMARDPHON N, et al. Ganglioside GM1 (porcine) ameliorates paclitaxel-induced neuropathy in rats[J]. Chotmaihet Thangphaet, 2009, 92(1): 50 - 57.
[31] CHEN X F, WANG R, YIN Y M, et al. The effect of monosialotetrahexosylganglioside (GM1) in prevention of oxaliplatin induced neurotoxicity: a retrospective study[J]. Biomedecine & Pharmacotherapie, 2012, 66(4): 279 - 284.
[32] ZHU Y Y, YANG J L, JIAO S C, et al. Ganglioside-monosialic acid (GM1) prevents oxaliplatin-induced peripheral neurotoxicity in patients with gastrointestinal tumors[J]. World Journal of Surgical Oncology, 2013, 11(1): 19.
[33] SU Y H, HUANG J J, WANG S S, et al. The effects of ganglioside-monosialic acid in taxane-induced peripheral neurotoxicity in patients with breast cancer: a randomized trial[J]. Journal of the National Cancer Institute, 2020, 112(1): 55 - 62.
[34] WANG D S, WANG Z Q, CHEN G, et al. Phase III randomized, placebo-controlled, double-blind study of monosialotetrahexosylganglioside for the prevention of oxaliplatin-induced peripheral neurotoxicity in stage II/III colorectal cancer[J]. Cancer Medicine, 2020, 9(1): 151 -159.
[35] FINNO C J, CHEN Y Y, PARK S, et al. Cisplatin neurotoxicity targets specific subpopulations and K+ channels in tyrosine-hydroxylase positive dorsal root Ganglia neurons [J]. Frontiers in Cellular Neuroscience, 2022, 16: 853035.
[36] AGNES J P, SANTOS V W D, DAS NEVES R N, et al. Antioxidants improve oxaliplatin-

induced peripheral neuropathy in tumor-bearing mice model: role of spinal cord oxidative stress and inflammation[J]. Journal of Pain, 2021, 22(8): 996 - 1013.

[37] CHEN J, SHAN H L, YANG W J, et al. Vitamin E for the prevention of chemotherapy-induced peripheral neuropathy: a meta-analysis [J]. Frontiers in Pharmacology, 2021, 12: 684550.

[38] ALI HEIBA M, ISMAIL S S, SABRY M, et al. The use of vitamin E in preventing taxane-induced peripheral neuropathy[J]. Cancer Chemotherapy and Pharmacology, 2021, 88(6): 931 - 939.

[39] MIAO H K, LI R Z, CHEN D N, et al. Protective effects of vitamin E on chemotherapy-induced peripheral neuropathy: a meta-analysis of randomized controlled trials[J]. Annals of Nutrition & Metabolism, 2021, 77(3): 127 - 137.

[40] HU L Y, MI W L, WU G C, et al. Prevention and treatment for chemotherapy-induced peripheral neuropathy: therapies based on CIPN mechanisms[J]. Current Neuropharmacology, 2019, 17(2): 184 - 196.

[41] GARG M B, ACKLAND S P. Pyridoxine to protect from oxaliplatin-induced neurotoxicity without compromising antitumour effect[J]. Cancer Chemotherapy and Pharmacology, 2011, 67(4): 963 - 966.

[42] HAMITY M V, WHITE S R, WALDER R Y, et al. Nicotinamide riboside, a form of vitamin B3 and NAD+ precursor, relieves the nociceptive and aversive dimensions of paclitaxel-induced peripheral neuropathy in female rats[J]. Pain, 2017, 158(5): 962 - 972.

[43] SCHLOSS J M, COLOSIMO M, AIREY C, et al. A randomised, placebo-controlled trial assessing the efficacy of an oral B group vitamin in preventing the development of chemotherapy-induced peripheral neuropathy (CIPN)[J]. Supportive Care in Cancer, 2017, 25(1): 195 - 204.

[44] SCHLOSS J, COLOSIMO M. B vitamin complex and chemotherapy-induced peripheral neuropathy[J]. Current Oncology Reports, 2017, 19(12): 76.

[45] LIU Y W, LIU C T, SU Y L, et al. A narrative review of complementary nutritional supplements for chemotherapy-induced peripheral neuropathy[J]. Alternative Therapies in Health and Medicine, 2020, 26(4): 43 - 49.

[46] VAN DE ROOVAART H J, STEVENS M M, GOODRIDGE A E, et al. Safety and efficacy of vitamin B in cancer treatments: a systematic review[J]. Journal of Oncology Pharmacy Practice, 2024, 30(3): 451 - 463.

[47] LEE S, MA C, SHI Q, et al. Potential mediators of oxaliplatin-induced peripheral neuropathy from adjuvant therapy in stage Ⅲ colon cancer: Findings from CALGB (alliance)/SWOG 80702[J]. Journal of Clinical Oncology, 2023, 41(5): 1079 - 1091.

[48] ZAKI S M, MOHAMED E A, MOTAWIE A G, et al. N-acetylcysteine versus progesterone on the cisplatin-induced peripheral neurotoxicity[J]. Folia Morphologica, 2018, 77(2): 234 - 245.

[49] AGNES J P, DOS SANTOS V W, DAS NEVES R N, et al. Antioxidants improve oxaliplatin-induced peripheral neuropathy in tumor-bearing mice model: role of spinal cord oxidative stress

and inflammation[J]. The Journal of Pain, 2021, 22(8): 996 - 1013.

[50] FEATHER C E, KWOK J B, MOALEM-TAYLOR G, et al. Potential inflammatory mechanisms underlying chemotherapy-induced peripheral neuropathy and skeletal muscle effects [J]. Topics in Anti-Cancer Research, 2018, 7(29): 173 - 201.

[51] KHALEFA H G, SHAWKI M A, ABOELHASSAN R, et al. Evaluation of the effect of N-acetylcysteine on the prevention and amelioration of paclitaxel-induced peripheral neuropathy in breast cancer patients: a randomized controlled study [J]. Breast Cancer Research and Treatment, 2020, 183(1): 117 - 125.

[52] LIN P C, LEE M Y, WANG W S, et al. N-acetylcysteine has neuroprotective effects against oxaliplatin-based adjuvant chemotherapy in colon cancer patients: preliminary data [J]. Supportive Care in Cancer, 2006, 14(5): 484 - 487.

[53] BONDAD N, BOOSTANI R, BARRI A, et al. Protective effect of N-acetylcysteine on oxaliplatin-induced neurotoxicity in patients with colorectal and gastric cancers: a randomized, double blind, placebo-controlled, clinical trial[J]. Journal of Oncology Pharmacy Practice, 2020, 26(7): 1575 - 1582.

[54] MENG J, ZHANG Q Y, YANG C, et al. Duloxetine, a balanced serotonin-norepinephrine reuptake inhibitor, improves painful chemotherapy-induced peripheral neuropathy by inhibiting activation of p38 MAPK and NF-κB[J]. Frontiers in Pharmacology, 2019, 10: 365.

[55] WAGNER M A, SMITH E M L, Ayyash N, et al. Effectiveness of duloxetine on oxaliplatin-induced allodynia and hyperalgesia in rats[J]. Biological Research for Nursing, 2024, 26(2): 248 - 256.

[56] NEPAL M R, TAHERI H, LI Y, et al. Targeting OCT2 with duloxetine to prevent oxaliplatin-induced peripheral neurotoxicity[J]. Cancer Research Communications, 2022, 2(11): 1334 - 1343.

[57] SONG S Y, KO Y B, KIM H, et al. Effect of serotonin-norepinephrine reuptake inhibitors for patients with chemotherapy-induced painful peripheral neuropathy: a meta-analysis [J]. Medicine, 2020, 99(1): e18653.

[58] AGHILI M, DARZIKOLAEE N M, BABAEI M, et al. Duloxetine for the prevention of oxaliplatin induced peripheral neuropathy: a randomized, placebo-controlled, double-blind clinical trial[J]. Journal of Gastrointestinal Cancer, 2023, 54(2): 467 - 474.

[59] ROKHSAREH S, HAGHIGHI S, TAVAKOLI-ARDAKANI M. Evaluating the effects of duloxetine on prophylaxis of oxaliplatin-induced peripheral neuropathy in patients with gastrointestinal cancer: a randomized double-blind placebo controlled clinical trial[J]. Journal of Oncology Pharmacy Practice, 2023, 29(1): 60 - 65.

[60] 李君，冯艺，王莹，等. α-硫辛酸对紫杉醇诱发的大鼠外周神经病的治疗作用[J]. 中国疼痛医学杂志，2012，18(7)：427 - 432.

[61] AGNES J P, DOS SANTOS V W, DAS NEVES R N, et al. Antioxidants improve oxaliplatin-induced peripheral neuropathy in tumor-bearing mice model: role of spinal cord oxidative stress and inflammation[J]. The Journal of Pain, 2021, 22(8): 996 - 1013.

[62] SUN H, GUO X, WANG Z T, et al. Alphalipoic acid prevents oxidative stress and peripheral

neuropathy in nab-paclitaxel-treated rats through the Nrf2 signalling pathway[J]. Oxidative Medicine and Cellular Longevity, 2019, 2019: 3142732.

[63] SYAHRIR M, ANDAYANI Y D, DJAMALUDIN N, et al. Efficacy of alpha lipoic acid supplementation in chemotherapy-induced peripheral neuropathy[J]. Bioscientia Medicina: Journal of Biomedicine and Translational Research, 2021, 5(1): 94 - 98.

[64] DESIDERI I, FRANCOLINI G, BECHERINI C, et al. Use of an alpha lipoic, methylsulfonylmethane and bromelain dietary supplement (Opera ©) for chemotherapy-induced peripheral neuropathy management, a prospective study[J]. Medical Oncology, 2017, 34(3): 46.

[65] ITO S, TAJIMA K, NOGAWA M, et al. Etodolac, a cyclooxygenase-2 inhibitor, attenuates paclitaxel-induced peripheral neuropathy in a mouse model of mechanical allodynia[J]. The Journal of Pharmacology and Experimental Therapeutics, 2012, 342(1): 53 - 60.

[66] YAMAMOTO S, KAWASHIRI T, HIGUCHI H, et al. Behavioral and pharmacological characteristics of bortezomib-induced peripheral neuropathy in rats [J]. Journal of Pharmacological Sciences, 2015, 129(1): 43 - 50.

[67] PENG P, XI Q S, XIA S, et al. Pregabalin attenuates docetaxel-induced neuropathy in rats [J]. Journal of Huazhong University of Science and Technology, 2012, 32(4): 586 - 590.

[68] SHINDE S S, SEISLER D, SOORI G, et al. Can pregabalin prevent paclitaxel-associated neuropathy? : an ACCRU pilot trial[J]. Supportive Care in Cancer, 2016, 24(2): 547 - 553.

[69] DE ANDRADE D C, TEIXEIRA M J, GALHARDONI R, et al. Pregabalin for the prevention of oxaliplatin-induced painful neuropathy: a randomized, double-blind trial [J]. The Oncologist, 2017, 22(10): 1154 - e105.

[70] LI D X, LEE J H, CHOI C W, et al. The analgesic effect of venlafaxine and its mechanism on oxaliplatin-induced neuropathic pain in mice[J]. International Journal of Molecular Sciences, 2019, 20(7): 1652.

[71] LI D X, YOO J H, KIM S K. Long-lasting and additive analgesic effects of combined treatment of bee venom acupuncture and venlafaxine on paclitaxel-induced allodynia in mice[J]. Toxins, 2020, 12(10): 620.

[72] ZIMMERMAN C, ATHERTON P J, PACHMAN D, et al. MC11C4: a pilot randomized, placebo-controlled, double-blind study of venlafaxine to prevent oxaliplatin-induced neuropathy [J]. Supportive Care in Cancer, 2016, 24(3): 1071 - 1078.

[73] OHSAWA M, OTAKE S, MURAKAMI T, et al. Gabapentin prevents oxaliplatin-induced mechanical hyperalgesia in mice[J]. Journal of Pharmacological Sciences, 2014, 125(3): 292 - 299.

[74] MICHOT B, KAYSER V, BASTIAN G, et al. Differential pharmacological alleviation of oxaliplatin-induced hyperalgesia/allodynia at cephalic versus extra-cephalic level in rodents[J]. Neuropharmacology, 2014, 79: 432 - 443.

[75] KITAMURA R, ANDOH T, MIZOGUCHI S, et al. Gabapentin inhibits bortezomib-induced mechanical allodynia through supraspinal action in mice [J]. Journal of Pharmacological Sciences, 2014, 124(4): 502 - 510.

[76] KATO N, TATEISHI K, TSUBAKI M, et al. Gabapentin and duloxetine prevent oxaliplatin- and paclitaxel-induced peripheral neuropathy by inhibiting extracellular signal-regulated kinase 1/2 (ERK1/2) phosphorylation in spinal cords of mice[J]. Pharmaceuticals, 2021, 14(1): 30.
[77] Mitchell P L, Goldstein D, Michael M, et al. Addition of gabapentin to a modified FOLFOX regimen does not reduce oxaliplatin-induced neurotoxicity[J]. Clinical Colorectal Cancer, 2006, 6(2): 146 - 151.
[78] 张俊，黄琴，肖彩芝，等. 化疗药物诱导的神经病理性疼痛动物模型研究进展[J]. 中国实验动物学报，2023，31(3)：402 - 409.
[79] PARVATHY S S, MASOCHA W. Coadministration of indomethacin and minocycline attenuates established paclitaxel-induced neuropathic thermal hyperalgesia: involvement of cannabinoid CB1 receptors[J]. Scientific Reports, 2015, 5: 10541.
[80] SAŁAT K, FURGAŁA-WOJAS A, SAŁAT R. The microglial activation inhibitor minocycline, used alone and in combination with duloxetine, attenuates pain caused by oxaliplatin in mice[J]. Molecules, 2021, 26(12): 3577.
[81] PACHMAN D R, DOCKTER T, ZEKAN P J, et al. A pilot study of minocycline for the prevention of paclitaxel-associated neuropathy: ACCRU study RU221408I[J]. Supportive Care in Cancer, 2017, 25(11): 3407 - 3416.
[82] WANG X S, SHI Q L, BHADKAMKAR N A, et al. Minocycline for symptom reduction during oxaliplatin-based chemotherapy for colorectal cancer: a phase II randomized clinical trial [J]. Journal of Pain and Symptom Management, 2019, 58(4): 662 - 671.
[83] PRIEUX-KLOTZ C, CHÉDOTAL H, ZOUMPOULAKI M, et al. A new manganese superoxide dismutase mimetic improves oxaliplatin-induced neuropathy and global tolerance in mice[J]. International Journal of Molecular Sciences, 2022, 23(21): 12938.
[84] CANTA A, CHIORAZZI A, POZZI E, et al. Calmangafodipir reduces sensory alterations and prevents intraepidermal nerve fibers loss in a mouse model of oxaliplatin induced peripheral neurotoxicity[J]. Antioxidants, 2020, 9(7): 594.
[85] GLIMELIUS B, MANOJLOVIC N, PFEIFFER P, et al. Persistent prevention of oxaliplatin-induced peripheral neuropathy using calmangafodipir (PledOx ©): a placebo-controlled randomised phase II study (PLIANT)[J]. Acta Oncologica, 2018, 57(3): 393 - 402.
[86] PFEIFFER P, LUSTBERG M, NÄSSTRÖM J, et al. Calmangafodipir for prevention of oxaliplatin-induced peripheral neuropathy: two placebo-controlled, randomized phase 3 studies (POLAR-A/POLAR-M)[J]. JNCI Cancer Spectrum, 2022, 6(6): pkac075.
[87] GROLLEAU F, GAMELIN L, BOISDRON-CELLE M, et al. A possible explanation for a neurotoxic effect of the anticancer agent oxaliplatin on neuronal voltage-gated sodium channels [J]. Journal of Neurophysiology, 2001, 85(5): 2293 - 2297.
[88] GAMELIN L, BOISDRON-CELLE M, DELVA R, et al. Prevention of oxaliplatin-related neurotoxicity by calcium and magnesium infusions: a retrospective study of 161 patients receiving oxaliplatin combined with 5-Fluorouracil and leucovorin for advanced colorectal cancer [J]. Clinical Cancer Research, 2004, 10(12 Pt 1): 4055 - 4061.
[89] GROTHEY A, NIKCEVICH D A, SLOAN J A, et al. Intravenous calcium and magnesium

for oxaliplatin-induced sensory neurotoxicity in adjuvant colon cancer: NCCTG N04C7[J]. Journal of Clinical Oncology, 2011, 29(4): 421－427.

[90] PACHMAN D R, QIN R, SEISLER D K, et al. Clinical course of oxaliplatin-induced neuropathy: results from the randomized phase III trial N08CB (alliance)[J]. Journal of Clinical Oncology, 2015, 33(30): 3416－3422.

[91] LOPRINZI C L, QIN R, DAKHIL S R, et al. Phase III randomized, placebo-controlled, double-blind study of intravenous calcium and magnesium to prevent oxaliplatin-induced sensory neurotoxicity (N08CB/Alliance)[J]. Journal of Clinical Oncology, 2014, 32(10): 997－1005.

[92] JORDAN B, JAHN F, BECKMANN J, et al. Calcium and magnesium infusions for the prevention of oxaliplatin-induced peripheral neurotoxicity: a systematic review[J]. Oncology, 2016, 90(6): 299－306.

[93] PEREIRA A F, LINO J A, ALVES B F, et al. Amifostine protects from the peripheral sensory neuropathy induced by oxaliplatin in mice[J]. Brazilian Journal of Medical and Biological Research, 2020, 53(11): e10263.

[94] MOORE D H, DONNELLY J, MCGUIRE W P, et al. Limited access trial using amifostine for protection against cisplatin- and three-hour paclitaxel-induced neurotoxicity: a phase II study of the Gynecologic Oncology Group[J]. Journal of Clinical Oncology, 2003, 21(22): 4207－4213.

[95] OPENSHAW H, BEAMON K, SYNOLD T W, et al. Neurophysiological study of peripheral neuropathy after high-dose Paclitaxel: lack of neuroprotective effect of amifostine[J]. Clinical Cancer Research, 2004, 10(2): 461－467.

[96] ALBERS J W, CHAUDHRY V, CAVALETTI G, et al. Interventions for preventing neuropathy caused by cisplatin and related compounds[J]. Cochrane Database of Systematic Reviews, 2014, 2014(3): CD005228.

[97] LEONG S S, TAN E H, FONG K W, et al. Randomized double-blind trial of combined modality treatment with or without amifostine in unresectable stage Ⅲ non-small-cell lung cancer[J]. Journal of Clinical Oncology, 2003, 21(9): 1767－1774.

[98] GENEVOIS A L, RUEL J, PENALBA V, et al. Analgesic effects of topical amitriptyline in patients with chemotherapy-induced peripheral neuropathy: mechanistic insights from studies in mice[J]. The Journal of Pain, 2021, 22(4): 440－453.

[99] KAUTIO A L, HAANPÄÄ M, LEMINEN A, et al. Amitriptyline in the prevention of chemotherapy-induced neuropathic symptoms[J]. Anticancer Research, 2009, 29(7): 2601－2606.

[100] FLATTERS S J L, XIAO W H, BENNETT G J. Acetyl-L-carnitine prevents and reduces paclitaxel-induced painful peripheral neuropathy[J]. Neuroscience Letters, 2006, 397(3): 219－223.

[101] CAMPONE M, BERTON-RIGAUD D, JOLY-LOBBEDEZ F, et al. A double-blind, randomized phase II study to evaluate the safety and efficacy of acetyl-L-carnitine in the prevention of sagopilone-induced peripheral neuropathy[J]. The Oncologist, 2013, 18(11): 1190－1191.

[102] HERSHMAN D L, UNGER J M, CREW K D, et al. Randomized double-blind placebo-controlled trial of acetyl-L-carnitine for the prevention of taxane-induced neuropathy in women undergoing adjuvant breast cancer therapy[J]. Journal of Clinical Oncology, 2013, 31(20): 2627 - 2633.

[103] SCHLOSS J, COLOSIMO M, VITETTA L. Herbal medicines and chemotherapy induced peripheral neuropathy (CIPN): a critical literature review[J]. Critical Reviews in Food Science and Nutrition, 2017, 57(6): 1107 - 1118.

[104] ZHANG Z W, YE J, LIU X Y, et al. Huangqi Guizhi Wuwu decoction alleviates oxaliplatin-induced peripheral neuropathy via the gut-peripheral nerve axis[J]. Chinese Medicine, 2023, 18(1): 114.

[105] LI M Z, LI Z, MA X D, et al. Huangqi Guizhi Wuwu Decoction can prevent and treat oxaliplatin-induced neuropathic pain by TNFα/IL-1β/IL-6/MAPK/NF-kB pathway [J]. Aging, 2022, 14(12): 5013 - 5022.

[106] CHEN T T, SHI Y B, SHI W C. Huangqi Guizhi Wuwu decoction in peripheral neurotoxicity treatment using network pharmacology and molecular docking[J]. Medicine, 2022, 101(42): e31281.

[107] LUO B Y, ZHOU H S, XIAO Q X, et al. An exploratory study on the mechanism of Huangqi Guizhi Wuwu Decoction in the treatment of neuropathic pain[J]. Ibrain, 2022, 8(2): 127 -140.

[108] 魏国利，顾展丞，李灵常，等. 黄芪桂枝五物汤减少铂蓄积预防奥沙利铂慢性外周神经毒性机制研究[J]. 世界科学技术-中医药现代化，2019，21(7)：1467 - 1473.

[109] 霍介格，胡莹，杨杰，等. 黄芪桂枝五物汤对化疗致大鼠周围神经损伤的作用[J]. 中医杂志，2012，53(23)：2031 - 2034.

[120] GU J L, WEI G L, MA Y Z, et al. Exploring the possible mechanism and drug targets of Huang-qi-Gui-Zhi-wu-wu decoction for the treatment of chemotherapy-induced peripheral neuropathy on network pharmacology[J]. Evidence-Based Complementary and Alternative Medicine, 2020, 2020: 2363262.

[121] LV Z M, SHEN J Y, GAO X J, et al. Herbal formula Huangqi Guizhi Wuwu decoction attenuates paclitaxel-related neurotoxicity via inhibition of inflammation and oxidative stress [J]. Chinese Medicine, 2021, 16(1): 76.

[122] 李道明，王蓉，谢菁. 黄芪桂枝五物汤治疗奥沙利铂化疗后周围神经毒性 24 例[J]. 南京中医药大学学报，2014，30(2)：186 - 188.

[123] 刘慧，周之毅，吴丽英，等. 黄芪桂枝五物汤治疗奥沙利铂周围神经毒性的临床观察[J]. 上海中医药杂志，2011，45(3)：44 - 47.

[124] 戴武松，杨蓉. 黄芪桂枝五物汤联合甲钴胺对弥漫大 B 淋巴瘤化疗的影响[J]. 光明中医，2023，38(22)：4438 - 4440.

[125] 陈荣生，陈其然. 通脉活血汤防治奥沙利铂周围神经毒性的效果观察[J]. 河北中医，2017，39(4)：543 - 546.

[126] 马骏，魏国利，朱梁军，等. 加味黄芪桂枝五物配方颗粒防治奥沙利铂神经毒性多中心、随

机、双盲、对照临床研究[J]. 世界科学技术-中医药现代化，2019，21(7)：1495－1504.
[127] 胡莹，霍介格，曹鹏，等. 当归四逆汤防治奥沙利铂致慢性周围神经病变[J]. 中国实验方剂学杂志，2013，19(20)：255－258.
[128] 丁蓉，汪悦，卢悟广，等. 当归四逆汤对奥沙利铂神经毒性大鼠背根神经节 TRPs 通道的影响[J]. 南京中医药大学学报，2019，35(2)：189－193.
[129] DING R，WANG Y，ZHU J P，et al. Danggui Sini decoction protects against oxaliplatin-induced peripheral neuropathy in rats[J]. Journal of Integrative Neuroscience，2020，19(4)：663－671.
[130] CHEN C，XU J L，GU Z C，et al. Danggui Sini decoction alleviates oxaliplatin-induced peripheral neuropathy by regulating gut microbiota and potentially relieving neuroinflammation related metabolic disorder[J]. Chinese Medicine，2024，19(1)：58.
[131] ZHANG N，ZHANG D D，ZHANG Q，et al. Mechanism of Danggui Sini underlying the treatment of peripheral nerve injury based on network pharmacology and molecular docking：a review[J]. Medicine，2023，102(19)：e33528.
[132] 丁蓉，霍介格，汪悦. 当归四逆汤防治奥沙利铂周围神经毒性的临床观察[J]. 南京中医药大学学报，2014，30(5)：432－433.
[133] 罗璠. 补阳还五汤防治乳腺癌患者 TIPN 的随机对照研究[D]. 北京：北京中医药大学，2023.
[134] 魏晓晨，王慧，朱立勤，等. 补阳还五汤预防奥沙利铂所致周围神经毒性疗效及安全性的系统评价[J]. 中国实验方剂学杂志，2016，22(22)：186－190.
[135] 朱飞波，洪用伟，符明明，等. 补阳还五汤加减治疗硼替佐米相关周围神经病变的临床观察[J]. 现代实用医学，2018，30(10)：1308－1309.
[136] BAHAR M A，ANDOH T，OGURA K，et al. Herbal medicine goshajinkigan prevents paclitaxel-induced mechanical allodynia without impairing antitumor activity of paclitaxel[J]. Evidence-Based Complementary and Alternative Medicine，2013，2013(1)：849754.
[137] USHIO S，EGASHIRA N，SADA H，et al. Goshajinkigan reduces oxaliplatin-induced peripheral neuropathy without affecting anti-tumour efficacy in rodents[J]. European Journal of Cancer，2012，48(9)：1407－1413.
[138] MIZUNO K，KONO T，SUZUKI Y，et al. Goshajinkigan，a traditional Japanese medicine，prevents oxaliplatin-induced acute peripheral neuropathy by suppressing functional alteration of TRP channels in rat[J]. Journal of Pharmacological Sciences，2014，125(1)：91－98.
[139] MATSUMURA Y，YOKOYAMA Y，HIRAKAWA H，et al. The prophylactic effects of a traditional Japanese medicine，goshajinkigan，on paclitaxel-induced peripheral neuropathy and its mechanism of action[J]. Molecular Pain，2014，10：61.
[140] MIZUNO K，SHIBATA K，KOMATSU R，et al. An effective therapeutic approach for oxaliplatin-induced peripheral neuropathy using a combination therapy with goshajinkigan and bushi[J]. Cancer Biology & Therapy，2016，17(11)：1206－1212.
[141] KONO T，MAMIYA N，CHISATO N，et al. Efficacy of goshajinkigan for peripheral neurotoxicity of oxaliplatin in patients with advanced or recurrent colorectal cancer[J]. Evidence-Based Complementary and Alternative Medicine，2011，2011：418481.

[142] KONO T, HATA T, MORITA S, et al. Goshajinkigan oxaliplatin neurotoxicity evaluation (GONE): a phase 2, multicenter, randomized, double-blind, placebo-controlled trial of goshajinkigan to prevent oxaliplatin-induced neuropathy [J]. Cancer Chemotherapy and Pharmacology, 2013, 72(6): 1283 - 1290.

[143] YOSHIDA N, HOSOKAWA T, ISHIKAWA T, et al. Efficacy of goshajinkigan for oxaliplatin-induced peripheral neuropathy in colorectal cancer patients [J]. Journal of Oncology, 2013, 2013: 139740.

[144] OKI E, EMI Y, KOJIMA H, et al. Preventive effect of Goshajinkigan on peripheral neurotoxicity of FOLFOX therapy (GENIUS trial): a placebo-controlled, double-blind, randomized phase III study[J]. International Journal of Clinical Oncology, 2015, 20(4): 767 -775.

[145] AOYAMA T, MORITA S, KONO T, et al. Effects of Goshajinkigan (TJ-107) for oxaliplatin-induced peripheral neurotoxicity using the functional assessment of cancer therapy/gynecologic oncology group 12-item neurotoxicity questionnaire in a Phase II, multicenter, randomized, double-blind, placebo-controlled trial [J]. Journal of Cancer Research and Therapeutics, 2021, 17(6): 1473 - 1478.

[146] ABE H, KAWAI Y, MORI T, et al. The Kampo medicine Goshajinkigan prevents neuropathy in breast cancer patients treated with docetaxel[J]. Asian Pacific Journal of Cancer Prevention, 2013, 14(11): 6351 - 6356.

[147] MATSUMURA Y, FUTAGAMI M, BABA T, et al. Effectiveness of the traditional Japanese medicine goshajinkigan in preventing paclitaxel-induced peripheral neuropathy: a multicenter randomized comparative trial [J]. Integrative Cancer Therapies, 2024, 23: 15347354241278635.

[148] ZHOU M Y, LIU L, TAN Y H, et al. The mechanism of Taohong Siwu decoction in treating chemotherapy-induced peripheral neuropathy: a network pharmacology and molecular docking study[J]. Translational Cancer Research, 2024, 13(7): 3842 - 3853.

[149] 李珍，龚建安，李燕辉，等. 桃红四物汤防治奥沙利铂所致神经毒性 37 例临床观察[J]. 新中医，2013，45(6)：107 - 108.

[150] 胡岗，林麟，蒋凉凉，等. 阳和通络汤对结直肠癌患者化疗后神经毒副反应的影响研究[J]. 中国医学创新，2022，19(27)：84 - 88.

[151] 何秀云，李世杰. 阳和汤加减治疗结直肠癌奥沙利铂化疗相关外周神经毒性的临床观察[J]. 四川中医，2019，37(9)：101 - 104.

[152] 周俭，陈鹰娜. 温经汤加减防治奥沙利铂神经毒性的临床观察[J]. 现代中西医结合杂志，2012，21(6)：618 - 619.

[153] 石璐，梁婵，陈军刚，等. 温经汤防治奥沙利铂神经毒性反应的临床观察[J]. 山东中医杂志，2010，29(11)：745 - 746.

[154] 张倩，李娜，杨华，等. 含白蛋白结合型紫杉醇化疗方案治疗时联合口服神效黄芪汤加减方和甲钴胺的乳腺癌患者周围神经毒性发生情况[J]. 山东医药，2024，64(15)：59 - 62.

[155] 戴素华，嵇晓艳. 益气活血方防治奥沙利铂致肠癌患者周围神经毒性的临床效果研究[J]. 大医生，2023，8(14)：94 - 96.

[156] 黄菊，胡爱群，孔金芳. 十全大补汤加减治疗奥沙利铂致神经毒性 22 例疗效观察[J]. 西部中医药，2012，25(9)：35－36.
[157] 冯玉，王群，袁媛. 通脉汤防治奥沙利铂化疗所致周围神经毒性的临床观察[J]. 智慧健康，2023，9(19)：133－136，141.
[158] 李培红. 固本通络方防治结直肠癌应用奥沙利铂后神经毒性的临床观察[D]. 哈尔滨：黑龙江中医药大学，2020.
[159] 潘守杰，杨宁娟，马瑞，等. 含奥沙利铂或紫杉醇化疗方案所致周围神经毒性的影响因素及扶正健脾汤联合甲钴胺预防作用分析[J]. 河北中医，2021，43(9)：1504－1508.
[160] 余蓉. 参附注射液联合化疗治疗晚期消化道恶性肿瘤疗效观察[J]. 中国血液流变学杂志，2008，18(1)：117－118，126.
[161] 中国医师协会急诊医师分会，中国研究型医院学会休克与脓毒症专业委员会. 参附注射液急重症临床应用专家共识[J]. 临床急诊杂志，2018，19(10)：651－657.
[162] 熊绍权，邹晓玲，郑巧，等. 参附注射液对紫杉醇外周神经毒性的影响[J]. 四川大学学报(医学版)，2018，49(1)：44－47，64.
[163] 朱静娟，丁爱萍，邱文生. 参附注射液对含奥沙利铂方案化疗引起周围神经毒性的疗效观察[J]. 新中医，2010，42(11)：76－77.
[164] 王彤歆，韩依影，张凝，等. 参芪扶正注射液辅助抗肿瘤作用及机制研究进展[J]. 中医药导报，2021，27(8)：120－122，127.
[165] 廖巧，邢蓉. 参芪扶正注射液的药理作用和临床应用研究进展[J]. 中国药房，2016，27(24)：3455－3456.
[166] 孙呈祥，李春燕，孙宝兰. 参芪扶正注射液辅助化疗治疗晚期恶性肿瘤 48 例[J]. 中西医结合学报，2004，2(4)：270－305.
[167] 邢智伟，乔晓娟，石秀换，等. 参芪扶正注射液联合神经妥乐平防治晚期结肠癌患者含奥沙利铂方案所致蓄积性周围神经毒性的效果及对氧化应激的影响[J]. 现代中西医结合杂志，2020，29(12)：1299－1304，1310.
[168] 刘黎青，王媛，周盛年. 银杏叶提取物对神经细胞凋亡的影响[J]. 中国临床康复，2004，8(25)：5360－5361.
[169] 薛锋，顾玉东，李继峰，等. 银杏叶提取物对坐骨神经损伤后感觉神经元超微结构的影响[J]. 中华实验外科杂志，2002，19(5)：64－5，96.
[170] 薛锋，顾玉东，陈德松，等. 银杏叶提取物对坐骨神经损伤后运动神经元超微结构的影响[J]. 复旦学报(医学版)，2002，29(2)：138－141.
[171] 张应会，郭霞，丁毅. 银杏达莫注射液对高血压脑出血神经功能恢复的影响[J]. 中国实验方剂学杂志，2015，21(11)：194－197.
[172] 邢龙，布仁巴图. 银杏注射液预防奥沙利铂所致外周神经毒性疗效观察[J]. 海南医学，2016，27(5)：822－823.
[173] 胡康蝶，杨凯歌，CHEDDAH S，等. 基于蛋白质组学的黄芪多糖对 TLR4 激活的肺癌细胞来源外泌体的作用研究[J]. 中国中药杂志，2022，47(21)：5908－5915.
[174] 康东坤，高外毛，张红珍，等. 黄芪总皂苷对脂多糖诱导的 BV2 小胶质细胞的抗炎机制[J]. 中国病理生理杂志，2022，38(2)：276－283.
[175] 刘儒森，郝桂兰，张德光，等. 黄芪对兔周围神经再灌注损伤的保护作用[J]. 中华实验外科

杂志，2003，20(6)：505－507.
[176] 陈勇，黄红霞. 黄芪注射液联合弥可保防治奥沙利铂化疗所致神经毒性的效果[J]. 现代肿瘤医学，2018，26(8)：1259－1262.
[177] 魏晓晨，朱立勤，王春革，等. 3种中药注射剂预防奥沙利铂所致周围神经毒性的网状Meta分析[J]. 中国医院药学杂志，2016，36(18)：1567－1571.
[178] 朱红丽，穆晓燕，张华平. 参麦注射液在预防奥沙利铂所致周围神经毒性中的应用[J]. 中国实用神经疾病杂志，2013，16(11)：36－38.
[179] 杨智贤. 参麦注射液对大鼠糖尿病周围神经病变疗效的实验分析[J]. 浙江中医药大学学报，2008，32(6)：730－731.
[180] 张睿. 中晚期恶性肿瘤应用参麦注射液联合化疗方案的效果分析[J]. 全科口腔医学电子杂志，2019，6(23)：157，159.
[181] 顾莅冰. 参麦注射液联合奥沙利铂抗结肠肿瘤作用及其相关机制的研究[D]. 南京：南京中医药大学，2019.
[182] 李柏坡. 艾迪注射液联合FOLFOX4化学治疗方案对晚期胃癌患者的疗效分析[J]. 实用医技杂志，2021，28(4)：510－511.
[183] 曹军. 艾迪注射液联合FOLFOX4化疗方案治疗晚期胃癌的效果观察[J]. 中国民康医学，2019，31(1)：50－51.
[184] 张腾蛟. SOX方案化疗联合艾迪注射液治疗晚期结直肠癌的临床研究[J]. 中国肛肠病杂志，2022，42(2)：16－18.
[185] GREENLEE H，CREW K D，CAPODICE J，et al. Randomized sham-controlled pilot trial of weekly electro-acupuncture for the prevention of taxane-induced peripheral neuropathy in women with early stage breast cancer[J]. Breast Cancer Research and Treatment，2016，156(3)：453－464.
[186] CHAN K Y，LUI L，LAM Y，et al. Efficacy and safety of electroacupuncture for oxaliplatin-induced peripheral neuropathy in colorectal cancer patients：a single-blinded，randomized，sham-controlled trial[J]. Acupuncture in Medicine，2023，41(5)：268－283.
[187] HUANG M C，CHANG S C，LIAO W L，et al. Acupuncture may help to prevent chemotherapy-induced peripheral neuropathy：a randomized，sham-controlled，single-blind study[J]. The Oncologist，2023，28(6)：e436－e447.
[188] ZHI I，HAN K，KIM D，et al. Acupuncture for preventing progression of taxane-induced peripheral neuropathy (ATP)：a phase II randomized，placebo-controlled trial[J]. Journal of Clinical Oncology，2024，42(16_suppl)：TPS12154.
[189] COHEN S A，VELEBER S，SIMAN J，et al. Use of acupuncture with acupressure in addition to standard-of-care cryotherapy to decrease chemotherapy-associated neuropathy in patients with gastrointestinal malignancies receiving oxaliplatin-based chemotherapy：Study protocol for a randomized，controlled pilot and feasibility study[J]. Contemporary Clinical Trials，2023，131：107273.
[190] 苏碧莹，黄海福. 黄芪桂枝五物汤联合温针灸治疗奥沙利铂神经毒性的临床观察[J]. 中国中医药现代远程教育，2018，16(18)：81－83.
[191] 黄海福. 温针灸防治化疗神经毒性的临床观察[J]. 内蒙古中医药，2017，36(16)：115－116.

[192] 陈壮忠，冯婧宇，苏浩东，等．林氏和血通痹方熏蒸外洗防治化疗所致周围神经病变的临床疗效观察[J]．基层中医药，2023，2(7)：12－20.
[193] 曲淑玉．藤芪通痹方外洗防治奥沙利铂外周神经毒性的临床观察[D]．济南：山东中医药大学，2021.
[194] 邢益阳，宋仲洁，赵景芳．蠲痹活络方预防奥沙利铂引起的周围神经毒性的临床观察[J]．中医药学报，2022，50(5)：88－91.
[195] 吴超．益气温阳活血法内外合治干预奥沙利铂周围神经毒性的临床研究[D]．济南：山东中医药大学，2020.
[196] 蔺莉，李婷，崔杰，等．周围神经方手足浸泡联合甲钴胺片防治长春新碱所致周围神经毒性临床研究[J]．中国中医药信息杂志，2018，25(11)：15－18.
[197] 庄娟娜．双筋龙外洗方防治奥沙利铂致结直肠癌患者周围神经毒性的疗效观察[D]．广州：广州中医药大学，2019.
[198] 姜靖雯，陈学武，蔡红兵，等．四藤一仙汤熏洗预防奥沙利铂所致周围神经毒性的临床观察[J]．南京中医药大学学报，2015，31(5)：420－423.
[199] 季漪，李国春，李黎，等．中药外洗预防奥沙利铂所致周围神经毒性的系统评价及 Meta 分析[J]．中华中医药学刊，2017，35(2)：335－340.
[200] IZGU N，METIN Z G，KARADAS C，et al．Prevention of chemotherapy-induced peripheral neuropathy with classical massage in breast cancer patients receiving paclitaxel：an assessor-blinded randomized controlled trial[J]．European Journal of Oncology Nursing，2019，40：36－43.
[201] 吴燕，陈梅，余悦．穴位贴敷防治奥沙利铂周围神经毒性的护理研究[J]．护理研究，2012，26(22)：2054－2055.
[202] 郭梦圆．穴位贴敷联合益气活血方对奥沙利铂化疗所致神经毒性的影响[J]．湖南中医杂志，2015，31(8)：78－79，113.
[203] 周佳，张志娟，袁兰．自制甘草油涂擦降低奥沙利铂化疗后周围神经毒性的临床研究[J]．基层医学论坛，2022，26(11)：8－10.
[204] 张振，孙亚红，安玉姬，等．补阳还五汤膏剂防治含紫杉醇方案化疗致外周神经毒性临床研究[J]．山东中医杂志，2017，36(5)：383－384，389.
[205] 华燕．药竹罐疗法在防治奥沙利铂神经毒性反应中的应用[J]．护理研究，2012，26(17)：1594-1595.

第八章　抗肿瘤药物相关周围神经病变临床治疗研究进展

有数据显示，化疗停止后，40%以上患者的 CIPN 症状在 6～8 个月之内完全缓解，但部分患者会持续数年，甚至终生伴随。目前已开展了很多治疗 CIPN 的临床研究，包括非药物疗法、药物干预及药物非药物综合干预等。但总体而言，慢性周围神经病变缺乏有效治疗药物，对患者生活质量影响大，仍是临床难点。

一、非药物疗法

（一）经皮神经电刺激治疗

经皮神经电刺激（Ttranscutaneous electrical nerve stimulation，TENS）是一种安全、廉价、自我管理的非侵入性治疗方式，目前的临床和临床前研究证明，其具有良好的镇痛作用。通过电极对周围感觉神经释放可调控强度的电刺激以缓解神经性疼痛。Gewandter 等人对化疗后出现 CIPN 的 29 位患者进行为期 6 周的 TENS 治疗，结果显示超过 80%的患者认为治疗后 CIPN 的临床症状有所改善。Song 等人开展了一项单中心、随机、安慰剂对照试验，尽管疗效的组间差异并不显著，但 TENS 为 CIPN 患者提供了联合治疗的选择，尤其大剂量服用镇痛药物时。

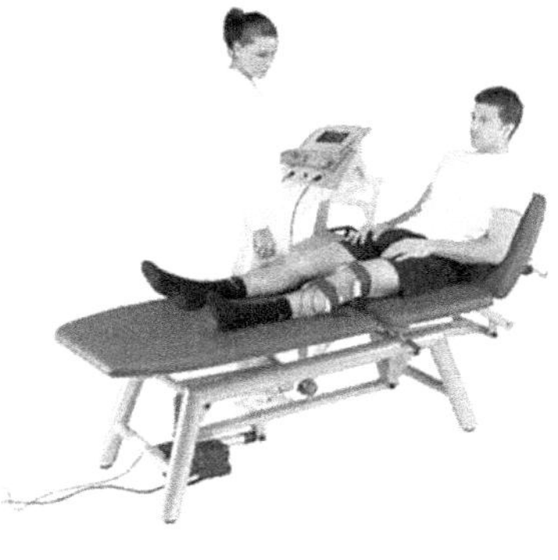

图 8-1　经皮神经电刺激

（二）运动疗法

适当的运动锻炼方案被认为是改善 CIPN 严重程度的有效手段。一项纳入了 16 项运动干预研究的 Meta 分析显示运动干预可显著改善患者的生活质量并缓解神经性疼痛，同时提高患者的上、下肢肌肉力量和平衡能力。然而，这项研究并没有发现运动干预可改善 CIPN 的其他临床症状。另一项研究 Meta 分析汇总了来自 5 项研究的 178 名患者以评估运动对 CIPN 临床症状的干预作用，结果显示运动可显著改善患者的神经毒性症状。这项研究还发现基于感觉运动的干预方式可减轻 CIPN 引起的姿势稳定性丧失。Streckmann 等人进行了一项前瞻性、四臂、随机对照研究以评估感觉运动训练和全身振动训练对 CIPN 患者的影响，结果显示二者均能显著改善患者的神经性疼痛和 CIPN 严重程度。另一项随机对照试验对 CIPN 患者进行为期 10 周的肌肉力量和平衡训练后展示出同样可减轻 CIPN 患者的神经性疼痛并提高生活质量。除了单一的运动方式，包括耐力、力量和感觉运动训练在内的综合运动方案对 CIPN 临床症状的改善表现出更大的积极作用。此外，有针对性的 PA 训练还可降低老年 CIPN 患者跌倒风险。尽管适当的运动在 CIPN 的预防和治疗中表现出潜力，很少有临床试验探索最有利的改善 CIPN 的 PA 的幅度和强度。因此，无法进行关于体育活动强度、时间和频率的剂量－反应的 Meta 分析。目前仍缺乏对预防或治疗 CIPN 的运动方案的具体建议。

多项研究发现了不同形式的运动可预防 CIPN 的证据，如协调训练、骑自行车、闭合运动链、被动动员、阻力训练、感觉运动训练、全身振动和行走等。

闭合运动链练习基于移动特定关节的概念，创建一系列事件的影响，影响相邻关节的运动。通过执行该练习，手或脚与一个人练习的表面接触（如深蹲、弓步、硬举、力量清洁、压腿、俯卧撑、引体向上）。在一项单组前后前瞻性研究中，研究发现闭合运动链练习显著降低了改良总神经病变评分（mTNS），并显著提高了 Berg 平衡评分（BBS）。基于交互式传感器的平衡训练（BT）显著减少了髋关节、踝关节和质心的摇摆。通过协调踝关节和动态体重转移，姿势表现的挑战可能有助于这些影响。

运动的有益效果已被另一项研究证实，该研究评估了多模式运动干预，包括阻力训练（RT）、平衡训练（BT）和心血管运动（CardEs）。CIPN 症状从运动前到运动后均有明显改善。

一项 Meta 分析旨在系统评价运动疗法对肿瘤患者化疗所致周围神经病变的干预效果，共纳入 10 项研究，382 例患者。Meta 分析结果显示：与对照组相比，运动疗法能降低肿瘤化疗患者的神经毒性（SMD＝0.63，95％CI＝0.12～1.15，$P=$

0.02)、减轻肢体神经性疼痛(SMD=−0.86，95%CI=−1.46~−0.27，P=0.004)、促进身体平衡(SMD=−0.75，95%CI=−1.02~−0.48，P<0.001)。现有证据表明运动疗法可降低肿瘤化疗患者神经毒性，减轻肢体神经性疼痛，促进身体平衡。

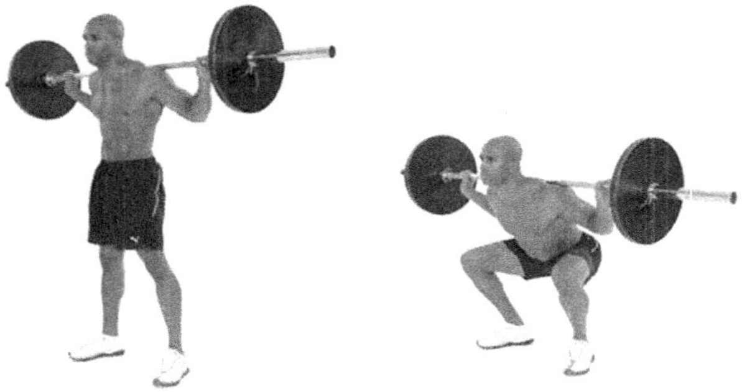

图 8-2　运动疗法

(三) 触摸疗法

触摸疗法是指医师对患者皮肤上的某些区域或点直接施加压力，包括穴位按摩、治疗性按摩和反射疗法等。王英等纳入 85 例消化系统肿瘤患者，观察组采用穴位按压(三阴交、太冲、公孙和涌泉)联合经络拍打(肾经、脾经、肝经、胆经、膀胱经和胃经)，对照组仅采用一般护理方法，结果显示观察组患者在肢体麻木、蚁行感、肢体活动障碍和感觉丧失等方面均较对照组显著改善。Kurt 等人进行了一项随机对照试验以评估反射疗法对 CIPN 的治疗作用，结果显示反射疗法可改善患者的感觉功能，但在降低 CIPN 严重程度方面与对照组没有统计学差异。Horin 等人进行了一项回顾性研究，发现采用针灸联合反射疗法的方案治疗 12 个月中，超过 90%患者的 CIPN 症状完全消失，证实这项联合方案是可行且有益的。Izgu 等人招募了 40 名乳腺癌化疗前患者并分配为经典按摩干预和常规护理，在为期 12 周的干预后，按摩

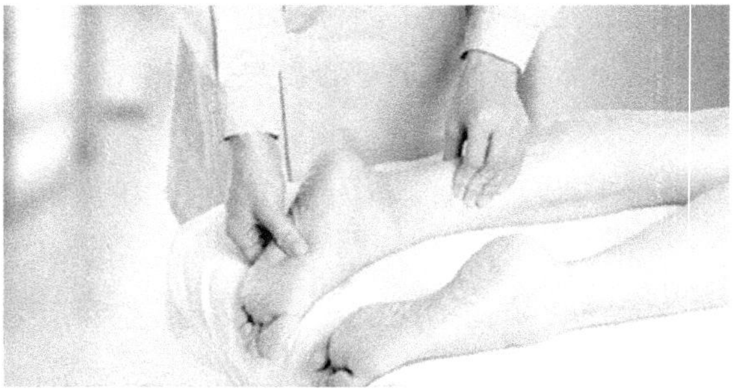

图 8-3　触摸疗法

组神经性疼痛发生率显著降低，神经功能得到改善。Coşkun 等人的研究也发现接受按摩的患者的 CIPN 症状更轻，发生严重 CIPN 的概率更低。值得注意的是，触摸疗法应避开身体脆弱的区域，如静脉血栓、肿瘤受累部位、开放性伤口以及放疗后的敏感区域等。

（四）身心疗法

包括正念疗法(Mindfulness therapy)、瑜伽和冥想在内的身心疗法(Mind-Body Therapy)可以改善癌症幸存者的生活质量，增强心理和社会幸福感。患者报告的结果，例如生活质量、焦虑、疼痛或跌倒，对 CIPN 患者起重要作用，并且可以通过身心干预得到改善。身心活动改善了 CIPN 患者的多个方面：生理、心理、社会和精神健康。目前，正在进行一项更大的三臂随机对照Ⅲ期临床试验，以评估瑜伽对 CIPN 症状、功能和跌倒风险的潜在作用。

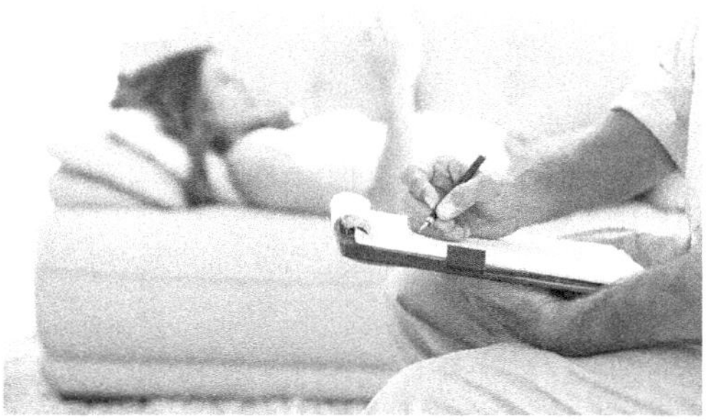

图 8-4　身心疗法

二、化学药物治疗

（一）度洛西汀

临床治疗研究

最早 Ya-Hsu Yang 等人开展了一项研究，其结果提示度洛西汀(60 mg/d)可以治疗奥沙利铂引起的慢性周围神经病变。2013 年 Smith 等人开展了一项随机、双盲、安慰剂对照交叉Ⅲ期试验评估度洛西汀(第一周 30 mg/d，第 2～5 周 60 mg/d)治疗 CIPN 的疗效。研究共入组 231 名患者，随机接受度洛西汀和安慰剂或安慰剂和度洛西汀。结果显示在 5 周的治疗中，接受度洛西汀作为初始治疗的患者报告的平均疼痛减少幅度较大(1.06；95% CI=0.72～1.40)，与安慰剂治疗的患者相比(0.34；95% CI=0.01～0.66)（P=0.003)(效应量=0.513)，度洛西汀组和安慰剂组平均疼痛评分的平均差异为0.73(95%CI=0.26～1.20)，59%接受度洛西汀治疗的患者报道疼痛减轻，而接受安慰剂治疗的患者只有38%报道疼痛减轻。随后Smith等人对其中106例奥沙利铂引起的慢性周围神经病变患者的数据进行多重logistic回归分析，结果显示接受度洛西汀治疗的人群中高情绪功能患者更有可能体验到疼痛减轻(P=0.026)。由此提示在奥沙利铂引起的周围神经病变患者中，情绪功能可能预测度洛西汀的疗效的因子。日本的一项小样本的开放、随机、交叉研究结果也显示度洛西汀对化疗药物(奥沙利铂、紫杉醇、长春新碱或硼替佐米)引起的周围神经毒性有治疗作用。两篇系统评述也支持使用度洛西汀治疗CIPN。Negin Farshchian等人的研究将化疗引起的周围神经病变的癌症患者随机分配到文拉法辛组、度洛西汀组和安慰剂组。在入组后第1天、第2周和第4周评估了颅神经、感觉、运动神经病变以及神经性疼痛。结果显示，文拉法辛和度洛西汀组的颅痛、运动痛、感觉痛和神经性疼痛等级显著降低。与文拉法辛组相比，度洛西汀组的减少更为显著(P<0.05)。表明度洛西汀在减轻化疗引起的周围神经病变症状方面似乎比文拉法辛更有效。度洛西汀在降低运动神经病变和神经性疼痛等级方面比文拉法辛更有效。张振华等人在探讨度洛西汀治疗紫杉烷类药物引起周围神经病变(TIPN)的临床疗效的研究中，将2019年2月至2022年8月收治的80例TIPN患者随机分为2组，每组40例。对照组给予常规护理、口服复合维生素(善存)和塞来昔布，观察组在对照组的基础上给予度洛西汀。6周后使用癌症治疗相关神经毒性功能评估表(FACT/GOG-Ntx)评估TIPN的严重程度，使用美国国立癌症研究所通用毒性标准4.0版本(NCI-CTCv 4.0)评估不良反应分级，使用癌症患者生命质量测定量表(EORTCQLQ-C30)评估生活质量。结果在TIPN严重程度方面，对照组和观察组FACT/GOG-Ntx评分分别为11(8，15) VS 8(6，11)，两组比较具有统计学差异(P<0.05)；不良反应方面，不良反应分级均为Ⅰ～Ⅱ级，两组差异无统计学意义(P>0.05)；生活质量方面，观察组EORTCQLQ-C30评分高于对照组，差异具有统计学意义(P<0.05)。结果显示度洛西汀治疗TIPN有一定效果，不良反应均为Ⅰ～Ⅱ级，安全性良好，且能改善患者生活质量。

截至目前，度洛西汀是治疗ADIPN证据最充分的药物，目前也被各个指南、专家共识推荐用于治疗ADIPN。但考虑到度洛西汀会引起嗜睡、恶心、呕吐、眩晕等不良反应，2014年ASCO美国成年人CIPN预防与管理指南给予了其中等强度的推荐，同时要求医生要充分评估患者的受益和药物的不良反应。

(二) 普瑞巴林

临床治疗研究

在 CIPN 预防的临床研究中，未显示普瑞巴林的获益，但在 CIPN 的治疗方面，普瑞巴林具有一定的疗效。早期的两项日本学者开展的小样本临床研究显示，普瑞巴林可以改善奥沙利铂和紫杉醇引起的周围神经病变症状。2019 年美国华盛顿大学 Alexander Hincker 等报道的一项前瞻性、随机、双盲研究中，26 名应用奥沙利铂、多西他赛或紫杉醇后发生 ADIPN 的患者接受了为期 28 天的普瑞巴林(滴定至最大剂量 600 mg/d)和安慰剂交叉治疗，其中 23 名进行疗效分析。机械痛阈与普瑞巴林反应的平均疼痛($P=0.97$)或最严重疼痛($P=0.60$)的减轻没有显著相关性。普瑞巴林和安慰剂在减少平均每日疼痛(22.5% VS 10.7%，$P=0.23$)或最严重疼痛(29.2% VS 16.0%，$P=0.13$)方面与基线相比没有显著差异。但对奥沙利铂引起的 CIPN 患者($n=18$)的事后分析表明，普瑞巴林比安慰剂更能减轻最严重的疼痛(35.4% VS 14.6%，$P=0.04$)。另一项小样本前瞻性、随机、双盲、安慰剂对照研究结果显示对于奥沙利铂引起的 CIPN，普瑞巴林比安慰剂更能减轻严重的疼痛(35.4% VS 14.6%，$P=0.04$)。

有两项研究对比了度洛西汀和普瑞巴林的治疗效果，一项随机、双盲、Ⅱ期试验试验($n=42$)结果提示，两者对疼痛和感觉神经改善均有效果，但 150 mg 剂量的普瑞巴林优于 60 mg 剂量的度洛西汀($P<0.001$)。另一项随机双盲的研究显示普瑞巴林和度洛西汀均可改善乳腺癌 CIPN 患者的整体生活质量，度洛西汀能更好地改善患者的情绪功能($P<0.001$)，普瑞巴林对失眠和疼痛评分的改善更显著($P=0.05$ 和 $P<0.001$)。和度洛西汀类似，在临床使用中普瑞巴林的不良反应较多，如头晕、嗜睡、共济失调等，所以也应该平衡患者的受益和不良反应。

2024 年韩国 Yeon-Woo Lee 报道了一项研究比较单纯使用普瑞巴林(PG)作为常规方法与 PG 和电针(EA)或 CMT(手法治疗)联合治疗有 ADIPN 症状的乳腺癌和结直肠癌癌症患者的有效性和安全性，受新冠肺炎病毒感染的影响，本研究仅招募了 74 名 CIPN 患者。25 名患者被分配到 PG 组，26 名被分配到 PG+EA 组，22 名被分配给 PG+CMT 组，进行为期五周的治疗和四周的随访研究。结果显示，PG+CMT 组与 PG 组(−8.60，95%CI=14.93～−2.27)和 PG+EA 组(−6.73，95%CI=−12.34～−1.13)相比显示出最大的差异(−16.64，95%CI=−25.16～−8.11)，但这一发现缺乏统计学意义($P=0.2075$)。联合治疗没有增加不良反应，支持开展大规模随访研究。基于目前研究提示普瑞巴林是治疗 ADIPN 的潜在有效药物，可在临床探索应用，但需要进一步研究验证。

（三）文拉法辛

临床治疗研究

Durand在2012年报道了一项随机、双盲、安慰剂对照临床研究评估文拉法辛对奥沙利铂急性周围神经毒性的治疗作用，48例奥沙利铂引起急性神经毒性的患者被1∶1随机分到文拉法辛组(奥沙利铂注射前1 h使用文拉法辛50 mg，第2～11天使用文拉法辛37.5 mg)和安慰剂组。入组的中位周期数为4.5，结果显示，完全缓解在文拉法辛组更常见：31.3%对5.3%（$P=0.03$），文拉法辛副作用包括1～2级恶心(43.1%)和无力(39.2%)，无3～4级事件，结果提示文拉法辛对奥沙利铂所致的急性ADIPN具有治疗效果。Tulay Kus开展了影响回顾性病例对照研究中，从2010年1月到2015年2月，纳入206名使用奥沙利铂、紫杉醇治疗后出现进行ADIPN的患者(82%为女性，中位年龄为52.7岁)。大多数患者患有乳腺癌、妇科癌和结肠癌癌症(93.4%)。每3周对91名接受文拉法辛治疗的患者和115名对照组患者进行神经毒性评估。根据NRS，在第一次、第二次和第三次随访中，文拉法辛组的症状缓解率分别为53.5%、58.3%和45.2%，而对照组为0%、0%和0%。文拉法辛的副作用($n=7$)为1～2级恶心/呕吐(3.2%)和乏力/嗜睡(3.2%)，无3～4级事件。提示文拉法辛对紫杉醇、奥沙利铂诱导的急性ADIPN具有显著的临床疗效。

一项纳入了1个开放标签研究，进行2个随机对照试验的回顾性分析，提示文拉法辛和度洛西汀对奥沙利铂或紫杉醇导致的ADIPN均有治疗效果，但缺乏直接的对比研究。另一项研究对比了度洛西汀和文拉法辛治疗ADIPN的效果，结果显示文拉法辛组和度洛西汀组的运动、感觉和神经性疼痛分级均明显降低，但度洛西汀在降低运动神经病变和神经性疼痛程度方面优于文拉法辛。基于目前研究提示普瑞巴林是治疗ADIPN的潜在有效药物，尤其是急性ADIPN，可在临床探索应用，但需要进一步研究验证。

（四）加巴喷丁

临床治疗研究

张帆等选取45例奥沙利铂化疗过程中发生2～3级神经毒性的结直肠癌患者，评估应用加巴喷丁治疗神经毒性的效果。在可耐受范围内，加巴喷丁的最大剂量为900 mg，并对感觉神经毒性进行评估。结果显示，加巴喷丁300 mg的剂量，使

49%的患者周围神经病变降低了1～2级。提示加巴喷丁能治疗奥沙利铂引起的周围神经病变。

Magdalena Magnowska 开展了一项临床研究，61 例卵巢癌患者接受了一线化疗。研究的第一阶段在化疗期间通过神经病变症状量表、麦吉尔量表、神经功能缺损和生活质量评估每位患者的神经状况。在研究的第二阶段，评估一组出现神经病变的患者对加巴喷丁治疗的反应。结果显示，78.7%的患者出现了与化疗相关的神经病变。在化疗过程中，这些患者的神经病变症状明显加重($P<0.0001$)，出现神经性疼痛($P<0.0001$)、神经功能缺损($P<0.0012$)和生活质量恶化($P<0.0002$)，符合加巴喷丁治疗条件的患者的症状($P<0.027$)，如疼痛($P<0.027$)和神经功能缺损($P<0.019$)均有所改善。加巴喷丁治疗后，生活质量没有明显变化($P<0.128$)。结果提示加巴喷丁可以改善紫杉醇和卡铂导致的周围神经病变。

Ravi D. Rao 在 2007 年报道了一项多中心、双盲、安慰剂对照、交叉、随机试验，评估加巴喷丁对 CIPN 症状的影响。115 例患者有症状的 CIPN 患者被随机分配接受加巴喷丁(目标剂量为 2 700 mg)或安慰剂治疗 6 周。每周通过问卷调查评估 CIPN 相关症状。结果显示两组在研究开始时的症状无差异；在研究期间，两组的症状严重程度变化在统计学上相似；两组的不良事件轻微且相似。该试验未能证明使用加巴喷丁治疗 CIPN 引起的症状有任何益处。

Nicolas Tsavaris 等报道了一项单中心临床研究，共纳入 110 例 ADIPN 患者。其中干预组包括 75 名癌症患者，他们接受了固定剂量的加巴喷丁(800 mg/d)；对照组由 35 名具有类似治疗史和症状的癌症患者组成，他们拒绝接受加巴喷丁治疗，因此接受了萘普生和可待因/对乙酰氨基酚的固定剂量组合。结果显示，在干预组中，加巴喷丁导致 25.3%的患者完全缓解，44%部分缓解，25.3%轻微缓解，5.3%无缓解。患者对加巴喷丁的反应与潜在神经毒性的严重程度相关。接受加巴喷丁治疗的患者中约有 25%出现轻度嗜睡，但没有人因此停药。在对照组中，没有人出现完全缓解，而分别有 5.7%、45.7%和 48.6%出现部分缓解、轻微缓解和无缓解。与对照组相比，加巴喷丁治疗在每个基线神经毒性组的患者中都产生了统计学上显著的更好反应。基于目前研究结果，加巴喷丁似乎对 ADIPN 具有一定的治疗效果，但需要进行进一步的大样本 RCT 研究。

(五) 单唾液酸四己糖神经节苷脂

临床治疗研究

Zhou 等人开展了一项单中心、双盲、Ⅲ期试验，将奥沙利铂后出现持续性周围神经病变患者，以 1∶1 的比例随机接受单唾液酸四己糖神经节苷脂(GM1)或安慰剂治疗。GM1 的剂量为 60 mg/d，每三周一次；或 40 mg/d，每两周一次。主要终点是神经毒性的缓解(改善≥30%)，以及 VAS 反应者(≥30%改善)、双反应者(MCIPN 和 VAS 均≥30%改进)和高反应者(MCI PN 总分≥50%改进)。145 名患者被随机分配接受 GM1(n=73)和安慰剂(n=72)。研究结果显示，GM1 组的反应患者比安慰剂组多(MCIPN 反应者：53% VS 14%，VAS 反应者：49% VS 22%，双反应者：41% VS 7%，高反应者：32% VS 13%，所有 P 值均小于 0.01)。未发现 GM1 对患者生存或肿瘤反应有任何有害影响。无≥G3 GM1 相关不良事件。研究结果提示，GM1 可以有效治疗奥沙利铂诱导的周围神经病变。但仍需要多中心临床研究进一步验证。

(六) 阿米替林

临床治疗研究

2014 年，Gewandter 等开展的一项多中心、Ⅲ期、随机、双盲、安慰剂对照临床研究，将 2%氯胺酮联合 4%阿米替林混合调制为乳膏，治疗 ADIPN。研究共纳入 462 例化疗后出现 ADIPN 的患者。药物干预 6 周后，结果显示外用混合乳膏治疗对 ADIPN 评分没有影响(调整后平均差=−0.17，P=0.363)，阿米替林联合氯胺酮局部外用不能缓解 ADIPN 的症状。

2019 年，Julien Rossignol 报道了一项研究探索 10%阿米替林乳膏对 ADIPN 的治疗效果。这项初步研究招募了抗肿瘤治疗后出现 ADIPN 的血液或实体瘤患者将其分为两组：未接受 CIPN 治疗少于 1 个月的患者(第 1 组)；接受过 CIPN 治疗超过 1 个月的患者(第 2 组)。两组患者每天两次使用 10%阿米替林乳膏。在 1、2 和 4 周时评估疼痛强度，然后每月评估一次，持续一年。主要终点是通过视觉模拟评分(VAS)评估疼痛的中位数从基线到 4 周治疗的变化。研究共纳入 44 例患者。中位年龄(范围)为 67 岁(46～80 岁)，34%为女性。大多数(88.6%)患有血液系统恶性肿瘤，最常用的化疗药物是硼替佐米和奥沙利铂。局部治疗 4 周后，VAS 疼痛评分中位数(范围)从基线时的 7(4～9)降至 2(0～4)。第 1 组和第 2 组之间没有差异。在用 10%阿米替林乳膏治疗后，11 名患者的初始化疗剂量减少，5 名患者在基线时停止化疗。研究结果提示，10%阿米替林乳膏治疗 ADIPN 具有一定的效果。但综合目前研究结果，不推荐阿米替林用于治疗 ADIPN。

（七）乙酰左旋肉碱

临床治疗研究

2005 年，一项探讨乙酰左旋肉碱对紫杉醇和顺铂诱发的周围神经病变影响的试验研究，旨在评价乙酰左旋肉碱对逆转化疗所致周围神经病变患者周围神经病变方面的活性。实验共纳入 27 例紫杉醇和/或顺铂诱导的神经病变患者(16 名男性和 11 名女性)，患者至少接受了一种顺铂疗法(5 例)，或一种紫杉醇疗法(11 例)，或两种疗法的组合(11 例)。患者接受乙酰基左旋肉碱治疗，1 g/d，静脉注射 1～2 h，持续至少 10 天。治疗结果显示，26 例患者在完成至少 10 d 的乙酰左旋肉碱治疗后接受了反应评估(中位数为 14 天；范围为 10～20 天)。73％的患者的周围神经病变严重程度得到了改善。据报道，1 例患者的失眠与 ALC 治疗有关。这提示，乙酰基左旋肉碱似乎是治疗化疗引起的周围神经病变的一种有效且耐受性良好的药物。

然而其对于 ADIPN 的治疗仍然存在着争议。Campone 等人报告了使用乙酰基左旋肉碱预防沙戈匹隆引起的神经病变的数据，150 例患者被随机分配接受乙酰基左旋肉碱或安慰剂治疗。这些数据与之前报道的一项针对紫杉醇患者的试验中的旧数据一致，接受乙酰基左旋肉碱治疗的患者的神经病变实际上更严重。在最近对该试验进行的长期随访分析中，根据癌症治疗-神经毒性功能评估(FACT-Ntx) 问卷的测量结果，24 周的乙酰基- L -肉碱治疗导致 2 年内 CIPN 明显恶化($P=0.01$)。不推荐临床中应用乙酰左旋肉碱治疗 ADIPN。

（八）拉莫三嗪

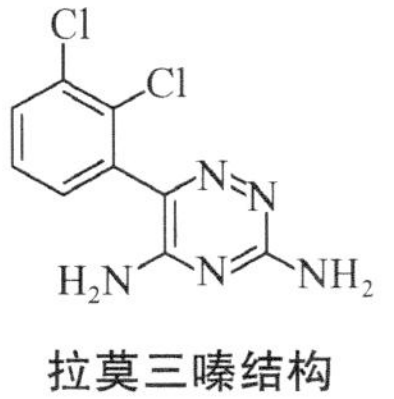

拉莫三嗪结构

分子式：$C_9H_7N_5Cl_2$

拉莫三嗪是一种抗癫痫药物，其主要作用机制在于抑制神经元膜上的电压依赖钠通道，从而稳定突触前膜，并减少兴奋性神经递质(如门冬氨酸和谷氨酸)的释放。主要用于治疗不同类型的癫痫发作、双相情感障碍(抑郁发作和躁狂发作)急性期及维持期的治疗。拉莫三嗪还可作为联合用药治疗精神分裂症，以及预防头痛、偏头痛等。常见不良反应包括头痛、嗜睡、失眠、头晕、震颤、共济失调、眼球震颤、无菌性脑膜炎、兴奋、不安、运动紊乱等。

1. 临床前研究

研究通过注射紫杉醇建立 ADIPN 大鼠模型。将大鼠分为四组，每组六只。第一组口服卡马西平 100 mg/kg，第二组口服加巴喷丁 60 mg/kg，第三组口服拉莫三嗪 40 mg/kg，第四组为对照组。结果显示，在热痛觉过敏中，拉莫三嗪治疗组明显优于卡马西平和加巴喷丁治疗组($P<0.001$)。在机械性痛觉过敏方面，拉莫三嗪组与加巴喷丁组相比有显著反应($P<0.05$)。动物实验提示，在紫杉醇诱导的周围神经病变大鼠模型中，拉莫三嗪似乎是一种有前景的干预药物。

2. 临床治疗研究

Ravi D. Rao 开展了一项多中心双盲、安慰剂对照、随机试验，以评估拉莫三嗪对 ADIPN 的治疗作用。有症状的 ADIPN 患者，其症状评分在 0～10 数字评定量表(NRS)上为“1>3”，或在 0～3 东部肿瘤协作组(ECOG)神经病变量表(ENS)上为“2>1”，符合条件(两个量表中数字越高，表明症状越严重)。患者被随机分配接受拉莫三嗪(目标剂量为 300 mg/d)或安慰剂治疗 10 周，每 2 周测量一次终点，共纳入 131 例患者。在为期 10 周的试验期间，拉莫三嗪组和安慰剂组的平均疼痛评分(NRS)均有所下降，两组的变化之间没有统计学上的显著差异($P=0.56$)。同样，治疗后 ENS 的下降没有统计学差异($P=0.3$)。两组之间其他主观症状量表的变化也没有统计学差异。因此不推荐临床中应用拉莫三嗪治疗 ADIPN。

三、中医药治疗

中医药在防治 ADIPN 方面具有一定的特色，临床中开展了许多中医药治疗 ADIPN 的探索研究，包括中药口服、中药外洗、中药涂擦、贴敷、拔罐、针灸等。尽管初步观察到临床疗效，但总体而言，除针灸外，其他大部分的临床研究设计不规范或证据级别低，需要进一步的临床研究验证与探索。

(一) 中药复方

1. 补阳还五汤

临床治疗研究：张海霞将 60 例中医辨证属气虚血瘀型患者随机分为两组，中医治疗组采用加味补阳还五汤，对照组予口服甲钴胺片。治疗 3 周后发现治疗组在神经毒性症状改善、中医证候积分、生活质量评分方面具有优势。周晓艳等将 80 例 ADIPN 患者随机分为两组，研究组予加味补阳还五汤。结果显示研究组的总有效率显著高于对照组(口服甲钴胺片)。

2. 阳和汤

临床治疗研究：步兵将 69 例 ADIPN 患者随机分为两组，试验组予加味阳和汤，对照组予口服度洛西汀治疗，结果显示，两组患者的疼痛程度、ADIPN 分级、中医症状及神经损伤均得到改善。热娜古丽·艾则孜等将 226 例结直肠癌 ADIPN 患者随机分为两组，对照组应用甲钴胺，治疗组加用阳和汤加减共计 4 周，结果显示治疗组相较对照组中医证候量表评分低、ADIPN 分级低、生活质量评分高。这验证阳和汤对于治疗 ADIPN 具有积极意义。

3. 黄芪桂枝五物汤

临床治疗研究：许炜茹等回顾性分析 78 例 ADIPN 属气虚血瘀证患者的临床资料，得出黄芪桂枝五物汤加减疗效确切，能有效降低患者 ADIPN 分级，减轻患者的相关症状，并且其疗效优于口服甲钴胺片。

4. 自拟方

（1）魏丹峰等自拟补肾化瘀解毒方（肉桂、莪术、大黄、粉防己、补骨脂、全瓜蒌、三七、当归、鸡血藤）防治 ADIPN，治疗后发现治疗组临床观察指标明显好于对照组。

（2）潘传芳等观察自拟芪藤通络方（生黄芪 15 g、当归 9 g、鸡血藤 30 g、忍冬藤 30 g、丝瓜络 9 g）内服加红艾汤外用对奥沙利铂导致周围神经毒性的影响，治疗 4 周后发现，治疗组对周围神经损伤治疗的总有效率高于对照组，治疗组的运动神经传导速度和感觉神经传导速度均快于对照组。

（3）朱成功等自拟解氏祛浊解毒汤（白术 15 g、党参 20 g、黄芪 20 g、鸡血藤 20 g、伸筋草 20 g、黄精 15 g、苦参 15 g、生地 15 g、麦冬 15 g、苍术 12 g 等）联合中药熏洗治疗紫杉醇化疗后外周神经毒性，结果显示治疗组总体健康状况评分高于对照组，治疗组躯体功能评分高于对照组。

（4）史海霞等自拟益气温阳通脉方（黄芪 30 g、桂枝 9 g、全蝎 3 g、川芎 15 g）观察其对 ADIPN 的临床疗效，治疗后发现，治疗组中医证候积分、疼痛症状积分较治疗前明显降低，治疗组患者的中医证候疗效总有效率为 46.27%，显著优于对照组的 19.67%。

（5）焦蕉等自拟温经和血通痹方（黄芪 20 g、川芎 15 g、当归 10 g、赤芍 15 g、桂枝 10 g、鸡血藤 30 g、活血藤 20 g、威灵仙 20 g、丹参 10 g、路路通 15 g、牛膝 15 g、甘草 5 g）防治奥沙利铂化疗后周围神经毒性，结果发现治疗组 ADIPN 治疗疗效总有效率 79.2%，对照组总有效率 37.5%。

（6）孙文博等自拟通络方（透骨草 15 g、制川乌 6 g、老鹳草 15 g、淫羊藿 15 g、细辛 2 g）治疗化疗后出现 ADIPN 的患者，治疗后发现治疗组总有效率高于对照组，证明自拟通络方治疗 ADIPN 疗效确切，可有效降低不良反应发生率。

表 8－1 汇总了临床应用中药复方治疗 ADIPN 的情况及疗效。

表 8－1　中药复方治疗 ADIPN 的信息汇总

作者	发表年份	研究类型	所选复方	病例数	结果
张海霞	2020	随机对照研究	加味补阳还五汤：黄芪 30 g、当归 15 g、赤芍 12 g、川芎 12 g、红花 10 g、桃仁 15 g、地龙 10 g、路路通 10 g、酒乌梢蛇 10 g、白芥子 10 g、老鹳草 15 g、鸡血藤 20 g	60 例，每组 30 例	加味补阳还五汤能够有效治疗奥沙利铂所致的周围神经毒性
周晓艳等	2021	随机对照研究	加味补阳还五汤：黄芪 30 g、当归 15 g、川芎 10 g、赤芍 10 g、红花 10 g、桃仁 10 g、地龙 10 g、白参 15 g、熟地黄 20 g、白芍 15 g、鸡血藤 20 g、木瓜 10 g、川牛膝 15 g、桑枝 12 g、伸筋草 10 g	80 例，每组 40 例	加味补阳还五汤合用甲钴胺片治疗化疗后周围神经病变取得较好疗效
许炜茹等	2022	回顾性研究	黄芪桂枝五物汤：生黄芪 15 g、桂枝 10 g、白芍 10 g、鸡血藤 30 g、当归 15 g、丝瓜络 15 g、生姜 5 g、大枣 10 g	78 例，每组 39 例	黄芪桂枝五物汤加减治疗奥沙利铂所致周围神经病变气虚血瘀证患者疗效确切，能有效降低患者周围神经毒性的分级
步兵	2018	随机对照研究	加味阳和汤：熟地 30 g、生麻黄 3 g、鹿角胶 9 g、炒白芥子 6 g、肉桂 3 g、生甘草 3 g、炮姜 6 g、三七 6 g	68 例，每组 34 例	加味阳和汤对于化疗性周围神经病变具有确切疗效
张毅鹏	2018	随机对照研究	加味阳和汤组成：熟地 30 g、黄芪 30 g、桂枝 10 g、当归 12 g、鹿角胶 9 g、麻黄 3 g、白芥子 6 g、通草 10 g、姜炭 2 g、芍 15 g、生甘草 3 g、大枣 3 枚	60 例，每组 30 例	加味阳和汤对奥沙利铂导致的神经系统毒性可有效改善患者血液动力学指标，而且可以预防和降低其周围神经毒性
热娜古丽·艾则孜等	2023	随机对照研究	阳和汤加减：熟地黄 30 g、葛根 20 g、通草 12 g、羌活 10 g、威灵仙 10 g、鹿角胶 9 g、白芥子 6 g、肉桂 3 g、生甘草 3 g、细辛 3 g、麻黄 2 g、姜炭 2 g	226 例，每组 113 例	对于结直肠癌奥沙利铂化疗相关外周神经毒性临床治疗期间采取阳和汤加减治疗具有理想效果

续表

作者	发表年份	研究类型	所选复方	病例数	结果
黄菊等	2012	随机对照研究	十全大补方加减：党参 30 g、茯苓 15 g、白术 20 g、炙甘草 6 g、熟地黄 15 g、当归 10 g、白芍 10 g、川芎 8 g、肉桂 8 g、黄芪 30 g	42 例患者，治疗组 22 例，对照组 20 例	十全大补汤加减治疗奥沙利铂致神经毒性疗效显著
魏丹峰等	2020	随机对照研究	补肾化瘀解毒方：肉桂、莪术、大黄、粉防己、补骨脂、全瓜蒌、三七、当归、鸡血藤	78 例，每组 39 例	针对化疗药物导致周围神经毒性患者的治疗，补肾化瘀解毒方的应用情况较好
潘传芳等	2021	随机对照研究	自拟芪藤通络方：生黄芪 15 g、当归 9 g、鸡血藤 30 g、忍冬藤 30 g、丝瓜络 9 g	100 例，每组 50 例	芪藤通络方加减内服加红艾汤外用对奥沙利铂导致神经毒性的疗效优于甲钴胺
朱成功等	2023	随机对照研究	自拟解氏祛浊解毒汤：白术 15 g、党参 20 g、黄芪 20 g、鸡血藤 20 g、伸筋草 20 g、黄精 15 g、苦参 15 g、生地 15 g、麦冬 15 g、苍术 12 g	60 例，每组 30 例	采用解氏祛浊解毒汤治疗紫杉醇化疗导致的外周神经毒性具有良好的疗效
史海霞等	2022	随机对照研究	自拟益气温阳通脉方：黄芪 30 g、桂枝 9 g、全蝎 3 g、川芎 15 g	135 例，观察组 69 例、对照组 66 例	与甲钴胺相比，益气温阳通脉方能更好地改善 ADIPN 患者的临床症状及周围神经病变严重程度
焦蕉等	2019	随机对照研究	自拟温经和血通痹方：黄芪 20 g、川芎 15 g、当归 10 g、赤芍 15 g、桂枝 10 g、鸡血藤 30 g、活血藤 20 g、威灵仙 20 g、丹参 10 g、路路通 15 g、牛膝 15 g、甘草 5 g	48 例，每组 24 例	中药联合治疗奥沙利铂化疗所致周围神经毒性气血亏虚型患者临床疗效优
孙文博等	2023	随机对照研究	自拟通络方：透骨草 15 g、制川乌 6 g、老鹳草 15 g、淫羊藿 15 g、细辛 2 g	110 例，每组 55 例	常规西医联合自拟通络方治疗 ADIPN 疗效确切，可有效降低不良反应发生率

（二）中成药

1. 丹参川芎嗪注射液

（1）药物简介

药物组成：丹参、盐酸川芎嗪；辅料为甘油、注射用水。

功效：活血化瘀。

适应证：用于闭塞性脑血管疾病，如脑供血不全、脑血栓形成，脑栓塞及其他缺血性心血管疾病，如冠心病的胸闷、心绞痛、心肌梗死、缺血性中风、血栓闭塞性脉管炎等症。

（2）临床前研究：丹参川芎嗪注射液是由丹参素、盐酸川芎嗪、甘油、注射用水制成的针剂，能起到抗血小板聚集、扩张冠状动脉、降低血液黏度、加快红细胞的流速及改善微循环的作用，临床上多用于益气活血，化瘀解毒。研究表明丹参川芎嗪可抑制神经病理痛(CCI)大鼠的机械痛敏和热痛敏，降低CCI大鼠的L4、L5段脊髓P2X3受体表达。

（3）临床治疗研究：亚国伟等人将化疗后神经毒性Ⅱ～Ⅳ级的患者50例随机分为实验组和对照组，研究结果显示，经治疗后，实验组明显优于对照组且无明显循环、消化系统不良反应发生，因此研究认为丹参川芎嗪注射液可以用于治疗ADIPN安全有效。

2. 参附注射液

（1）药物简介

药物组成：红参、附片(黑顺片)，辅料为聚山梨酯80。

功效：回阳救逆，益气固脱。

适应证：主要用于阳气暴脱的厥脱症(感染性、失血性、失液性休克等)；也可用于阳虚(气虚）所致的惊悸、怔忡、喘咳、胃痛、泄泻、痹症等。

（2）临床前研究：同第七章。

（3）临床治疗研究：李东杰等通过临床研究观察甲钴胺联合参附注射液对铂类药物所致周围神经病变的治疗效果，入组70例铂类药物所致周围神经病变患者，根据随机数字表法均分为观察组($n=35$)和对照组($n=35$)。对照组行甲钴胺治疗，观察组在对照组治疗基础上加用参附注射液治疗。比较观察两组不良反应发生率及治疗前后整体疼痛量表评分、感觉神经传导速度变化。结果显示，与治疗前比较，试验组和观察组治疗后情绪感受、临床表现、一般行为、疼痛评分均降低，试验组降低更为明显($P<0.001$)。与治疗前比较，试验组和对照组治疗后尺神经、桡神经、腓总神经、正中神经等感觉神经传递速度均升高，但试验组升高更为明显。

（三）中医外治

1. 针灸治疗

近年来，国内外开展了很多针灸治疗 ADIPN 的研究，相比其他中医药治疗，这些研究总体设计严格，结果可信度高，目前也推荐在临床中积极探索针灸治疗 ADIPN。

（1）针刺法

2019 年，Molassiotis 等人进行了一项随机、评估者盲法对照试验，评估 8 周疗程的针灸治疗对 CIPN 的有效性。87 例患者随机分为实验组(44 例) 和标准护理等待名单对照组(43 例)。实验组接受为期 8 周、每周 2 次的针灸治疗，对照组只接受标准治疗。主要研究终点疼痛强度，次要结果包括临床评估 CTCAE 分级、全神经病变评分和神经传导研究。分别在治疗结束后第 8 周、第 14 周和第 20 周进行评估。结果显示，每一周期治疗患者在疼痛、临床神经系统评估、生活质量和症状窘迫方面均有明显改善。

2020 年，Alex Molassiotis 再次对上述临床研究分析，评估针灸的效果和成本。经济评价的主要终点是 14 周治疗的质量调整生存年数(QALY)和相关的递增成本效益比(ICER)。结果提示，虽然针灸可以改善 CIPN 相关症状和生活质量指标，但在资源有限的医疗系统中，针灸不是一种经济有效的治疗 CIPN 的方法。尽管如此，在以经济效益为主要指标的二次分析中，针灸似乎不是一种经济有效的治疗 CIPN 的方法。

Bao Ting 团队在针灸治疗 CIPN 的研究中做出了突出贡献。该团队在 2018 年发表的一项ⅡA 期单臂临床试验中，评估了针灸预防紫杉醇治疗后高级别 CIPN 的疗效。筛选了 27 例新辅助/辅助治疗的Ⅰ～Ⅲ期乳腺癌患者，其中 26 例完成了紫杉醇治疗，且没有发展为Ⅲ级及以上的 CIPN。结果表明针灸在降低化疗期间高级别 CIPN 的发生率方面是有效的，且安全可行。该团队同期还报道了另一项研究，探讨针灸减轻硼替佐米引起的周围神经病变症状的安全性、可行性和有效性。研究共纳入 27 例 2 级以上 CIPN 的患者。患者接受 10 次针灸治疗，疗程总计 10 周。结果显示，在第 10 周和第 14 周，患者的 FACT/GOG-Ntx 和 NPS 评分明显降低，提示疼痛减轻，功能改善。

此外，针灸及电针对硼替佐米诱导的周围神经病变疗效在另外三项研究中也得到了验证。结果表明，针灸可以改善与双侧神经麻痹相关的多种症状，特别是手脚麻木和刺痛、冷感和不愉快的感觉。

2020 年，Bao Ting 团队再次报道了一项随机、假对照临床研究，纳入了 68 例中至重度 CIPN 患者，将其随机分为真针刺组(24 例)、假针刺组(23 例)和常规治疗组(21 例)，真针刺组接受了 8 周共 8 次的针刺治疗，假针刺组采用非穴位的非插入式治疗。常规护理组没有接受任何干预措施。结果显示，从基线到第 8 周，患者 CIPN 疼痛的平均绝对减少在真针刺组中最大(－1.75，95% CI：－2.69～－0.81)，在常规治疗组中最小(－0.19，95% CI：－1.13～0.75)。在 8 周的评估中，假针刺降低了－0.91(95% CI：－2.0～0.18)。在较长的 12 周随访中，真针刺治疗的 NRS 测量疼痛比基线平均绝对减少 －1.74(95% CI：－2.6～－0.83)，而假治疗则减少－0.34(95% CI：－1.3～0.61)。该研究提示与常规护理相比，针灸可显著改善 CIPN 症状。

Lu 等人评估了针刺干预紫杉烷类引起 CIPN 的有效性和安全性。共纳入 40 例含紫杉烷类辅助化疗后 CIPN1 级以上的Ⅰ～Ⅲ期乳腺癌患者，以 1∶1 的比例随机分配至即刻针灸(IA)组或候补对照组(CG)。治疗组在 8 周内接受了 18 次针灸，对照组同期接受常规护理。结果显示，在第 8 周时针刺组参与者的 PNQ 感觉评分、FACT-NTX 简易评分和 BPI 疼痛严重程度评分均显著改善。结果提示，紫杉烷辅助治疗乳腺癌 CIPN 患者可在 8 周的针灸治疗方案中获益。

Iravani 纳入了 40 例化疗后出现慢性 CIPN 且 NRS 4 分及以上的患者随机分配到针灸组或对照组。针灸组接受 12 次针灸，对照组采用维生素 B1 联合加巴喷丁。结果显示，两组 NRS 和 NCI-CTCAE 感觉神经病变分级量表随时间推移均显著下降，针灸组下降幅度更大。表明针灸对 CIPN 的治疗具有显著的有效性和安全性，针灸比常规治疗更有效。

D'Alessandro 等人纳入 33 名 CIPN 患者，对照组接受 CIPN 康复计划，包括足/手护理管理指南、感觉脱敏、风险预防指南、适当的人体工程学和矫形器。治疗组在此基础上接受了 10 次(每周 2 次，共 5 周)针刺治疗。采用 NCI－CTCAE 量表、FIM 量表、EORTC QLQ-C 30 量表和视觉模拟量表评估疗效。结果表明，在 NCI CTCAE 量表及神经病变感觉症状方面，针刺组治疗前、后对比效果更好，该研究认为针刺是控制 CIPN 后感觉症状的有效治疗方法。

2022 年，Friedemann 等人纳入 60 例符合 CIPN 症状的患者，以 1∶1 的比例随机分配到两个平行治疗组。在试验的第一阶段，第 1 组每周接受针灸治疗(共 10 周)，而第 2 组进入等待期。在第 14 周时，进入第二阶段，第 1 组进入等待期，而第 2 组每周接受针灸治疗(共 10 周)。主要终点是腓肠感觉神经动作电位(SNAP)振幅的变化，次要终点是腓肠感觉神经传导速度(SNCV)、胫神经动作电位(MNAP)、胫神经传导速度(MNCV)、胫神经远端运动潜伏期(DML)的变化。分别于基线、第14周、第28周时评估。结果显示，与等待期的测量值相比，腓肠感觉神经振幅和腓肠神经传导速度显著改善。在症状改善方面，灼痛、痉挛、麻木、症状频率和步态不稳均有显著改善。在体格检查中，与等待期相比，针灸治疗期间盲行走、脚跟到脚趾行走、远端苍白感和神经病变缺陷评分均有显著改善。该研究是第一个使用NCS作为评估针灸治疗CIPN疗效的主要结果参数的随机对照研究，研究结果提示针灸可显著改善CIPN的感觉NCS，促进结构性神经再生。

同年，Stringer等人也发表了一项随机对照研究评估针刺干预CIPN的效果，共纳入100例CIPN≥Ⅱ级的乳腺癌、多发性骨髓瘤、胃肠道癌或妇科癌症患者，以1∶1的比例随机分配至针灸组或对照组，对照组给予常规药物治疗(加巴喷丁/普瑞巴林和/或阿米替林)，针灸组在对照组的基础上，在10周内进行10次针灸，结果证实了针灸具有短期临床益处。

Ben-Arye等人探讨针灸联合手指/身心运动对CIPN的影响。CIPN患者被分为干预组(单纯针灸治疗或联合治疗)和对照组(标准护理)。6周后使用FACT-Tax评估CIPN的严重程度。结果显示，干预组的FACT-Tax评分显著提高，手麻木/刺痛和不适评分均显著改善，证明无论是否结合手指/身心运动，针灸均可缓解肿瘤治疗期间CIPN相关症状。

2023年，Zhi等人通过定量感觉测试(QST)评估针灸对CIPN的治疗反应，将符合纳入标准的75例中重度CIPN患者，随机分为真针灸组(RA)($n=27$)、假针灸组(SA)($n=24$)、常规护理组(UC)($n=24$)，RA组在8周内接受总共10次针灸治疗，SA组在8周内接受总共10次治疗的假针灸治疗。在第0、8和12周使用手和脚的触觉和振动检测阈值、热检测和疼痛阈值的QST测量来评估治疗反应。结果观察到经过八周的RA治疗后，UC相比，脚的振动检测阈值和手的冷热检测阈值有显著改善。与SA相比，没有发现显著差异。这是第一项评估针灸联合QST缓解持续性CIPN症状效果的安慰剂对照随机试验，提示QST是评估CIPN严重程度的可行且可靠的工具，QST测量的这些初步差异从感觉运动知觉丧失的客观角度揭示了针灸的感知价值和益处。

一篇对美国综合肿瘤学站点的从业人员关于针灸治疗CIPN的调查显示，大多数CIPN受访者(86.7%)曾经使用过中医针灸疗法，常用穴位在四肢处。超过半数的受访者的CIPN症状得到了中度改善，调查支持开发针灸治疗CIPN的最佳实践指南。

本团队运用数据挖掘技术总结了 CIPN 治疗的核心穴位、经络和穴位组合，发现足三里、曲池、合谷、太冲、三阴交是针灸处方中的核心穴位。基于关联规则分析，最佳组合是曲池和足三里，使用最多的经络是大肠经、胃经和脾经，这为 CIPN 治疗的针灸处方选择提供了依据。总的来说，大多数研究支持了针灸在 CIPN 治疗中的有效作用，但针灸治疗 ADIPN 的效果仍需进一步的高级别证据支持。

(2) 温针灸疗法

田艳萍等将 76 例 ADIPN 患者分为温针灸组和对照组。温针灸组取穴合谷、阳溪、外关、手三里、曲池、太冲、足三里、阳陵泉、气海、丰隆，针刺得气后施以泻法，在留针过程中合谷、外关、阳陵泉、足三里在针柄上插上艾条施灸，每针温灸三炷，后将针取出；对照组使用神经妥乐平注射液。结果显示，温针灸组在治疗后神经毒性分级、生活质量方面都优于对照组。

崔德利等评估了单用谷胱甘肽和谷胱甘肽联合温针灸对 ADIPN 的疗效差别，针灸穴位选取曲池、外关、后溪、合谷、中渚、阴陵泉、足三里、阳陵泉、三阴交、悬钟、照海等施针。10 天为 1 个周期。化疗 2 周期后评价疗效。结果显示治疗组总有效率明显优于对照组，这说明温针灸可以防治 ADIPN，中西医结合具有协同治疗作用。

梁飞红探究了中医综合疗法(以益气养血、活血化瘀、疏通经络为纲，包括中药内服、中药静滴、中药泡洗以温针灸治疗)对 ADIPN 的治疗作用，如出现手脚麻木者，从化疗当日即予温针灸治疗，上肢取双侧曲池、外关、合谷等，下肢取双侧足三里、三阴交、涌泉等。研究结果提示，包括温针灸在内的中医综合防治可有效降低 ADIPN 的发生率，效果优于西医防治方法，值得临床推广应用。

温针灸与普通针刺及电针的区别是有加热的过程，从症状上看，对于奥沙利铂周围神经病变尤其是急性周围神经病变(遇冷加重特点)可能具有更好的干预效果，值得进一步研究。

(3) 艾灸治疗

艾灸是通过艾条产生的艾热刺激人体穴位或特定部位，激发人体正气来调整生理生化功能，从而达到防病治病目的的治疗方法。

何燕燕等观察了雷火灸热敏穴治疗奥沙利铂诱导的周围神经病变(OIPN)的临床疗效，将 70 例 OIPN 的肠癌患者随机分为对照组和观察组。对照组采用甲钴胺片口服治疗，每次 0.5 mg，每日 3 次；观察组采用雷火灸热敏穴治疗，每日 1 次。两组患者均治疗 2 周。患者取平卧位，施灸者单手持 2 根点燃的灸条，另一手探查患者皮肤温度，采取“先上后下、先阳后阴”的原则，先在四肢局部行回旋灸或循经往返灸以探查热敏穴，根据经验对上肢合谷、十宣，下肢涌泉、三阴交、足三里等穴位进行反复探查，确定 2～3 个灸感较强的热敏穴。在探查出的热敏穴上方 2～5 cm 处先施以 2 分钟的回旋灸，使局部气血温热，再施以雀啄灸以加强敏化，每穴 2 分钟，最后施以温和灸直至患者灸感消失。结果显示，经治疗后，对照组总有效率为 68.57%，观察组总有效率为 88.57%，观察组总有效率高于对照组（$P<0.05$）；两组患者数字分级法（NRS）疼痛评分均低于治疗前，且观察组 NRS 评分低于对照组（$P<0.05$）；观察组生活质量评分高于对照组（$P<0.05$）；两组患者均未发生不良反应。结果提示雷火灸热敏穴可缓解奥沙利铂化疗所致周围神经毒性反应，减轻其严重程度，提高患者的生活质量。

刘丽纳入了 40 名接受奥沙利铂方案化疗的患者，将其分为两组。治疗组使用雷火灸悬灸法对患者双侧涌泉穴进行灸治，每日一次，每次 30 分钟，连续治疗三个化疗周期。通过分析两组患者的 Levi 评级结果发现治疗组患者神经毒性的发生率和严重程度显著低于对照组（$P<0.05$），充分肯定了雷火灸涌泉穴有助于预防 OIPN 的发生。

许夏楠等将接受奥沙利铂联合替吉奥方案化疗的 60 例胃癌患者分为两组，治疗组在对照组治疗的基础上同时使用雷火灸悬灸法灸双侧涌泉穴，每天 1 次，每次 30 分钟，于用奥沙利铂时使用，21 天为 1 个疗程。结果显示与对照组比较，治疗组奥沙利铂神经毒性在总发生率及各等级发生率均优于对照组，差异均有统计学意义（$P<0.05$）。因此，化疗同期使用雷火灸涌泉穴可明显降低奥沙利铂所致神经毒性的发生率并减轻其严重程度。

单兰应用活血化瘀方联合雷火灸治疗奥沙利铂所致外周神经毒性，对照组采用常规化疗治疗，治疗组加用活血化瘀方联合雷火灸治疗。结果显示，治疗组奥沙利铂所致外周神经毒性发生率低于对照组，表明活血化瘀方联合雷火灸治疗 OIPN 的效果确切。

刘玲玲等研究纳入 60 例 OIPN 患者随机分为 2 组，实验组于双侧涌泉、劳宫处艾灸，对照组予口服甲钴胺分散片。结果提示，治疗后实验组 OIPN 临床总有效率高于对照组；艾灸治疗 OIPN 有良好疗效，值得临床推广。

贺菊芳等探讨了穴位艾灸配合艾盐包热熨对缓解 CIPN 的效果，将胃癌术后行奥沙利铂化疗的 120 例患者随机分为 2 组。对照组在化疗后常规应用甲钴胺 500 mg 肌肉注射，每天 1 次，5～7 天为 1 个疗程，隔日 1 次，1 个疗程后评价疗效；试验组在对照组的基础上加用穴位艾灸配合艾盐包热熨上肢输液肢体上段，穴位选择内关、外关、曲池、合谷四穴。结果显示，与对照组相比，试验组患者外周神经毒性分级和肢体疼痛程度较轻，差异有统计学意义($P<0.05$)。这表明艾灸穴位热熨治疗配合艾盐包能有效缓解奥沙利铂化疗所致的末梢神经炎。

张士强等观察督灸对CIPN患者的治疗作用，将59例CIPN患者随机分为对照组和督灸组。对照组采用常规治疗，督灸组加用督灸治疗。具体操作为患者俯卧于治疗床上，露出大椎至腰俞的督脉端，常规消毒后涂抹姜汁并均匀撒督灸粉(黄芪10 g、肉桂10 g、丁香10 g、附子6 g、桂枝10 g、干姜10 g、鸡血藤15 g、牛膝10 g等)，使之呈线条，将桑皮纸敷盖在督灸粉上，姜泥铺在桑皮纸中央，压实，在姜泥上置三棱锥形艾炷或均匀铺敷艾绒，点燃艾炷或艾绒，灸完3壮后结束治疗。治疗后两组的神经毒性Levi分级比较差异有统计学意义，提示督灸能够有效降低化疗患者神经毒性反应。

钟宇等应用督灸治疗多发性骨髓瘤治疗相关CIPN，纳入20例患者随机分为治疗组(甲钴胺+督灸)和对照组(甲钴胺)。结果提示督灸配合甲钴胺片治疗多发性骨髓瘤相关的周围神经病变具有一定的临床疗效，可以减轻患者治疗后的周围神经毒性，减轻神经疼痛，改善血清中NGF水平，且作用优于单纯口服甲钴胺片。

张明旻探讨了火龙灸防治OIPN的临床疗效，将120例患者分为治疗组和对照组。对照组常规使用腺苷钴胺营养神经治疗，治疗组加用火龙灸。具体施灸部位为上界大椎、下界下髎，侧界从脊椎旁开3寸。采用Levi专用感觉神经毒性分级疗效、NCI CTCAE4.03和NTX-12自评量表评估CIPN严重程度。结果显示，火龙灸疗法能够降低OIPN的发病率(73.33% VS 93.33%)，同时提高OIPN发病时奥沙利铂累计剂量的阈值，并在一定程度上降低OIPN的严重程度。

窦文杰等采用热敏灸四关穴治疗OIPN患者，结果提示治疗后患者Levi专用感觉神经毒性分级较治疗前改善，正中神经MNCV、SNCV及腓总神经MNCV、腓肠神经SNCV均较治疗前增快。

王丽君等将60例使用奥沙利铂化疗的患者随机分为两组，治疗组采用热敏灸治疗，对照组无特殊处理。治疗6周期后结果显示，治疗组患者受损正中神经、桡神经MCV以及手麻症状改善情况均显著优于对照组($P<0.05$)。提示热敏灸的治疗能有效缓解奥沙利铂引起的化疗相关性神经毒性病变。

刘紫欣探讨了热敏灸联合芪蛇通络外洗剂预防和治疗紫杉醇所致周围神经病变(PIPN)的临床疗效，选取80例中医证型为气虚血瘀型且即将应用含白蛋白紫杉醇方案化疗的患者随机分为两组。对照组口服甲钴胺片，治疗组接受热敏灸及芪蛇通络外洗剂，共治疗6周期。结果表明，热敏灸联合芪蛇通络外洗剂对PIPN具有防治作用。

缪淑琴等应用隔盐灸联合温经穴位贴治疗 CIPN 的患者，各 96 例 CIPN 患者随机分为对照组和观察组，对照组患者常规对症治疗，观察组应用隔盐灸联合温经穴位贴敷。隔盐灸选取神阙穴，在其上放一个 6 cm×3 cm 纸质圈，应用易撕胶带固定，将适宜温度药盐填于神阙穴，再将圆锥状艾炷置穴位点燃，30 min/次，每天 2 次。7 天为 1 个疗程，连续治疗 2 个疗程。治疗后观察组 NRS、PNQ 均低于对照组，提示隔盐灸联合温经穴位贴敷有助于改善老年癌症化疗所致周围神经病变患者的疼痛程度，促进神经毒性缓解，有助于加快患者正中神经、腓肠神经的感觉传导速度，提高疗效。

以上研究证实，尽管施灸部位及施灸类型不同，艾灸均能改善微循环，加速损伤神经的修复，有效缓解手脚麻木疼痛的症状，提高患者的痛阈值。艾灸在预防 OIPN 的临床应用中操作简单、疗效满意、无明显毒副作用，患者接受程度高，适合临床推广用。目前的研究提示艾灸可能是一种有效的治疗 ADIPN 手段，可在临床中探索应用，同时应积极开展更高级别的临床研究进一步验证。

表 8-2　针刺治疗 ADIPN 信息汇总

作者	发表年份	研究类型	所选穴位	病例数	结果
Alexander Molassiotis 等	2019	随机、对照、单盲临床试验	曲池、合谷、大陵、外关、八邪、足三里、三阴交、太冲、解溪、八风	试验组(44 例) 对照组(43 例)	治疗结束后第 8 周、第 14 周和第 20 周患者在疼痛、临床神经系统评估、症状窘迫方面均有明显改善
Bao Ting 等	2018	IIA 期单臂临床试验	曲池、合谷、外关、丰隆、八风、神门、耳中	27 例	26 例完成了紫杉醇治疗，且没有发展为Ⅲ级及以上的 CIPN
Bao Ting 等	2014	单臂临床试验	曲池、合谷、外关、丰隆、八风、神门、耳中	27 例	在第 10 周和第 14 周，FACT/GOG-Ntx 和 NPS 评分明显降低，提示疼痛减轻，功能改善
Bao Ting 等	2020	随机、假对照临床试验	曲池、合谷、内关、后溪、丰隆、太冲、侠溪、八风、神门	真针灸组(27 例) 假针灸组(24 例) 常规护理组(24 例)	在第八周，真针灸组患者的疼痛、刺痛和麻木等症状显著减少

续表

作者	发表年份	研究类型	所选穴位	病例数	结果
Lu 等	2020	随机、对照临床试验	印堂、曲池、外关、八邪、阴陵泉、足三里、三阴交、太溪、太冲、气端	针灸组(20 例) 常规护理组(20 例)	在第 8 周时针刺组患者的 PNQ 感觉评分、FACT-NTX 简易评分和 BPI 疼痛严重程度评分均显著改善
Somayeh Iravani 等	2020	随机、单盲、对照临床试验	百会、曲池、合谷、八邪、气海、足三里、三阴交、太冲、八风	针灸组(20 例) 西药治疗组(20 例)	两组 NRS 和 NCI-CTCAE 感觉神经病变分级量表随时间推移均显著下降，针灸组下降幅度更大
D'Alessandro 等	2022	单中心、随机、对照临床试验	太渊、神门、大陵、阴陵泉、太溪、太冲、太白、腕踝针 1—3 区	针灸组(15 例) 对照组(14 例)	在 NCI CTCAE 量表及神经病变感觉症状方面，针刺组治疗前、后对比效果更好
Thomas Friedemann 等	2022	前瞻性、对照、随机、双臂、单中心研究	十宣、八邪、梁丘、八风、气端	60 例	患者腓肠感觉神经振幅和腓肠神经传导速度显著改善。在灼痛、痉挛、麻木、症状频率和步态不稳等 CIPN 症状均有显著改善
Jacqui Stringer 等	2022	随机、对照临床研究	合谷、八邪、足三里、三阴交、太冲、昆仑、八风	试验组(61 例) 对照组(59 例)	为期 10 周的针灸治疗可显著改善 CIPN 症状
Eran Ben-Arye 等	2022	前瞻性、多中心、随机对照试验	曲池、手三里、内关、外关、中渚、阳池、合谷、曲泉、足三里、阳陵泉、三阴交、公孙、太溪、太冲、八风	干预组(136 例) 对照组(32 例)	干预组的 FACT-Tax 评分显著提高，手麻木/刺痛和不适评分均显著改善，提示无论是否结合手指/身心运动，针灸均可缓解肿瘤治疗期间 CIPN 相关症状

续表

作者	发表年份	研究类型	所选穴位	病例数	结果
W. Iris Zhi 等	2023	随机、假对照临床试验	手、脚上穴位	真针灸组（27例） 假针灸组（24例） 常规护理组（24 例）	八周的真针灸治疗后，与常规护理组相比，脚的振动检测阈值和手的冷热检测阈值有显著改善。与假针灸组相比，没有发现显著差异
田艳萍等	2011	随机对照、前瞻性临床研究	合谷、阳溪、外关、手三里、曲池、太冲、足三里、阳陵泉、气海、丰隆	76 例，每组 38 例	温针灸可有效降低ADIPN 分级、提高患者生活质量
崔德利等	2011	随机对照、前瞻性临床研究	曲池、外关、后溪、合谷、中渚、阴陵泉、足三里、阳陵泉、三阴交、悬钟、照海	62 例，治疗组 32 例	温针灸可以防治ADIPN，与西药还原型谷胱甘肽合用具有协同治疗作用。
梁飞红	2014	随机对照、前瞻性临床研究	曲池、外关、合谷、足三里、三阴交、涌泉	96 例，治疗组 48 例	中医综合防治(包括温针灸在内）可有效降低 ADIPN 发生率
何燕燕等	2024	临床观察	合谷、十宣、涌泉、三阴交、足三里等穴位进行反复探查，确定 2～3 个灸感较强的热敏穴	70 例(对照组和观察组各 35 例)	雷火灸热敏穴可缓解奥沙利铂化疗所致周围神经毒性反应，减轻其严重程度，提高患者的生活质量
刘丽等	2019	临床观察	涌泉	40 例(对照组和观察组各 20 例)	雷火灸涌泉穴的应用有助于预防奥沙利铂所致的神经毒性，能够有效降低患者神经毒性的发生率

续表

作者	发表年份	研究类型	所选穴位	病例数	结果
许夏楠等	2017	临床观察	涌泉	60 例(对照组和观察组各 30 例)	化疗同期使用雷火灸涌泉穴可明显降低奥沙利铂所致神经毒性的发生率并减轻其严重程度
刘玲玲等	2021	临床观察	涌泉、劳宫	60(对照组和观察组各 30 例)	艾灸治疗 OIPN 有良好疗效
张士强等	2023	临床观察	大椎至腰俞	59(对照组 28 例,观察组 31 例)	督灸能够有效降低化疗患者神经毒性反应,提高免疫功能,提高生活质量
张明旻	2022	随机对照研究	上界大椎、下界下髎,侧界从脊椎旁开 3 寸	120(对照组和观察组各 60 例)	火龙灸疗法能够降低 OIPN 的发病率,同时提高 OIPN 发病时奥沙利铂累计剂量的阈值,并在一定程度上降低 OIPN 的严重程度

2. 中药熏洗

娄彦妮等开展了临床研究,共纳入接受奥沙利铂化疗后产生周围神经病变的患者 30 例,给邓患者温经通络散外洗(淫羊藿、老鹳草、川乌、川芎、红花),结果显示温经通络散外洗可有效减轻 OIPN 的症状(75.00% VS 35.29%,$P<0.01$),中药起效时间为 4.49±0.25 天,且未见皮肤过敏等不良反应。随后建立了 OIPN 大鼠模型,基础研究显示,温经通络散外用能够明显缓解周围神经毒性引起的疼痛,改善机械过敏和超敏反应,冷刺激缩足次数增多,坐骨神经传导速度减慢,有效降低奥沙利铂对坐骨神经的损伤。

张虹等将 500 例 ADIPN 患者随机分成两组,每组 250 例。治疗组予以中药外洗(当归 10 g、丹参 15 g、鸡血藤 15 g、羌活 10 g、威灵仙 20 g、防风 10 g、白芍 10 g、葛根 10 g 等),对照组给予口服维生素治疗。结果显示,治疗组治疗后总有效率为 91.2%,对照组治疗后总有效率为 83.6 %,提示中药外用治疗 ADIPN 疗效显著,值得临床推广。

柯燕等自拟中药外洗方治疗硼替佐米引起的 ADIPN,将 40 例患者随机分为对照组和治疗组，对照组予甲钴胺片口服，治疗组予中药外洗方(苏木 30 g、桂枝 30 g、伸筋草 30 g、丹参 30 g、独活 30 g、羌活 30 g)加甲钴胺片口服治疗，结果提示采用自拟外洗方治疗硼替佐米引起的 ADIPN 疗效明确，联合治疗效果优于单药治疗。

沈婕等将 60 例 ADIPN 患者随机分为对照组和治疗组各 30 例。2 组均予甲钴胺注射液治疗，治疗组同时予加味黄芪桂枝五物汤(黄芪 50 g、白芍 15 g、桂枝 12 g、干姜 10 g、大枣 10 g、当归 12 g、红花 10 g、鸡血藤 30 g、威灵仙 10 g)外洗。结果显示，治疗组总有效率为 73.3%，对照组总有效率为 40.0%。

姚衡比较了中药外浴联合应用甲钴胺与单纯甲钴胺治疗 ADIPN 的临床疗效。对照组治疗予以温水外浴联合甲钴胺片治疗，试验组治疗则予中药(附子 15 g、干姜 20 g、当归 15 g、白芍 15 g、桂枝 15 g、细辛 10 g、通草 15 g、伸筋草 20 g)外浴联合甲钴胺片治疗。结果显示中药外浴联合甲钴胺能有效缓解 ADIPN，尤其是针对寒凝血瘀证的患者，对临床诊治 ADIPN 具有一定参考性。

Li 等进行了一项 Meta 分析，纳入了 33 项中草药外用治疗 ADIPN 的临床研究，结果显示治疗组在 ADIPN 发生率、总有效率、KPS 评分、中医证候评分及疗效、疼痛 NRS 评分、疼痛缓解率均较对照组显著提高；腓神经和正中神经传导速度也有所改善。

徐兵河院士团队报道了一项研究评价加味黄芪桂枝五物汤(生黄芪 60 g、桂枝 15 g、炒白芍 15 g、秦艽 15 g、全蝎 6 g、生姜 20 g、大枣 20 g、老鹳草 30 g、防风 12 g、鸡血藤 30 g、川芎 15 g、茯苓 15 g、川牛膝 15 g)治疗接受白蛋白结合紫杉醇化疗后出现周围神经病变的乳腺癌症患者的疗效和安全性。

将符合条件的 92 例患者被随机分到加味黄芪桂枝五物汤组($n=46$)或对照组($n=46$)。治疗后的 EORTC QLQ-CIPN20 评分的感觉和运动功能的统计分析显示，加味黄芪桂枝五物汤组患者的 CIPN 感觉评分比对照组下降得更多($p<0.001$)。这提示，加味黄芪桂枝五物汤外洗可以显著改善白蛋白结合型紫杉醇诱导的周围神经病变，提高患者化疗的耐受性和生活质量。

表 8-3　中药熏洗治疗 ADIPN 的信息汇总

作者	发表年份	研究类型	所选中药	病例数	结果
娄彦妮等	2008	单臂	温经通络散：淫羊藿、老鹳草、川乌、川芎、红花	30 例	温经通络散外洗可有效减轻 OIPN 的症状

续表

作者	发表年份	研究类型	所选中药	病例数	结果
张虹等	2015	随机对照研究	外洗方：当归 10 g、丹参 15 g、鸡血藤 15 g、羌活 10 g、威灵仙 20 g、防风 10 g、白芍 10 g、葛根 10 g	500 例，每组 250 例	治疗组治疗后总有效率高于对照组
柯燕等	2016	随机对照研究	外洗方：苏木 30 g、桂枝 30 g、伸筋草 30 g、丹参 30 g、独活 30 g、羌活 30 g	40 例，每组 20 例	自拟外洗方治疗 ADIPN 疗效明确，且具有副作用小、价廉易行等特点。
沈婕等	2015	随机对照研究	加味黄芪桂枝五物汤：黄芪 50 g、白芍 15 g、桂枝 12 g、干姜 10 g、大枣 10 g、当归 12 g、红花 10 g、鸡血藤 30 g、威灵仙 10 g	60 例，每组 30 例	治疗组总有效率为 73.3%，对照组总有效率为 40.0%
姚衡	2020	随机对照研究	外洗方：附子 15 g、干姜 20 g、当归 15 g、白芍 15 g、桂枝 15 g、细辛 10 g、通草 15 g、伸筋草 20 g	60 例，每组 30 例	中药外浴联合甲钴胺能有效缓解 ADIPN，尤其是针对寒凝血瘀证的患者
徐兵河	2023	随机对照研究	加味黄芪桂枝五物汤(生黄芪 60 g、桂枝 15 g、炒白芍 15 g、秦艽 15 g、全蝎 6 g、生姜 20 g、大枣 20 g、老鹳草 30 g、防风 12 g、鸡血藤 30 g、川芎 15 g、茯苓 15 g、川牛膝 15 g)	92 例，每组 46 例	加味黄芪桂枝五物汤组患者的 CIPN 感觉评分比对照组下降得更多，提高患者化疗的耐受性和生活质量。

3. 耳穴压豆

Yeh 等人的一项单臂临床试验初步评估了耳穴穴位按压(Auricular point acupressure，APA)对 ADIPN 的有效性，该研究对 15 例 ADIPN 患者进行 4 周的 APA 干预，测量指标包括 BPI-SF、FACT/GOG-Ntx、定量感官测试、握力和捏力以及炎症生物标志物。经过 4 周 APA 干预，患者在肢体感觉、痛阈、握力和捏力方面均持续改善，这为 APA 对 ADIPN 的有效性提供了初步证据。

Jung 等人将 51 例符合条件的乳腺癌患者随机分为耳穴按压组和假对照组，进行每周一次，持续三周的干预，结果显示治疗组在 ADIPN 相关疼痛和生活质量评分方面均得到显著改善，这说明耳穴按压是一种有效且安全的护士主导的干预措施，可用于减轻乳腺癌患者的 ADIPN 症状。

韩乔燕等研究证实耳穴压豆可改善多发性骨髓瘤患者使用含硼替佐米方案化疗后的不良反应。

4. 穴位按摩

Pınar Sarısoy 团队将 40 例非霍奇金淋巴瘤患者随机分为干预组和对照组。干预组接受每周 3 次的经典足部按摩，持续 4 周；对照组无任何干预措施。4 周后通过 VAS 等量表评估疼痛程度。结果显示，干预组的平均疼痛在按摩后得到显著缓解，提示足部按摩干预可以减轻非霍奇金淋巴瘤患者周围神经性疼痛。

李玉梅等评估外关穴和五虎穴穴位按摩对晚期肺癌患者 ADIPN 的临床效果，将 60 例患者随机分为穴位组和对照组。对照组口服多维素；穴位组进行外关穴和五虎穴按摩，每日 2 次，每次每穴 20 分钟，共治疗 4 周。结果显示，穴位组对麻木的总有效率为 96.15%，对疼痛的总有效率为 95.65%，均显著高于对照组(61.54% vs 68.18%)。

吴艳荣将 68 例患者随机分为两组，干预组依次按摩外关穴、五虎穴、合谷穴、足三里、三阴交、涌泉穴，每个穴位顺时针揉按 1～2 分钟，以局部皮肤微红发热为标准，每次 20～30 分钟，每天 1 次，共 6 周。结果发现，干预组 ADIPN 相关症状显著减轻，患者生活质量得到提升。

一项系统研究表明，按摩在缓解疼痛、提高生活质量和改善周围神经病理症状方面具有优势，并且比其他非药物干预效果更好，具有一定的临床意义，指出未来可以尝试更多高质量的多臂随机对照试验，以提供非药物干预的相对效果的直接比较。

5. 中药贴敷

唐玉英探究了自制如意金黄膏外敷对 ADIPN 的治疗作用，对照组常规应用 B 族维生素，治疗组加用自制如意金黄膏外敷于化疗穿刺点上方。结果显示，治疗组症状缓解率明显高于对照组，表明如意金黄膏外敷对 ADIPN 症状具有良好疗效，可用于缓解患者症状。

6. 中药涂擦

张智敏等观察外用黄芪桂枝膏治疗化疗后末梢神经炎的临床效果，将 125 例化疗后末梢神经炎患者随机分为外搽组、外洗组、西药组，外搽组采用外搽黄芪桂枝膏涂搽患肢，外洗组由中药方水煎浸泡手足，西药组口服弥可保。其中外搽组采用黄芪桂枝膏涂搽患肢末梢至腕(踝) 关节，每日 3 次。中药方将黄芪、桂枝、赤芍、鸡血藤、细辛、威灵仙、川乌煎浓汁后加入赋形剂制成软膏。外洗组由前方加水熬成 2 000 ml，使用电热洗脚盆将温度控制在 36～38 ℃之间，每日 2 次浸泡手足，每次 20 分钟。三组疗程均为 14 天。结果显示外搽组有效率为 85.71%，西药组为 51.22%，两组有效率有显著差异。外搽组与外洗组比较，显著改善和有效率方面均无显著差异。表明外用黄芪桂枝膏治疗化疗后末梢神经炎的疗效优于口服弥可保组，而与外洗组疗效无显著差异，但操作更为便捷。

参考文献

[1] AURELI M, MAURI L, CIAMPA M G, et al. GM1 ganglioside: past studies and future potential[J]. Molecular Neurobiology, 2016, 53(3): 1824 - 1842.

[2] SAMUELS N, BEN-ARYE E. Integrative approaches to chemotherapy-induced peripheral neuropathy[J]. Current Oncology Reports, 2020, 22(3): 23.

[3] GECSEDI R A. Massage therapy for patients with cancer[J]. Clinical Journal of Oncology Nursing, 2002, 6(1): 52 - 54.

[4] HUSEBØ A M L, HUSEBØ T L. Quality of life and breast cancer: how can Mind-Body exercise therapies help? An overview study[J]. Sports, 2017, 5(4): 79.

[5] KNOERL R, GIOBBIE-HURDER A, BERFIELD J, et al. Yoga for chronic chemotherapy-induced peripheral neuropathy pain: a pilot, randomized controlled trial[J]. Journal of Cancer Survivorship, 2022, 16(4): 882 - 891.

[6] ZHI W I, BASER R E, ZHI L M, et al. Yoga for cancer survivors with chemotherapy-induced peripheral neuropathy: Health-related quality of life outcomes[J]. Cancer Medicine, 2021, 10(16): 5456 - 5465.

[7] GALANTINO M L, TIGER R, Brooks J, et al. Impact of somatic Yoga and meditation on fall risk, function, and quality of life for chemotherapy-induced peripheral neuropathy syndrome in cancer survivors[J]. Integrative Cancer Therapies, 2019, 18: 1534735419850627.

[8] GALANTINO M L, BROOKS J, TIGER R, et al. Effectiveness of somatic Yoga and meditation: a pilot study in a multicultural cancer survivor population with chemotherapy-induced peripheral neuropathy[J]. International Journal of Yoga Therapy, 2020, 30(1): 49 -61.

[9] NGAMKHAM S, HOLDEN J E, SMITH E L. A systematic review: mindfulness intervention for cancer-related pain[J]. Asia-Pacific Journal of Oncology Nursing, 2019, 6(2): 161 - 169.

[10] HAN K, DOOLEY A, PIULSON L, et al. A randomized phase Ⅲ clinical trial of Yoga for chemotherapy-induced peripheral neuropathy treatment[J]. Journal of Clinical Oncology, 2022, 40(16_suppl): TPS12146.

[11] YANG Y H, LIN J K, CHEN W S, et al. Duloxetine improves oxaliplatin-induced neuropathy in patients with colorectal cancer: an open-label pilot study[J]. Supportive Care in Cancer, 2012, 20(7): 1491 - 1497.

[12] LAVOIE SMITH E M, PANG H, CIRRINCIONE C, et al. Effect of duloxetine on pain, function, and quality of life among patients with chemotherapy-induced painful peripheral neuropathy: a randomized clinical trial[J]. JAMA, 2013, 309(13): 1359 - 1367.

[13] SMITH E L, PANG H, YE C, et al. Predictors of duloxetine response in patients with oxaliplatin-induced painful chemotherapy-induced peripheral neuropathy (CIPN): a secondary analysis of randomised controlled tria l- CALGB/alliance 170601[J]. European Journal of Cancer Care, 2017, 26(2): 10.1111/ecc.12421.

[14] FARSHCHIAN N, ALAVI A, HEYDARHEYDARI S, et al. Comparative study of the effects of venlafaxine and duloxetine on chemotherapy-induced peripheral neuropathy[J]. Cancer Chemotherapy and Pharmacology, 2018, 82(5): 787 - 793.

[15] BATTAGLINI E, PARK S B, BARNES E H, et al. A double blind, placebo controlled, phase II randomised cross-over trial investigating the use of duloxetine for the treatment of chemotherapy-induced peripheral neuropathy[J]. Contemporary Clinical Trials, 2018, 70: 135 - 138.

[16] CHOW R, NOVOSEL M, SO O W, et al. Duloxetine for prevention and treatment of chemotherapy-induced peripheral neuropathy (CIPN): systematic review and meta-analysis[J]. BMJ Supportive & Palliative Care, 2023, 13(1): 27 - 34.

[17] 张振华，喻永龙，朱西平，等. 度洛西汀治疗紫杉烷类药物化疗引起周围神经病变的临床疗效[J]. 中国临床药学杂志，2023，32(10)：734 - 737.

[18] ITO S, TAJIMA K, NOGAWA M, et al. Etodolac, a cyclooxygenase-2 inhibitor, attenuates paclitaxel-induced peripheral neuropathy in a mouse model of mechanical allodynia[J]. The Journal of Pharmacology and Experimental Therapeutics, 2012, 342(1): 53 - 60.

[19] YAMAMOTO S, KAWASHIRI T, HIGUCHI H, et al. Behavioral and pharmacological characteristics of bortezomib-induced peripheral neuropathy in rats [J]. Journal of Pharmacological Sciences, 2015, 129(1): 43 - 50.

[20] MANGAIARKKARASI A, RAMESHKANNAN S, ALI R M. Effect of gabapentin and pregabalin in rat model of taxol induced neuropathic pain[J]. Journal of Clinical and Diagnostic Research, 2015, 9(5): FF11 - FF14.

[21] LING B, COUDORÉ F, DECALONNE L, et al. Comparative antiallodynic activity of morphine, pregabalin and lidocaine in a rat model of neuropathic pain produced by one oxaliplatin injection[J]. Neuropharmacology, 2008, 55(5): 724 - 728.

[22] PENG P, XI Q S, XIA S, et al. Pregabalin attenuates docetaxel-induced neuropathy in rats [J]. Journal of Huazhong University of Science and Technology, 2012, 32(4): 586 - 590.

[23] SOLIMAN A, WAHID A, WAHBY M M, et al. Study of the possible synergistic protective effects of Melatonin and Pregabalin in Vincristine induced peripheral neuropathy Wistar Albino rats[J]. Life Sciences, 2020, 244: 117095.

[24] KUO A, CORRADINI L, NICHOLSON J R, et al. Assessment of the anti-allodynic and anti-hyperalgesic efficacy of a Glycine transporter 2 inhibitor relative to pregabalin, duloxetine and indomethacin in a rat model of cisplatin-induced peripheral neuropathy[J]. Biomolecules, 2021,

11(7): 940.

[25] NAGAHARA H, NODA E, MAEDA K, et al. Promising effects of pregabalin in the treatment of oxaliplatin-induced sensory neuropathy in patients with colorectal carcinoma[J]. Gan to Kagaku Ryoho Cancer & Chemotherapy, 2013, 40(9): 1181 - 1183.

[26] NIHEI S, SATO J, KASHIWABA M, et al. Efficacy and safety of pregabalin for oxaliplatin- and paclitaxel-induced peripheral neuropathy [J]. Gan to Kagaku Ryoho Cancer & Chemotherapy, 2013, 40(9): 1189 - 1193.

[27] HINCKER A, FREY K, RAO L, et al. Somatosensory predictors of response to pregabalin in painful chemotherapy-induced peripheral neuropathy: a randomized, placebo-controlled, crossover study[J]. Pain, 2019, 160(8): 1835 - 1846.

[28] SALEHIFAR E, JANBABAEI G, HENDOUEI N, et al. Comparison of the efficacy and safety of pregabalin and duloxetine in taxane-induced sensory neuropathy: a randomized controlled trial[J]. Clinical Drug Investigation, 2020, 40(3): 249 - 257.

[29] AVAN R, JANBABAEI G, HENDOUEI N, et al. The effect of pregabalin and duloxetine treatment on quality of life of breast cancer patients with taxane-induced sensory neuropathy: a randomized clinical trial[J]. Journal of Research in Medical Sciences, 2018, 23: 52.

[30] LEE Y W, LEE I, LEE J H, et al. Chuna manual therapy or electroacupuncture with pregabalin for chemotherapy-induced peripheral neuropathy: a randomized controlled pilot study [J]. Journal of Clinical Medicine, 2024, 13(13): 3916.

[31] DURAND J P, DEPLANQUE G, MONTHEIL V, et al. Efficacy of venlafaxine for the prevention and relief of oxaliplatin-induced acute neurotoxicity: results of EFFOX, a randomized, double-blind, placebo-controlled phase III trial[J]. Annals of Oncology, 2012, 23 (1): 200 - 205.

[32] AZIZ M T, GOOD B L, LOWE D K. Serotonin-norepinephrine reuptake inhibitors for the management of chemotherapy-induced peripheral neuropathy[J]. Annals of Pharmacotherapy, 2014, 48(5): 626 - 632.

[33] KUS T, AKTAS G, ALPAK G, et al. Efficacy of venlafaxine for the relief of taxane and oxaliplatin-induced acute neurotoxicity: a single-center retrospective case-control study [J]. Supportive Care in Cancer, 2016, 24(5): 2085 - 2091.

[34] FARSHCHIAN N, ALAVI A, HEYDARHEYDARI S, et al. Comparative study of the effects of venlafaxine and duloxetine on chemotherapy-induced peripheral neuropathy[J]. Cancer Chemotherapy and Pharmacology, 2018, 82(5): 787 - 793.

[35] 张帆，易峰涛，谢俊杰，等. 加巴喷丁治疗奥沙利铂神经毒性的临床观察[J]. 中国新药杂志，2015，24(8)：904 - 907.

[36] RAO R D, MICHALAK J C, SLOAN J A, et al. Efficacy of gabapentin in the management of chemotherapy-induced peripheral neuropathy: a phase 3 randomized, double-blind, placebo-controlled, crossover trial (N00C3)[J]. Cancer, 2007, 110(9): 2110 - 2118.

[37] TSAVARIS N, KOPTERIDES P, KOSMAS C, et al. Gabapentin monotherapy for the treatment of chemotherapy-induced neuropathic pain: a pilot study[J]. Pain Medicine, 2008, 9

(8)：1209－1216.
[38] MAGNOWSKA M，IŻYCKA N，KAPOŁA-CZYŻ J，et al. Effectiveness of gabapentin pharmacotherapy in chemotherapy-induced peripheral neuropathy [J]. Ginekologia Polska，2018，89(4)：200－204.
[39] ZHOU L K，LIU R，HUANG D Z，et al. Monosialotetrahexosylganglioside in the treatment of chronic oxaliplatin-induced peripheral neurotoxicity：TJMUCH-GI-001，a randomised controlled trial[J]. EClinicalMedicine，2021，41：101157.
[40] GEWANDTER J S，MOHILE S G，HECKLER C E，et al. A phase III randomized，placebo-controlled study of topical amitriptyline and ketamine for chemotherapy-induced peripheral neuropathy (CIPN)：a University of Rochester CCOP study of 462 cancer survivors [J]. Supportive Care in Cancer，2014，22(7)：1807－1814.
[41] ROSSIGNOL J，COZZI B，LIEBAERT F，et al. High concentration of topical amitriptyline for treating chemotherapy-induced neuropathies[J]. Supportive Care in Cancer，2019，27(8)：3053－3059.
[42] MAESTRI A，DE PASQUALE CERATTI A，CUNDARI S，et al. A pilot study on the effect of acetyl-L-carnitine in paclitaxel- and cisplatin-induced peripheral neuropathy [J]. Tumori，2005，91(2)：135－138.
[43] CAMPONE M，BERTON-RIGAUD D，JOLY-LOBBEDEZ F，et al. A double-blind，randomized phase II study to evaluate the safety and efficacy of acetyl-L-carnitine in the prevention of sagopilone-induced peripheral neuropathy[J]. The Oncologist，2013，18(11)：1190－1191.
[44] HERSHMAN D L，UNGER J M，CREW K D，et al. Randomized double-blind placebo-controlled trial of acetyl-L-carnitine for the prevention of taxane-induced neuropathy in women undergoing adjuvant breast cancer therapy[J]. Journal of Clinical Oncology，2013，31(20)：2627－2633.
[45] CHOGTU B，BAIRY K L，SMITHA D，et al. Comparison of the efficacy of carbamazepine，gabapentin and lamotrigine for neuropathic pain in rats[J]. Indian Journal of Pharmacology，2011，43(5)：596－598.
[46] RAO R D，FLYNN P J，SLOAN J A，et al. Efficacy of lamotrigine in the management of chemotherapy-induced peripheral neuropathy：a phase 3 randomized，double-blind，placebo-controlled trial，N01C3[J]. Cancer，2008，112(12)：2802－2808.

---

[47] 张海霞. 加味补阳还五汤治疗奥沙利铂化疗所致的周围神经毒性(气虚血瘀型)的随机对照试验[D]. 乌鲁木齐：新疆医科大学，2020.
[48] 周晓艳，王昊. 加味补阳还五汤治疗化疗后周围神经病变临床观察[J]. 光明中医，2021，36(20)：3469-3471.
[49] 许炜茹，于明薇，富琦. 黄芪桂枝五物汤加减治疗奥沙利铂所致周围神经病变的回顾性研究[J]. 广州中医药大学学报，2022，39(1)：24－30.
[50] 步兵. 加味阳和汤治疗化疗性周围神经病变的临床研究[D]. 济南：山东中医药大学，2018.

[51] 热娜古丽·艾则孜，付艳丽，何娜娜，等. 阳和汤加减治疗结直肠癌奥沙利铂化疗相关外周神经毒性的效果分析[J]. 实用中医内科杂志，2023，37(3)：4－6.
[52] 许炜茹，于明薇，富琦. 黄芪桂枝五物汤加减治疗奥沙利铂所致周围神经病变的回顾性研究[J]. 广州中医药大学学报，2022，39(1)：24－30.
[53] 魏丹峰，杜锦芳. 补肾化瘀解毒方预防及治疗化疗药物所致周围神经毒性的临床疗效分析[J]. 临床医药文献电子杂志，2020，7(15)：163－164.
[54] 潘传芳，姚琼，祝利民，等. 自拟芪藤通络方内服加红艾汤外用对奥沙利铂导致周围神经毒性的影响[J]. 辽宁中医杂志，2021，48(6)：140－142.
[55] 朱成功，李煜俐，邹文君，等. 解氏祛浊解毒汤治疗紫杉醇化疗后外周神经毒性的研究[J]. 实用药物与临床，2023，26(2)：136－140.
[56] 史海霞，饶志璟，祝利民，等. 益气温阳通脉方对化疗致周围神经病变患者的临床疗效[J]. 上海中医药大学学报，2022，36(2)：13－19.
[57] 焦蕉，郑路丹，黎月恒，等. 温经和血通痹方防治奥沙利铂化疗后周围神经毒性的临床观察[J]. 云南中医中药杂志，2019，40(4)：28－30.
[58] 孙文博，段倩宏，杜春海. 自拟通络散改善化疗致周围神经损伤效果及抗炎、调控感觉—运动神经传导、生存质量作用研究[J]. 微循环学杂志，2023，33(3)：29－35.
[59] 张荷叶. 丹参川芎嗪注射液临床应用合理性分析[J]. 中国药事，2014，28(11)：1273－1276.
[60] 高云，梁尚栋，邵立健，等. 川芎嗪对P2X3受体介导的神经病理痛的作用研究[J]. 中国药理学通报，2007，23(4)：458－462.
[61] 亚国伟. 丹参川芎嗪联合甲钴胺对化疗引起的神经毒性的疗效观察[J]. 世界最新医学信息文摘，2016，16(44)：82.
[62] 李东杰，郑小菊. 甲钴胺联合参附注射液对铂类药物所致周围神经毒性的防治作用分析[J]. 肿瘤基础与临床，2024，37(2)：184－187.
[63] MOLASSIOTIS A，SUEN L K P，CHENG H L，et al. A randomized assessor-blinded wait-list-controlled trial to assess the effectiveness of acupuncture in the management of chemotherapy-induced peripheral neuropathy [J]. Integrative Cancer Therapies，2019，18：1534735419836501.
[64] MOLASSIOTIS A，DAWKINS B，LONGO R，et al. Economic evaluation alongside a randomised controlled trial to assess the effectiveness and cost-effectiveness of acupuncture in the management of chemotherapy-induced peripheral neuropathy[J]. Acupuncture in Medicine，2021，39(1)：41－52.
[65] BAO T，SEIDMAN A D，PIULSON L，et al. A phase IIA trial of acupuncture to reduce chemotherapy-induced peripheral neuropathy severity during neoadjuvant or adjuvant weekly paclitaxel chemotherapy in breast cancer patients[J]. European Journal of Cancer，2018，101：12－19.
[66] BAO T，GOLOUBEVA O，PELSER C，et al. A pilot study of acupuncture in treating bortezomib-induced peripheral neuropathy in patients with multiple myeloma[J]. Integrative Cancer Therapies，2014，13(5)：396－404.
[67] GARCIA M K，COHEN L，GUO Y，et al. Electroacupuncture for thalidomide/bortezomib-

induced peripheral neuropathy in multiple myeloma: a feasibility study [J]. Journal of Hematology & Oncology, 2014, 7: 41.
[68] HAN X Y, WANG L J, SHI H F, et al. Acupuncture combined with methylcobalamin for the treatment of chemotherapy-induced peripheral neuropathy in patients with multiple myeloma[J]. BMC Cancer, 2017, 17(1): 40.
[69] ZHI W I, INGRAM E, LI S Q, et al. Acupuncture for bortezomib-induced peripheral neuropathy: Not just for pain[J]. Integrative Cancer Therapies, 2018, 17(4): 1079 - 1086.
[70] BAO T, PATIL S, CHEN C, et al. Effect of acupuncture vs sham procedure on chemotherapy-induced peripheral neuropathy symptoms: a randomized clinical trial[J]. JAMA Network Open, 2020, 3(3): e200681.
[71] LU W D, GIOBBIE-HURDER A, FREEDMAN R A, et al. Acupuncture for chemotherapy-induced peripheral neuropathy in breast cancer survivors: a randomized controlled pilot trial[J]. The Oncologist, 2020, 25(4): 310 - 318.
[72] IRAVANI S, KAZEMI MOTLAGH A H, Emami Razavi S Z, et al. Effectiveness of acupuncture treatment on chemotherapy-induced peripheral neuropathy: a pilot, randomized, Assessor-blinded, controlled trial [J]. Pain Research and Management, 2020, 2020 (1): 2504674.
[73] D'ALESSANDRO E G, NEBULONI NAGY D R, DE BRITO C M M, et al. Acupuncture for chemotherapy-induced peripheral neuropathy: a randomised controlled pilot study[J]. BMJ Supportive & Palliative Care, 2022, 12(1): 64 - 72.
[74] FRIEDEMANN T, KARK E, CAO N D, et al. Acupuncture improves chemotherapy-induced neuropathy explored by neurophysiological and clinical outcomes: the randomized, controlled, cross-over ACUCIN trial[J]. Phytomedicine, 2022, 104: 154294.
[75] STRINGER J, RYDER W D, MACKERETH P A, et al. A randomised, pragmatic clinical trial of ACUpuncture plus standard care versus standard care alone FOr Chemotherapy Induced peripheral Neuropathy (ACUFOCIN) [J]. European Journal of Oncology Nursing, 2022, 60: 102171.
[76] BEN-ARYE E, HAUSNER D, SAMUELS N, et al. Impact of acupuncture and integrative therapies on chemotherapy-induced peripheral neuropathy: a multicentered, randomized controlled trial[J]. Cancer, 2022, 128(20): 3641 - 3652.
[77] ZHI W I, BASER R E, TALUKDER D, et al. Mechanistic and thermal characterization of acupuncture for chemotherapy-induced peripheral neuropathy as measured by quantitative sensory testing[J]. Breast Cancer Research and Treatment, 2023, 197(3): 535 - 545.
[78] LU Z X, MOODY J, MARX B L, et al. Treatment of chemotherapy-induced peripheral neuropathy in integrative oncology: a survey of acupuncture and oriental medicine practitioners [J]. Journal of Alternative and Complementary Medicine, 2017, 23(12): 964 - 970.
[79] GU J L, HU M, WANG X X, et al. Data mining analysis reveals key acupoints and meridians for the treatment of chemotherapy-induced peripheral neuropathy[J]. EXPLORE, 2023, 19(1): 71 - 77.

[80] 田艳萍，张莹，贾英杰. 温针灸对奥沙利铂化疗后外周神经毒性的疗效观察[J]. 天津中医药，2011，28(3)：212-213.
[81] 崔德利，王立新，符成杰. 温针灸治疗奥沙利铂神经毒性的临床观察[J]. 甘肃中医，2011，24(2)：45-46.
[82] 梁飞红. 中医综合疗法防治奥沙利铂所致外周神经毒性的临床观察及护理[J]. 广西中医药大学学报，2014，17(4)：106-108.
[83] 王丽君，黎治平，郑智，等. 热敏灸防治奥沙利铂引起的化疗相关性外周神经病变的临床研究[J]. 实用癌症杂志，2016，31(8)：1264-1267.
[84] 何燕燕，陈毓雯，管慧芸，等. 雷火灸热敏穴治疗奥沙利铂化疗所致周围神经病变的临床观察[J]. 中国民间疗法，2024，32(7)：30-33.
[85] 刘丽. 单纯雷火灸涌泉穴预防奥沙利铂神经毒性的疗效观察[J]. 中西医结合心血管病电子杂志，2019，7(29)：151.
[86] 许夏楠，黄君. 雷火灸预防奥沙利铂神经毒性的临床观察[J]. 实用临床护理学电子杂志，2017，2(41)：131，138.
[87] 刘玲玲，孙玺媛，韩东，等. 井荥合灸治疗奥沙利铂相关周围神经毒性的临床研究[J]. 内蒙古中医药，2021，40(5)：106-108.
[88] 贺菊芳，张彩云，陈瑞睿，等. 穴位艾灸治疗配合艾盐包热熨治疗奥沙利铂化疗所致外周神经毒性疗效观察[J]. 中西医结合护理(中英文)，2018，4(5)：74-76.
[89] 张士强，李芸，付淑娟，等. 督灸对化疗患者周围神经毒性反应和细胞免疫水平的影响[J]. 上海针灸杂志，2023，42(9)：900-904.
[90] 钟宇. 督灸治疗多发性骨髓瘤治疗相关周围神经病变的临床观察[D]. 济南：山东中医药大学，2023.
[91] 张明旻. 火龙灸防治奥沙利铂神经毒性的随机对照研究[D]. 南宁：广西中医药大学，2022.
[92] 窦文杰，马祖彬. 热敏灸四关穴治疗奥沙利铂所致周围神经毒性 32 例[J]. 中国针灸，2023，43(5)：527-528.
[93] 刘紫欣. 热敏灸联合芪蛇通络外洗剂防治白蛋白紫杉醇所致外周神经毒性的临床观察[D]. 济南：山东中医药大学，2023.
[94] 娄彦妮，贾立群，邓海燕，等. 外用通络散治疗奥沙利珀化疗致周围神经毒性的临床研究[J]. 北京中医药，2008，27(4)：258-260.
[95]柯丹丹，贾立群，邓博，等. 温经通络散外用对奥沙利铂所致周围神经毒性大鼠坐骨神经传导的影响[J]. 中日友好医院学报，2014，28(3)：165-168.
[96] 张虹，徐悦涛，张瑛. 中药外洗治疗化疗所致周围神经毒性 250 例疗效观察[J]. 世界中西医结合杂志，2015，10(4)：531-532，536.
[97] 柯燕，莫敏敏，陈楚楚，等. 经验外洗方治疗多发性骨髓瘤化疗后周围神经病变 20 例[J]. 陕西中医药大学学报，2016，39(1)：56-58.
[98] 沈婕，何胜利，孙贤俊，等. 加味黄芪桂枝五物汤外洗治疗奥沙利铂致周围神经病变临床研究[J]. 中国中医药信息杂志，2015，22(11)：13-15.
[99] CHAI Y，ZHAO F，YE P Z，et al. A prospective，randomized，placebo-controlled study assessing the efficacy of Chinese herbal medicine（Huangqi Guizhi Wuwu decoction）in the

treatment of albumin-bound paclitaxel-induced peripheral neuropathy[J]. Journal of Clinical Medicine, 2023, 12(2): 505.
[100] 姚衡. 中药外浴联合应用甲钴胺治疗奥沙利铂致周围神经病变的临床疗效观察[D]. 成都: 成都中医药大学, 2020.
[101] YEH C H, LUKKAHATAI N, CAMPBELL C, et al. Preliminary effectiveness of auricular point acupressure on chemotherapy-induced neuropathy: part 1 self-reported outcomes[J]. Pain Management Nursing, 2019, 20(6): 614-622.
[102] YEH C H, LUKKAHATAI N, CAMPBELL C, et al. Preliminary effectiveness of auricular point acupressure on chemotherapy-induced neuropathy: part 2 laboratory-assessed and objective outcomes[J]. Pain Management Nursing, 2019, 20(6): 623-632.
[103] JUNG M S, KIM M, SOHN E H, et al. The effectiveness and safety of nurse-led auricular acupressure on chemotherapy-induced peripheral neuropathy among patients with breast cancer [J]. Cancer Nursing, 2025, 48(2): E64-E74.
[104] 韩乔燕, 董晓庆, 刘灵峰. 耳穴压豆改善多发性骨髓瘤化疗不良反应 35 例[J]. 光明中医, 2023, 38(21): 4213-4216.
[105] SARıSOY P, OVAYOLU O. The effect of foot massage on peripheral neuropathy-related pain and sleep quality in patients with non-Hodgkin's lymphoma[J]. Holistic Nursing Practice, 2020, 34(6): 345-355.
[106] 李玉梅, 张燕, 张贵芬, 等. 穴位按摩治疗晚期肺癌患者化疗致周围神经炎[J]. 吉林中医药, 2017, 37(2): 188-190.
[107] 吴艳荣. 穴位按摩对多发性骨髓瘤患者化疗相关周围神经病变症状的干预效果[D]. 郑州: 郑州大学, 2022.
[108] ZHANG X, WANG A, WANG M W, et al. Non-pharmacological therapy for chemotherapy-induced peripheral neurotoxicity: a network meta-analysis of randomized controlled trials[J]. BMC Neurology, 2023, 23(1): 433.
[109] 唐玉英. 如意金黄膏治疗奥沙利铂化疗后周围神经毒性反应的效果观察[J]. 当代护士(学术版), 2009, 16(10): 59-60.
[110] 张智敏, 谢刚. 外用黄芪桂枝膏治疗 42 例化疗后末梢神经炎的疗效[J]. 求医问药(下半月), 2012, 10(6): 291-292.

第九章　抗肿瘤药物相关周围神经病变相关宣教与护理

一、用药前宣教与护理

1. 风险告知

向患者介绍可能引起周围神经病变的抗癌药物种类，如长春花生物碱类、紫杉醇类及铂类药物等。详细解释抗肿瘤药物可能导致的 ADIPN 的风险，如可能导致手脚麻木、刺痛、无力感、感觉迟钝、耳聋、手足无力、行动困难、脚趾下垂、步履蹒跚等症状。强调这些症状虽然不危及生命，但可能会影响日常生活。

2. 患者心理准备

帮助患者建立正确的治疗预期，让患者了解 ADIPN 是药物的一种常见但可管理的副作用，发生率虽高，但是神经毒性的症状不会一直持续，绝大多数患者的神经毒性症状是可控制且可恢复的，减轻患者的恐惧感和焦虑感。

3. 静脉途径的合理选择

避免从四肢大静脉输注化疗药物，尽量从中心静脉输液(条件允许的话，尽量用 CVC、输液港、PICC 管输液)。

4. 防护措施准备

(1) 提醒患者准备柔软舒适的衣服和鞋袜，减少摩擦刺激。

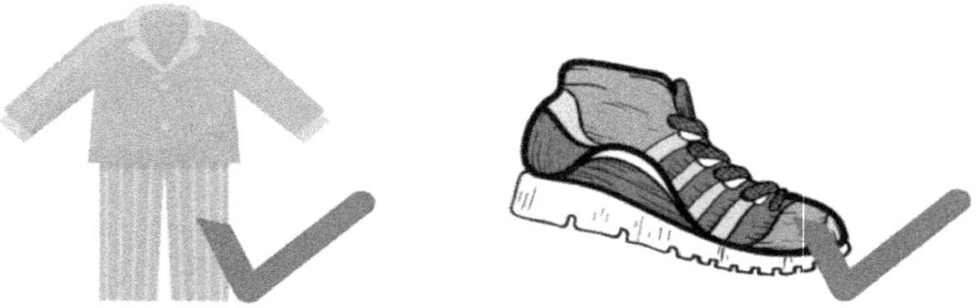

图 9-1　柔软舒适的衣服和鞋袜

（2）使用奥沙利铂的患者，可提前准备薄棉手套、口罩，尤其是冬季，应避免用药期间接触门把手、床栏、水龙头等冰冷或金属物品。

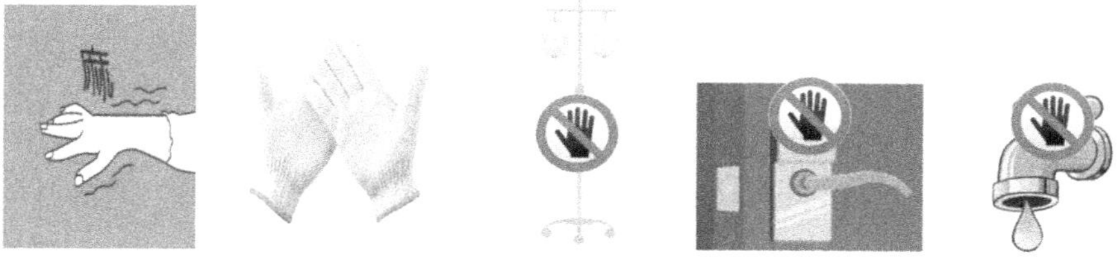

图 9－2　手部防护及避免接触冰冷或金属物品

（3）使用紫杉醇类药物的患者，可准备加压手套或冰手套、冰袜等，在用药期间使用，以预防 ADIPN。

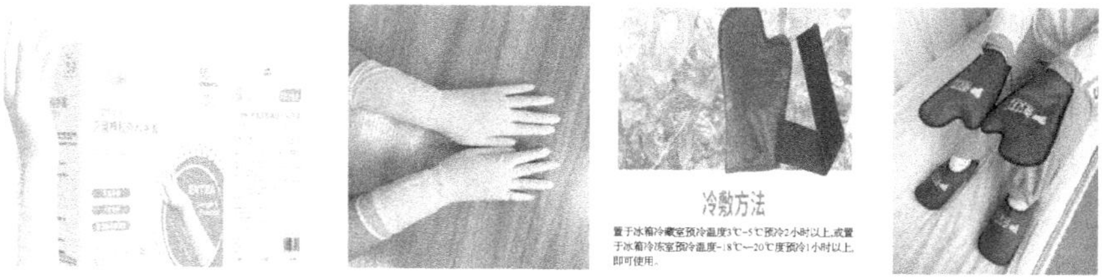

加压手套，比正常小一号，戴两双　　冰手套　　冰袜

图 9－3　加压手套、冰手套、冰袜等

二、用药中宣教与护理

1. 症状自我检测与报告

指导患者如何识别 ADIPN 的早期症状，如手脚麻木、刺痛、感觉异常等，教会患者使用自评量表。强调在用药过程中及时报告任何新出现或加重的症状，以便医生及时调整治疗方案或给予必要的治疗。

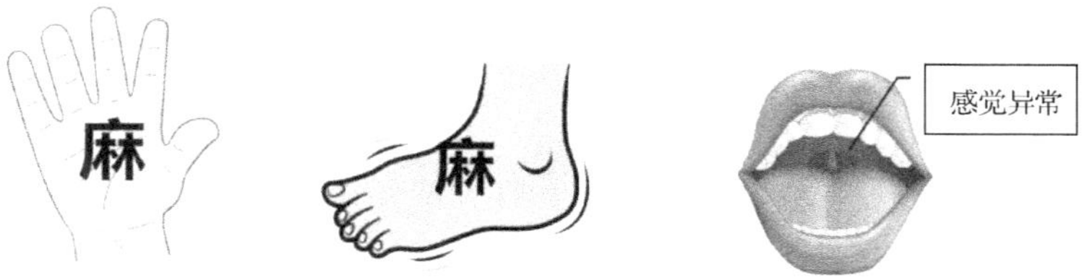

图 9－4　ADIPN 早期症状

2. 使用加压手套/冰手套

对于使用紫杉类的药物，指导患者正确使用加压手套、冰手套、冰袜等设备，以减少 ADIPN 的发生。

3. 中医外治法

可遵医嘱使用中药外洗、针灸、火龙罐灸、刮痧等中医外治法来预防 ADIPN。

4. 生活指导

（1）指导患者使用热水刷牙、洗漱，保持身体温暖，避免使用冷水洗手、吃冷食等可能刺激神经的行为，特别是使用对冷敏感的药物时。

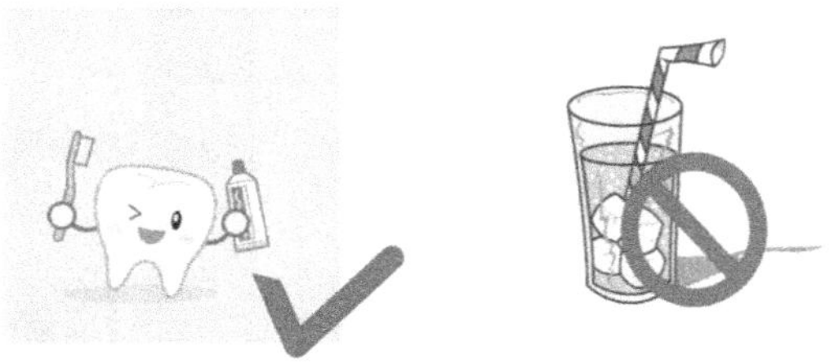

图 9－5　热水刷牙、避免冷刺激

（2）指导患者在用药期间注意个人卫生，保持皮肤清洁干燥，避免感染。

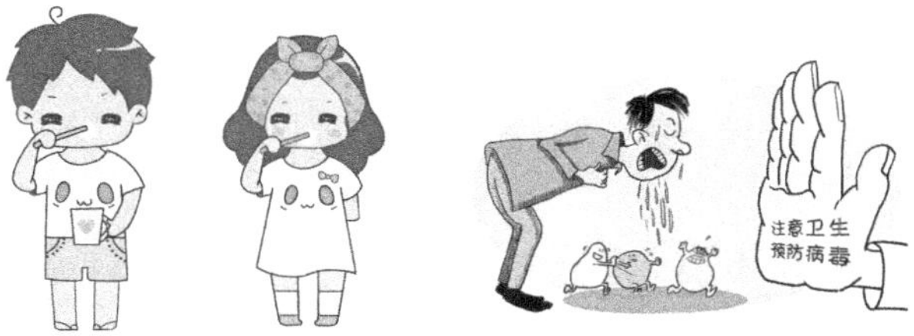
注意卫生
预防病毒

图 9－6　注意个人卫生

（3）鼓励患者在化疗初期尽早开始进行适度的运动，如散步、瑜伽、八段锦、太极等，以促进血液循环和神经恢复。但应避免过度劳累或剧烈运动，以免加重神经负担。

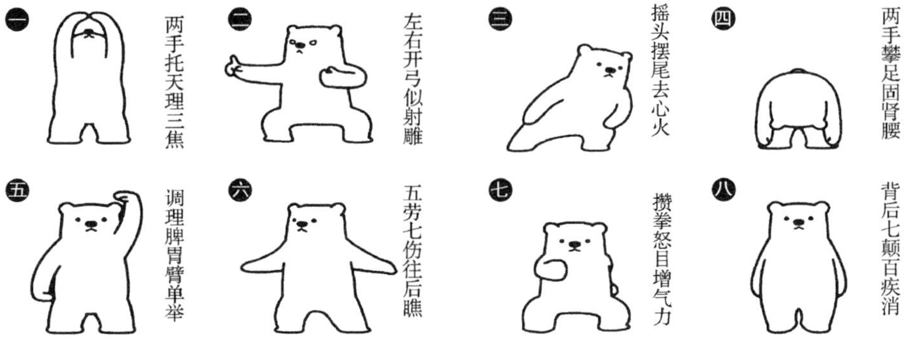
一 两手托天理三焦
二 左右开弓似射雕
三 摇头摆尾去心火
四 两手攀足固肾腰
五 调理脾胃臂单举
六 五劳七伤往后瞧
七 攒拳怒目增气力
八 背后七颠百疾消

图 9－7　八段锦口诀

（4）睡觉时使用柔软的床垫和枕头，避免长时间保持同一姿势，导致神经受压。

（5）饮食方面，建议患者摄入富含抗氧化剂、维生素B族和Omega-3脂肪酸的食物，以支持神经系统的健康。减少或避免摄入可能加重神经病变症状的食物，如辛辣食物、咖啡因等。食欲缺乏时建议服用梨汁、银耳汤等滋阴生津的食物，或食用山楂丁、山药、萝卜、陈皮等开胃健脾的食物。

5．心理支持与疏导

（1）心理咨询：为患者提供心理咨询服务，帮助他们应对因ADIPN引起的焦虑、抑郁等负面情绪。

（2）家庭和社会支持：引导患者与家人分享自己的感受和担忧，与有相似经历的病友交流经验心得，互相鼓励和支持。

（3）音乐疗法和穴位按摩：可将中国传统五行音乐中角调、宫调、羽调等乐曲组成曲库，传至患者手机。患者使用耳机聆听音乐并根据自身喜好选择曲目，配合穴位按摩，来缓解焦虑状态。

三、用药后宣教与护理

1．持续检测及自我检测

药后需要持续关注患者是否发生ADIPN，并教授患者使用自我报告工具自我评估周围神经病变症状，至少每周自我评估一次，并进行自我记录，如有任何手足麻木、刺痛等症状及时向医生报告，以便医护人员评估ADIPN的进展情况并调整治疗方案。

2．积极应对

发生ADIPN后，鼓励患者采取积极态度面对ADIPN，了解通过合理的治疗和管理方法，以使症状得到缓解或改善。

3．安全防护

（1）护士使用Morse评分量表及Barthel评分量表评估患者的跌倒风险及自理能力。

（2）患者自我安全防护：对于手足麻木病人需做到“五防”，即防跌倒、防磕碰、防烫伤、防冻伤、防锐器伤。

①防跌倒、防磕碰：保证居家环境明亮整洁无障碍物；房间内禁放锐器，可用

棉垫包裹桌角和家具棱角处，减少碰撞；保持房间地面清洁干燥平坦，鞋和衣裤选择合适，防止过大过长、脱落引起绊倒。如需下床进行康复锻炼，动作宜慢，必要时使用辅助用具，全程有人陪同。晚间睡眠时拉起两侧床档，夜间大小便尽量使用屏风、拉住隔帘，在床边进行。走路和上下楼梯一定要注意，谨防跌倒。如果已经出现下肢无力的症状，尽量避免上下楼梯和单独外出。

②防烫伤：尽量避免患者在无人陪护情况下接触开水、热锅、明火等，在家属协助下使用热水，无人协助时先倒凉水，再兑热水，泡脚时先试水温等。

③防冻伤：注意保暖，洗漱时尽量用温水，外出检查时戴围巾、手套，穿厚袜子，避免接触冷冻物品，减少接触铁质护具、铁质床栏等金属物品。

④防锐器伤：尽量避免使用剪刀、水果刀等锐器，改用刨子，必要时让家属帮助使用。

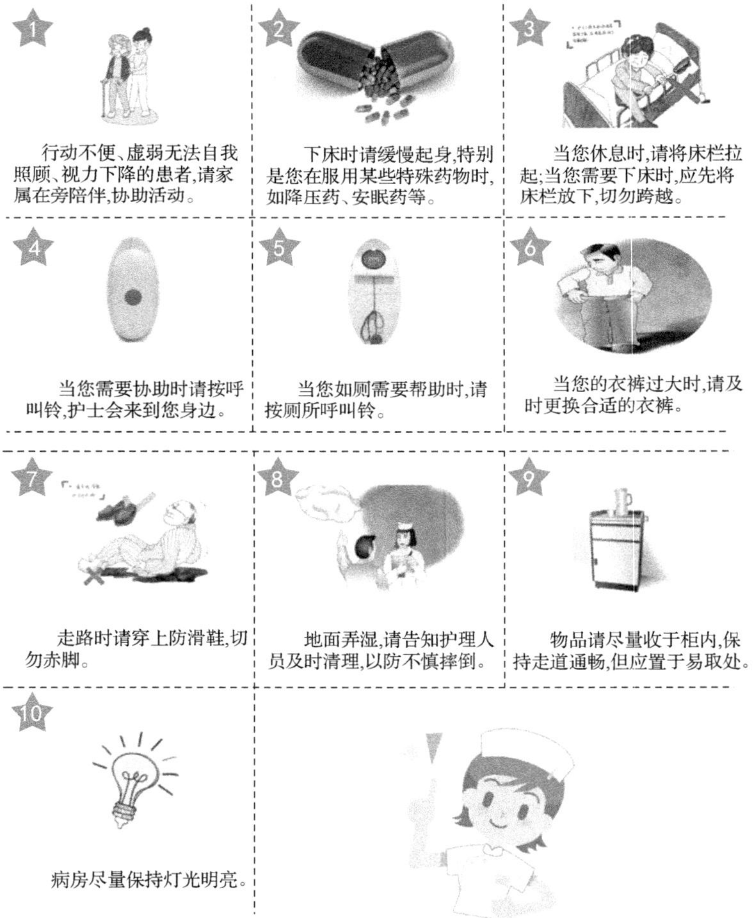
1
行动不便、虚弱无法自我照顾、视力下降的患者,请家属在旁陪伴,协助活动。
2
下床时请缓慢起身,特别是您在服用某些特殊药物时,如降压药、安眠药等。
3
当您休息时,请将床栏拉起;当您需要下床时,应先将床栏放下,切勿跨越。
4
当您需要协助时请按呼叫铃,护士会来到您身边。
5
当您如厕需要帮助时,请按厕所呼叫铃。
6
当您的衣裤过大时,请及时更换合适的衣裤。
7
走路时请穿上防滑鞋,切勿赤脚。
8
地面弄湿,请告知护理人员及时清理,以防不慎摔倒。
9
物品请尽量收于柜内,保持走道通畅,但应置于易取处。
10
病房尽量保持灯光明亮。

图 9－8　安全防护

四、院外随访

医护人员根据患者出院时 ADIPN 的严重程度，进行不同频次的电话随访，评估有无进一步功能损伤：出院时未发生周围神经病变，化疗间歇期不额外做该症状的评估；周围神经病变达 1～2 级，化疗间歇期至少进行 1 次电话随访评估；周围神经病变达 3～4 级，化疗间歇期 1 次或 1 次以上电话随访评估，关注症状缓解或持续进展情况。

附 1：Morse 跌倒危险因素评估量表

该量表包括 6 个项目，分别为近 3 个月跌倒史、疾病诊断数目、步态是否需要帮助、是否接受药物治疗、步态/移动以及精神状态，总分为 135 分，依据量表得分将患者跌倒危险评估为零危险(0～24 分)、低度危险(25～45 分) 和高危险(>45 分)。

Morse 跌倒危险因素评估量表

项目	评分标准
近 3 个月有无跌倒	无＝0 分，有＝25 分
超过一个医学诊断	无＝0 分，有＝25 分
行走辅助	卧床休息、由他人照顾活动或不需要使用＝0 分 使用拐杖、手杖、助行器＝15 分 扶靠家具行走＝30 分
使用药物治疗	无＝0 分，有＝20 分
步态	正常、卧床休息不能活动＝0 分 双下肢虚弱无力＝10 分 残疾或功能障碍＝20 分
认知状态	正常或能量力而行＝0 分 高估自己或忘记自己受限制＝15 分

附 2：Barthel 日常生活活动能力量表

该量表用来评估患者日常生活活动能力，可用于患者治疗前后的功能恢复评价，是临床应用最广、研究最多的一种基础性日常生活活动评估方法，结果可信。评分主要依据患者日常实际表现，不以患者可能具有的能力判断。

总分为 100 分，得分越高，独立性越好，依赖性越小。总分≤40 分为重度依赖，全部需要他人照护；总分 41～60 分为中度依赖，大部分需要他人照护；总分 61～99 分为轻度依赖，少部分需要他人照护；总分 100 分为无需依赖，无需他人照护。

Barthel 日常生活活动能力量表

	项目	独立	部分独立或需部分帮助	需极大帮助	完全依赖
1	进餐	10	5	0	0
2	洗澡	5	0	0	0
3	修饰(洗脸、刷牙、刮脸、梳头)	5	0	0	0
4	穿衣(系鞋带、扣纽扣)	10	5	0	0
5	大便	10	5(每周<1 次失控)	0(失控)	0
6	小便	10	5(每 24 h<1 次失控)	0(失控)	0
7	用厕(擦净、整理衣裤、冲水)	10	5	0	0
8	床椅转移	15	10	5	0
9	平地走 45 米	15	10	5	0
10	上下楼梯	10	5	0	0
	总　分	100	50	10	0

参考文献

[1] 吕妍昕，云洁，黄裴，等. 中西医结合治疗化疗后周围神经病变疗效的 Meta 分析[J]. 牡丹江医学院学报，2024，45(3)：108－115，58.

[2] 徐令婕，饶维维，柳静，等. 低温手足套联合"五防" 教育在预防紫杉类药物相关周围神经病变中的应用[J]. 中华全科医学，2024，22(6)：1068－1072.

[3] 曾梦婷，何虹，代雅丽，等. 肿瘤病人化疗诱导周围神经病变非药物管理最佳证据总结[J]. 循证护理，2024，10(11)：1914－1919.

[4] 付钰，冯梓芸，丁懿，等. 运动训练干预化疗诱导周围神经病变的研究进展[J]. 护理研究，2024，38(11)：1987－1991.

[5] 何燕燕，陈毓雯，管慧芸，等. 雷火灸热敏穴治疗奥沙利铂化疗所致周围神经病变的临床观察[J]. 中国民间疗法，2024，32(7)：30－33.

[6] 赵蒙，韩荟. 肿瘤病人化疗所致周围神经病变的研究进展[J]. 全科护理，2024，22(5)：866－870.

[7] 汪洋，陆箴琦，张晓菊，等. 化疗致周围神经病变患者症状管理循证方案的构建[J]. 护士进修杂志，2024，39(1)：19－25.

[8] 霍介格. 化疗药物导致的周围神经病变中西医结合防治专家共识[J]. 中国肿瘤外科杂志，2023，15(6)：521－530.

[9] 陈君瑶，刘念秋，邹洁雅，等. 化疗相关周围神经病变诊治的研究进展[J]. 肿瘤学杂志，2023，29(11)：959－967.

[10] 孙宇，卢凌，李颖. 妇科肿瘤患者化疗所致周围神经病变的症状体验与应对方式[J]. 生殖医学杂志，2023，32(10)：1496－1502.

[11] 陈思诺，李珍，陈露娜，等. 化疗致周围神经病变病人报告结局评估工具研究进展[J]. 全科护理，2023，21(24)：3350－3354.

[12] 李敏，胡娟. 1 例食管、胃双原发癌患者化疗联合免疫治疗所致 3 级周围神经病变的护理[J]. 当代护士(下旬刊)，2023，30(5)：134－137.

[13] 李杰，杨萍，史素玲，等. 癌症患者化疗导致周围神经病变评估量表的汉化及信效度检验[J]. 护士进修杂志，2022，37(13)：1171－1175.

[14] 吴艳荣，郑美琼，程春燕，等. 穴位按压联合音乐疗法在多发性骨髓瘤患者化疗相关周围神经病变中的应用[J]. 山东医学高等专科学校学报，2021，43(6)：453－455.

[15] 郭玲，李倩，曹灿，等. 中药熏洗法治疗多发性骨髓瘤周围神经病变临床研究[J]. 中医药临床杂志，2021，33(3)：536－539.

[16] 饶志璟，邓海滨，祝利民，等. 化疗药物所致周围神经毒性中西医研究进展[J]. 世界科学技术-中医药现代化，2020，22(4)：1307－1314.

[17] 曹雯，魏国利，李灵常，等. 化疗相关周围神经毒性的治疗进展及中医药防治策略[J]. 世界科学技术-中医药现代化，2019，21(7)：1458－1466.

[18] 刘玲玲，孙玺媛，韩东，等. 基于"治未病" 思想探析井荥合灸防治奥沙利铂周围神经毒性的临床研究[J]. 中医临床研究，2024，16(16)：50－54.

[19] 吴利娟，范洋玲，刘春香，等. 冷冻疗法预防紫杉醇化学治疗所致周围神经病变[J]. 临床与病理杂志，2024，44(3)：442－449.

[20] 彭媛，何川，林玉云，等. 加压疗法防治化疗致周围神经病变的研究进展[J]. 护理研究，2024，38(1)：103－106.

第十章　抗肿瘤药物相关周围神经病变治疗全过程管理

ADIPN 的管理应该贯穿抗肿瘤治疗全过程，具体内容包括：

一、用药前管理

在用药前充分评估患者有无基础周围神经病变、肾功能异常等 ADIPN 高危因素。

参照最新指南、共识，结合患者的年龄、肿瘤分期为患者制定个体化化疗方案，减少可能会导致 ADIPN 药物的累积剂量。

在使用可导致周围神经病变的抗肿瘤药物前，医护人员应充分对患者宣教。例如，在输注奥沙利铂前后避免冷刺激，包括进食冰冷食物、冷水漱口、呼吸冷空气、接触金属冷物、注意四肢末梢的保暖。

二、用药过程中管理

在用药过程中，及时地评估周围神经病变。急性神经毒性往往是慢性神经毒性的预测因素，所以要关注急性神经毒性，告知患者早发现、早报告。

用药过程中，患者出现周围神经病变后，应注意五防：防跌倒、防磕碰、防烫伤、防冻伤、防锐器伤。同时给予精细化管理，应根据周围神经病变的严重程度及时调整用药方案，给予患者药物、非药物综合干预，避免出现更严重 ADIPN 的风险。

ADIPN 是增加跌倒风险的重要因素，尤其是伴有运动神经受损和自主神经症状的人群。推荐使用 Morse 跌倒评估量表对患者进行跌倒评估。在院期间加强巡视，及时发现并满足患者需求，提供足够的灯光，将物品放置于患者易取处，保持房间地面清洁干燥，清除病房、床旁和通道障碍，穿着舒适的鞋和衣裤，患者活动时有人陪伴等。

三、用药结束后管理

对于用药结束后的病人，特别是对于预计生存时间长的辅助治疗后的病人，应定期随访周围神经病变情况。部分患者会出现“滑行现象”，在化疗结束后 3～6 个月后才逐渐出现周围神经病变，需加强随访。

对于治疗结束后出现慢性 ADIPN 的患者，应及时指导患者接受药物、非药物干预，促进临床症状的改善或恢复，最大程度降低其对生活质量的影响。

四、多学科团队管理模式

建议成立 ADIPN 多学科团队，团队涉及的专业科室至少包括肿瘤科、神经内科、康复科、中医科、心理科、营养科等，人员应包括医生、护士、康复师、心理医生、营养师等。通过 ADIPN 多学科团队，为使用可能导致周围神经病变抗癌药物的患者制定全程的综合干预方案，根据未病先防、既病防变、愈后防复的原则，避免患者发展为不可逆的周围神经病变或者致残，影响患者的生活质量。